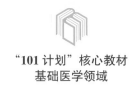

"101 计划"核心教材
基础医学领域

"人体形态与功能"课程群

生 殖 系 统

主　编　乔 杰　李 和

副 主 编　丁之德　赵小阳　郭雪江

编　委（按姓名汉语拼音排序）

蔡 艳（中南大学）	邱丽华（上海交通大学）
陈春花（北京大学）	沙 莎（南京医科大学）
迟晓春（北京大学）	苏 静（北京大学）
丁之德（上海交通大学）	孙 颖（西安交通大学）
杜美蓉（复旦大学）	唐文豪（北京大学）
高 路（海军军医大学）	田 婵（北京大学）
郭雪江（南京医科大学）	王宽松（中南大学）
贺慧颖（北京大学）	王晓晔（北京大学）
洪 锴（北京大学）	王玉湘（北京大学）
胡 炅（华中科技大学）	吴 俊（北京大学）
胡壮丽（华中科技大学）	伍静文（上海交通大学）
霍涌玮（西安交通大学）	项 鹏（中山大学）
靳 辉（西安交通大学）	肖 雪（四川大学）
康继宏（北京大学）	闫丽盈（北京大学）
李 和（华中科技大学）	严 杰（北京大学）
李宏莲（华中科技大学）	杨 蕊（北京大学）
李 默（北京大学）	张 丹（浙江大学）
林芸竹（四川大学）	张润驹（浙江大学）
刘从容（北京大学）	张树栋（北京大学）
刘 岩（北京大学）	张卫光（北京大学）
柳剑英（北京大学）	张曜耀（四川大学）
罗孟成（武汉大学）	赵 涵（山东大学）
罗 琼（浙江大学）	赵小阳（南方医科大学）
乔 杰（北京大学）	钟近洁（浙江大学）

编写秘书　田 婵（北京大学）　　周 琳（华中科技大学）

司徒成昊（南京医科大学）

北京大学医学出版社

SHENGZHI XITONG

图书在版编目（CIP）数据

生殖系统 / 乔杰，李和主编. -- 北京 ： 北京大学
医学出版社，2024. 7. -- ISBN 978-7-5659-3228-1

Ⅰ. R339.2

中国国家版本馆CIP数据核字第2024R2M033号

生殖系统

主　　编：乔 杰 李 和

出版发行：北京大学医学出版社

地　　址：（100191）北京市海淀区学院路 38 号　北京大学医学部院内

电　　话：发行部 010-82802230；图书邮购 010-82802495

网　　址：http://www.pumpress.com.cn

E-mail：booksale@bjmu.edu.cn

印　　刷：北京信彩瑞禾印刷厂

经　　销：新华书店

责任编辑：赵 欣　　责任校对：靳新强　　责任印制：李 啸

开　　本：889 mm × 1194 mm　1/16　印张：23.25　字数：660 千字

版　　次：2024 年 7 月第 1 版　2024 年 7 月第 1 次印刷

书　　号：ISBN 978-7-5659-3228-1

定　　价：95.00 元

内容提要

　　本教材融合人体解剖学、组织学与胚胎学、人体生理学、病理学、药理学中的生殖系统相关内容，通过宏观与微观相结合，系统阐述了生殖系统从结构到功能、从正常生理到病理变化的全面的知识。还引入了生殖系统常见重要疾病及其诊疗方法的最新前沿进展，充分展现了医学教育的整体性与系统性。本教材特别为基础医学拔尖人才培养计划学生编写，亦适用于基础医学类专业学生，同时可作为临床医学和预防医学专业学生的参考用书。

序

基础医学是一门研究人体生命现象和疾病规律的科学，是连接生命科学与临床医学、预防医学的桥梁。回望历史，现代医学的产生和发展都基于基础医学的重大发现，基础医学可谓现代医学的基石。

进入 20 世纪以来，生命科学取得了突飞猛进的发展。随着 DNA 双螺旋结构的发现、分子生物学的诞生以及人类基因组计划的完成，基础医学需要采用生命科学在分子层面的研究成果来探索疾病的发生机制并应用到诊断、治疗和预防中来，可以说基础医学的内涵和研究手段发生了重大变革。然而，基础医学人才的培养却未能同步跟上，面临诸多挑战，例如生命科学基础薄弱、与临床需求脱节、缺乏跨学科意识、原创性不足等。

我们期望培养的基础医学人才是科研的领跑者而非跟随者；他们应能实现从无到有的突破，而不仅仅是从有到多的积累；他们不仅能站稳在学科的高原，还应具备攀登学科高峰的潜力；他们不仅需要具备科学精神和创新能力，还要富有人文情怀。

教育部推出的基础学科拔尖学生培养计划 2.0 和基础学科系列"101 计划"正是为培养此类拔尖创新人才设计的中国方案。基础医学"101 计划"围绕"拔尖、创新、卓越"，致力于加强基础医学与临床医学、预防医学、医学人文及理学、工学和信息学等学科的交叉融合，提出"基础医学 + X"跨学科融合课程体系。

基础医学"101 计划"的核心教材是基于上述课程体系编撰的配套教材。这套教材的编写力求契合高标准人才培养目标，强调加强生命科学基础与临床的紧密结合，突出学科交叉。教材把原基础医学十三门以学科为基础的教材整合为医学分子细胞遗传基础、医学病原与免疫基础、人体形态与功能三个跨学科的教材群，并首次将理学、工学、信息学纳入基础医学专业学生的培养方案中，引发学生对重大医学问题及前沿科技的兴趣和创新志向。此外，这套教材还力争跳出传统医学教材的窠臼，努力把"教材"转变为学生自主学习的"学材"。

我期盼这套教材能受到大家的欢迎和喜爱，并在实践中不断修改完善，最后成为经典，为我国基础医学拔尖人才培养做出应有的贡献。

2024 年 7 月

出版说明

　　基础医学作为连接基础研究与临床应用的桥梁，被视为医学发展的创新基石、医学变革的动力之源。基础医学史上的每一次重大发现都推动了医学发展的变革和突破。而从医学发展趋势和国家对人才培养的战略需求出发去探索，又要打破基础医学的边界，把它作为推动新趋势、新理论、新技术、新方法的形成和发展的强劲动力，打牢系统医学、转化医学、精准医学发展的根基。基础医学在医学创新中处于重要的枢纽地位，它向上承接临床、护理和预防的基本需求，并通过整合多学科理论、技术、方法来实现医学进一步的创新和发展。与此同时，医学模式一直伴随社会和科技的发展，不断演变和革新，从神道医学到"医学 +X"、交叉医学模式的演变过程中，医生的职能也在发生着改变，从以治病为主逐渐变为全面的健康管理。此外，现代医学也正面临一系列挑战。受人口老龄化和人口迁移的影响，疾病谱正在发生显著变化。同时，互联网时代的信息爆炸和快速的知识更新，加上 ChatGPT 等人工智能技术的出现，正在改变学生获取知识和学习的方式。随着诊断和治疗技术的不断进步，人的寿命得以延长。在这一背景下，如何提升生存质量成为重要任务。与此同时，人们对医疗的期望值也不断提高，越来越多的人希望能够在生命的各个阶段获得全面的健康保障。

　　综上所述，当今社会发展和民众需求都对医学提出了更高的要求。医学的任务不再仅限于疾病诊疗，而是要综合疾病发生前的"预防"及疾病发生后的"治疗"和"康养"，为人们提供"生命全周期，健康全过程"的医疗服务。时代发展对医学专业人才培养提出了更高的要求。未来的基础医学人才不能再满足于记忆知识、理解知识，而是要更好地利用知识，甚至创造知识，主动探索前沿，推动学科交叉和学术创新。在沿袭上百年的医学课程体系中，由"学科"引领课程，诸如人体解剖学、生理学、组织胚胎学、病理生理学、病理解剖学和药理学等，学科割裂现象显著，课程之间界限分明。学生需要学习的课程门数多，学时长，并且由于不同课程由不同学科、学系管理，学生形成"科目"指导下的碎片化思维模式，比如解剖学以结构讲解为主，不甚关注功能，而生理学以功能阐述为主，不甚关注结构。学生通过一门课程的学习大概能窥探某一器官系统的某一方面，有如盲人摸象般单点看问题。具体到"某器官系统"的学习，学生需要从多门课程分别学习该器官系统相关的结构、功能、疾病或药物相关内容（图 1），自己从思维上逐步"整合"，形成一体化认识。这种以学科为中心的课程体系显然已不能适应当今创新型医学人才培养的需求。

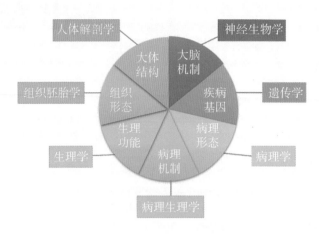

图 1　以学科为中心的课程模式

　　基于上述背景，基础医学拔尖人才培养课程体系打破了传统的以学科为主的模式，并依据各学科的特点进行整合与融合，构建了跨学科的融合课程体系。首次将理学、工学和信息学纳入其中，形成了五个融合课程群。"人体形态与功能"课程群将原先按照传统模式授课的生理学、神经生物学、人体解剖学、组织学与胚胎学、药理学、病理学和病理生理学 7 门课程，按照从结构到功能、从正常到异常的理念进行组织，形成总论、运动系统、神经系统、循环系统、呼吸系统、消化系统、内分泌系统、生殖系统和泌尿系统共 9 门核心融合课程。同样，从基因、分子和细胞水平将生物化学、细胞生物和医学遗传学整合为"医学分子细胞遗传基础"课程群；病原生物学与免疫学整合为"医学病原与免疫基础"课程群；并设立了与之相匹配的"基础医学核心实践与创新研究"课程群（图 2）。

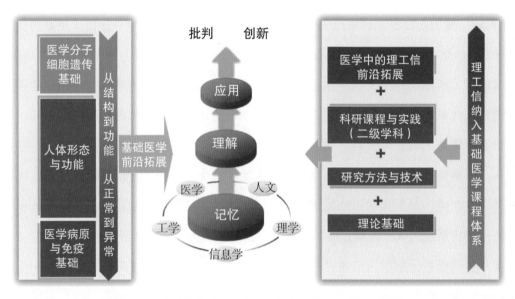

图 2　人体形态与功能、医学分子细胞遗传基础、医学病原与免疫基础、基础医学核心实践与创新研究及医学中的理工信五大课程群内容框架

"人体形态与功能""医学分子细胞遗传基础""医学病原与免疫基础"及"基础医学核心实践与创新研究"四大课程群构建了以学生为中心，以能力培养为导向，包括理论教学、实验教学、标本实习和基于问题学习（PBL）的小班讨论的多元课程模块，从知识、技能和素养多个层面提升学生的自主学习和终身学习能力（图 3）。

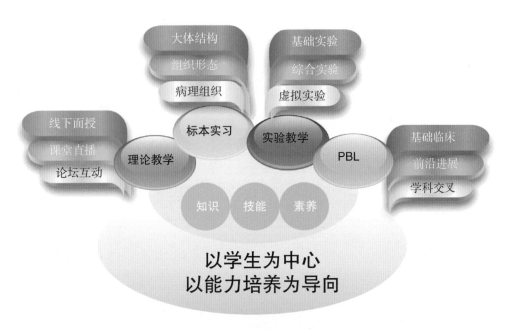

图 3 以学生为中心、以能力培养为导向的多元课程模块

"医学中的理工信"课程群整合生物技术、生物统计、生物物理、生物信息和仪器分析等课程，包括基于理工信的人体系统仿真与功能检测及基于理工信的医学数据采集与分析等内容，将基础医学与理学、工学和信息学，从理论到应用，从实践到创新进行交叉融合。

由北京大学牵头，成立了以韩启德院士为编审委员会名誉主任委员，以乔杰院士为主任委员，北京大学、复旦大学、上海交通大学、华中科技大学、中山大学、四川大学、浙江大学、中南大学、南方医科大学、西安交通大学和南京医科大学 11 所获批教育部基础医学拔尖学生培养计划 2.0 基地的高校专家依据建设目标组建的编写团队，按照上述五个课程群编写出版了 14 部教材。

教材编写立足国际前沿，以培养未来能够引领我国医药卫生事业和高等医学教育事业发展的拔尖人才为目标，充分体现交叉融合。各章节的导学目标分为基本目标和发展目标，体现本科阶段人才培养目标，以及与下一培养阶段衔接所需达到的要求，兼具知识、技能、思维培养和价值观引领。正文前以案例引入，自然融入基础知识点，探索医学问题背后的基础科学原理，既体现了基础医学和疾病的关联，又能启发学生自主思考，提升学习兴趣，同时培养其转化医学思维和解决医学难题的能力。正文围绕基本概念、核心知识点和基础理论等展开，结构主线清晰，其中穿插"知识框"并以数字资源方式，融入前沿进展与学科发展趋势、先进技术和重大科研成果等，体现教材内容的先进性以及价值观引领和情感塑造。此外，在相关知识点处设置"小测试"模块，考查学生对知识点的理解和应用，启发思考，同时促进学生的自我评价。正文最后以简短的小结形式进行整体概括，高度凝练，升华理解，拔高思维水平。章节末尾的"整合思考题"结合疾病或研究等不同情境，考查学生综合分析和应用实践等高阶能力，同时在题目中融入前沿进展和价值引领等内容。

系列教材将依据课程群内容，着力于立德树人，突出融合，加强创新，打造一流的课程和教材。

主编简介

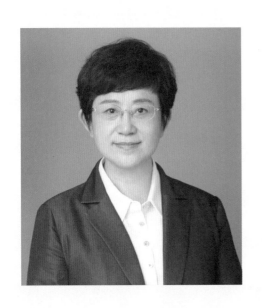

乔杰，教授，主任医师，博士研究生导师，中国工程院院士。现任中国科学技术协会副主席，北京大学常务副校长、医学部主任，国家妇产疾病临床医学研究中心主任，中华医学会副会长，中国女医师协会会长等。长期致力于妇产及生殖健康相关临床、基础研究与转化工作，担任《中华生殖与避孕杂志》主编等，主编我国首部生殖医学专业全国高等教育国家级规划教材《生殖工程学》等，以及医学专著34部。以第一完成人先后荣获国家科学技术进步奖二等奖、国家创新争先奖、省部级一等奖、国家级教学成果奖一等奖等。

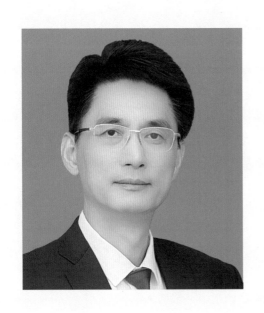

李和，医学博士，华中科技大学二级教授（"华中卓越学者"领军岗Ⅱ），先后任华中科技大学基础医学院院长、湖北医药学院院长、云南大学医学院执行院长。兼任中国解剖学会副理事长兼组织胚胎学分会副主任委员、国际组织化学与细胞化学学会联盟理事、教育部高等学校基础医学类教学指导委员会委员、《中国组织化学与细胞化学杂志》主编。国家杰出青年科学基金、教育部高校青年教师奖、宝钢优秀教师奖获得者，湖北省教学名师。获国家级教学成果奖二等奖、全国优秀教材（高等教育类）二等奖、省级教学成果奖一等奖各1项。主持国家级科研项目10余项，发表SCI论文60余篇，获省级科技成果奖2项。

前　言

　　为服务国家发展战略需求，自主培养新时代拔尖人才，顺应国际医学教育发展趋势，教育部于2023年启动了基础学科相关教育教学改革试点工作（系列"101计划"），率先在基础医学等专业进行探索与实践。基础医学"101计划"的重要特征是打破以学科为中心的课程体系，对相关学科进行整合和融合，构建器官系统整合课程体系。生殖系统作为"人体形态与功能"课程群的核心融合课程之一，将传统的解剖学、组织学与胚胎学、生理学与病理学等学科中的生殖系统相关知识深度融合，并引入生殖系统重要疾病及其诊疗方法的前沿性进展，以此加强学生的整合思维、系统思维和创新意识培养。

　　本教材由获批教育部基础医学拔尖学生培养计划2.0基地的11所高校——北京大学、复旦大学、上海交通大学、华中科技大学、中山大学、四川大学、浙江大学、中南大学、南方医科大学、西安交通大学和南京医科大学——热心参加教育教学改革且有丰富教学经验的四十余名骨干教师编写而成。全书共分为9章。第一章为绪论，介绍男性、女性生殖系统及相关学科的发展历史；第二至四章分别介绍男性、女性生殖系统的解剖结构、组织特点及生理功能；第五章介绍生殖系统的发生及先天性发育异常；第六章和第七章详细介绍男性、女性常见生殖系统疾病的病理特点及常规诊疗方法；第八章生殖药理介绍常用的性激素相关药物及避孕药等；第九章介绍生育力保存与避孕方法。为明确教学目标，激发学习兴趣，促进思考，关注学科发展前沿，本教材在每一章的编排上包括了导学目标、案例、小测试、整合思考题等模块。这些模块旨在全方位引导学生深入思考，帮助他们将理论知识代入疾病的诊治，并通过疾病案例加深对理论的理解。

　　近年来，不孕不育发病率持续上升，国家人口问题日益凸显。因此，本教材紧扣国家战略需求，特别加入了不孕症及生育力保存的相关内容，并引入国际上相关前沿进展，以加强学生探索国际知识前沿能力的培养，促进创新性思维习惯的养成。在生殖系统疾病部分，教材充分体现基础医学与疾病的关联，除了传统病理学知识外，还纳入了丰富的临床诊疗信息，使低年级医学生能更早接触临床知识，提升学习兴趣，这也有助于他们今后更好地开展科研工作。

　　教材紧紧围绕基础医学培养目标，结合时代特色，融入思政内容。相比于传统教材，本教材的编写是一次具有挑战性的创新尝试，难免有不足和疏漏之处，敬请读者和同行们批评指正。

乔 杰　李 和

2024年6月

目 录

第一章　绪　　论

生殖（reproduction）是指生物体生长发育到一定阶段后产生与自己相似子代个体的功能，即繁衍后代的功能。生殖对于种族的繁衍、遗传信息的传递、动物的进化具有重要作用。生殖系统（reproductive system）是实现生殖功能及与生殖功能密切相关的器官的总称，除具有繁衍后代的功能外，还可以形成并保持第二性征，因此人类的生殖系统具有明显的性别差异和阶段性特征。随着现代医学的发展，生殖医学与越来越多的学科产生交叉，如妇产科、男科、内分泌学、遗传学等，同时，日益发展的技术也促进了生殖医学的快速发展。

第一节　生殖系统研究的历史回顾

人类对生殖系统的认识可追溯到公元前4世纪。当时古希腊解剖学家赫罗菲拉斯首次对女性生殖器官进行了描述，亚里士多德也在其著作中对男性生殖器官的解剖结构和生理功能进行了描述。在文艺复兴时期，意大利解剖学家法罗皮奥首次发现了输卵管并对女性内生殖器官进行了完整的描述。到了1677年，列文虎克通过显微镜首次观察到了男性生殖细胞——精子，这也意味着对男性生殖系统的认识从宏观进入微观。

对于月经周期的认识，逐步加深了人类对生殖系统内分泌功能的理解。据史料记载，人类很早就对月经周期有了认识。远古时期原始人就意识到女性会有约1个月一次的周期性阴道流血。包括古代中国、古代巴比伦等在内的很多地区的人们都认为月经期的女性和月经血是不洁的。到19世纪，开始出现关于女性月经周期生理变化的研究，直到19世纪后期，这种周期性变化才被冠以"月经"的名称。1840年，Recamier使用子宫刮匙刮取子宫内膜，描述了子宫内膜呈颗粒状增生，后来Histchmann及Adler首先认识了子宫内膜组织学的周期性变化。1912年，Schickele研究了月经停止的机制，1930年，Arey研究发现月经周期平均为28.4天，1940年，Marker研究了子宫内膜在月经期的血管结构等。1960年，Cullen提出月经过多与子宫内膜的异常组织学特性有关。性激素的发现是19世纪晚期从脑垂体的研究中得来的，当时学者陆续从脑垂体浸出液中提取出具有升压作用的血管升压素、具有催产作用的催产素、能够影响卵巢周期的卵泡刺激素和黄体生成素。发现性激素以后，Albright和Hamblen均尝试用激素来治疗月经过多。到20世纪，性激素已可被分离获得。1923年，Allen及Doisey从猪卵巢的卵泡液中分离出浓雌激素；1929年，Corner及Allen分离出"孕激素"（progestin），后由Butenandt改名为孕酮（progesterone）。

对男性生殖系统较全面的认识始于19世纪。1849年，德国哥廷根大学的Arnold A. Berthold教授第一次明确指出，精子由睾丸产生，切除睾丸可使雄性特征消失。Berthold教授发现公鸡的鸡冠是依赖于雄激素的器官，当把公鸡去势后，鸡冠便萎缩，雄性特征也逐渐消失，并且丧失对母鸡的兴趣；而去势公鸡服用一种粗制的睾丸提取物（或者重新植入睾丸）后，这些改变会发生逆转。因此，Berthold得出结论：睾丸对血液有影响，而血液对整个机体起作用。这是有据可查的最早的内分泌学实验之一，也第一次揭示了睾丸的内分泌功能。1859 年，德国解剖学家 Franz von Leydig 教授发现在睾丸生精小管的间隙内有一些细胞群可以分泌雄激素，根据这些细胞所在的位置，将其称为"间质细胞"，后人也称其为睾丸间质细胞，这同样是揭示睾丸的内分泌功能的一大进展。

1910 年，Regaud 等明确提出了精子生成周期的概念。1920 年，Smith 阐明了脑垂体分泌激素调节睾丸的发生、发育及生理功能。到 20 世纪 30 年代，Greep 首次提出了睾丸受卵泡刺激素（follicle stimulating hormone，FSH）和黄体生成素（luteinizing hormone，LH）调节的学说；1930年，Aschheim 和 Zondek 提出脑垂体分泌的 FSH 和 LH 分别促使睾丸产生精子和雄激素，以维持男子的性功能、生殖功能和第二性征。Harris 指出哺乳动物的垂体前叶受到下丘脑神经元分泌到下丘脑垂体门脉循环中的激素的调节，垂体后叶的激素直接从下丘脑神经元的神经末梢分泌到体循环中。1931 年，Butenandt 从男子的尿液中分离出与男性生殖有关的激素，称为"雄甾酮"（androsterone），即雄激素。1972 年，Guillemin 及 Schally 等从猪下丘脑分离出能调节垂体前叶功能的十肽，称其为"促性腺激素释放激素"（gonadotropin releasing hormone，GnRH），他们也因此获得了 1977 年的诺贝尔生理学或医学奖。促性腺激素的受体也于 20 世纪 70 年代在睾丸中得以鉴定。可以说，20 世纪关于性激素的功能以及调节机制的阐释，进一步完善了生殖内分泌的基础，尤其是这一时期对于男性生殖内分泌的研究，构成了男科学的理论基础。这段时间的科学探索也逐渐从理论研究过渡到临床研究与应用，促进了临床相关学科的快速发展。

第二节　生殖医学及辅助生殖技术

著名的美籍华人科学家张明觉先生在 20 世纪 50 年代初与他人合作发明了以甾体激素为基础的口服避孕药，至今仍为全世界妇女所采用，故其被称为"避孕药之父"。1950 年，他成功地移植了兔的受精卵，提出胚胎和子宫内膜发育必须"同步化"的概念，为家畜的胚胎移植和良种培育提供了理论根据。1951 年，他发现精子获能的生理现象；同年，澳大利亚科学家 Austin 也发现了相同的现象。国际生理学界将他们的研究成果命名为"张 - 奥原理"。这一现象的发现解开了精卵受精之谜，为实现哺乳类卵子体外受精奠定了理论基础。1959 年，张明觉教授首先报道了兔卵体外受精的成功实施，被认为是辅助生殖技术的重要里程碑，为人类的体外受精和胚胎移植奠定了基础。迄今为止，多种动物卵子的体外受精及其技术上的改进都源于他的首创性研究。

此后，体外受精之父——罗伯特·杰弗里·爱德华兹（Robert Geoffrey Edwards）与鲁思·福勒（Ruth Fowler）合作开发了一种新的取卵方法，给雌性小鼠注射一定量的孕马血清促性腺激素（pregnant mare serum gonadotropin，PMSG）和人绒毛膜促性腺激素（human chorionic gonadotropin，HCG），可控制小鼠排卵的时间和数量，该方法被称为"福勒 - 爱德华兹法"，为研究生殖过程的早期问题奠定了坚实的技术基础。爱德华兹还发现了促使休眠卵子体外成熟的方法，解决了一些体外受精的关键步骤。1962 年，张明觉成功建立了体外受精技术，该成果激发了爱德华兹的实验灵感。爱德华兹用其他哺乳动物的卵子进行实验，证明了这种方法的可行性，并于 1965 年决定研究人的卵子体外受精。1970 年，爱德华兹教授和妇科腹腔镜专家 Patrick Steptoe 开始了人的体外受精 - 胚胎移植（*in vitro* fertilization and embryo transfer，IVF-ET）的研究工作。8 年后的 1978 年 7 月 25 日，世界上第一例"试管婴儿"Louise Brown 诞生，这是生殖医学发展史上的里程碑，爱德华兹也因此获得 2010 年诺贝尔生理学或医学奖。经过北京医科大学（现北京大学医学部）第三临床医学院的妇产科学专家张丽珠教授与胚胎学专家刘斌教授团队的通力合作，中国大陆首例"试管婴儿"于 1988 年 3 月 10 日在北京诞生。

1980 年 6 月，澳大利亚成功实现了第一例采用控制性超排卵的 IVF-ET。由于控制性超排卵可以一次性获得多个卵母细胞，极大提高了 IVF-ET 的成功率。1983 年，澳大利亚科学家首次报道了人类冻融胚胎移植成功妊娠，2 年后，英国科学家进行囊胚冷冻获得成功。1990 年，英国科学家首次报道了人类植入前胚胎活检后的成功妊娠，从而实现了胚胎植入前遗传学诊断（preimplantation genetic diagnosis，PGD）。PGD 是以 IVF-ET 技术为基础，结合显微操作技术、遗传学和分子生物学的新技术，可以降低遗传性疾病，尤其是遗传方式明确的单基因遗传病患儿的出生率。1992 年，比利时科学家应用卵胞质内单精子注射（intracytoplasmic sperm injection，ICSI）技术，成功实现妊娠并分娩，开辟了治疗男性不育的新纪元。

随着遗传学检测技术的进步，胚胎植入前遗传学检测（preimplantation genetic testing，PGT）也获得长足进步并得到广泛应用，而推动这些技术发展的动力正是人类对自身基因组的深入认知。自 2003 年人类基因组计划完成人类 30 亿对核苷酸序列的测定以来，测序技术不断发展，DNA 测序准确率明显提高，测序成本不断降低，并逐步被临床接纳和认可。人类已经开始应用遗传学技术对人类自身（尤其是后代）进行干预。PGT 是针对胚胎单细胞水平的检测，最大的问题是基因组样本过于稀少，难以达到检测目的，单细胞基因组扩增技术由此应运而生。2012 年，北京大学谢晓亮教授发明了单细胞测序多重退火环状循环扩增（multiple annealing and looping-based amplification cycles，MALBAC）技术，2013 年被 *Nature Methods* 评为年度技术。2014 年 9 月，世界首例经单细胞测序 MALBAC 技术进行单基因遗传病筛查的试管婴儿在北京大学第三医院诞生。结合其他单细胞组学技术，在生物发育、癌症及神经科学方向掀起新的浪潮。2016 年，游离 DNA（cell-free DNA，cfDNA）的发现为无创胚胎植入前遗传学检测（non-invasive preimplantation genetic testing，niPGT）提供了新的策略。2016 年 3 月，首例"niPGT-A 试管婴儿"出生。2019 年，Catherine Racowsky 和谢晓亮研究团队对 niPGT-A 技术进行了优化。长读长测序（long-read sequencing，LRS）技术的出现与发展，能更完整地读取基因组信息，2022 年被 *Nature Methods* 评为年度技术。三代长读长测序技术逐渐应用于胚胎植入前遗传学诊断等多个领域。正如 1997 年普林斯顿大学分子生物学家 Lee M. Silver 教授在他的《基因再造》一书中提到的，生殖遗传学将涉及许多目前尚未取得进展但未来极有可能出现的技术，这些技术的进步将使得父母能够挑选他们后代的遗传特性，并由此带来一系列的社会变革，而这些技术最早期的应用，可能便是消除致病基因的遗传。目前，Silver 教授的部分想法也已成真，携带致病基因或患有遗传性疾病的夫妇可通过 PGT 等辅助生殖技术或产前诊断等选择孕育一个健康的后代。作为辅助生殖重要的衍生技术之一，niPGT 对于阻断遗传性疾病的传递、提高出生人口质量具有重要意义。

无论在欧美发达国家，还是在发展中国家，通过影像学技术和医学遗传学技术来诊断和避免遗传疾病患儿出生已十分普遍。随着辅助生殖技术的发展，由生殖医学和遗传学这两种学科整合而来的生殖遗传学，将随着生殖医学和遗传学越来越紧密的结合而对生殖领域的发展产生更深远的影响。

第三节　妇产科学与男科学

伴随着生殖系统基础研究的进展，临床上面临的生殖医学问题也推动了各临床专科的迅速发展。

对妇产科学来说，最先对妇产科学临床问题进行记录的是公元前 1825 年的世界首部妇产科学专著《Kahun 妇科纸草书》。该书专门论述了女性的健康及疾病的处理方法。在我国，公元前 14 世纪后的甲骨文上也有"疾育"的记载。公元 2 世纪，古罗马妇产科学家索兰纳斯在其论著

《论妇女病》中具体描述了避孕、分娩等妇产科相关内容，这本著作被称为早期妇产科和儿科学的经典著作，索兰纳斯本人更是被誉为妇产科学的创始人。文艺复兴时期解剖学的迅速发展和 19 世纪以后外科学的进步，都推动着妇产科学不断进步。例如产钳的发明及普遍应用，阴道窥器、抗生素、输血、腹腔镜技术等在临床外科的应用，都对妇产科疾病的诊疗产生了革新性的影响。此外，20 世纪避孕药物的应用，也从控制生育的角度切实影响了女性的生活。女性希望全生命周期得到呵护的诉求，也随着妇产科学的亚专科化得到满足，相应出现的妇科泌尿学、小儿与青少年妇科和围绝经期保健等亚专科都为女性生殖健康提供了更为细化的保障。

与此相应，男科学同样在 20 世纪 70 年代前后迅速发展。国际男科学协会的创立，世界上第一本男科学专业杂志 Andrologie 的创刊，世界首部男科学专著《实用男科学》的出版，以及随后各国的男科学专业委员会、男科学专业研究所和实验室的成立，都标志着以往分散于泌尿外科、内分泌科和皮肤科的有关男性疾病的诊断和治疗统一到了男科学的临床工作范畴之中，男科学这门新兴的学科经过长期的孕育也逐步建立起来。

总的来说，生殖系统涉及的相关疾病及诊治都是以对生殖系统的生理学研究为基础的，各种技术在蓬勃发展的过程中也在逐步完善和改进，以期达到更安全、更有效的治疗目的。同时，生殖工程的迅猛发展不但带动了生殖障碍相关疾病治疗技术的发展和变革，而且已超越了不孕不育治疗的范畴，诞生了克隆、干细胞和基因编辑等一系列生殖工程新技术，在发育生物学基础研究、疾病干预治疗、遗传病控制等领域得到了更深层次的发展，在探索生命和疾病发生奥秘、改良人类自身素质研究上开创了新纪元。这些生殖工程新技术因为涉及重要的伦理问题，并且结果难以预见，所以目前还存在一些争议，但对于正确认识动物的个体发育、细胞分化，以及体细胞核移植和动物克隆等具有重要的理论价值和实践意义。

（乔 杰 田 婵 闫丽盈）

第二章 男性生殖系统结构

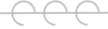

导学目标

通过本章内容的学习，学生应能够：

※ **基本目标**

1. 概述睾丸的外部、内部结构及功能（产生精子和分泌雄激素）。
2. 区分和比较睾丸生精细胞、支持细胞及间质细胞的形态结构及功能。
3. 总结男性尿道分部及结构特点（三个狭窄、三个膨大、两个弯曲）。

※ **发展目标**

1. 结合男性尿道的特点阐述尿道插管的注意事项。
2. 通过内外生殖器的学习总结精子的产生和排出途径。
3. 概括内外生殖器的血管和淋巴回流。

案例 2-1

　　男，68岁。已7 h未排尿，感到下腹部非常疼痛。既往有前列腺增生病史。几次尿道插管都没有成功。泌尿科医生决定行耻骨上插管入膀胱，以减轻膀胱压力。

　　问题：

　　1．什么原因使患者发生尿潴留？

　　2．耻骨上插管会通过哪些结构？导管会进入腹膜腔吗？

　　3．如果插管前膀胱已破裂，尿液将流向何处？

案例 2-1 解析

　　男性生殖系统包括内、外生殖器两部分（图 2-1）。内生殖器由睾丸、生殖管道（附睾、输精管、射精管及男性尿道）及附属腺（前列腺、精囊和尿道球腺）组成。睾丸是男性的主要生殖器官，可以分泌雄性激素和产生精子。精子从睾丸内产生后进入附睾，进一步发育成熟，进入输精管道，最终通过尿道排出体外。外生殖器包括阴茎和阴囊。男性生殖系统的功能是繁衍后代、种族延续和形成并促进个体第二性征发育（如骨骼粗壮、肌肉发达、声音低沉浑厚、喉结突出、长胡须等）及性行为。

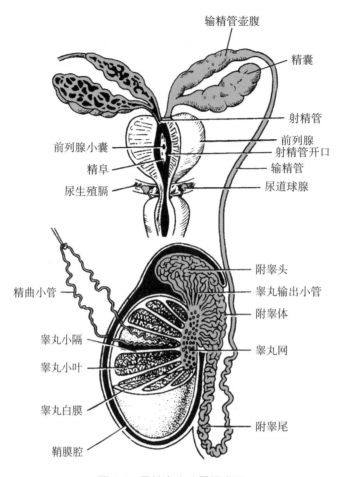

图 2-1　男性内生殖器模式图

输精管壶腹

精囊

射精管

前列腺小囊
精阜
尿生殖膈

前列腺
射精管开口
输精管
尿道球腺

精曲小管

附睾头
睾丸输出小管
附睾体
睾丸网

睾丸小隔
睾丸小叶

睾丸白膜

鞘膜腔

附睾尾

第一节　睾　丸

　　睾丸（testis）是男性生殖腺，能产生精子（男性生殖细胞），分泌雄性激素。因此，睾丸既是男性生殖器，又是内分泌器官。

一、形态与位置

　　睾丸位于阴囊内，左右各一。睾丸呈白色，是内、外面略扁的卵圆形器官，表面光滑（图2-2）。睾丸可分为前后两缘、上下两端及内外侧两面。前缘游离，后缘与附睾相接并与输精管睾丸部相邻，且有血管、神经及淋巴管出入；上端覆盖附睾头，下端游离；外侧面圆隆并与阴囊壁相贴，内侧面平坦，邻阴囊中隔。在成年男性中，睾丸的大小可能会因个体差异而有所不同，但通常来说，正常的睾丸体积在 15 ～ 25 ml。

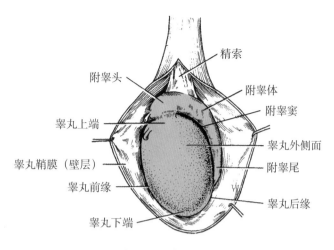

图 2-2　睾丸和附睾外面观（左侧）

二、组织学结构

（一）生精小管

生精小管（seminiferous tubule）为高度弯曲的上皮性管道。由特殊的复层生精上皮（spermatogenic epithelium）构成（图 2-3）。生精上皮由支持细胞和不同发育阶段的生精细胞组成，基膜明显。基膜外有胶原纤维和一些梭形的肌样细胞（myoid cell），收缩时有助于精子排出（图 2-4）。

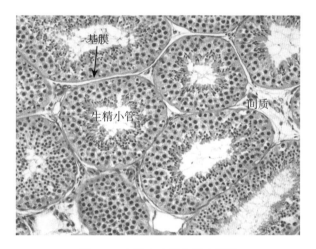

图 2-3　人睾丸生精小管光镜像

1. 生精细胞　生精细胞（spermatogenic cell）包括精原细胞（spermatogonium）、初级精母细胞（primary spermatocyte）、次级精母细胞（secondary spermatocyte）、精子细胞（spermatid）和精子（spermatozoon）。在生精上皮中，各级生精细胞从基底到腔面多层排列，镶嵌在支持细胞之间，代表着男性生殖细胞分化过程的不同发育阶段。从精原细胞发育成为精子的过程称为精子发生（spermatogenesis）。精子发生包括 3 个阶段：①精原细胞分裂增殖，形成精母细胞的阶段；②精母细胞减数分裂，从二倍体细胞形成单倍体精子细胞的阶段；③圆形精子细胞经过复杂的变态过程，形成蝌蚪形精子的阶段，即精子形成阶段。各级生精细胞的特点见图 2-5 和表 2-1。在青春期前，生精小管管腔很小或缺如，管壁中主要为精原细胞和支持细胞。自青春期开始，在垂

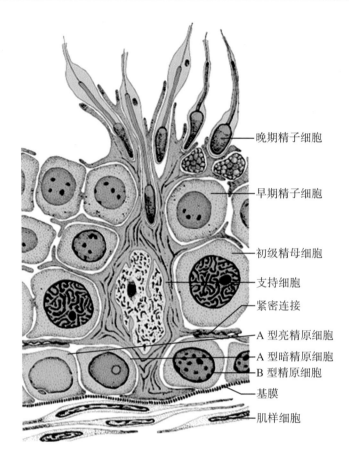

早期精子细胞

晚期精子细胞

初级精母细胞

支持细胞

紧密连接

A 型亮精原细胞

A 型暗精原细胞

B 型精原细胞

基膜

肌样细胞

图 2-4　睾丸生精上皮电镜结构模式图

体促性腺激素的作用下，生精细胞不断增殖分化，形成精子。

精原干细胞的分离、纯化及体外培养

精子发生的同源群现象

（1）精原干细胞：精原干细胞是位于曲细精管基膜内侧的一类精原细胞，是精子发生过程中的关键细胞之一。它起源于精子、卵子结合生成的受精卵，当受精卵发育为三胚层结构时，在骨形态发生蛋白等功能蛋白的作用下生成原始生殖细胞，之后在其自身的迁移作用下到达生殖嵴，并被中肾细胞包围，进而产生性原细胞，在雄性动物体内性别决定基因的作用下生成前精原细胞。人的精原细胞主要分成三类：A_{dark} 型精原细胞（简称 A_d）、A_{pale} 型精原细胞（简称 A_p）和 B 型精原细胞。A_d 型精原细胞是分布于生精小管基底区域的相对较小且为球形或者略微呈椭圆形的细胞，细胞核染色均匀且颜色较深。A_p 型精原细胞的细胞核则是相对较大的椭圆形或几乎是圆形，染色后颜色淡，伴随着较粗或者颗粒感的染色质。B 型精原细胞的特征是体积相对较大，为圆形。其中，A_d 和 A_p 型精原细胞都属于未分化型精原细胞，A_d 型精原细胞被认为是一类干细胞，维持着非常缓慢的细胞周期，即精原干细胞（spermatogonia stem cell，SSC），其形态学特征主要为细胞呈圆形和椭圆形，体积相对较小（相对于支持细胞和晚期精原细胞而言），细胞核较大、核质比高、核仁呈网状，核内以常染色质为主。B 型精原细胞属于分化型精原细胞，且人的 B 型精原细胞只有一种。然而，由于整个精子发生过程中细胞的分化是动态变化的，因此常需在形态学鉴定的基础上进行更进一步的分子鉴定。常用方法有免疫学方法及聚合酶链反应。在分子鉴定中，细胞标志物至关重要。目前，已证实的小鼠 SSC 标志物有 GFRα1、ID4、FGFR3、PLZF、SALL4、UTF1 和 LIN28 等。

（2）精母细胞：精母细胞（spermatocyte）位于生精上皮中层，分为初级精母细胞和次级精母细胞。由 B 型精原细胞分裂形成的初级精母细胞位于精原细胞近腔侧，圆形，体积较大，直径可达 18 μm，核大而圆，染色体核型为 92,XY。初级精母细胞处于分裂间期，称细线前期精母细胞，其结构特点与 B 型精原细胞相似，此时称为静止期，为减数分裂做好准备，然后进入生长期。生长期的初级精母细胞的胞体逐渐增大，开始进入减数分裂前期，复制 DNA，使 DNA 量达到 4n，并参与转录和合成精子发生过程中所需的大部分蛋白质和酶。细胞经过 DNA 复制后进行第一次减数分裂，形成两个次级精母细胞。由于第一次减数分裂的分裂前期较长，可达 22 天，所以在生精小管的切面中常见到处于不同增殖阶段的初级精母细胞。

次级精母细胞的第二次减数分裂的过程与普通有丝分裂相似，不进行 DNA 复制，染色体核型为 23,X 或 23,Y（2n DNA）。一个次级精母细胞经过第二次减数分裂，染色体着丝粒分开，染色单体分离，移向细胞两极，形成两个精子细胞，染色体核型为 23,X 或 23,Y（1n DNA）。精子细胞为单倍体，两性生殖细胞结合后又可恢复与亲代一致的染色体数，保证了染色体量的恒定。在减数分裂过程中，染色体同源重组使精子获得不同的基因组合，从而让后代获得生物多样性。

减数分裂是一种特殊的分裂方式，发生于有性生殖的真核生物体中，是形成高等生物遗传多样性优势的核心机制。初级精母细胞进行一轮 DNA 复制后，再进行两轮细胞分裂（第一次减数分裂和第二次减数分裂），最终形成单倍体配子。初级精母细胞在第一次减数分裂期间经历了同源染色体的配对、联会、重组、分离等细胞学事件。而在第二次减数分裂中，姐妹染色单体分离，产生 4 个遗传物质减半的单倍体配子。在亲代向子代传递遗传物质的过程中，减数分裂既保证了遗传物质的相对稳定，同源染色体的程序性交叉互换又为生物多样性提供了物质基础。

初级精母细胞减数分裂的基因调控

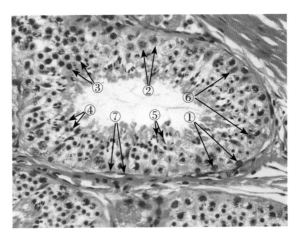

图 2-5　人睾丸生精小管光镜像，示各级生精细胞
①精原细胞；②初级精母细胞；③次级精母细胞；④精子细胞；⑤精子；⑥支持细胞；⑦肌样细胞

表 2-1　各级生精细胞的特点

细胞	位置	直径	形态结构特点	染色体核型	其他
精原细胞	紧贴基膜	约 12 μm	呈圆形或椭圆形	46,XY	生精细胞中的干细胞，可分裂增殖。精原细胞主要分成三类：A_{dark} 型精原细胞（简称 A_d）、A_{pale} 型精原细胞（简称 A_p）和 B 型精原细胞。B 型精原细胞经过数次分裂后分化为初级精母细胞
初级精母细胞	精原细胞的近腔侧	约 18 μm	细胞圆形，体积较大，细胞核大，呈丝球状	92,XY	DNA 复制后进行第一次减数分裂，形成 2 个次级精母细胞
次级精母细胞	靠近管腔	约 12 μm	细胞圆形，细胞核圆形，染色较深	46,XY	不再进行 DNA 复制，很快进行第二次减数分裂，形成 2 个精子细胞
精子细胞	近管腔	约 8 μm	细胞圆形，细胞核圆形，染色质致密	23,X 或 23,Y	不再分裂，经变态形成精子（精子形成）
精子	镶嵌在生精小管管壁	约 60 μm	形似蝌蚪，分头、尾两部	23,X 或 23,Y	

（3）精子细胞：精子细胞经过一系列复杂的形态变化，由圆形逐渐分化转变为蝌蚪形的精子，这个过程称为精子形成（spermiogenesis）。精子形成的主要变化是：①细胞核中的染色质高度浓缩，细胞核变长并移向细胞的一侧，构成精子的头部。②高尔基复合体形成一个大的顶体囊泡，凹陷为双层帽状结构，覆盖在细胞核的头端，形成顶体（acrosome）。③中心粒迁移到顶体的对侧，发出轴丝，形成尾部，或称为鞭毛；随着轴丝逐渐增长，精子细胞变长，轴丝的结构为9 对周围微管和 2 根中央微管。④线粒体从细胞周边汇聚于轴丝近端周围，形成螺旋形的线粒体鞘。⑤多余的细胞质脱落，形成残余体（residual body）。⑥细胞膜包在精子表面，称为精子质膜，在精子运动、获能和受精等过程中发挥着重要作用（图 2-6）。

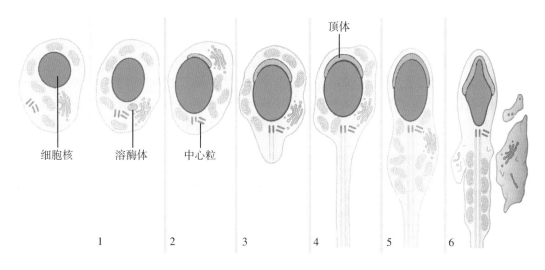

图 2-6　精子形成示意图

（4）精子：精子形似蝌蚪，长约 60 μm，分头、尾两部。头部正面观呈卵圆形，侧面观呈梨形。头部有一个染色质高度浓缩的细胞核，其前 2/3 有顶体覆盖。顶体内含多种水解酶，如顶体蛋白酶、透明质酸酶、酸性磷酸酶等。尾部又称为鞭毛，是精子的运动装置，分为颈段、中段、主段和末段 4 部分。颈段短，其内主要是中心粒，由中心粒发出轴丝；在中段，轴丝外侧有纵行的外周致密纤维，其外侧再包裹 1 圈线粒体鞘，为精子尾部的摆动提供能量；主段最长，轴丝外无线粒体鞘，代之以致密纤维形成的纤维鞘；末段短，仅有轴丝（图 2-7）。

2. 支持细胞　支持细胞（sustentacular cell）又称为 Sertoli 细胞。在性腺分化起始阶段，原始性腺体细胞在 Y 染色体上 *SRY* 基因的诱导下，发育为支持细胞，随后支持细胞分泌抗米勒管激素（anti-Müllerian hormone，AMH）抑制米勒管的生长发育，使其退化消失。

（1）光镜结构：光镜下，成熟的支持细胞轮廓不清楚，细胞质染色浅，细胞核呈椭圆形或不规则形，核仁明显（图 2-5）。

（2）电镜结构：电镜下，支持细胞呈不规则高锥体形，基底面宽大，附于基膜，顶部直达管腔，侧面和腔面有许多不规则凹陷，其内镶嵌着各级生精细胞。支持细胞的细胞质中含有丰富的滑面内质网、发达的高尔基复合体和粗面内质网，有许多线粒体和溶酶体，细胞顶端还有微管和微丝。细胞核中异染色质少，着色浅，核膜常有许多凹陷。相邻支持细胞侧面近基底部的细胞膜形成紧密连接，将生精上皮分成基底室（basal compartment）和近腔室（abluminal compartment）两部分。基底室位于生精上皮基膜和支持细胞紧密连接之间，内有精原细胞；近腔室位于紧密连接上方，内有精母细胞、精子细胞和精子（图 2-4，图 2-8）。基底室和近腔室内的微环境是不同的，以利于不同阶段生精细胞的发育。生精小管与血液之间，存在着血 - 生精小管屏障（blood-seminiferous tubule barrier），又称为血 - 睾屏障（blood-testis barrier），由睾丸间质的有孔毛细血管内

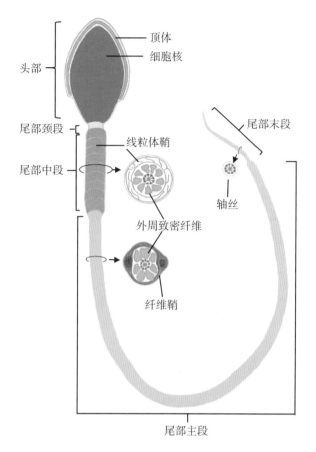

图 2-7 精子电镜结构模式图

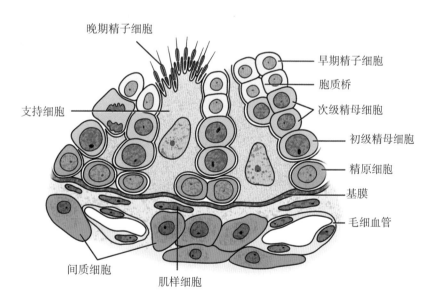

图 2-8 生精细胞与支持细胞关系示意图

皮及基膜、结缔组织、生精上皮基膜和支持细胞紧密连接组成，其中支持细胞的紧密连接是构成血 - 生精小管屏障的主要结构。血 - 生精小管屏障可阻止某些物质进出生精上皮，形成并维持有利于精子发生的微环境，还能防止精子抗原物质逸出到生精小管外而发生自体免疫反应。支持细胞之间也存在着缝隙连接，它在协调生精上皮内精子发生的各个环节上可能起着重要的作用。

（3）功能：支持细胞是生精小管里唯一与生精细胞接触的细胞，有多方面的功能，对精子发生起着非常重要的作用。①对生精细胞起支持、营养和保护作用。②其微丝和微管的收缩可使生精细胞向腔面移动，分泌的液体有助于精子的运送，促使精子释放入管腔。③支持细胞的紧密连接参与形成血 - 生精小管屏障。④吞噬和消化精子形成过程中脱落下来的残余细胞质。⑤支持细胞有旺盛的分泌功能：能合成和分泌多种蛋白质、生长因子等。如支持细胞在卵泡刺激素（follicle-stimulating hormone，FSH）和雄激素的作用下，能合成雄激素结合蛋白（androgen-binding protein，ABP），ABP 与雄激素结合，以保持生精小管内雄激素的水平，促进精子发生。支持细胞还能合成转铁蛋白、视黄醇结合蛋白、硫酸糖蛋白以及 TGF-α、TGF-β、IGF-1、IL-1 等生长因子，调节精子发生及睾丸的其他功能。支持细胞还可分泌激素，如胚胎时期支持细胞分泌中肾旁管抑制素，使中肾旁管退化。此外，支持细胞还分泌抑制素（inhibin）和激活素（activin），抑制或刺激 FSH 的合成和分泌。支持细胞能将孕烯雌酮和黄体酮转化为睾酮，还能使睾酮转化为雌二醇，其分泌雌二醇的量与年龄相关，幼年和老年时期较多，青春期和成年期相对较少。

（二）睾丸间质

生精小管之间的疏松结缔组织为睾丸间质，富含血管和淋巴管（图 2-9）。睾丸间质中的主要细胞类型有以下几种。

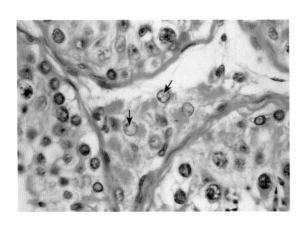

图 2-9　人睾丸间质光镜像
箭头示间质细胞

1. 睾丸间质细胞　睾丸间质细胞又称为 Leydig 细胞（Leydig cell），分布于生精小管之间的疏松间质组织中。成年期 Leydig 细胞在间质中呈簇状分布，聚集为三角形或多边形，占睾丸细胞数量的 2% 左右。光镜下，Leydig 细胞体积较大，呈圆形或多边形，胞浆丰富，细胞质嗜酸性较强（图 2-10）；细胞核圆形，常偏位，染色浅，核仁明显。电镜下，Leydig 细胞呈现分泌类固醇激素细胞的超微结构特点，有丰富的滑面内质网、线粒体、高尔基复合体、溶酶体，同时胞质中存在较多脂滴。

Leydig 细胞的主要功能是合成和分泌雄激素，在男性生殖系统的发育及功能维持中发挥关键作用。在胚胎期主要是刺激男性生殖管道的发育和分化，在青春期和成年期主要是启动和维持精子发生，促进男性生殖器官的发育成熟，以及激发和维持男性第二性征和性功能等。此外，Leydig 细胞分泌的雄激素对男性肌肉、脂肪、骨骼、神经等器官和系统的功能也具有重要的调控作用。

Leydig 细胞的雄激素合成与分泌主要受到下丘脑 - 垂体 - 性腺轴的调控。下丘脑的促性腺激素释放激素（gonadotropin releasing hormone，GnRH）神经元释放 GnRH，从而刺激垂体促性腺激素细胞分泌黄体生成素（luteinizing hormone，LH）；LH 进入血液循环后，与 Leydig 细胞表面受体结合，促进雄激素合成。同时，雄激素合成与分泌存在负反馈调控机制，当血清中雄激素浓度较高时会抑制 GnRH 和 LH 的合成与分泌，反之则会促进 GnRH 和 LH 的合成与分泌。除此之外，Leydig 细胞的雄激素合成也受到睾丸中其他细胞因子的调控。

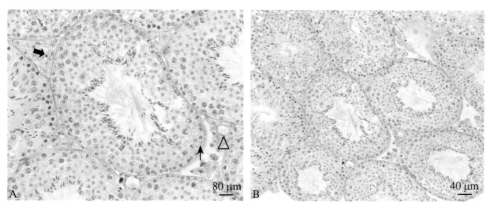

睾丸间质细胞年龄变化

图 2-10　生精小管与睾丸间质
A. 生精小管与睾丸间质 HE 染色图；B. 生精小管与睾丸间质 HE 染色光镜像
↑：支持细胞；↑：间质细胞；△：毛细血管

2. 巨噬细胞　睾丸巨噬细胞是睾丸中最丰富的免疫细胞。根据分布的位置不同，可以分为管周巨噬细胞和间质巨噬细胞。管周巨噬细胞主要在生精小管周围，呈长形且具有较多触角，而间质巨噬细胞位于间质间隙，形态呈圆形，与 Leydig 细胞紧密接触。睾丸巨噬细胞不仅具有经典的巨噬细胞功能，在睾丸发育过程及成年后稳态中也发挥重要作用：调节胚胎期睾丸血管形成和重塑，影响 Leydig 细胞的雄激素合成，协助精原细胞分化，维持睾丸中的免疫抑制环境，摄取凋亡细胞和病原体，促进病毒在睾丸内的扩散等。

3. 其他细胞

（1）管周肌样细胞：管周肌样细胞是睾丸生精小管壁的主要组成成分，呈多角形，分布于生精小管表面。其具有肌样特征，对生精小管的收缩和舒张发挥着调控作用，管周肌样细胞发生收缩，可以促进生精小管内精子的输送。此外，管周肌样细胞通过分泌一系列细胞因子调节精原干细胞的增殖和存活，对维持正常生殖功能至关重要。

（2）内皮细胞：内皮细胞位于睾丸间质中，形成了睾丸的血管系统。毛细血管内皮细胞参与构成了睾丸的血-睾屏障，有助于维持生精小管内的环境稳态。此外，睾丸内皮细胞还是精原干细胞微环境中的关键组分，能够分泌精原干细胞自我更新所需的因子，对于男性生育力的维持起重要作用。

（3）睾丸间质干细胞：睾丸间质干细胞是一群纺锤形细胞，围绕生精小管和睾丸血管分布。它们具有自我更新和多向分化的潜能。在青春期，睾丸间质干细胞分化为 Leydig 细胞，使得男性体内雄激素水平升高。此外，睾丸间质干细胞还能分化为管周肌样细胞，参与维持正常的睾丸功能。

（三）直精小管和睾丸网

每侧睾丸有 100 ～ 200 个睾丸小叶（lobule of testis），每个小叶内含有 2 ～ 4 条盘曲的生精小管，又称曲精小管，各小叶内的生精小管汇成直精小管（straight seminiferous tubule）（图 2-11）。直精小管的管壁被覆单层矮柱状上皮，生精细胞消失，只有支持细胞。直精小管穿入睾丸纵隔内并交织形成睾丸网（rete testis）（图 2-12），由单层立方上皮组成，管腔大而不规则。睾丸网发出 8 ～ 15 条睾丸输出小管（efferent ductule of testis），生精小管产生的精子经直精小管和睾丸网出睾丸进入附睾头。

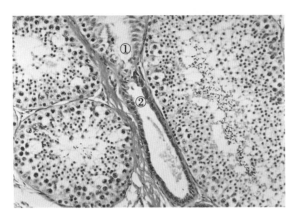

图 2-11 生精小管和直精小管关系光镜像
①生精小管；②直精小管

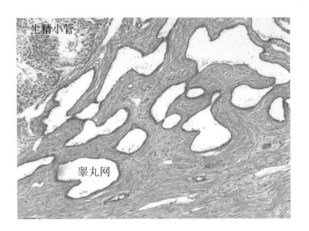

图 2-12 睾丸网光镜像

（四）睾丸被膜

睾丸为实质性的器官，其表面由浅至深包被有 3 层被膜，依次为鞘膜、白膜（tunica albuginea）及血管膜（图 2-13）。鞘膜是包绕睾丸的一个封闭的囊，分为脏层和壁层。鞘膜脏层又名睾丸外膜，除睾丸后的大部分外，睾丸都被脏层所覆盖。在睾丸的后内侧，鞘膜的脏层向前折返形成壁层；在后外侧面，脏层移行到附睾的内侧面，衬在附睾窦表面，然后向外到附睾后缘，再向前折返延续为鞘膜壁层。在睾丸两端，鞘膜的脏层和壁层相延续，但在睾丸的上端脏层在折返之前越过附睾头。鞘膜的壁层较脏层范围大，可到达睾丸的下方，脏层和壁层之间的潜在腔隙为鞘膜腔。

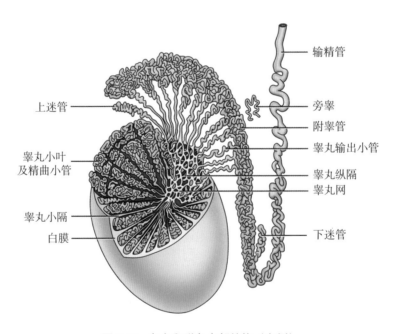

图 2-13 睾丸和附睾内部结构（左侧）

白膜为富有胶原纤维形成的致密结缔组织膜，厚而坚韧，呈苍白色，在睾丸后缘处增厚并伸入实质内形成睾丸纵隔（mediastinum testis）。睾丸纵隔又发出许多睾丸小隔（septula testis），呈扇形连接于白膜，并将睾丸实质分成许多锥形的睾丸小叶（图 2-13）。由于白膜与睾丸小隔相连，故睾丸白膜不易与睾丸实质剥离。

血管膜位于白膜的深面，由睾丸动脉的细小分支及与其伴行的细小静脉所形成，对睾丸实质有直接的营养作用，亦有调节内部温度的重要意义。

（陈春花　项　鹏　罗孟成）

第二节　生殖管道

⊃ 案例 2-2

　　男，5 岁。体检时发现尿道外口位于阴茎腹侧包皮系膜附着处近端，阴茎微向腹侧弯曲。患者站立排尿时会有尿液滴下。

　　问题：

　　1. 男性尿道穿过哪些结构？分为哪几部分？有何形态特点？

　　2. 患者的尿道畸形属于什么类型？其胚胎学基础是什么？

案例 2-2 解析

男性生殖管道包括附睾、输精管、射精管和尿道（图 2-1）。

一、附睾

（一）形态及位置

附睾（epididymis）呈新月形，主要由附睾管组成，附于睾丸的后上方（图 2-2）。

附睾分为三部分。上端膨大钝圆，为附睾头，由睾丸输出小管迂曲盘绕而成，位于睾丸的后上方，通过睾丸输出小管与睾丸相连。中部为附睾体，与睾丸后缘借疏松结缔组织相连。下端较细，为附睾尾，借结缔组织与鞘膜脏层相连。附睾尾向后内上方移行于输精管。与睾丸相似，附睾的表面由浅至深也被覆有三层被膜，依次为鞘膜、白膜和血管膜。睾丸鞘膜脏层于睾丸后缘两侧移行于附睾的表面，称附睾鞘膜，它包被附睾表面的大部分，并于附睾尾及精索下端的后面移行返折为睾丸鞘膜壁层。鞘膜在附睾体和睾丸的外侧面之间形成纵行的浆膜腔隙，即附睾窦。附睾的白膜及血管膜均较睾丸的此两层膜为薄。在附睾的正中矢状断面上，附睾头内可见由附睾白膜延伸而来的附睾小隔（septula epididymis），将附睾头分成 8 ~ 15 个附睾小叶（lobule of epididymis）。附睾小叶呈圆锥形，底位于附睾头的游离缘，尖端朝向睾丸纵隔。睾丸输出小管进入附睾小叶后，初为直行，至小叶底部迂曲显著，并自上而下汇集成一条总管，即附睾管（epididymal duct）。附睾管迂回盘曲形成附睾体和附睾尾。在附睾尾的末端，附睾管反折向上，移行为输精管（图 2-13）。

附睾可暂存精子，其管腔的假复层柱状上皮可产生附睾液，对精子有营养作用；上皮的外侧有薄层平滑肌，其蠕动性收缩可将精子推向附睾尾部。由睾丸产生的精子在附睾内可得以继续发育、成熟并增强其活力。

（二）组织学结构

附睾分头、体和尾三部分，头部主要由输出小管组成，体部和尾部由附睾管组成。附睾具有重吸收、分泌、合成和免疫屏障等功能，可将流入的睾丸液进行重吸收，并分泌甘油磷酸胆碱、唾液酸和肉毒毒素等多种重要物质，为精子成熟、贮存提供适宜的内环境。精子在附睾中进一步成熟，并获得主动运动的能力。

1. 输出小管　输出小管（efferent duct）是与睾丸网连接的 8 ~ 12 根弯曲小管，构成附睾头的大部，其远端与附睾管相连。输出小管上皮由高柱状纤毛细胞和低柱状无纤毛细胞相间排列而成，故管腔面呈波浪状起伏不平（图 2-14）。无纤毛细胞具有吸收生精小管分泌的液体的功能，纤毛细胞的纤毛摆动有助于推动精子向前移动。上皮下的基膜周围有环行平滑肌和少量结缔组织。

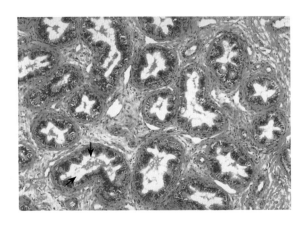

图 2-14　人附睾输出小管（箭头所示）光镜像

框 2-1　附睾输出小管的"特殊运动"

近年观察到小鼠输出小管中的运动纤毛呈现"涡轮搅动"式的杂乱无章的摆动模式，这种与其他器官（大脑、呼吸道和输卵管）中纤毛摆动模式完全不同的独特模式，能够使大量的睾丸方向来源的没有活动力的精子处于悬浮状态，而不至于沉淀阻塞纤细的输出小管管腔，同时这种独特的摆动模式也可以增加由睾丸而来的液体与非纤毛细胞的接触时间，从而加速睾丸液的重吸收而浓缩精子，在输出小管平滑肌收缩力的协同作用下顺利地将浓缩而均匀悬浮的精子转运至附睾头部。

2. 附睾管　附睾管是一条长 4 ~ 6 m 的极度盘曲的管道，管腔规则，腔内充满精子和分泌物。附睾管上皮为假复层柱状上皮，由高柱状细胞和基细胞组成。高柱状细胞可分泌促进精子成熟的物质，其细胞表面有成簇排列的粗而长的微绒毛，又称为静纤毛（stereocilium）。附睾管的上皮基膜外有薄层平滑肌围绕，并从管道的头端至尾端逐渐增厚，肌层的收缩有助于管腔内的精子向输精管方向缓慢移动。管壁外为富含血管的疏松结缔组织（图 2-15）。

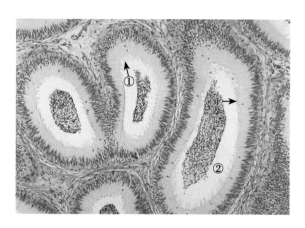

图 2-15 人附睾管光镜像
①静纤毛；②附睾管

二、输精管

（一）形态及位置

输精管（ductus deferens）是一条长约 50 cm 的肌性管道（图 2-1），也是精索的主要结构之一。输精管管壁较厚，大部分管腔细小，管腔横断面呈圆形，直径 3 mm。输精管与附睾管相延续，随精索进入腹股沟管，经腹股沟管深环进入盆腔，至膀胱底部与精囊腺排泄管汇合成射精管。由于输精管的壁厚而腔小，所以在触摸时有条索样的感觉。

输精管可分为四部分，分别是睾丸部、精索部、腹股沟管部和盆部。①睾丸部：为输精管起始部，续于附睾尾的附睾管，是沿睾丸后缘上升至平睾丸上端的部分，此部短而迂曲。②精索部：是从睾丸上端至腹股沟管浅环之间的一段，行于精索内并位居精索其他结构的后内侧。此部位置表浅，且管壁厚、管腔小，质韧而硬，活体易触及，因此输精管结扎术多在此部施行。③腹股沟管部：起始于腹股沟管浅环，穿过腹股沟管，经腹股沟管深环进入盆腔。此部也位于精索内。④盆部：输精管在腹股沟管深环处离开精索，跨过腹壁下动脉根部，急转下内方向。输精管从上方斜跨髂外血管进入骨盆，沿骨盆侧壁向后下方，先后与脐动脉索、闭孔血管、神经以及膀胱血管交叉，再从内侧与输尿管交叉，向内前方经过膀胱与直肠间，到达膀胱底。输精管在精囊内侧向下内方走行，两侧输精管逐渐接近，至前列腺后上部，输精管末端呈梭形膨大，称为输精管壶腹（ampulla of deferent duct）。输精管壶腹表面呈结节状，内腔凹凸不平，管壁上有隔状皱襞，襞间形成多数迂曲陷窝，称为壶腹憩室或壶腹膨部。壶腹内有贯穿全长的管道，壶腹下端逐渐变细，在前列腺后上方与精囊腺排泄管汇合成射精管。输精管除末端一小部分无腹膜覆盖外，其余都有腹膜覆盖。

（二）组织学结构

输精管是壁厚、腔小的肌性管道，管壁由黏膜、肌层和外膜 3 层组成。黏膜表面为假复层柱状上皮，与附睾管相似。固有层结缔组织中弹性纤维丰富。肌层厚，由内纵、中环、外纵排列的平滑肌纤维组成（图 2-16）。在射精时，肌层做强力收缩，将精子快速射出。外膜为疏松结缔组织，富于血管、淋巴管和神经。

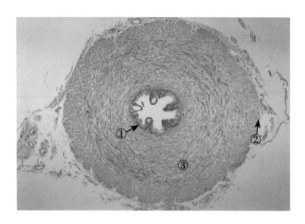

图 2-16　人输精管光镜像
①黏膜；②外膜；③肌层

框 2-2　输精管结扎术

　　输精管是精子运输的重要通道。由于输精管有着人体最大的肌层 / 管腔比，约 10∶1，所以输精管虽然长达 50 cm，不到 1 分钟就可以将精子从附睾尾部运输至尿道。输精管结扎术是一种安全、简单、有效的避孕方式，通过简单的微创手术可达到永久避孕效果。由于输精管的精索部（位于睾丸上端与腹股沟管皮下环之间）是输精管位置最表浅的一段，易于触及，因此为结扎输精管的理想部位。输精管结扎术仍然是目前男性唯一可用的长效可逆避孕措施。

三、精索

　　精索（spermatic cord）为从腹股沟管深环至睾丸上端之间的一对柔软的圆索状结构（图 2-17）。全长 11.5 ~ 15 cm，直径约 5 mm，一般左侧较右侧长。精索在通过腹股沟管时，上方有髂腹下神经，下方有髂腹股沟神经和生殖股神经生殖支通过。精索在腹股沟管皮下环和睾丸间的一段于活体上极易摸到，位于长收肌圆形肌腱前方，前后分别有阴部外浅动脉和阴部外深动脉通过。

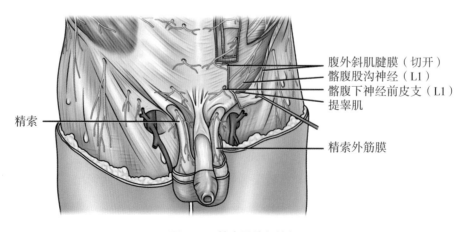

精索

腹外斜肌腱膜（切开）
髂腹股沟神经（L1）
髂腹下神经前皮支（L1）
提睾肌

精索外筋膜

图 2-17　精索及伴行神经

精索内容物有：输精管、睾丸动脉、提睾肌动脉（来自下腹部动脉的分支）和输精管动脉（来自膀胱上动脉）、输精管静脉、蔓状静脉丛、淋巴管（4～8条，引流睾丸和附睾的淋巴液）、生殖股神经的生殖支、输精管神经丛（睾丸交感丛）以及鞘韧带等。精索被膜由深至浅依次是：由腹横筋膜延续而成的精索内筋膜、由部分腹横肌和腹内斜肌的肌纤维形成的提睾肌，以及由腹外斜肌腱膜延续而成的精索外筋膜。此三层被膜向下延续至阴囊，也参与阴囊壁的构成（图 2-18）。

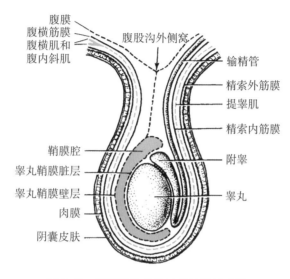

图 2-18　阴囊的结构和精索被膜模式图

四、射精管

射精管（ejaculatory duct）由输精管末端与精囊的输出管汇合而成（图 2-1，图 2-19），是输精管道中最短的一段，长约 2 cm。起始于前列腺底，向前下方斜行穿经前列腺实质，开口于尿道前列腺部的精阜、前列腺小囊的两侧。射精管的管壁有平滑肌纤维，射精时能有力地收缩，帮助精子射出。

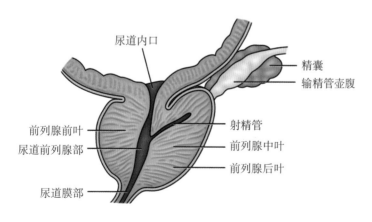

图 2-19　前列腺、射精管和尿道前列腺部（纵切面）

五、男性尿道

男性尿道（male urethra）除有排尿功能外，还有排精作用。起于膀胱的尿道内口，止于阴茎头的尿道外口。成人尿道平均长 16 ～ 22 cm，管径 5 ～ 7 mm。

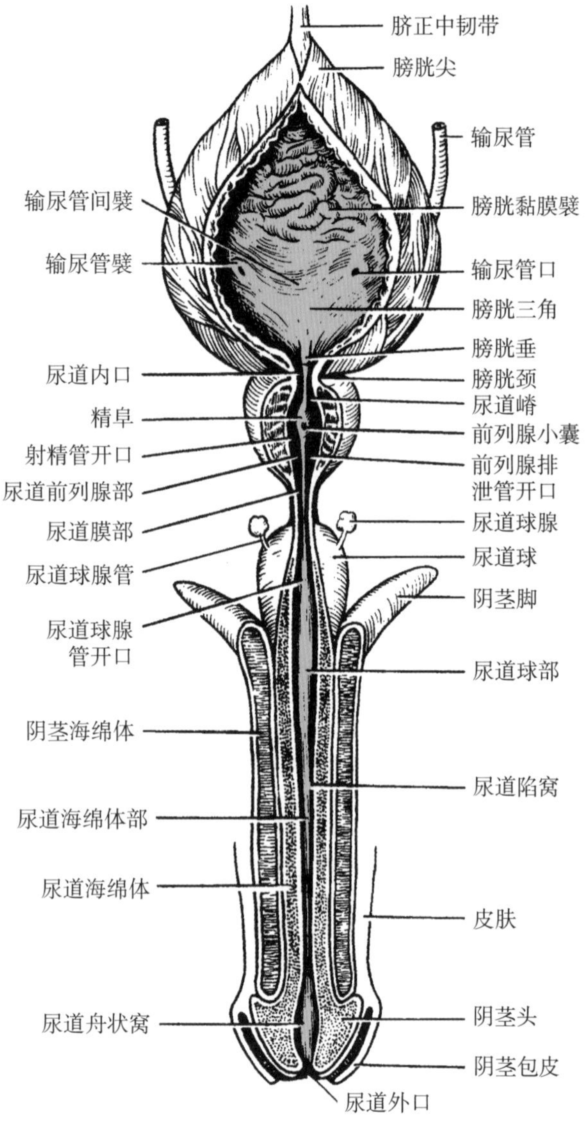

图 2-20　膀胱和男性尿道冠状面

男性尿道可分为前列腺部、膜部及海绵体部三部分（图 2-19，图 2-20）。

1．前列腺部　是尿道穿过前列腺的部分，全长约 2.5 cm。自前列腺底进入，向前下方斜穿前列腺，从前列腺尖穿出。此段尿道的直径在前列腺中部最大，下端最狭窄。尿道前列腺部的后壁上有一条纵行的嵴，称为尿道嵴（urethral crest）。尿道嵴中部有一条纺锤状隆起，称为精阜（seminal colliculus），长约 1.5 cm，高及宽度为 0.3 ～ 0.5 cm。精阜中央有一个盲囊的开口，盲囊被称为前列腺小囊（prostatic utricle），长约 0.6 cm，是副中肾管远端退化残留，无生理功能，与女性的阴道和子宫相当，是它们的同源器官。前列腺小囊发育因人而异，有时没有或不明显。射精管开口于前列腺小囊两侧。尿道嵴两侧的凹陷被称为前列腺窦（prostatic sinus）。精阜及前列腺窦窦底的黏膜上有若干小口，为前列腺排泄管的开口。

2．膜部　是尿道穿过尿生殖膈的部分，位于前列腺和尿道球之间，长约 1.2 cm。膜部位于耻骨联合后下方约 2.5 cm 处，被尿道膜部括约肌和会阴深横肌环绕，尿道膜部括约肌和会阴深横肌又称尿道外括约肌，呈戒指状，其收缩时，尿道被拉向后方会阴中心腱，尿液不能被排出。膜部虽然狭窄，但壁薄，扩展性强。在骑跨伤和器械导尿时易受损。

小测试2-1：对男性患者进行导尿时，导尿管要通过哪些结构才能到达膀胱？为了使导尿管顺利进入膀胱，在导尿时应注意哪些问题？如何简单判断导尿管能否通过尿道全程？

3．海绵体部　是尿道贯穿海绵体的部分，位于膜部和尿道外口之间，全长 15 cm。起始端位于尿道球内，称为尿道球部。尿道球部内腔大，称为尿道壶腹，尿道球腺开口于此。尿道海绵体部在阴茎头的末端存在膨大，称为尿道舟状窝（navicular fossa of urethra），向外至尿道外口管径又逐渐缩小。尿道舟状窝的上壁有瓣状黏膜，称为舟状窝瓣。尿道外口位于阴茎头，矢状位裂口，长约 0.6 cm。

男性尿道全长存在 3 个狭窄，分别是尿道内口、尿道膜部和尿道外口。尿道外口最狭窄，呈矢状裂隙。存在 3 个膨大，分别是尿道前列腺部、尿道球部和舟状窝。舟状窝最大，其次为球部和前列腺部。

阴茎非勃起状态时，尿道存在 2 个弯曲，分别是耻骨前弯和耻骨下弯。耻骨下弯位于耻骨联

Note

合的下方，由尿道前列腺部、膜部及海绵体部起始端构成，形成凹向前上方的弯曲。此段尿道位置固定，无论阴茎是否勃起都不会改变形状。耻骨前弯位于耻骨联合前下方，由尿道海绵体部构成。将阴茎上提时，此弯曲可消失，尿道形成一个凹向上的大弯曲，可将导尿管、膀胱镜等器械送入膀胱。

（靳　辉　罗孟成　陈春花）

第三节　附　属　腺

案例 2-3

男，60 岁。尿频、尿急、排尿困难 5 年。口服非那雄胺、特拉唑嗪 1 年，目前排尿费力，夜尿 5～6 次，尿急，偶有尿痛。患糖尿病 8 年，血糖控制不良，近 1 个月来开始应用胰岛素，血糖稳定。B 超测量前列腺左右、前后及上下径为 4.5 cm×3.5 cm× 4.0 cm，残余尿量 100 ml，最大尿流率 8.7 ml/s（尿量 170 ml）。

问题：
1．该患者的初步诊断及其依据是什么？
2．该病应与哪些疾病进行鉴别诊断？
3．还应补充哪些临床资料和检查？

案例 2-3 解析

男性附属腺包括精囊、前列腺和尿道球腺（图 2-21），其分泌物参与形成精液。

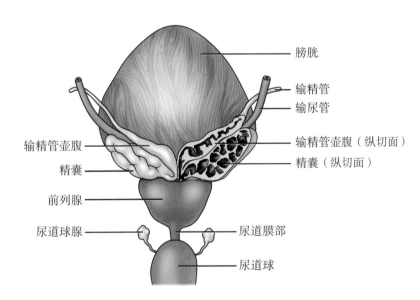

图 2-21　膀胱、前列腺、精囊和尿道球腺（后面）

一、精囊

（一）形态及位置

精囊（seminal vesicle）（又称精囊腺）是一对长椭圆形囊状器官（图 2-21），上宽下窄，前后稍扁。主要由迂曲的小管构成，因而表面凸凹不平。精囊上端游离且较膨大，称精囊腺底。下端细直，为排泄管，与输精管壶腹的末端汇合成射精管。中部为精囊腺体。精囊随年龄及充盈度不同，其大小有差异。新生儿精囊较小，呈短棒状，表面光滑。至性成熟期即迅速增大形成囊状。老年人则随性功能减退而逐渐缩小，囊壁也变薄。

精囊位于输精管壶腹的外侧，前列腺底的后上方，膀胱底与直肠之间。精囊所产生的精囊液为淡黄色黏稠液体，含有丰富的果糖，是构成精液的主要成分之一，有营养及稀释精子的作用，由其排泄管导入射精管，参与精液的组成。

框 2-3　精液

精液是精子和精浆的混合物，乳白色，稍具碱性。精浆主要由精囊液和前列腺液组成。其中，精囊分泌液所占比例最大，达 60% ~ 70%，为淡黄色黏稠液体，含有丰富的果糖，有营养及稀释精子的作用；前列腺液占 20% ~ 30%，为黏稠蛋白液体，呈碱性，有特殊臭味，对精子有营养和增加其活动能力的作用。前列腺液内含有前列腺素。尿道球腺液所占比例很小，主要作用是性兴奋时进入尿道，对尿道起润滑作用。精子由睾丸生精小管上皮产生，悬浮于精浆中，含量仅达精液总量的 5% ~ 10%。健康成年男性一次射精 2 ~ 5 ml，如果精子总数少于 39×10^6/ml，则是少精症，可致男性不育症。

（二）组织学结构

精囊是一对盘曲的囊状器官。黏膜向腔内突起形成高大的皱襞。皱襞又彼此融合，将囊腔分隔为许多彼此通连的小腔，大大增加了黏膜的分泌表面积。黏膜表面为假复层柱状上皮，其外有薄层平滑肌和结缔组织组成的外膜。在雄激素刺激下，精囊分泌弱碱性液体，内含果糖、前列腺素等，为精液的重要组成部分，对精子的活动和营养均有重要作用。

二、前列腺

（一）位置、形态及分叶

前列腺（prostate）为不成对的实质性器官（图 2-19，图 2-20），是男性生殖器官中最大的附属腺体。前列腺位于膀胱与尿生殖膈之间。其上方与膀胱颈、精囊和输精管壶腹相邻；下方与尿生殖膈相接，前方为耻骨联合，后方为直肠壶腹。在临床上作直肠指诊时，隔着直肠前壁向前可触及实质感的前列腺。尿道由上方纵贯其内，两侧射精管由上方斜行向前下方进入前列腺实质内，开口于尿道前列腺部后壁的精阜上。前列腺的输出管开口于尿道前列腺部后壁的尿道嵴两侧。

前列腺呈前后略扁的栗子形，重 8 ~ 20 g，质韧，色淡红。上端宽大，称前列腺底，下端尖细，称前列腺尖，底与尖之间的部分为前列腺体。其前面微凸，后面平坦，并在中线上有纵行的浅沟，称前列腺沟（sulcus of prostate）。活体直肠指诊时可触及此沟，前列腺肥大时，此沟消失。

前列腺的实质由腺组织和平滑肌组织构成，表面包有筋膜，称前列腺囊。

前列腺可分为5叶：前叶、中叶、后叶及两个侧叶（图2-22）。前叶很小，位于尿道前方和左、右侧叶之间；中叶呈楔形，位于尿道和射精管之间；左、右侧叶分别位于前叶、尿道和中叶两侧；后叶位于中叶和侧叶的后方，是前列腺肿瘤的易发部位。

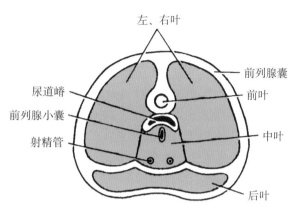

前列腺分叶的发现史

图 2-22　前列腺的分叶（横断面）

框 2-4　前列腺腺体部分的组织学分区（McNeal 分区）

1．移行区　围绕尿道前列腺部近侧段的两侧，占腺体实质的5%，是良性前列腺增生的好发部位。

2．中央区　位于尿道前列腺部近侧段的后方，占腺体实质的25%，很少发生良性和恶性病变，当前列腺增生时该区萎缩。

3．外周区　位于前列腺的后方、两侧及尖部，占腺体实质的70%，为前列腺癌的好发部位。此外，还有位于腺体和尿道前方的非腺性组织的纤维肌性基质，临床上可经此区手术入路，进行前列腺增生摘除术。

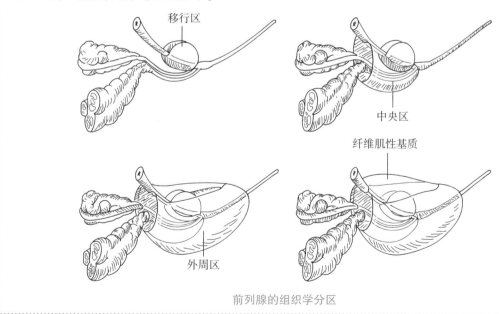

前列腺的组织学分区

前列腺的分泌物为成分较复杂的黏稠蛋白液体，呈碱性，具有特殊臭味，对精子具有营养和增加其活动能力的作用。近年来的研究发现，前列腺液内含有前列腺素，提示前列腺兼有内分泌功能。

老年人因内分泌失衡，引起前列腺的腺性组织衰退，结缔组织增生。在临床上，多因中叶或侧叶的明显增生而形成前列腺肥大。当前列腺肥大时，前列腺囊内压力增高，压迫行于其内的尿道，引起排尿困难，严重者可致尿潴留。

框 2-5　前列腺常用检查方法——直肠指诊

检查前患者排空膀胱，取膝胸位、侧卧位或直立弯腰位。检查者戴上橡皮手套，充分润滑后将示指缓缓滑入肛门。首先应检查肛门括约肌功能，以排除神经源性疾病，而后在示指所及范围内检查有无新生物。在直肠前壁依次触摸前列腺的左侧沟、左侧叶、中央沟、右侧叶和右侧沟以及前列腺尖部下方的尿道膜部。检查前列腺大小、形态、质地、表面是否光滑、是否有结节及压痛、中央沟是否存在及变浅。精囊在正常情况下触不到。正常前列腺栗子形大小，表面平滑，质地柔韧似橡皮。

良性前列腺增生时前列腺两侧叶对称或不对称（结节样增生）增大且坚韧，中央沟变浅、消失或隆起；重度增生时手指不能触及其上缘。前列腺癌的特征性表现是腺体内有坚硬如石的表面不光滑的结节。急性前列腺炎发病时触诊可诱发严重疼痛，不宜做前列腺按摩和前列腺液提取，避免细菌沿输精管扩散，引起继发性附睾炎，甚至败血症。前列腺如有波动感，应考虑前列腺脓肿，可以穿刺吸脓或外科引流。慢性前列腺炎则有肿胀感，必要时可按摩前列腺以获取前列腺液并送检。

（二）组织学结构

前列腺呈栗形，环绕于尿道起始段。左右射精管在腺上端后部穿入，开口于尿道。前列腺被膜由结缔组织和丰富的平滑肌组成，伸入腺实质内，分隔和包围腺泡和导管。按腺的分布位置，可分为 3 组，即黏膜腺、黏膜下腺和主腺。黏膜腺最小，位于尿道的黏膜内；黏膜下腺位于黏膜下层；主腺包在尿道的外围，占前列腺的大部分。

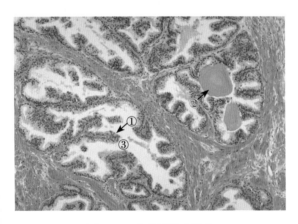

图 2-23　人前列腺光镜像
①皱襞；②前列腺凝固体；③腺泡腔

前列腺的被膜与支架组织均由富含弹性纤维的结缔组织和平滑肌组成。腺实质主要由 30～50 个复管泡状腺组成，有 15～30 条导管开口于尿道精阜的两侧。前列腺的腺泡形态不规则，有较多皱襞，腺泡上皮形态多样，可以是单层立方、单层柱状或假复层柱状上皮等。腺上皮一般由分泌细胞和基细胞组成，其形态及功能状态与雄激素水平有关。腔内可见分泌物浓缩形成的圆形嗜酸性板层小体，称为前列腺凝固体（prostatic concretion），它随年龄的增长而增多，甚至钙化，形成前列腺结石（图 2-23）。前列腺的活动主要受雄激素的调节。老年人易患的前列腺肥大，主要是黏膜腺和黏膜下腺增生所致。

最早在 1905 年，Oesterling 提出前列腺增生是由"中央尿道周围腺体"引起的。20 年后，Reischauer 提出了大多数前列腺增生是由最初的间充质增殖，诱导上皮细胞组织形成上皮间质联合增生引起的。后来，许多科学家的研究都进一步证实并支持了这一概念。

前列腺液检查及其临床意义

三、尿道球腺

（一）位置及形态

尿道球腺（bulbourethral gland）是一对豌豆大的球形腺体（图 2-1），包埋于尿生殖膈（会阴深隙）内，直径 5 ~ 8 mm。尿道球腺的分泌物为尿道球腺液，其排泄管开口于尿道球部，参与精液的组成。性兴奋时尿道球腺的分泌物即可进入尿道，对尿道有润滑作用。

（二）组织学结构

尿道球腺是复管泡状腺。腔面表面被覆单层立方或单层柱状上皮，上皮细胞内富含黏原颗粒。腺的间质中有平滑肌和骨骼肌纤维。腺体分泌的黏液于射精前排出，有润滑尿道的作用。

小测试2-2：案例分析题

（靳 辉 赵小阳）

第四节 外生殖器

男性外生殖器包括阴茎和阴囊。

一、阴茎

阴茎（penis）是男性的性交器官，可分为头、颈、体、根 4 部分和背、腹侧两面（图 2-24）。阴茎头（glans penis）是前端呈蕈状膨大的部分，其表面覆盖菲薄的皮肤，前端有矢状位的尿道外口（external orifice of urethra）。阴茎颈（neck of penis）是阴茎头后方较缩窄的部分，其表面也覆有较薄的皮肤，并含丰富的皮脂腺和神经末梢，对刺激最为敏感。阴茎根（root of penis）藏于阴囊和会阴部皮肤的深面，附着于耻骨弓和尿生殖膈。阴茎根与颈之间为阴茎体（body of penis），呈圆柱状。

阴茎由 2 条阴茎海绵体（cavernous body of penis）和 1 条尿道海绵体（cavernous body of urethra）构成。阴茎海绵体位于背侧，为两端尖细的圆柱体，左右各一，二者紧密并列，其前端嵌入阴茎头后面的凹陷内；其后部为阴茎脚（crus penis），附着于耻骨弓的前内侧面，表面附有坐骨海绵体肌。阴茎海绵体的表面有坚韧的白膜包裹，两侧白膜在中线上合并成致密的纤维隔，称阴茎中隔（septum of penis）。尿道海绵体位于阴茎的腹侧，其表面亦有白膜包被，尿道纵贯其内。尿道海绵体的前端膨大为阴茎头，其后端亦逐渐膨大为尿道球（bulb of urethra），位于两侧阴茎脚之间，紧贴于尿生殖膈（urogenital diaphragm）的下面，并被球海绵体肌包裹。

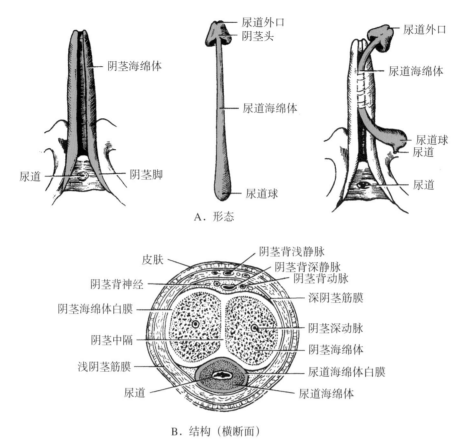

A．形态

B．结构（横断面）

图 2-24 阴茎的外形和结构

　　海绵体是由许多海绵体小梁（trabecula corporis cavernosi）交织成海绵状的结构。这些小梁含有胶原纤维、弹性纤维及少量平滑肌纤维。小梁间的网眼是与血管相通的间隙。当海绵体间隙内充血时，海绵体膨胀，阴茎即增粗并坚挺变硬，这种现象称为勃起（erection）。

　　阴茎的海绵体外面包被有深、浅两层筋膜（图 2-25）。深筋膜在阴茎根部的上方增厚形成阴茎悬韧带（suspensory ligament of penis），抵止于耻骨联合前面并延续于腹白线，其前部逐渐变薄而消失。浅筋膜稀疏，内无脂肪组织，向上与腹前壁浅筋膜（Scarpa 筋膜）相延续，向下与阴囊肉膜和浅会阴筋膜（Colles 筋膜）相延续。阴茎的皮肤薄且具有较大的移动性，在阴茎颈的前端反折形成包绕阴茎头的双层皮肤结构，称为阴茎包皮（prepuce of penis）。包皮与阴茎头之间的腔隙为包皮腔，其前缘游离围成包皮口。阴茎包皮在阴茎头的腹侧中线上形成皱襞，称为包皮系带（frenulum of prepuce）。

　　尿道行于尿道海绵体内（图 2-24）。海绵体即勃起组织，含有大量不规则的血窦，彼此通连。血窦之间是富含平滑肌纤维的结缔组织小梁。阴茎深动脉的分支螺旋动脉穿行于小梁中，并与血窦相通。海绵体外包以致密结缔组织构成的坚韧白膜（图 2-26），具有限制海绵体及其内的血窦过分扩张的作用。静脉则多位于海绵体周边部白膜下方。一般情况下，流入血窦的血液很少，血窦呈裂隙状，海绵体柔软。当大量血液流入血窦时，血窦充血而胀大，白膜下的静脉受压，血液回流一时受阻，海绵体变硬，阴茎勃起。阴茎外表被覆活动度较大的皮肤。

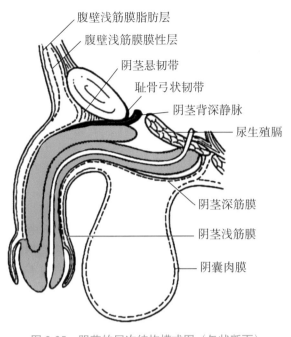

图 2-25 阴茎的层次结构模式图（矢状断面）

图中标注（自上而下）：
腹壁浅筋膜脂肪层
腹壁浅筋膜膜性层
阴茎悬韧带
耻骨弓状韧带
阴茎背深静脉
尿生殖膈
阴茎深筋膜
阴茎浅筋膜
阴囊肉膜

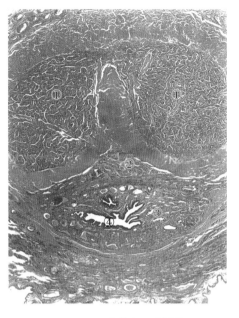

图 2-26 阴茎横断面光镜像
①阴茎海绵体；②白膜；③尿道海绵体；④尿道

框 2-7 包皮过长及其影响

　　幼年时，阴茎头被包隐于包皮腔内，随年龄增长阴茎逐渐发育增长，包皮也逐渐向后退缩，包皮口逐渐扩大，阴茎头遂显露于外。若成年后阴茎头仍被包于包皮腔内，包皮口过小，甚至经翻转亦难以显露阴茎头，临床上则称之为包皮过长或包茎（phimosis）。凡此情况，不仅会影响排尿及性活动效果，而且包皮腔内易藏纳污垢，引发炎症，也可能诱发恶性病变，应尽早施行包皮环切术，以露出阴茎头。包皮切除范围以达冠状沟处为宜，必须保留包皮系带，以免阴茎勃起时阴茎头向下屈曲并引发疼痛。

L3-18a
阴茎再造与仿生阴茎

二、阴囊

小测试2-3：案例分析题

　　阴囊（scrotum）位于会阴前面、阴茎的下方。阴囊壁由外向内有6层，依次为皮肤、肉膜、精索外筋膜、提睾肌、精索内筋膜和睾丸鞘膜壁层（图2-18）。阴囊的皮肤表面有色素沉着，多皱褶且生有阴毛，与腹前壁及会阴的皮肤相延续。在中线上两侧皮肤相愈合形成一条细的线嵴，称阴囊缝（scrotal raphe）。此缝向前连于阴茎腹侧面的阴茎缝，向后延续于会阴中线的会阴缝。肉膜（dartos coat）是阴囊的浅筋膜，与会阴浅筋膜（Colles 筋膜）和腹前壁浅筋膜深层（Scarpa 筋膜）相延续，内无脂肪组织，富含平滑肌，其可随体内、外温度变化的刺激而舒缩，引起表面皮肤皱褶的变化，以调节内部的温度，使其低于体温 1～2 ℃，有利于精子的发育和生存。两侧肉膜在阴囊中缝处向内伸入形成阴囊中隔（scrotal septum），将阴囊内腔分为左、右腔，分别容纳两侧的睾丸、附睾、输精管睾丸部及鞘膜等。

（赵小阳 陈春花）

第五节　血管、神经和淋巴管

一、睾丸和附睾

（一）动脉

营养睾丸及附睾的动脉有 3 支：精索内动脉（睾丸动脉）、精索外动脉（提睾肌动脉）及输精管动脉（图 2-27）。精索内动脉（睾丸动脉）为睾丸的主要营养动脉，在肾动脉稍下方起自腹主动脉，自腹股沟管深环进入腹股沟管，行于精索内，出腹股沟管浅环入阴囊后，被蔓状静脉丛（pampiniform plexus）包绕。在阴囊内，睾丸动脉发出附睾上、下动脉，主干自睾丸后缘上部分为两条初级支穿过睾丸白膜达血管膜，进而分成若干细小的分支经睾丸纵隔进入睾丸。精索外动脉（提睾肌动脉）来自腹壁下动脉，主要营养提睾肌及其筋膜；在腹股沟管深环水平与输精管动脉吻合，共同供应睾丸下部及附睾尾。输精管动脉亦发自腹壁下动脉，主要营养输精管、附睾尾部、睾丸下部及睾丸鞘膜。

附睾的血液由发自睾丸动脉的附睾上、下动脉（供应附睾头和体）和输精管动脉的末梢支（供应附睾尾）共同供应。三个动脉之间有吻合。附睾上、下动脉和输精管动脉分别到达附睾头、体、尾附近；发出分支经附睾内的结缔组织隔，达管道系统，形成围绕管道的管周毛细血管网。附睾头部血管较密，在睾丸输出小管之间，也有管间血管存在。

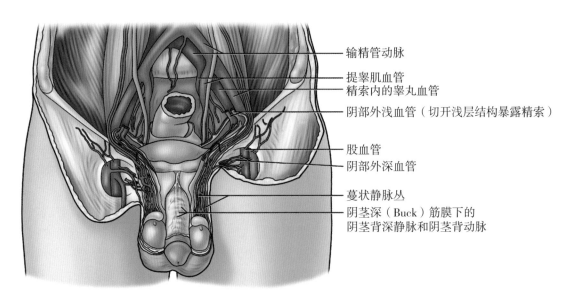

输精管动脉

提睾肌血管
精索内的睾丸血管

阴部外浅血管（切开浅层结构暴露精索）

股血管
阴部外深血管

蔓状静脉丛
阴茎深（Buck）筋膜下的
阴茎背深静脉和阴茎背动脉

图 2-27　睾丸的动脉和静脉

（二）静脉

睾丸和附睾的静脉均起始于它们实质内的管周毛细血管网，然后逐级汇合，最后在睾丸和附睾头的上方形成蔓状静脉丛包绕睾丸动脉，行于精索内（图 2-27）。左侧蔓状静脉丛注入肾静脉；右侧则注入下腔静脉；附睾尾部的静脉经输精管静脉引流到膀胱前列腺丛。

睾丸小叶的静脉有两个引流方向。一种静脉朝向睾丸网行走，称为向心静脉，经睾丸网，最后穿出睾丸门，加入蔓状静脉丛；另一种静脉朝向睾丸表面行走，称为离心静脉，最后在睾丸的血管膜内汇成较大的静脉，并且每两条静脉与一条睾丸动脉主支伴行，向睾丸门方向集拢，在睾丸门处汇入蔓状静脉丛。睾丸被膜的血液，经精索外静脉入腹壁下静脉。

（三）淋巴管

睾丸和附睾的淋巴管形成浅、深两丛。浅淋巴管丛位于睾丸固有鞘膜层的内面；深丛位于睾丸和附睾的实质内，起始于睾丸和附睾内的管道系统的毛细淋巴管。浅、深丛集成 4～8 条淋巴管，在精索内伴随睾丸血管上升，最后入腰淋巴结。

（四）神经

神经主要来源于肾丛。交感神经纤维发自脊髓第 10 胸节，伴随睾丸动脉形成睾丸交感神经丛，分布于睾丸和附睾。睾丸交感神经丛与输精管交感神经丛相吻合。

二、输精管

输精管的动脉主要来自输精管动脉，并与睾丸动脉的附睾下动脉以及邻近的动脉相吻合（图 2-27）。有时膀胱下动脉也有分支到输精管。输精管静脉主要注入膀胱静脉丛，经膀胱静脉丛注入髂内静脉，或经精索内静脉注入肾静脉和下腔静脉。输精管的淋巴管很丰富，越靠膀胱越密集。近侧部与精索淋巴管吻合，远侧部与精囊腺的淋巴管吻合。远、近侧的淋巴管最后分别引流到腰淋巴结和髂内淋巴结。输精管的神经较丰富，主要来自腹下神经丛的输精管交感丛，并与膀胱神经丛和直肠神经丛相联络。

三、尿道

男性尿道的动脉主要来自膀胱下动脉、直肠下动脉及阴部内动脉的分支（尿道球动脉和尿道动脉），它们彼此间有吻合。男性尿道的静脉汇入膀胱静脉丛和阴部静脉丛，最后注入髂内静脉。男性尿道的淋巴管注入髂内淋巴结或腹股沟下浅淋巴结。男性尿道的支配神经为阴部神经的分支会阴神经，以及交感神经和副交感神经。

四、精囊

精囊的动脉来自输精管动脉、膀胱下动脉和直肠下动脉。它们彼此间有吻合。精囊的静脉构成精囊静脉丛，入膀胱静脉丛，再经膀胱静脉入髂内静脉。精囊的淋巴管很丰富，与血管伴行，入髂内淋巴结。精囊的支配神经为输精管神经丛分支组成的精囊神经丛。

五、前列腺

（一）动脉

前列腺的动脉来自阴部内动脉、膀胱下动脉和直肠下（中）动脉的分支（图 2-28）。膀胱下动脉在进入前列腺前又分为两组，即前列腺尿道组和前列腺包膜组。尿道组血管于膀胱颈后外侧与前列腺底之间进入前列腺，主要供应膀胱颈部和尿道周围的大部分前列腺腺体。包膜组血管沿盆壁及前列腺背外侧下行，发出分支供应前列腺外周部分腺体。

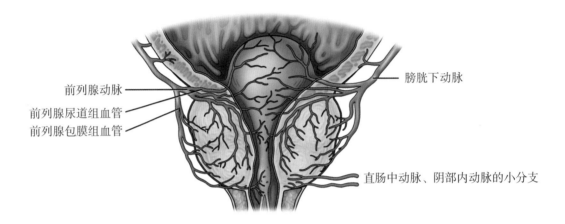

前列腺动脉
前列腺尿道组血管
前列腺包膜组血管
膀胱下动脉
直肠中动脉、阴部内动脉的小分支

图 2-28　前列腺的血供

（二）静脉

前列腺的静脉在前列腺底及两侧形成前列腺静脉丛。此丛与膀胱静脉丛相连续，经膀胱下静脉入髂内静脉。

（三）淋巴管

前列腺的淋巴管较发达，其淋巴引流分若干组。一组是通过膀胱前及膀胱旁淋巴结引流至髂内淋巴结；另一组汇入骶淋巴结，最终注入髂总淋巴结；还有一组沿髂血管走行并加入髂外淋巴结。

（四）神经

前列腺的神经支配主要来自下腹下神经丛（盆丛）下部的分支，并构成前列腺神经丛。

六、尿道球腺

尿道球腺的动脉主要来自阴部内动脉的尿道球动脉。静脉汇入尿道球静脉和尿生殖膈的静脉。淋巴管注入髂内淋巴结。神经来自前列腺神经丛的分支。

七、阴茎

（一）动脉

阴茎的皮肤由阴囊前、后动脉供血。尿道海绵体由尿道球动脉和尿道动脉供血，并与阴茎背动脉吻合。阴茎海绵体由阴茎深动脉和阴茎背动脉供血，并且这2支动脉彼此吻合。阴茎背动脉行于阴茎背侧沟内，分支营养阴茎海绵体及阴茎的被膜。其末端与对侧的同名动脉吻合成弓，由弓发出分支营养阴茎头及包皮。阴茎背动脉和阴茎深动脉进入阴茎海绵体后，沿海绵体小梁（trabecula corporis cavernosi）分布，并营养小梁，其中有些小动脉终于海绵体毛细血管网或直接开口于海绵体腔（caverns of cavernous body）内；另一些小动脉呈现螺旋状弯曲，即螺旋动脉，直接开口于海绵体腔。螺旋动脉发出毛细血管营养海绵体小梁。在阴茎头，尿道动脉、阴茎背动脉及阴茎深动脉形成致密的吻合网。因此，阴茎头的血液供应是极其丰富的。

（二）静脉

阴茎皮肤和包皮的血液经阴茎背浅静脉，行于阴茎皮下，注入阴部外静脉。阴茎头和阴茎海绵体的血液经小静脉汇入阴茎背深静脉。其中一些小支由阴茎背面穿出；另一些则由阴茎海绵体的腹面（下面）穿出。它们均汇入阴茎背深静脉。从阴茎海绵体下面穿出的小静脉还接受来自尿道海绵体的小支，经阴茎海绵体的两侧至阴茎背侧，再汇入阴茎背深静脉。阴茎背深静脉经耻骨弓韧带和尿生殖膈前缘之间进入盆腔，分为左、右两支，入前列腺丛和阴部丛。阴茎背深静脉于耻骨联合下缘附近与阴部内静脉吻合。阴茎深静脉收集阴茎海绵体的血液注入阴部内静脉。

（三）淋巴管

阴茎的淋巴管分浅、深两组。浅组淋巴管收集包皮、阴茎皮肤、皮下组织及阴茎筋膜的淋巴，并与阴茎背浅静脉伴行，分别注入腹股沟下浅淋巴结。深组淋巴管收集阴茎头和阴茎海绵体的淋巴，经阴茎筋膜深面，与阴茎背深静脉伴行，注入腹股沟下深淋巴结。此外，阴茎的淋巴管尚有直接注入内淋巴结的。

（四）神经

感觉神经主要为阴茎背神经。除阴茎根部由髂腹股沟神经支配外，其余部分均由阴茎背神经支配。运动神经主要来自第2～4骶神经，通过阴部神经和盆丛而至阴茎。经盆丛来的神经，包括交感神经和副交感神经，沿血管分布于阴茎海绵体。交感神经形成阴茎海绵体丛，为调节阴茎勃起的神经。副交感神经是阴茎勃起的主要神经，故又名勃起神经。

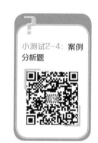

小测试2-4：案例分析题

（陈春花　靳　辉　赵小阳）

小　结

了解睾丸的结构、功能以及其在男性健康中的地位，有助于更好地维护生殖健康。男性生殖管道包括附睾、输精管、射精管和尿道四部分，还有精囊、前列腺和尿道球腺构成的附属腺。这些器官和结构共同构成了男性的生殖系统，并参与了精子的生成、储存、输送和射精等功能。睾丸产生的精子暂时储存于附睾内，在此发育并成熟。射精时，精子连同精液一起经输精管、射精管和尿道排出体外。睾丸上端与腹股沟管浅环之间的圆索状结构为精索，内含输精管以及血管、神经、淋巴管等结构。前列腺是最大的附属腺，分底、体、尖三部分，主要由腺组织和平滑肌组织构成。此外，男性外生殖器中的阴茎和阴囊也各自扮演着重要的角色。阴茎不仅是男性性交的主要器官，还承担着排尿和射精的功能；而阴囊则作为容纳和保护睾丸等生殖器官的重要结构，对男性生殖健康同样至关重要。男性生殖系统中的血管、神经和淋巴管对于生理功能起重要作用。了解这些血管、神经和淋巴管的来源、分布、走行等，有助于进一步理解生殖器官的解剖学结构并掌握其功能。

综上所述，男性生殖系统是一个复杂而精细的系统，每个器官和结构都发挥着不可替代的作用。只有深入了解这个系统的结构和功能，才能更好地维护男性生殖健康，实现生命的延续和繁衍。

整合思考题

1. 简述睾丸的形态和主要功能。
2. 睾丸生精小管中主要的细胞类型有哪些？
3. 分析睾丸间质细胞在男性生殖系统中的作用。
4. 解释睾丸纵隔的结构和功能。
5. 男性生殖管道由哪些结构组成？这些结构在精子的运输中起什么作用？
6. 分析比较尿液和精液的产生及排出途径。
7. 男性尿道分哪几部分？有哪些狭窄、膨大和弯曲？何为前尿道、后尿道？
8. 前列腺位于何处？体检时从何处能触摸到前列腺？
9. 前列腺的正常形态如何？体检的标志性结构是什么？前列腺增生可产生什么后果？
10. 前列腺液、精囊液以及尿道球腺液在精液中的比例和作用如何？
11. 描述阴茎的解剖结构，并说明其功能。
12. 阴囊的作用是什么？阴囊如何维持囊内温度稳定，以保护精子的发育和生存？
13. 阴茎勃起主要与哪个解剖学结构相关？是如何实现的？
14. 简述阴茎异常勃起的原因及后果。
15. 简述男性生殖系统血管的分布特点，如何通过血管检查来判断男性生殖系统是否存在病变？
16. 解释男性生殖系统的神经支配及其作用。
17. 说明淋巴回流在男性生殖系统中的作用。
18. 列举几种可能导致男性生殖系统血管、神经、淋巴回流障碍的疾病或情况，并简要说明其影响。

L2-13e

整合思考题参考答案

第三章　女性生殖系统结构

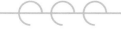

导学目标

通过本章内容的学习，学生应能够：

※ **基本目标**

1. 描述女性内、外生殖器的组成和位置，识别其解剖特点、毗邻器官及其相互关系。
2. 列举卵巢和子宫的固定装置并分析其功能。
3. 描述卵巢、输卵管壁、子宫壁、阴道壁、乳腺的组织学结构，总结这些器官组织学结构的年龄变化规律。
4. 总结卵泡发育过程中的形态和功能变化规律，比较月经周期各期子宫内膜和输卵管黏膜结构特点，分析这几者间的关系。
5. 说出黄体的定义及其类型、白体、卵泡闭锁和间质腺；结合黄体的形成、退化过程，阐释其功能。
6. 描述宫颈的组织学结构特点，阐释宫颈上皮移行带的概念。
7. 列举骨盆的组成和径线，区分男女性骨盆的解剖学差异，总结盆筋膜的结构特点。
8. 列举尿生殖膈和盆膈的构成。
9. 比较静止期乳腺和活动期乳腺的结构特点。
10. 总结生殖系统相关动脉的分支分布、静脉的属支和回流，概括与女性生殖系统相关的淋巴结。
11. 列举生殖系统的主要神经分支分布。
12. 概括乳房的动脉供血、静脉回流和神经支配，归纳乳房的淋巴结和淋巴引流途径。

※ **发展目标**

1. 根据卵巢的功能，分析卵巢早衰（早发性卵巢功能不全）患者生殖器官的形态学与功能变化和主要临床表现，思考其诊断方法和防治策略。
2. 分析输卵管发生病变的可能部位。
3. 根据子宫的形态及位置，分析临床相关妇科操作部位的选择及疾病类型的判断，如剖宫术、穿刺抽取盆腔积液、肛门指诊判断宫口开大程度、宫腔内占位性病变类型的判断等。
4. 根据子宫的固定装置，分析子宫切除术应离断、结扎的结构。
5. 根据子宫内膜功能层与基底层的特点，分析绝经期与育龄期子宫内膜厚度标准的差异，归纳子宫腺肌症产生的组织学结构基础。
6. 根据子宫肌膜的特点及对激素的敏感度，分析月经周期、妊娠期及分娩时子宫平滑肌的结构特点及功能。
7. 根据盆底的结构，阐释盆底支持系统的整体理论，思考子宫脱垂可能的应对方案。
8. 运用乳房的淋巴引流途径，解释前哨淋巴结的临床应用。

案例 3-1 解析

案例 3-1

女，65 岁。绝经后阴道流血半个月。查体：血压 160/95 mmHg，心肺听诊正常；妇检：外阴发育正常，已婚已产型，阴道畅，见少许暗红色分泌物，宫颈光滑，已萎缩，宫体稍萎缩，质中，活动可，双附件（-）。外院超声提示：内膜 8 mm，宫腔内等回声区（19 mm×14 mm）性质待定，绝经后子宫。予以分段诊刮病理提示：（宫腔）恶性肿瘤，考虑低分化腺癌。完善术前准备后行全子宫、双附件切除术及盆腔淋巴结与腹主动脉清扫术。

问题：

1. 育龄期女性与绝经后女性子宫内膜厚度标准是否相同？标准所依据的组织学结构基础是什么？

2. 行全子宫、双附件切除术时具体需切除的结构有哪些？有何注意事项？

3. 请用所学知识判断宫腔内占位性病变类型可能包括哪些。

女性生殖系统包括内生殖器和外生殖器两部分（图 3-1）。内生殖器位于小骨盆腔内，由卵巢、输卵管、子宫和阴道组成；外生殖器即女阴，包括阴阜、大阴唇、小阴唇、阴道前庭、阴蒂、前庭球和前庭大腺。卵巢为女性生殖腺，能产生卵子并分泌女性激素。输卵管、子宫和阴道是女性生殖管道。输卵管是卵子与精子相遇而受精的场所和向子宫运送受精卵的管道。子宫是胚胎生长发育的场所，青春期后受性激素影响，子宫内膜发生周期性改变并产生月经；妊娠期孕育胎儿。阴道为性交器官，也是排出月经和娩出胎儿的管道。前庭大腺是女性生殖系统的附属腺。女性乳房和会阴因与生殖系统功能密切相关，故在本章中叙述。

第一节　卵　巢

卵巢（ovary）为女性生殖腺，主要作用是产生和排出卵子，分泌女性激素，使女性具备正常的生理特征和生育能力。卵巢具有显著的年龄变化特征。从青春期开始到绝经期前，在下丘脑 - 腺垂体 - 卵巢轴系统的调节下，卵巢在形态和功能上呈现周期性变化。若卵巢发生病理改变，可造成卵子形成障碍和雌激素分泌异常，进而导致女性不孕。

一、形态与位置

卵巢是成对的实质性器官，呈扁卵圆形，略呈灰红色，质韧、硬，位于子宫两侧、盆腔外侧壁髂内外动脉分叉处的卵巢窝内。卵巢分内、外侧两面，前、后两缘和上、下两端。内侧面朝向盆腔，与小肠为邻；外侧面与盆腔侧壁卵巢窝内的腹膜相贴。上端钝圆，与输卵管末端接触，称为输卵管端（tubal extremity）；下端较细，借卵巢固有韧带连于子宫，称为子宫端（uterine extremity）。前缘借卵巢系膜连于子宫阔韧带，称卵巢系膜缘（mesovarian border of ovary），其中部有血管、神经等出入的卵巢门（hilum of ovary）；后缘游离，称独立缘（free border）（图 3-1，图 3-2）。

卵巢的形态、大小随年龄而异，成年女子的卵巢大小约为 4 cm×3 cm×1 cm，重 5 ~ 6 g。

幼女的卵巢较小，表面光滑。性成熟期卵巢最大，由于多次排卵，卵巢表面出现瘢痕，表现为凹凸不平。更年期的卵巢逐渐缩小，约为 2.0 cm×1.5 cm×0.5 cm。绝经期的卵巢随月经停止而逐渐萎缩，大小约为 1.5 cm×0.75 cm×0.5 cm。

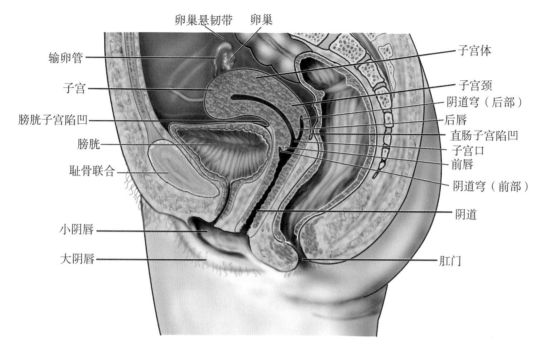

图 3-1　女性盆部正中矢状切面

卵巢在盆腔内的位置主要靠卵巢悬韧带、卵巢固有韧带和卵巢系膜维持和固定。卵巢悬韧带（suspensory ligament of ovary）是由腹膜形成的皱襞，起自小骨盆侧缘，向内下至卵巢的输卵管端，韧带内含有卵巢血管、淋巴管、神经丛、结缔组织及平滑肌纤维。该韧带是临床手术寻找卵巢血管的标志，故临床上又称骨盆漏斗韧带（infundibulopelvic ligament）。卵巢固有韧带（proper ligament of ovary）又称卵巢子宫索（uteroovarian cord），由结缔组织和平滑肌纤维表面覆以构成子宫阔韧带的腹膜形成的皱襞，自卵巢子宫端连至子宫与输卵管结合处的后下方（图 3-2）。另外，卵巢还借由子宫阔韧带后层形成的卵巢系膜将卵巢固定于子宫阔韧带。

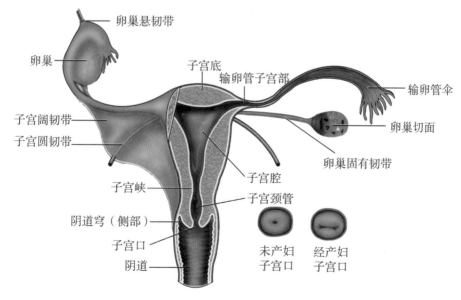

图 3-2　卵巢、输卵管及子宫的形态

正常情况下，在这些韧带的固定下，卵巢不易出现较大的活动性或扭转。当卵巢发生囊肿或肿瘤时，卵巢的韧带和系膜被拉长而变得易活动，常容易引起卵巢囊肿或肿瘤的扭转。

二、组织学结构

（一）一般组织学结构

卵巢表面由被膜包裹，被膜表层是由单层扁平或单层立方上皮构成的表面上皮，上皮下方为薄层致密结缔组织，称为白膜（tunica albuginea）。被膜下为实质，其周围部为皮质，中央部为髓质，两者之间没有明显的分界线（图 3-3）。皮质较厚，主要含有不同发育阶段的卵泡、黄体和白体等结构。卵泡呈球形，由一个卵母细胞（oocyte）和包绕在其周围的卵泡细胞（follicular cell）组成（图 3-4，图 3-5）。髓质范围较小，由疏松结缔组织构成，含较多血管和淋巴管；髓质结缔组织充填于皮质的卵泡、黄体和白体等结构之间，主要由低分化的梭形基质细胞（stromal cell）、网状纤维及散在的平滑肌纤维构成。卵巢一端几乎不含卵泡的部位，卵巢血管、淋巴管和神经由此出入卵巢，称为门部。门部的结缔组织中含有少量平滑肌束和门细胞（hilus cell）。门细胞靠近卵巢系膜，是一种内分泌细胞，结构和功能类似于睾丸间质细胞，呈多边形，直径 14 ~ 25 μm，细胞核圆形，核仁清晰可见，胞质嗜酸性，具有分泌类固醇类激素细胞的超微结构特点，分泌雄激素。在妊娠期和绝经期，门细胞比较明显，如果门细胞增生或者发生肿瘤，患者可以出现男性化症状。

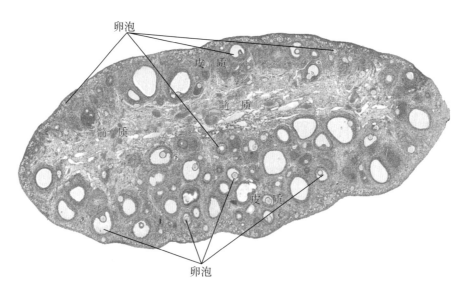

图 3-3　卵巢光镜像（HE 染色，低倍）

卵巢随年龄的变化

（二）卵泡的发育与成熟

卵泡的发育是一个连续的生长过程，根据处于不同发育阶段卵泡的结构特点，卵泡可以分为原始卵泡、初级卵泡、次级卵泡和成熟卵泡（图 3-4）。初级卵泡和次级卵泡常合称为生长卵泡（growing follicle）。

1. 原始卵泡　原始卵泡（primordial follicle）是处于静止状态的卵泡，位于卵巢皮质浅层，体积小，数量多，由初级卵母细胞和单层扁平状的卵泡细胞构成（图 3-3，图 3-4）。

初级卵母细胞为圆形，直径30～40 μm，核大而圆，染色质稀疏，核仁大而明显，胞质嗜酸性（图3-4）。电镜下，胞质内含有丰富的细胞器，核周围可见层状排列的滑面内质网，称为环层板，内质网与外核膜相连，此结构可能与核和胞质间的物质运输有关。初级卵母细胞在胚胎时期由卵原细胞分裂分化形成，并长期停滞于第一次减数分裂前期，直至排卵前才完成第一次减数分裂。

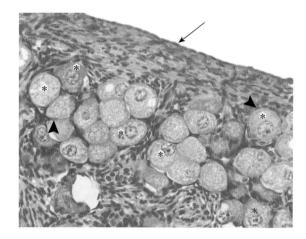

图3-4　原始卵泡光镜像（HE 染色，高倍）

长箭头示表面上皮；短箭头示卵泡细胞；星号示初级卵母细胞

卵泡细胞围绕在初级卵母细胞周围，为一层扁平细胞，体积小，核扁圆，着色深，与周围的结缔组织间有薄层基膜，卵泡细胞与卵母细胞之间有丰富的缝隙连接，卵泡细胞具有支持和营养卵母细胞的作用。

2. 初级卵泡　青春期开始，部分原始卵泡在脑垂体分泌的 FSH 作用下生长发育形成初级卵泡（primary follicle）。初级卵泡逐渐由卵巢皮质浅层向深部移动，结构发生系列变化。

（1）初级卵母细胞生长：初级卵母细胞体积增大，核也增大。胞质中高尔基复合体、粗面内质网、游离核糖体等细胞器均增多；胞质浅层出现皮质颗粒，是一种溶酶体，在受精时有重要作用。

（2）卵泡细胞增生：卵泡细胞由扁平变成立方形或者柱状，由单层（早期）逐渐增殖成复层（晚期）（图3-5）。

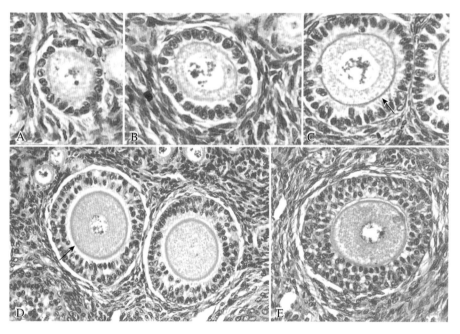

图3-5　初级卵泡光镜像（HE 染色，高倍）

A～C. 早期初级卵泡，卵泡细胞呈单层立方（A）、单层矮柱状（B）或单层高柱状（C）；D 和 E. 晚期初级卵泡，卵泡细胞呈复层；箭头示透明带

（3）透明带出现：初级卵母细胞与最内层的卵泡细胞间出现一条均质状、折光性强的嗜酸性膜状结构，称为透明带（zona pellucida）（图3-5）。透明带厚5～10 μm，主要由初级卵母细胞分

泌的糖蛋白构成。人类透明带主要由卵母细胞分泌的 ZP1、ZP2、ZP3 和 ZP4 共 4 种糖蛋白构成，ZP2 和 ZP3 相连形成链状的原纤维，ZP1 和 ZP4 横向交联并与原纤维构成网状结构。镜下可见初级卵母细胞和卵泡细胞皆有微小突起伸入透明带，两者之间以缝隙连接相连（图 3-6）。这些结构有利于卵泡细胞和卵母细胞间的物质交换、信息沟通和功能协调。在受精过程中，透明带对精子与卵细胞的相互识别与特异性结合具有作用，其中 ZP3 是第一精子受体，能与顶体结构完整的精子结合并诱导精子发生顶体反应；ZP2 是第二精子受体，与发生顶体反应后暴露出的精子顶体内膜结合。编码 ZP 蛋白的基因突变会引起透明带缺失或异常，是导致女性不孕的原因之一。

（4）卵泡膜发育：随着初级卵泡的体积增大，卵泡逐渐移向皮质深部。卵泡周围结缔组织内的梭形基质细胞增殖分化，形成卵泡膜（follicular theca），与卵泡细胞间以基膜相隔。

（5）促性腺激素受体出现：初级卵泡发育后期，卵泡细胞和卵泡膜基质细胞开始分别表达 FSH 受体和 LH 受体，两种细胞因此相互作用而共同合成雌激素。雌激素对卵泡细胞有正反馈作用，刺激其有丝分裂，导致卵泡的生长。

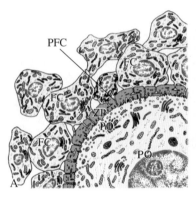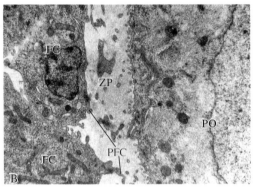

图 3-6　初级卵母细胞、卵泡细胞和透明带超微结构

A．模式图；B．透射电镜像；PO：初级卵母细胞；FC：卵泡细胞；PFC：卵泡细胞突起；ZP：透明带

3. 次级卵泡　初级卵泡受 FSH 作用，继续生长发育，卵泡细胞间出现液腔，此时的生长卵泡称为次级卵泡（secondary follicle）或窦卵泡（antral follicle），其直径可达 10 ~ 20 mm。初级卵泡发育为次级卵泡过程中，其结构也发生明显变化（图 3-7）。

（1）卵泡腔和卵丘形成：当卵泡细胞增殖到 6 ~ 12 层时，在卵泡细胞间逐渐出现大小不等的含有液体的腔隙，继而汇合成一个大腔，称为卵泡腔（follicular cavity）。卵泡腔内的液体称为卵泡液（follicular fluid），内含垂体分泌的促性腺激素、卵巢分泌的雌激素及其他多种生物活性物质，对卵泡的生长发育和成熟具有调节作用。卵泡腔形成的早晚与卵泡的发育密切相关：发育快的卵泡，其卵泡腔形成较早，反之则形成较晚。因此，卵泡腔是否形成及形成后的大小可作为评定卵泡发育程度的依据。由于卵泡腔不断扩大，初级卵母细胞和其周围的卵泡细胞被挤到卵泡腔一侧，形成一个圆形隆起的结构，突入卵泡腔，称为卵丘（cumulus oophorus）。此时，初级卵母细胞的体积已达到最大，直径 125 ~ 150 μm，以后不再长大。

（2）放射冠和颗粒层形成：当初级卵母细胞体积达到最大时，周围包绕的透明带增厚，紧靠透明带的一层高柱状卵泡细胞呈放射状排列，构成放射冠（corona radiata）。分布在卵泡腔周围的卵泡细胞排列紧密，呈颗粒状，称颗粒层（stratum granulosum），构成卵泡壁，此处的卵泡细胞改称为颗粒细胞（granulosa cell）。

（3）卵泡膜分化：从初级卵泡晚期即开始，卵泡膜逐渐分化为内外两层。①内膜层（theca interna）毛细血管丰富，含较多呈多边形或梭形并具有分泌类固醇激素细胞的结构特点的膜细胞（theca cell）；②外膜层（theca externa）胶原纤维多，血管少，并有少量环行平滑肌。

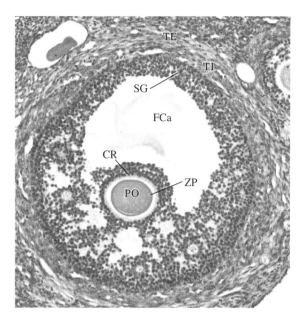

图 3-7　次级卵泡光镜像（HE 染色，中倍）

PO：初级卵母细胞；ZP：透明带；CR：放射冠；FCa：卵泡腔；SG：颗粒层；TI：内膜层；TE：外膜层

4. 成熟卵泡　次级卵泡发育到最后阶段即为成熟卵泡（mature follicle）。此时，卵泡液急剧增多，卵泡腔进一步扩大，卵泡的体积很大，直径可达 20 mm以上，占据卵巢皮质的全层。颗粒层不再增加，因此卵泡壁越来越薄，卵泡的位置也逐步移向皮质浅层，突向卵巢表面，隆起部分局部缺血形成透明的卵泡小斑（follicular stigma）（图 3-8）。这种具有一个大卵泡腔的成熟卵泡也称为囊状卵泡（vesicular follicle）。卵丘根部的卵泡细胞间出现裂隙，接近排卵时，卵丘与卵泡壁分离，漂浮在卵泡液中。在排卵前 36 ~ 48小时，初级卵母细胞完成第一次减数分裂，形成一个较大的次级卵母细胞（secondary oocyte）和一个很小的第一极体（first polar body），后者位于次级卵母细胞和透明带之间的卵周间隙（perivitelline space）内。次级卵母细胞迅速进入第二次减数分裂，停滞于分裂中期。

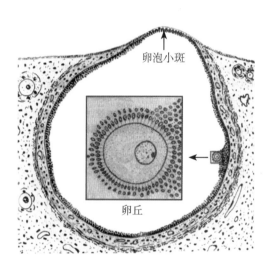

卵泡小斑

卵丘

图 3-8　成熟卵泡排卵前模式图

在人类，卵泡的发育速度缓慢，从一个原始卵泡发育为成熟卵泡，并非在一个月经周期内完成，而要跨越几个周期，整个过程约需 85 天。

5. 优势卵泡与闭锁卵泡　同一批启动发育的卵泡发育速度各不相同，一些卵泡的颗粒细胞增殖能力强，表达更多的 FSH 受体。在 FSH 的作用下，这些卵泡产生的雌激素可直接或间接通过增强 FSH 的作用进一步刺激其颗粒细胞增生，卵泡迅速生长。当血液中雌激素达到一定水平时，生长卵泡的颗粒细胞分泌抑制素 B（inhibin B）。较高水平的雌激素和抑制素 B 负反馈抑制下丘脑和脑垂体功能，血液中 FSH 水平降低，颗粒细胞增殖能力下降，FSH 受体表达减少，由此形成的较小卵泡因发育受阻而退化。由于卵泡这种对 FSH 敏感性的差异，一个周期内，若干发育的卵泡中一般只有一个最敏感者发育成为较大的优势卵泡（dominant follicle）。在 FSH 作用下，优势卵泡在月经周期增生期内迅速发育成熟并排卵。成熟卵泡的颗粒细胞通过释放抑制素 A（inhibin A）减少垂体前叶 FSH 的分泌，使其他次级卵泡退化。

卵巢内绝大部分不能发育成熟而在发育的不同阶段先后退化的卵泡称为闭锁卵泡（atresic follicle）（图 3-9）。卵泡的退化从胎儿期即开始，出生后一直持续到更年期。来源于不同发育阶段的闭锁卵泡有不同的结构：原始卵泡和初级卵泡退化时，卵母细胞形态变得不规则，染色质固缩成块状，卵泡细胞体积缩小，排列疏松、分散，最终两种细胞均凋亡、自溶和消失；次级卵泡和成熟卵泡闭锁时，卵母细胞自溶消失，透明带崩解为不规则的嗜酸性环状物，卵泡壁塌陷；膜细胞体积增大，呈多边形上皮样细胞，胞质中充满脂滴，形似黄体细胞并被结缔组织和血管分隔成细胞团或者细胞索，称为间质腺（interstitial gland）（图 3-9）。间质腺分泌雌激素，兔和猫等动物的卵巢中有较多间质腺，而人的间质腺不发达，且停留时间短。间质腺最后退化，被结缔组织取代。

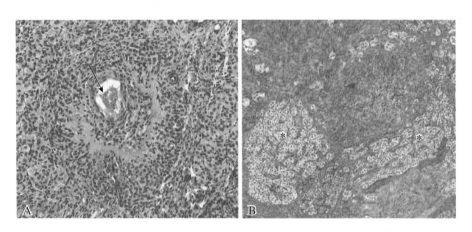

图 3-9　闭锁卵泡（A）与间质腺（B）光镜像（HE 染色，中倍）
箭头示闭锁卵泡；星号示间质腺

各级卵泡结构比较见表 3-1。

表 3-1　各级卵泡结构比较

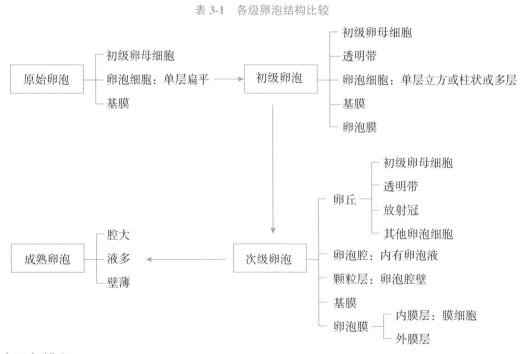

（三）排卵

成熟卵泡破裂，卵母细胞自卵巢排出的过程称为排卵（ovulation）。排卵前，由于成熟卵泡分泌的雌二醇在循环中达到对下丘脑起反馈调节作用的峰值，下丘脑大量释放促性腺激素释放激素（gonadotropin releasing hormone，GnRH），进而引起腺垂体释放促性腺激素，使血浆中 LH/FSH 水平明显升高。在月经周期的第 14 天左右，垂体释放 LH 达到高峰。在高水平 LH 作用下，成熟卵泡内的卵泡液剧增，卵泡张力增加，卵泡因此向卵巢表面移动和突出，隆起部分的卵泡壁、白膜和表面上皮变薄，局部缺血，形成一个突向卵巢表面的圆形透明的卵泡小斑。与此同时，在 FSH 的协同作用下，LH 激发卵泡膜中腺苷酸环化酶的活性，使 cAMP 增加，引起颗粒细胞黄体化和卵泡内孕酮增加，由此促使溶酶体生成，激活卵泡细胞中核糖核酸和蛋白质合成，促进蛋白水解酶、胶原酶等酶的释放，同时产生纤溶酶原致活物质，使卵泡液中无活性的纤溶酶原变成有活性的纤溶酶。在这些酶的作用下，基膜和卵泡内膜溶解，卵泡壁张力下降，膨胀性增加，同时卵泡膜外层平滑肌收缩，导致卵泡破裂，出现排卵孔，于是次级卵母细胞及周围的放射冠、透明带和卵泡液从卵巢排出（图 3-10）。

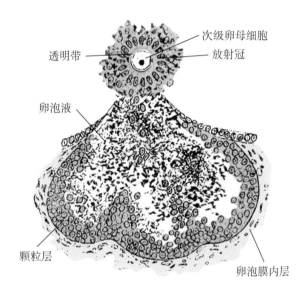

图 3-10　成熟卵泡排卵模式图

此外，排卵前血浆中 LH 出现峰值后，雌二醇含量减少而孕酮含量增加，使雌二醇和孕酮比例骤变。接近排卵时，成熟卵泡中的高水平 cAMP 还刺激前列腺素（prostaglandin，PG）的合成与分泌，使卵泡中 PGE_2 和 $PGF_{2\alpha}$ 的浓度显著升高。在次级卵泡晚期，PGE_2 作用于卵泡细胞表面的前列腺素受体，增强纤溶酶原激活剂的产生，从而增加纤溶酶的活性，使卵泡膜分解破裂；PGE_2 还可刺激颗粒细胞合成孕酮及本身黄体化，$PGF_{2\alpha}$ 则能对溶酶体膜起破坏作用，由此使卵泡顶端上皮细胞溶酶体破裂，上皮细胞脱落，顶端形成排卵点，为排卵创造条件。

排卵既有激素作用下的酶性溶解，还有神经肌样作用。在卵泡壁上存在富含自主神经末梢及肾上腺素受体与胆碱受体的平滑肌样细胞，其数量随卵泡成熟而不断增加，细胞质内含有收缩蛋白、肌动蛋白和肌球蛋白。在排卵前 2 ~ 3 小时，卵巢自发性的收缩频率开始增加，在排卵前后达到高峰。一方面在神经的调控下，神经末梢释放递质促使卵泡壁的平滑肌收缩促进排卵；另一方面在 $PGF_{2\alpha}$ 的作用下，平滑肌收缩增强，进一步增加卵巢收缩频率。卵巢的高频收缩导致顶端变薄的卵泡破裂。

生育期妇女，一般每隔 28 天左右排一次卵，两侧卵巢左右交替排卵。通常一次只排 1 个卵，偶见排 2 个或 2 个以上者。卵巢表面的破裂口于排卵后 2 ~ 4 天即可修复。

排卵后，覆盖于卵巢表面的输卵管漏斗部伞端摄入所排的卵。次级卵母细胞于排卵后 24 小时内如不与精子相遇并发生受精，将退化消失；如果受精，则继续完成第二次减数分裂，产生一个体积大的成熟卵细胞（ovum）和一个体积小的第二极体（secondary polar body）。经过两次成熟分裂，形成的卵细胞的染色体数目由原来的 23 对减半为 23 条（23,X）。

（四）黄体的形成与退化

排卵后，残留在卵巢内的颗粒层和卵泡膜塌陷，卵泡膜的结缔组织和毛细血管也伸入颗粒层。在 LH 的作用下，卵泡壁的细胞分化，体积增大，形成富含毛细血管的内分泌细胞团，新鲜时呈黄色，故称黄体（corpus luteum）（图 3-11）。颗粒层的卵泡细胞衍化成颗粒黄体细胞（granulosa lutein cell），胞体大，染色浅，为多边形，主要分泌孕激素；膜细胞衍化成膜黄体细胞（theca lutein cell），较颗粒黄体细胞少，体积小，胞质和胞核染色较深，主要位于黄体周边，与颗粒黄体细胞协同作用分泌雌激素。两种黄体细胞均具有分泌类固醇类激素细胞的结构特点。

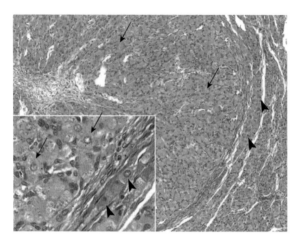

图 3-11　黄体光镜像［HE 染色，低倍和高倍（左下插图）］
长箭头示颗粒黄体细胞；短箭头示膜黄体细胞

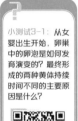

小测试3-1：从女婴出生开始，卵巢中的卵泡是如何发育演变的？最终形成的两种黄体持续时间不同的主要原因是什么？

早发性卵巢功能不全

图 3-12　白体（星号）光镜像（HE 染色，中倍）

黄体的发育取决于排出的卵是否受精。如卵未受精，黄体维持 12 ～ 14 天后即退化，称为月经黄体（corpus luteum of menstruation）。如排出的卵受精，在胎盘分泌的人绒毛膜促性腺激素的作用下，黄体将继续发育，直径可达 40 ～ 50 mm，称为妊娠黄体（corpus luteum of pregnancy），可维持约 6 个月。妊娠黄体除分泌大量的孕激素和雌激素外，其颗粒黄体细胞还分泌松弛素（relaxin）。松弛素可抑制子宫平滑肌收缩，维持妊娠；分娩时，松弛素又可扩大子宫颈，耻骨联合松弛。两种黄体最终都退化，黄体细胞变小，细胞内出现空泡，继而凋亡、自溶，细胞残留物被巨噬细胞吞噬；成纤维细胞增多，生成大量胶原纤维，形成结缔组织取代黄体，成为白色瘢痕样结构，称为白体（corpus albicans）（图 3-12）。白体被吸收消失需数月或数年。

（李　和）

第二节　生殖管道

女性生殖管道包括输卵管、子宫和阴道。女性生殖管道，尤其是子宫，其形态、大小、位置和结构随年龄、月经周期和妊娠而改变。

一、输卵管

输卵管具有极其复杂而精细的生理功能，对拾卵、精子获能、卵子受精、受精卵输送及早期胚胎的生存和发育起着重要作用。随着胚胎移植和试管婴儿等生殖辅助技术的发展，输卵管在生殖过程中的重要性也越来越突出。

（一）形态和位置

输卵管（uterine tube，oviduct）是输送卵子至子宫的肌性管道，左、右各一，呈弯长喇叭状，长 10 ～ 14 cm，从卵巢上端连于子宫底两侧，位于子宫阔韧带上缘内，常与卵巢合称子宫附件。输卵管内侧端与子宫相连，开口于子宫腔，称为输卵管子宫口（uterine orifice of uterine tube）；外侧端游离达卵巢的上方，开口于腹膜腔，称为输卵管腹腔口（abdominal orifice of uterine tube）（图 3-1，图 3-2，图 3-13）。

输卵管全长由内侧向外侧分为 4 个部分，分别为输卵管子宫部、输卵管峡部、输卵管壶腹部和输卵管漏斗部。①输卵管子宫部（uterine part）：为输卵管穿过子宫壁的一段，此部长约 1 cm，管腔直径最细，约 1 mm，以输卵管子宫口与子宫腔相通。②输卵管峡部（isthmus of uterine tube）：此部长 2 ～ 3 cm，短而直，壁厚腔窄，血管分布少，水平向外侧延伸为输卵管壶腹部。输卵管结扎术常在此处进行。③输卵管壶腹部（ampulla of uterine tube）：是输卵管 4 个部分中最长的一段，约占输卵管全长的 2/3，长 5 ～ 8 cm，粗而弯曲，壁薄腔大，血供丰富。此部是卵子受精的部位，与精子结合以后的受精卵经输卵管子宫口入子宫腔。④输卵管漏斗部（infundibulum of uterine tube）：为输卵管末端膨大部分，呈漏斗状，长 1 ～ 1.5 cm，向后下弯曲覆盖在卵巢的后缘和内侧面。漏斗的中央有输卵管腹腔口，开口于腹膜腔，卵巢排出的卵子由此进入输卵管。输卵管漏斗的周缘有许多细长的指状突起，称为输卵管伞（fimbriae of uterine tube），有拾卵作用。其中最长的一个突起，称为卵巢伞（ovarian fimbria），与卵巢表面相连，可能是引导卵子进入输卵管腹腔口的通路。

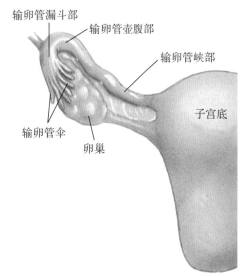

图 3-13　输卵管的形态与位置

小测试3-2：右侧输卵管炎的疼痛部位应与哪些疾病的疼痛部位相鉴别？

（二）组织学结构

输卵管为肌性器官，其管壁由内向外依次分为黏膜、肌层和浆膜。

1. 黏膜　黏膜沿输卵管长轴向管腔突出形成许多纵行伴有分支的皱襞，不同部位的皱襞在高度和数量上明显不同。子宫部仅有 3 ～ 4 个纵行皱襞，故在峡部横断面上略呈十字样狭小管腔。纵行皱襞达峡部远端 1/2 段时开始增多、增高，越往输卵管远端移行，皱襞越多、越高，至壶腹部时则充满管腔，管腔横切面上充满纵横曲折的皱襞，管腔极不规则；伞端黏膜呈高度树枝状。黏膜上皮为单层柱状，由纤毛细胞和分泌细胞组成（图 3-14），此外还有少量淋巴细胞（图 3-15）。黏膜的固有层为薄层结缔组织，含较多的血管和少量散在的平滑肌。

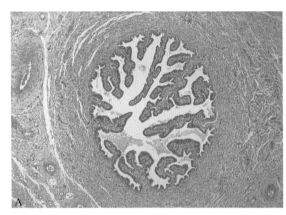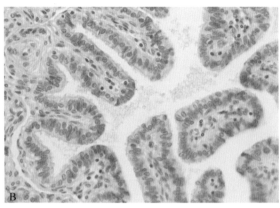

图 3-14　人输卵管壶腹部（横切）光镜结构像

A．低倍像；B．高倍像

原发性纤毛运动不良症

　　（1）纤毛细胞：纤毛细胞的细胞核呈圆形或卵圆形，染色浅，细胞游离面有纤毛（图 3-15）。纤毛细胞在漏斗部和壶腹部最多，峡部和子宫部则逐渐减少。纤毛向子宫方向摆动，有助于卵子和受精卵向子宫方向移动。如果纤毛向相反方向摆动或者根本不动，对生殖会有什么样的影响？请参见页边的二维码链接内容。

　　（2）分泌细胞：分泌细胞位于纤毛细胞之间，染色较深，细胞核呈长椭圆形，染色也较深（图 3-15）。细胞游离面有微绒毛，顶部的细胞质内含有分泌颗粒，其分泌物构成输卵管液。输卵管液内含有氨基酸、葡萄糖、果糖和少量乳酸等。分泌物在纤毛表面形成黏稠的膜，不仅对卵细胞有营养作用，而且还可以防止病菌从子宫经输卵管侵入腹腔。

　　输卵管上皮细胞有明显的周期性变化（图 3-15）。在子宫内膜增生期晚期（卵巢排卵前），纤毛细胞变成高柱状，纤毛增多，此后细胞逐渐变矮，纤毛减少。雌激素可促进纤毛细胞的生长，孕激素则可拮抗雌激素的作用。从增生期晚期至分泌期晚期，分泌细胞功能旺盛，细胞增高，顶部的细胞质内充满分泌颗粒。分泌细胞以顶浆分泌方式释放分泌物后，细胞变矮。在月经期和妊娠期，上皮细胞矮小。

　　2．肌层　肌层为平滑肌，分为内纵、外环两层。肌肉活动呈节段性收缩和蠕动，有助于生殖细胞和受精卵的输送。纵行肌收缩可使输卵管腔扩张，环行肌收缩可使输卵管腔狭窄。临床上，结节性峡部输卵管炎可表现为输卵管上皮侵入输卵管肌层，继发引起肌层肥大，管壁肌层散布输卵管黏膜上皮所形成的腺腔，其周围有粗厚的平滑肌包绕，可致输卵管管腔完全阻塞。

　　3．浆膜　浆膜由间皮和富含血管的疏松结缔组织构成。

　　输卵管 4 段各部分结构因功能差异略有变化。漏斗部纤毛细胞最多，肌层最薄，无纵行肌。漏斗部的黏膜和浆膜交界处在排卵和炎症时容易粘连，严重时可粘连到卵巢表面。近年研究发现，此部位是干细胞的巢穴，不良条件易诱发干细胞癌变，导致输卵管原发性高级别浆液性癌。壶腹部纤毛细胞丰富，肌层较薄，环行肌明显，纵行肌散在分布。峡部皱襞和纤毛细胞减少，而肌层最厚，由内纵、中环和外纵 3 层平滑肌组成，中层环行平滑肌与环绕输卵管的血管平行。子宫部皱襞和纤毛细胞最少，上皮移行为子宫内膜上皮。

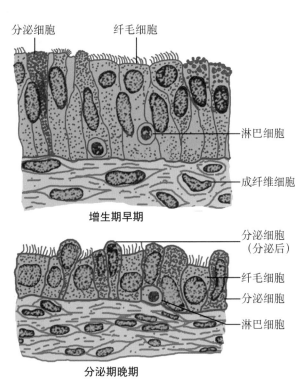

输卵管峡部与精子

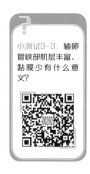

图 3-15　输卵管上皮高倍光镜结构模式图

二、子宫

子宫（uterus）为中空性肌性器官，壁厚腔小，是胚胎发育、生长的场所。其形态、大小、位置及结构可随年龄、月经周期和妊娠发生变化。

（一）子宫的形态和位置

1. 子宫的形态　成人未孕子宫前后稍扁，呈倒置梨形（图 3-1，图 3-2）。前后略扁，最宽处约 4 cm，厚 2～3 cm，长 7～9 cm，重 40～50 g，容量约 5 ml。子宫自上而下可分为底、体、峡、颈 4 部分（图 3-16）。子宫底（fundus of uterus）为输卵管子宫口水平以上宽而隆突的部分，钝圆而游离，与输卵管相接处称子宫角（horn of uterus）。子宫颈（cervix，neck of uterus）简称宫颈，是子宫下端呈圆柱状的缩窄部，成人未妊娠时，长约 2.5 cm。由突向阴道的子宫颈阴道部（vaginal part of cervix）和位于子宫颈阴道部以上的子宫颈阴道上部（supravaginal part of cervix）组成。子宫颈阴道部即阴道窥器检查时所见宫颈，是宫颈癌的好发部位。子宫体（body of uterus）为子宫底与子宫颈之间的部分，二者比例因年龄和卵巢功能而异，青春期前为 1∶2，育龄期为 2∶1，绝经后为 1∶1。子宫峡（isthmus of uterus）是子宫体与子宫颈阴道上部相接处，较狭细，非妊娠时不明显，长约 1 cm。子宫峡上端因解剖上狭窄，称为峡管内口或解剖学内口；其下端因子宫内膜转变为子宫颈黏膜，称为峡管外口、子宫颈管内口或组织学内口。妊娠后，子宫峡逐渐伸展变长，形成子宫下段，成为软产道的一部分；至妊娠末期可延至 7～11 cm，峡壁逐渐变薄，肌纤维和血管多斜行交叉，横行弧状切开子宫下段时，肌肉损伤及出血较少，故产科常在此处进行经腹膜腔或腹膜外剖宫产术。

子宫内腔较为狭窄，可分为上下两部。上部位于子宫体内，称子宫腔（cavity of uterus），呈底在上、尖向下、前后略扁的三角形腔隙。底的两端为输卵管子宫口，尖向下连通子宫颈内腔隙，即子宫颈管（canal of cervix of uterus）。子宫颈管呈梭形，其上口通子宫腔，向下开口于阴道，称子宫口（orifice of uterus）或子宫颈管外口（图 3-16）。子宫口的前缘和后缘分别称为前唇和后唇，后唇较长，位置较高。子宫口的形状与是否经阴道分娩有关，未产妇呈圆形，边缘光滑整齐，经产妇为横裂状（图 3-2）。成人未孕子宫的内腔，从子宫口到子宫底长 6 ~ 7 cm，子宫腔长约 4 cm，最宽处 2.5 ~ 3.5 cm。

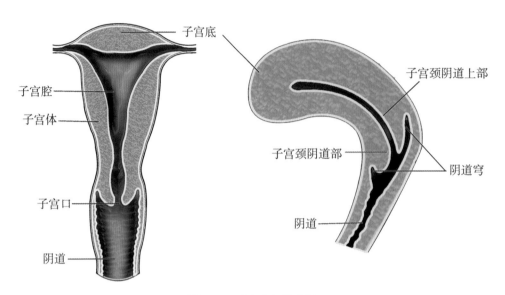

图 3-16　子宫分部模式图

2. **子宫的位置**　子宫位于盆腔的中央，前为膀胱，后是直肠，下端接阴道，两侧有输卵管和卵巢。未妊娠时，子宫底位于小骨盆入口平面以下，子宫颈下端位于坐骨棘平面稍上方。当膀胱空虚时，成年子宫呈前倾前屈位，直立时子宫体伏于膀胱后上方。前倾（anteversion）是指整个子宫向前倾斜，子宫长轴与阴道长轴形成向前开放的钝角，略大于 90°；前屈（anteflexion）是指子宫体长轴与子宫颈长轴之间形成一向前开放的钝角，约为 170°。子宫这些夹角异常，可能导致不孕。

子宫为腹膜间器官，其前面的下 1/3（即子宫颈阴道部）及左右侧缘无腹膜覆盖。膀胱上面的腹膜向后折转覆盖于子宫前面，形成膀胱子宫陷凹（vesicouterine pouch），转折处约平子宫颈高度，临床上多在此处行腹膜外剖宫产术，可减少感染及粘连的机会。子宫后面的腹膜从子宫体向下移行至子宫颈及阴道后穹的上面，再返折至直肠前方，形成一个较深的直肠子宫陷凹（rectouterine pouch），是女性腹膜腔直立位时的最低部位，腹膜腔积液多积于此处。该陷凹与阴道穹后部仅隔阴道后壁和一层腹膜，可经阴道穹后部穿刺或引流。子宫颈阴道部由阴道穹后部和直肠子宫陷凹与直肠前壁分隔，在分娩期间，当胎头抵达子宫颈管外口时，通过直肠指检，可以较为精确地测定子宫口扩张的程度（图 3-1）。

子宫形态的年龄变化较大，新生儿期的子宫高出小骨盆上口，输卵管和卵巢位于髂窝内，子宫颈比子宫体长而粗；幼儿期子宫颈仍有子宫体的 2 倍大。性成熟前期，子宫迅速发育，壁增厚。性成熟期时，子宫颈与子宫体长度几乎相等，以后子宫体发育加快，到成人子宫体反而是子宫颈的 2 倍。经产妇的子宫各径和内腔都增大，重量可增加 1 倍。绝经期后，子宫萎缩变小，壁也变薄。

3. **子宫的固定结构**　子宫主要借韧带、盆膈、尿生殖膈、阴道的托持以及周围结缔组织的牵拉等作用维持其正常位置（图 3-2，图 3-17）。

（1）子宫阔韧带：子宫阔韧带（broad ligament of uterus）位于子宫两侧，是双层腹膜形成的近似冠状位的腹膜皱襞，可限制子宫向两侧歪斜。其内侧缘于子宫侧缘处移行为覆盖于子宫前、后面的腹膜；外侧缘移行为盆腔侧壁腹膜；上缘游离，包裹输卵管（伞部无腹膜遮盖），其外侧1/3 移行为卵巢悬韧带，内含卵巢动、静脉；下缘移行为盆底腹膜。子宫阔韧带前层覆盖子宫圆韧带，后层覆盖卵巢和卵巢固有韧带，前、后两层之间为疏松结缔组织，内有子宫动脉、子宫静脉、神经、淋巴管等走行。此外，子宫阔韧带依其连接的部位可分为后方的卵巢系膜、上方的输卵管系膜和下方的子宫系膜 3 部分（图 3-18）：①卵巢系膜（mesovarium），是卵巢系膜前缘与子宫阔韧带后层之间的双层腹膜，内含卵巢的血管、神经和淋巴管等。②输卵管系膜（mesosalpinx），是输卵管与卵巢系膜根之间的双层腹膜，内含输卵管的血管、神经和淋巴管等。③子宫系膜（mesometrium），是子宫阔韧带其余部分的双层腹膜，内含子宫的血管、神经和淋巴管等。

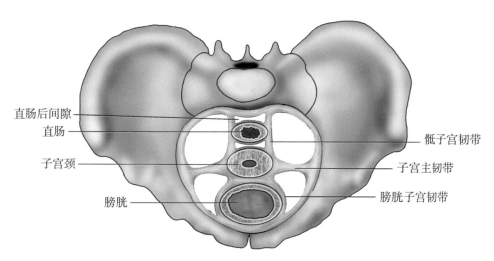

图 3-17　子宫固定装置模式图

（2）子宫圆韧带：子宫圆韧带（round ligament of uterus）为一对由平滑肌纤维和结缔组织纤维构成的索条状结构，长 12 ~ 14 cm，起自子宫体前面子宫角的前下方，在子宫阔韧带前层的覆盖下，向前外侧弯行，到达两侧骨盆侧壁后，经腹股沟管深环进入腹股沟管，出腹股沟管浅环后分散为纤维束止于阴阜和大阴唇的皮下，可维持子宫前倾。子宫圆韧带内有淋巴管分布，子宫恶性肿瘤可经此韧带转移至腹股沟浅淋巴结近侧群。

（3）子宫主韧带：子宫主韧带（cardinal ligament of uterus）又称子宫旁组织，位于子宫阔韧带底部的两层腹膜之间，由子宫颈两侧缘和盆腔侧壁之间的结缔组织纤维束和平滑肌组成，较强韧，是维持子宫颈正常位置、防止其向下脱垂的重要结构。

（4）子宫骶韧带：子宫骶韧带（uterosacral ligament）由结缔组织纤维束和平滑肌纤维构成，从子宫颈后面的上外侧向后弯行，绕过直肠两侧，止于第 2、3 骶椎前面的筋膜，其表面覆盖的腹膜可形成弧形的直肠子宫襞（rectouterine fold）。该韧带向后上方牵引子宫颈，与子宫圆韧带协同维持子宫前屈位。

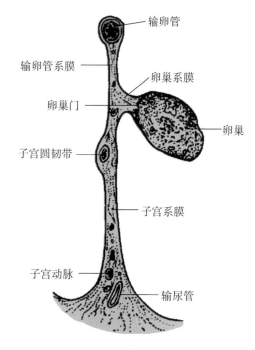

图 3-18　子宫阔韧带（纵切面）示意图

子宫脱垂是指子宫从正常位置沿阴道下降，子宫颈外口低于坐骨棘水平以下，甚至全部子宫脱至阴道口外。当难产等原因损伤了子宫的韧带、盆膈、尿生殖膈和会阴中心腱等对子宫起固定和支持的结构时，可引起子宫脱垂。绝经后盆底支持结构萎缩，对盆腔内器官支撑力逐渐衰减，易引起包括子宫在内的盆腔器官脱垂。

（二）子宫壁的组织学结构

子宫壁由内向外可分为子宫内膜、子宫肌层和子宫外膜3层（图3-19）。生育期子宫内膜在卵巢分泌激素作用下可呈现周期性变化，子宫壁厚度在妊娠和分娩时可发生变化。

1. 子宫内膜　子宫内膜（endometrium）由单层柱状上皮和固有层组成。上皮与输卵管黏膜上皮相似，主要由纤毛细胞和分泌细胞构成，以分泌细胞为主。上皮向固有层内凹陷形成许多子宫腺（uterine gland）。子宫腺一般为单管状腺，开口于子宫腔，腺上皮与子宫表面上皮相似，腺体末端近肌层处常有分支，偶尔还穿入肌层浅层（图3-20）。纤毛细胞数量可随卵巢激素发生周期性变化，在雌激素的影响下纤毛细胞增多，在孕激素的影响下纤毛细胞减少；分泌细胞顶部有微绒毛，其数量、长度和形态也有周期性变化。

固有层较厚，由疏松结缔组织构成，富含血管。子宫内膜的动脉来自子宫动脉的分支，子宫动脉穿入子宫壁直达中间肌层，在此形成弓形动脉。从弓形动脉发出许多放射状小动脉分支，垂直穿入内膜，在内膜与肌层交界处，每支小动脉分为两支，一支为短而直的基底动脉，分布于内膜深层（即内膜基底层）并对其进行营养，不受性激素影响，另一支为长的主干，称螺旋动脉，在内膜中弯曲走行，至内膜浅层形成毛细血管网和窦状毛细血管。毛细血管汇入小静脉，穿过肌层，汇合成子宫静脉（图3-20）。螺旋动脉对卵巢激素的周期性变化很敏感。固有层内还含有大量分化程度较低的基质细胞（stromal cell），细胞呈梭形或星形，核大而圆，胞质较少，可合成和分泌胶原蛋白，并随子宫内膜的周期性变化而增生与分化；网状纤维构成子宫内膜的网架，其含量也随子宫内膜的周期性变化而改变（表3-2）。

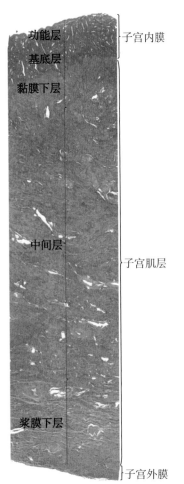

图 3-19　子宫壁切面光镜像
（HE 染色，低倍）

功能层
基底层
黏膜下层
子宫内膜

中间层
子宫肌层

浆膜下层

子宫外膜

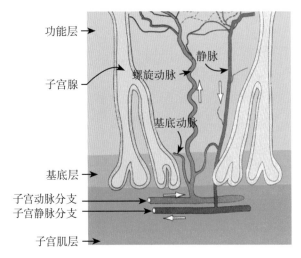

图 3-20　子宫内膜血管与腺体示意图

位于子宫底和子宫体部的子宫内膜，按其结构和功能特点可分为浅层的功能层和深层的基底层。自青春期起，在卵巢激素的作用下，功能层（functional layer）每个月可发生一次周期性剥脱和出血，形成月经。妊娠时，该层可继续增厚以适应胚泡的植入和进一步发育。基底层（basal layer）较薄，紧邻子宫肌层，内含较多细胞和纤维，显得较为致密。该层厚度较稳定，月经期不发生脱落，有增生和修复功能层的作用。

2. 子宫肌层 子宫肌层（myometrium）很厚，由大量平滑肌束和少量结缔组织构成。肌层自内向外大致可分为黏膜下层、中间层和浆膜下层，各层分界不明显。黏膜下层和浆膜下层主要为纵行平滑肌束，中间层较厚，为内环行和外斜行平滑肌束，内含大量血管。子宫平滑肌细胞长30～50 μm，妊娠时肌细胞明显增生肥大，可增长数十倍，长达500～600 μm。妊娠时平滑肌细胞数量增加主要来自未分化间充质细胞或平滑肌自身分裂。分娩后，子宫平滑肌细胞逐渐变小至恢复原状，部分平滑肌细胞可发生自溶分解而被吸收。

3. 子宫外膜 子宫外膜（perimetrium）位于子宫肌膜外侧，在子宫底部和体部为浆膜，其他部位为纤维膜。

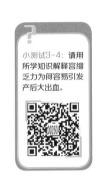

小测试3-4：请用所学知识解释宫缩乏力为何容易引发产后大出血。

表3-2　子宫壁结构

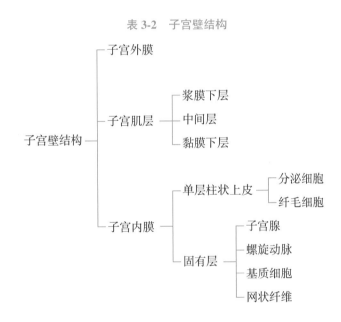

（三）子宫内膜的周期性变化

自青春期始，在卵巢产生的雌激素和孕激素的作用下，子宫底部和体部的内膜功能层可发生周期性变化，即每28天左右发生一次内膜功能层坏死、剥脱出血、增生修复，称月经周期（menstrual cycle）。每个月经周期从月经第一天起至下次月经来潮前一天止，包括月经期、增生期和分泌期3个时期（图3-21）。

1. 月经期 月经期（menstruation phase）指月经周期的第1～4天。此时卵巢内黄体退化，雌激素和孕激素分泌量减少，血液中这两种激素的含量骤然下降，子宫内膜功能层内的螺旋动脉持续性收缩，内膜缺血，子宫腺停止

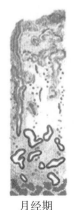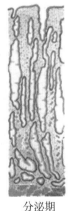

月经期　　增生期早期　　增生期晚期　　分泌期

图3-21　子宫内膜周期性变化光镜结构模式图

分泌，组织液大量丧失，内膜萎缩坏死。当坏死组织中的酸性物质达到一定程度时可刺激螺旋动脉突然短暂性扩张，致使毛细血管骤然充血、破裂，血液外流并积聚于内膜浅层（图 3-21，图 3-22A），最后突破上皮流入子宫腔。萎缩坏死的子宫内膜也小块地发生脱落，随血液从阴道排出，出现月经（menstruation）。脱落的子宫内膜和血液共同构成月经血。经血呈暗红色，含子宫内膜碎片、子宫颈黏液及脱落的阴道细胞，每次经血量最少 20 ml，最多 100 ml，平均 50 ml。因剥落的子宫内膜内含纤溶酶原激活物，能使血中纤溶酶原转变为纤溶酶，经血中纤维蛋白被分解液化，故月经血一般黏稠但不发生凝固。在月经期终止之前，基底层残留的腺体底部细胞迅速分裂增殖，向内膜表面推进，上皮逐渐修复并转入增生期。

2. 增生期　增生期（proliferative phase）为月经周期的第 5 ～ 14 天，此时卵巢内一些被募集的卵泡快速生长发育，故又称为卵泡期（follicular phase）。在卵泡分泌的雌激素作用下，子宫内膜由基底层快速增生修复，内膜厚度由早期的 1 ～ 2 mm 增厚至晚期的 3 ～ 4 mm。上皮细胞和基质细胞不断分裂增殖，基质细胞产生大量的纤维和基质。增生早期，子宫腺短而直，数量较少；增生晚期，子宫腺数量增多，并不断增长和轻度弯曲。腺上皮细胞增生活跃，细胞呈柱状，常见核分裂象，细胞核多不规则排列；细胞质内出现糖原。螺旋动脉也增长并弯曲，管腔扩大（图 3-21，图 3-22B）。至月经周期第 14 天时，卵巢内通常有一个卵泡发育成熟并排卵，子宫内膜随之转入分泌期。

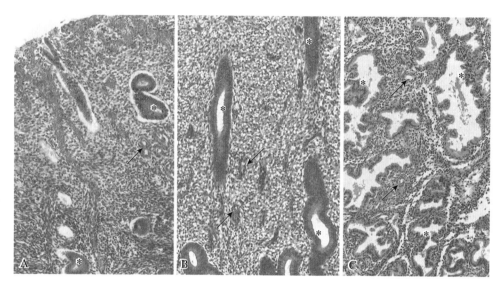

图 3-22　子宫内膜周期性变化光镜像（HE 染色，中倍）
A．月经期；B．增生期；C．分泌期；星号示子宫腺；箭头示螺旋动脉

3. 分泌期　分泌期（secretory phase）为月经周期的第 15 ～ 28 天，此时卵巢已排卵，黄体逐渐形成，故又称为黄体期（luteal phase）。子宫内膜在黄体分泌的孕激素和雌激素作用下继续增厚，至分泌晚期可达顶峰，为 5 ～ 7 mm。在分泌期早期，即月经周期的第 15 ～ 19 天，子宫腺体进一步变长、弯曲且腺腔扩大，腺上皮细胞的细胞核呈圆形，位于细胞的中线位置；腺上皮细胞核下区开始出现含糖原的小泡，为分泌期早期的组织学特征。在分泌期中期，即月经周期的第 20 ～ 23 天，子宫内膜分泌活跃，内膜厚度也达到峰值。子宫腺呈锯齿状，腺上皮细胞的细胞核降至基底部，糖原由腺上皮细胞的核下区转移到细胞顶部的核上区，之后腺上皮细胞顶端胞膜破裂，细胞内的糖原以顶浆分泌方式排入腺腔，故腺腔内充满含有糖原等营养物质的嗜酸性分泌物。螺旋动脉更长、更弯曲并伸达内膜表层。固有层内组织液明显增多，基质高度水肿（图3-21，图 3-22C）。内膜基质细胞继续增生，并于分泌期晚期分化为两种细胞：一种细胞大而圆，

细胞质内富含糖原和脂滴，称前蜕膜细胞（predecidual cell）；另一种细胞小而圆，细胞质内含有分泌颗粒，称为内膜颗粒细胞。若妊娠，分泌期子宫内膜继续增厚，前蜕膜细胞变为蜕膜细胞，内膜颗粒细胞释放松弛素，使局部内膜更加疏松，以适应胚泡的种植和发育；若不妊娠，卵巢内黄体退化，孕激素和雌激素水平下降，内膜功能层于周期的第 28 天脱落，转入月经期。

子宫内膜干细胞

　　上述月经周期中所描述的时间长短因人而异，即使为同一女性，月经周期也可受环境、情绪变化等多种因素影响而发生波动变化。青春期时内分泌调节尚未完善，故在进入性成熟之前，月经周期通常不够稳定。更年期后，卵巢功能衰退，月经周期出现紊乱，子宫内膜上皮细胞逐渐变矮，腺体变小、变少，分泌物逐渐减少至缺如。子宫腺可出现不规则增生，腺上皮的高度及成熟度都将出现显著性差异。绝经后，卵巢激素作用消失，子宫内膜亦逐渐萎缩，内膜不再发生周期性变化。

（四）子宫颈的组织学结构

　　宫颈壁自内向外可分为黏膜、肌层和外膜。与子宫体部不同，宫颈处的外膜为纤维膜；肌层的平滑肌少，远不如子宫体发达，致密结缔组织较多；宫颈处黏膜，又称为宫颈内膜（endocervix），由上皮和固有层构成，固有层内无子宫螺旋动脉，营养由子宫动脉提供。宫颈管上皮由单层柱状上皮构成，主要由分泌细胞、纤毛细胞和储备细胞构成。分泌细胞核大染色深，位于细胞基底部，可分泌黏液，细胞周期性变化明显。增生期时，分泌细胞逐渐增高，分泌能力逐渐增强；分泌期时，分泌活跃，细胞逐渐变低。纤毛细胞成群或单个分布于分泌细胞之间，纤毛细胞上的动纤毛向阴道方向摆动，可将相邻分泌细胞所分泌黏液排向阴道。储备细胞体积小，位于柱状细胞与基膜之间，散在分布，细胞可增生修复受损的上皮。上皮向固有层内凹陷，形成较大的腺样隐窝，在切面上形似分支管状腺，称子宫颈腺（cervical gland）（图 3-23）。宫颈管上皮分泌的黏液是女性白带的主要成分。

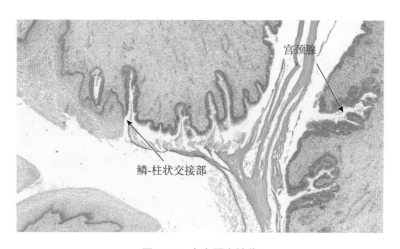

宫颈腺

鳞-柱状交接部

图 3-23　人宫颈光镜像

　　宫颈阴道部上皮为复层鳞状上皮，与宫颈管的单层柱状上皮在宫颈外口处交接，称鳞 - 柱状交接部（图 3-23），二者分界清晰。这个分界可随年龄发生生理性移动。胎儿期，分界位于子宫颈外口，称为原始鳞 - 柱状交接部。青春期后，宫颈在雌激素作用下发育增大，宫颈管黏膜外翻至宫颈阴道部，单层柱状上皮暴露于阴道。在阴道微环境的作用下，柱状上皮逐渐被复层鳞状上皮取代，形成新的生理性鳞 - 柱状交接部。在原始鳞 - 柱状交接部和生理性鳞 - 柱状交接部之间发生移动的区域称子宫颈上皮移行带（transformation zone）（图 3-24），是宫颈癌好发部位。

　　在月经周期中，宫颈黏膜不发生周期性脱落，但在女性激素影响下，子宫颈腺分泌黏液的

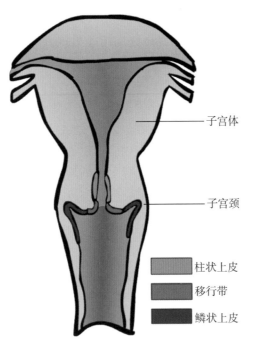

子宫体

子宫颈

柱状上皮
移行带
鳞状上皮

图 3-24　宫颈上皮移行带模式图

黏稠度会发生周期性变化。排卵期时，在雌激素作用下，分泌细胞分泌的黏液多而稀薄，利于精子通过，涂片观察，可见黏液形成棕叶状结晶；黄体期时，在孕激素作用下，分泌细胞所分泌的黏液变得黏稠，呈酸性，阻碍精子通过，涂片观察，可见无定形物质和结晶的碎片。妊娠期时，子宫颈腺分泌的黏液更加黏稠，在子宫颈管内形成黏液栓，阻止精子通过和微生物侵入。

妊娠期时宫颈变硬，以确保胎儿能保持在子宫内。分娩前，子宫颈形态发生改变，其内结缔组织发生重构，大量胶原纤维消失，子宫颈变软，宫颈扩张，便于胎儿娩出。

框 3-1　分娩之痛，生命之源

　　子宫平滑肌收缩是临产后的主要产力，贯穿于整个分娩过程中。位于子宫底和体部的平滑肌分三层，最外层的浆膜下层和最内层的黏膜下层主要由纵行平滑肌束组成，中间层较厚，由内环行和外斜行肌束组成，该层富含血管，可在宫缩时供血和供氧。宫颈处平滑肌少，致密结缔组织较多。分娩时，来自子宫各部平滑肌收缩、紧张以及宫颈口开大等是形成分娩痛的主要原因。此外，胎头对盆底、阴道、直肠等处的压迫以及产妇的紧张焦虑等也是分娩痛的重要原因。临床上常采用呼吸调整、全身按摩、家属陪伴等非药物镇痛法，以及椎管内麻醉等方法进行分娩镇痛。分娩之痛，是生命之源，是对母爱最深刻的诠释。它既是一场生理的磨难，亦是一次心灵的洗礼。每一位母亲，都是在痛并幸福中蜕变为我们生命中最坚实的守护者。

三、阴道

　　阴道（vagina）是从阴道前庭（小阴唇之间的裂隙）到子宫的纤维肌性管道，位于小骨盆的中央。其管壁分为前、后壁及左、右侧壁，前壁长约 7.5 cm，后壁长约 9 cm，前、后壁平时互相贴近，横切面呈"H"形。阴道上端宽阔，环绕子宫颈阴道部，二者之间的环形腔隙称阴道穹（fornix of vagina）（图 3-1，图 3-2）。阴道穹依据位置可分为互相连通的前穹（anterior fornix）、后穹（posterior fornix）及 2 个侧穹（lateral fornix）。阴道后穹最深，与其后上方的直肠子宫陷凹仅隔以阴道后壁和一层腹膜，临床上常经阴道后穹穿刺引流直肠子宫陷凹内的积液或积血，进行诊断和治疗；也可通过阴道后穹插入腹腔镜，经直肠子宫陷凹至腹膜腔或盆腔内，进行诊断或手术操作。阴道下端较窄，以阴道口（vaginal orifice）开口于阴道前庭。处女的阴道口周围有处女膜（hymen）附着，是阴道口周围一薄层环状的黏膜皱襞。阴道前壁邻接膀胱和尿道，后壁与直肠接触，若相邻部位损伤，可发生尿道阴道瘘或直肠阴道瘘。阴道下部穿过尿生殖膈，膈内的尿道阴道括约肌以及肛提肌均对阴道有括约作用。

阴道壁由黏膜、肌层和外膜构成。黏膜由未角化的复层扁平上皮和固有层构成。上皮较厚，为非角化的复层扁平上皮，一般情况下表层细胞内虽含有透明角质颗粒，但不出现角化。在松弛状态下，阴道黏膜形成横行的皱襞突入阴道腔（图 3-25，图 3-26）。阴道上皮细胞的形态、结构及脱落和更新受卵巢激素的影响而呈现出周期性变化。子宫内膜增生期，在雌激素的作用下，阴道上皮基底层细胞分裂增生，上皮逐渐增厚，上皮细胞合成和聚集大量糖原；分泌期，阴道上皮中间层细胞退化，中间层、表层细胞逐渐开始脱落。细胞脱落后，糖原在乳酸杆菌的分解下产生乳酸，形成酸性环境，可以抑制致病微生物的生长繁殖。绝经期后，雌激素水平降低，阴道上皮萎缩，细胞层数减少，阴道上皮细胞内糖原合成减少，导致阴道环境变为碱性，容易发生感染。

由于上皮细胞的成熟度与体内雌激素水平成正比，通过阴道涂片的细胞学检查，可以间接了解卵巢的所处时期和功能状态。由于脱落细胞中除含有阴道上皮细胞外，还含有子宫颈及子宫内膜的脱落细胞，因此阴道涂片检查也是诊断子宫、宫颈及阴道肿瘤的一种方法。

阴道本身没有腺体，其内的黏液来源于子宫颈腺体、阴道上皮的渗出液，并混有输卵管液、子宫其他部分内膜的分泌液。

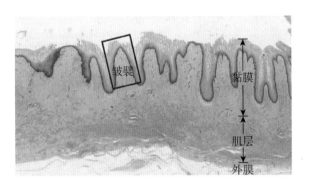

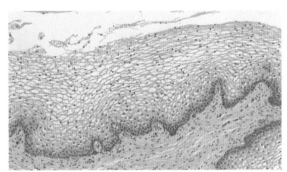

阴道上皮的分层

图 3-25　阴道壁纵切面光镜像（HE 染色，低倍）　　图 3-26　阴道黏膜上皮光镜像（HE 染色，中倍）

阴道固有层浅层富含弹性纤维和毛细血管，向上皮的基底面突起，形成许多乳头状突起，深层富含胶原纤维和静脉丛。固有层含有较多的淋巴细胞和中性粒细胞等，阴道腔内的 IgG 和 IgA 由固有层内的浆细胞合成，也参与抑制阴道内微生物的繁殖。

阴道肌层与子宫肌层相延续，较子宫的薄弱，平滑肌束互相交错，大致可分为内、外两层，内层平滑肌为环行，外层平滑肌较厚多为纵行。阴道口处有骨骼肌构成的括约肌。

阴道外膜由不规则致密结缔组织构成，有丰富的弹性纤维、静脉丛、神经和淋巴管。

阴道是性交器官，是月经血排出以及胎儿娩出的通道。由于阴道壁富含静脉丛，受损伤后，容易造成出血或形成血肿。此外，阴道上皮还具有一定的吸收功能，可以吸收一些激素，如精液内的前列素，也可以吸收精子抗原和细菌抗原，刺激机体产生相应的抗体，同时还可以通过阴道给药，如抗生素、人工合成的雌激素和孕激素等。但是阴道的吸收作用取决于被吸收物质的分子量、化学性质以及是否具有相应受体，此外也受到阴道壁厚度的影响。

（蔡　艳　迟晓春　吴　俊）

第三节　外生殖器

女性外生殖器即女阴（female pudendum）或外阴（vulva），是指生殖器官的外露部分，为耻骨联合至会阴和两侧股内侧之间的器官和组织，包括阴阜、大阴唇、小阴唇、阴蒂、阴道前庭、前庭球和前庭大腺等。

一、阴阜

阴阜（mons pubis）是位于耻骨联合前面的皮肤隆起（图 3-27），富含皮脂腺和汗腺，深面含有大量脂肪组织。青春期性成熟以后，皮肤表面生有呈倒三角形分布的阴毛，其疏密和色泽存在种族和个体差异。阴毛粗而卷曲，是女性的第二性征之一。阴阜在性交过程中具有缓冲和减震作用。

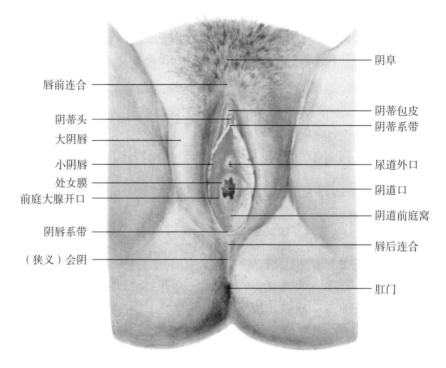

左侧标注（自上而下）：唇前连合、阴蒂头、大阴唇、小阴唇、处女膜、前庭大腺开口、阴唇系带、（狭义）会阴

右侧标注（自上而下）：阴阜、阴蒂包皮、阴蒂系带、尿道外口、阴道口、阴道前庭窝、唇后连合、肛门

图 3-27　女性外生殖器

二、大阴唇

大阴唇（greater lip of pudendum）位于外阴两侧，靠近两股内侧，是一对纵行隆起的皮肤皱襞（图 3-27），从阴阜向后伸展到会阴，在发生学上相当于男性的阴囊。大阴唇的前、后端左右连合，前端形成唇前连合（anterior labial commissure），从阴阜向后伸展；后端形成唇后连合（posterior labial commissure），在会阴中心线上左右汇合。两侧大阴唇间的裂隙称女阴裂（pudendal cleft）。大阴唇有内、外两个侧面，外侧面的皮肤含有皮脂腺和汗腺，汗腺有大汗腺和小汗腺两种，以大汗腺为主；内侧面为粉红色，光滑无毛，有大量皮脂腺。皮下为疏松结缔组织和大量脂肪组织，含弹性纤维及静脉丛，外伤后易形成血肿。青春期前，大阴唇不明显，无阴

毛。青春期之后，大阴唇发育，皮下脂肪积聚，外侧面开始生长阴毛，并且皮肤出现色素沉着，颜色加深，这是女性的第二性征之一。成人每侧大阴唇长 7 ~ 8 cm，宽 2 ~ 3 cm。成年未婚女性两侧大阴唇自然合拢，遮盖着小阴唇、阴道口和尿道口。经产妇的大阴唇由于受分娩的影响，常向两侧分开。绝经后妇女的大阴唇呈萎缩状态，阴毛变得稀少。

三、小阴唇

小阴唇（lesser lip of pudendum）位于大阴唇内侧，是一对纵行、较薄而柔软的皮肤皱襞，富有弹性（图 3-27）。外侧面色素较多，呈褐色；内侧面呈浅粉红色，湿润而光滑。每侧小阴唇前端在阴蒂旁分叉，分成两个小皱襞，外侧皱襞在阴蒂上方包绕阴蒂，左右汇合形成阴蒂包皮（prepuce of clitoris）；内侧皱襞在阴蒂下方左右汇合形成阴蒂系带（frenulum of clitoris）。两侧小阴唇的后端彼此汇合，形成阴唇系带（frenulum of pudendal labia）。小阴唇的皮肤不同于大阴唇，没有毛囊、汗腺和皮下脂肪组织，但有丰富的皮质腺，皮脂腺直接开口于皮肤表面。小阴唇中心为致密结缔组织，含丰富的血管，还有平滑肌和交织成网的弹性纤维。小阴唇含有丰富的神经末梢，对感觉特别敏锐。

青春期前，因大阴唇未发育，故小阴唇较为显著；绝经期后，大阴唇萎缩，小阴唇又相对显著。

四、阴蒂

阴蒂（clitoris）位于两侧小阴唇之间的前端、唇前连合的后方（图 3-27），在发生学上相当于男性的阴茎，主要由两个阴蒂海绵体组成。阴蒂可分为脚、体、头 3 部分。阴蒂脚（crus of clitoris）即阴蒂海绵体的根部，埋于会阴浅隙内，附着于耻骨下支和坐骨支，被耻骨海绵体肌覆盖。耻骨海绵体肌收缩可使海绵体内充血而使阴蒂勃起。两侧阴蒂脚向前结合成阴蒂体（body of clitoris），表面有阴蒂包皮包绕；露在包皮外面的部分为阴蒂头（glans of clitoris）（图 3-28）。

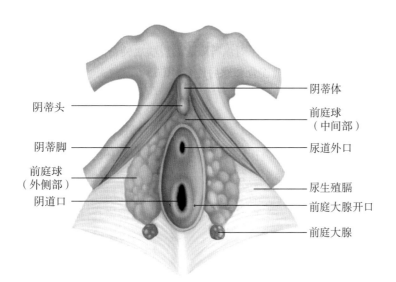

图 3-28　阴蒂、前庭球和前庭大腺

阴蒂表面覆以复层扁平上皮。阴蒂头的表皮薄，无毛囊、皮脂腺、小汗腺和大汗腺；富含感觉神经末梢，感觉敏锐，是性敏感部位。阴蒂海绵体由许多静脉丛和大量的平滑肌纤维组成，具有勃起能力，受伤后易出血。

五、阴道前庭

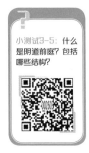

阴道前庭（vaginal vestibule）是指位于两侧小阴唇之间的菱形区。前端为阴蒂，后端为阴唇系带，两侧是小阴唇。前部有尿道外口，后部有阴道口。在小阴唇与处女膜之间的沟内，有前庭大腺导管的开口和前庭小腺排泄管的开口。前庭小腺为小黏液腺，数量多，主要位于阴蒂附近以及尿道外口周围。阴道口与阴唇系带之间有一浅窝，称舟状窝，又称阴道前庭窝。在尿道外口后壁有一对腺体，称为尿道旁腺（paraurethral gland），开口于尿道后壁，常为细菌潜伏之处。尿道旁腺的上皮是假复层柱状上皮，该腺体的功能尚不清楚，目前被认为在发生学上相当于男性的前列腺。由于女性尿道短而直，又位于阴蒂和阴道口之间，因此容易引起细菌感染。尿道旁腺感染后可形成囊肿，常略有突出，并常累及尿道黏膜下层内的尿道腺，引起尿道狭窄或堵塞，从而引起排尿困难，与男性前列腺增生的症状相似。

六、前庭球

前庭球（bulb of vestibule）相当于男性的尿道海绵体，是由白膜包绕静脉丛构成的海绵样结构，呈蹄形，分为中间部和两个外侧部（图 3-28）。中间部细小，连接两外侧部的前端，位于尿道外口和阴蒂体之间的皮下。外侧部较大，位于大阴唇的皮下，其前端细小，后端大而钝圆，与前庭大腺相邻。由于前庭球表面有球海绵体肌覆盖，当该肌收缩时，可压迫前庭球而使阴道口缩小。前庭球内的静脉与阴蒂静脉相通，其海绵体也能充盈而发生勃起。

七、前庭大腺

前庭大腺（greater vestibular gland）又称巴氏腺（Bartholin gland），相当于男性的尿道球腺，位于阴道口的后外侧、大阴唇后部的深面、前庭球的后下方，被球海绵体肌覆盖，形如豌豆大小，左右各一。前庭大腺导管向内前方开口于小阴唇与阴道口之间的沟内，相当于小阴唇中、后 1/3 交界处（图 3-28）。

前庭大腺为分叶状的黏液腺，分泌部呈管泡状。多个腺泡汇集通入分支小导管，小导管逐渐汇成较大的导管，最后成为大导管开口于阴道前庭。腺泡由一层立方或低柱状的腺泡细胞组成。腺泡细胞胞质淡染，细胞核扁圆、深染、居于细胞基底部。小导管由单层立方上皮组成，随着管腔扩大，管壁上皮逐渐变为单层柱状、复层柱状，至导管开口处为复层扁平上皮。前庭大腺分泌黏液，呈黄白色，可润滑阴道口和阴道。

正常情况下不能触及此腺，如果其导管因炎症而堵塞，可形成前庭大腺囊肿或前庭大腺脓肿。

框 3-2　正常女性外生殖器的解剖变异

　　每个女性都有其独特的外生殖器形状。近年来迅速发展的外生殖器美容外科为了达到所谓的"完美的外阴"，有时导致了在没有任何病理因素情况下进行的外阴美容手术，改变了其正常结构。常见的正常外阴变异如下。①小阴唇发育不全：这是发育过程中的正常表现，不应与阴唇粘连混淆。②小阴唇不对称：小阴唇的大小和形态有非常大的变异性，其边缘可以呈皱纹状。有时会出现没有任何病理性结局的双小阴唇。③皮脂腺：可表现为阴道前庭及小阴唇上的黄色小斑点。④前庭乳头瘤病：经常被误诊为尖锐湿疣。其特征是小阴唇内侧的乳头状增生，每个乳头均有独立的根部。⑤前庭红斑：位于前庭大腺开口处。超过 40% 的女性有这种无症状的生理性红斑。⑥尿道旁腺囊肿：被视为正常且通常无症状。如果囊肿过度生长，则手术切除。⑦阴唇系带膜：偶尔阴唇系带很薄，像一个薄的黏膜带。⑧阴蒂头：阴蒂的形状和大小有很大的个体差异。⑨阴毛分布：阴毛的颜色和分布范围取决于种族和年龄。⑩外阴的颜色：外阴皮肤颜色加深，常见于小阴唇和阴蒂包皮，属于正常。⑪血管角皮瘤：通常是在大阴唇上出现的小血管丘疹，无症状，手指轻压可能会消失。⑫外阴静脉曲张：阴唇静脉曲张可能为单侧或双侧，可见于大阴唇外侧。

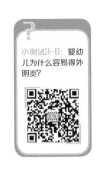

小测试3-6：婴幼儿为什么容易得外阴炎？

（霍涌玮）

第四节　骨盆与会阴

　　骨盆（pelvis）构成骨盆腔，保护盆内脏器，连接躯干和下肢，传递重力，支持下肢运动；女性骨盆亦为骨性产道，其大小和形状可直接影响分娩。会阴（perineum）是指盆膈以下封闭骨盆下口的结构，也是盆底的一部分，可协助骨盆承托并保护盆腔脏器。

一、骨盆的构成

　　骨盆由髋骨、骶骨和尾骨等通过关节和韧带连接而成。直立时两侧髂前上棘与两耻骨结节位于同一冠状面内，尾骨尖与耻骨联合上缘位于同一水平面上。

（一）骨盆的骨

　　组成骨盆的骨包括髋骨、骶骨和尾骨（图 3-29）。

　　1. 髋骨　髋骨（hip bone）由髂骨、耻骨和坐骨组成。髋骨上部是髂骨翼，中部有朝向下外的髋臼，下部有闭孔。髂骨（ilium）分为髂骨体和髂骨翼，髂骨翼的下界是弓状线，髂骨翼后下方有耳状面与骶骨相关节。坐骨（ischium）分坐骨体和坐骨支。坐骨体后缘有坐骨棘，下方有坐骨小切迹，上方有坐骨大切迹。坐骨支末端与耻骨下支结合。耻骨（pubis）分耻骨体、耻骨上支和耻骨下支。耻骨体与髂骨体结合处有髂耻隆起，向前内形成耻骨上支，其末端形成耻骨下支。耻骨上支上缘是耻骨梳，向后接弓状线，向前接耻骨结节。耻骨结节上缘是耻骨嵴。耻骨上、下支相互移行处内侧是耻骨联合面，借软骨相接构成耻骨联合。耻骨与坐骨围成闭孔。耻骨结节、耻骨嵴和耻骨联合都是重要的体表标志。

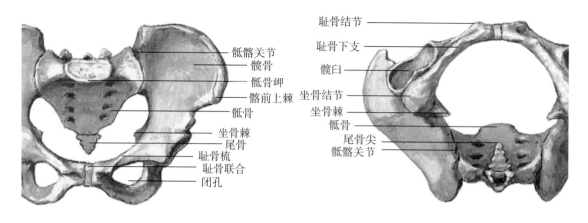

图 3-29　女性骨盆

2. 骶骨　骶骨（sacrum）由 5 块骶椎融合而成，呈底向上、尖向下的三角形。前面（盆面）上缘中份向前隆凸称岬；中部有 4 条横线，其两端有 4 对骶前孔。背面粗糙隆凸，正中线上有骶正中嵴，其外侧有 4 对骶后孔。

骶前、后孔与骶管相通，有骶神经前、后支通过。骶管上通椎管，下端的裂孔称骶管裂孔，其两侧有向下突出的骶角，是骶管麻醉的标志。骶骨外侧有耳状面与髂骨的耳状面构成骶髂关节。

3. 尾骨　尾骨（coccyx）由 3 ~ 4 块退化的尾椎融合而成。上接骶骨，下端游离称尾骨尖。

（二）骨盆的关节

连接骨盆的关节包括骶髂关节、耻骨联合和骶尾关节。

1. 骶髂关节　骶髂关节（sacroiliac joint）由骶骨与髂骨耳状面构成（图 3-30），关节面凹凸不平，但彼此结合紧密。关节囊紧张，附于关节面周缘，其前、后均有韧带加强，分别为骶髂前韧带（anterior sacroiliac ligament）和骶髂后韧带（posterior sacroiliac ligament），后上方有骶髂骨间韧带（interosseous sacroiliac ligament）连于骶骨粗隆与髂骨粗隆之间。骶髂关节结构牢固，活动性极小，以适应下肢支持体重的功能。在妊娠后期其活动度可略增大，以适应分娩功能。

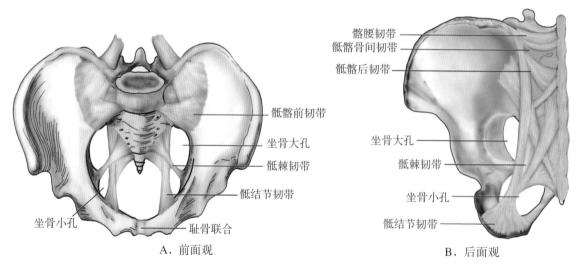

A. 前面观　　　　　　　　　　　　B. 后面观

图 3-30　骨盆的韧带

2. 耻骨联合　耻骨联合（pubic symphysis）由两侧耻骨联合面借纤维软骨构成的耻骨间盘（interpubic disc）连接而成（图 3-30），属软骨连结。10 岁以后，耻骨间盘内部正中常出现一矢状位裂隙。女性耻骨间盘较男性的厚，其裂隙也较男性的大，孕妇和经产妇尤为明显。在耻骨联合的上方有连接两侧耻骨的耻骨上韧带（superior pubic ligament），下方有耻骨弓状韧带（arcuate pubic ligament）（图 3-31）。耻骨联合的活动甚微，但在分娩时，耻骨间盘中的裂隙增宽，以增加骨盆的径线。

3. 骶尾关节 骶尾关节（sacrococcygeal joint）由第 5 骶椎体与第 1 尾椎体之间借椎间盘相连而成，周围有骶尾前、后和外侧韧带加强。

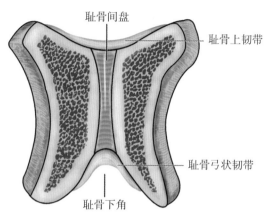

图 3-31 耻骨联合

（三）骨盆的韧带

连接骨盆各部之间的重要韧带有髂腰韧带、骶结节韧带和骶棘韧带等。妊娠期受性激素影响，韧带松弛，有利于分娩。

1. 髂腰韧带 髂腰韧带（iliolumbar ligament）坚韧肥厚，由第 5 腰椎横突横行发散至髂嵴的后上部，有防止腰椎向下脱位的作用。

2. 骶结节韧带 骶结节韧带（sacrotuberous ligament）位于骨盆后方，起自骶、尾骨侧缘，纤维束斜向下外集中，附着于坐骨结节内侧缘。

3. 骶棘韧带 骶棘韧带（sacrospinous ligament）位于骶结节韧带前方，起自骶、尾骨的侧缘，呈三角形，纤维束斜向下外集中，止于坐骨棘，其起始部为骶结节韧带所遮盖。骶棘韧带宽度即坐骨切迹宽度，是判断中骨盆是否狭窄的重要指标。

骶棘韧带与坐骨大切迹围成坐骨大孔（greater sciatic foramen），骶棘韧带、骶结节韧带和坐骨小切迹围成坐骨小孔（lesser sciatic foramen）。有肌肉、血管和神经等从盆腔穿此二孔至臀部和会阴（图 3-30）。

（四）骨盆的分界

由骨盆后方骶岬向两侧经骶骨侧部上缘、弓状线、耻骨梳、耻骨结节至耻骨联合上缘构成的环形连线称为骨盆界线（terminal line）（图 3-30）。骨盆借界线分为上方的大骨盆和下方的小骨盆。

1. 大骨盆 大骨盆（greater pelvis）又称假骨盆，位于骨盆界线之上，属于腹腔的一部分，其前壁为腹壁下部，两侧为髂骨翼，其后正对第 5 腰椎。在女性，大骨盆与产道无直接联系，但利用大骨盆的一些径线长短可间接判断小骨盆的大小，可作为了解小骨盆情况的参考。

2. 小骨盆 小骨盆（lesser pelvis）又称真骨盆，呈漏斗状，分骨盆上口、骨盆下口和骨盆腔。骨盆上口由上述界线围成，也称骨盆入口（pelvic inlet），呈圆形或卵圆形。骨盆下口也称骨盆出口（pelvic outlet），由尾骨尖、骶结节韧带、坐骨结节、坐骨支、耻骨下支和耻骨联合下缘围成，呈菱形。两侧坐骨支与耻骨下支连成耻骨弓，它们之间的夹角称耻骨下角。骨盆上、下口之间的腔称骨盆腔（pelvic cavity），是一个前壁短、侧壁及后壁长的弯曲管道，其中轴为骨盆轴（pelvic axis），是胎儿娩出的通道。骨盆壁（pelvic wall）的前壁为耻骨、耻骨支和耻骨联合，后壁为凹陷的骶、尾骨的前面，两侧壁为髂骨、坐骨、骶结节韧带及骶棘韧带。骨盆的前外侧有闭孔，其周缘附着一层结缔组织膜，称闭孔膜。

骨盆是躯干与自由下肢骨之间的骨性成分，起着传导重力和支持、保护盆腔脏器的作用。人体直立时，体重自第5腰椎、骶骨，经两侧的骶髂关节、髋臼传至两侧股骨头，再由股骨头往下传至下肢，这种弓形力传递线称为股骶弓（femorosacral arch）。当人在坐位时，重力由骶髂关节传至两侧坐骨结节，此种弓形力传递线称为坐骶弓（ischiosacral arch）。骨盆前部有两条约束弓，防止上述两重力弓向两侧分开：一条在耻骨联合处连接两侧耻骨上支，可防止股骶弓受挤压；另一条为两侧耻骨、坐骨下支连成的耻骨弓，可约束坐骶弓不致散开。约束弓不如重力弓坚强有力，外伤时，约束弓的耻骨上支较下支更易骨折。

（五）骨盆的性别差异

全身骨骼中，骨盆的性别差异最为显著，耻骨弓在胎儿时期就有明显的性别差异。骨盆的性别差异与其功能有关，虽然骨盆的主要功能是运动和负重，但女性骨盆还要适应分娩的需要。男性骨盆窄而长，上口为心形，下口窄小，耻骨下角为 $70° \sim 75°$；女性骨盆外形短而宽，上口近似圆形，盆腔浅呈圆柱状，容积大，下口前、后径和横径均较宽，耻骨下角较大，可达 $90° \sim 100°$（表3-3）。在妊娠期间，骨盆关节和韧带变得松弛，且活动度增加，这是因性激素的增加及松弛素等激素的作用所致，从而使脊柱下端和骨盆之间可以更自由地活动；骶髂关节的交锁也减弱，并且在分娩时骨盆直径略有增加；同时还出现耻骨关节盘的松弛，两耻骨间距离增大；尾骨在胎儿出生时也可向后移动。所有这些变化都可使骨盆直径（主要是横径）最多增加 $10\% \sim 15\%$，从而有利于胎儿通过产道，但是骨盆的前后径即骶骨岬与耻骨联合后上缘之间的直径保持不变。女性骨盆如果发生畸形，分娩时可致难产。

表 3-3　男、女骨盆的差异

项目	男性	女性
骨盆外形	窄而长	宽而短
髂骨翼	较垂直	较平
骨盆上口	心形、较小	椭圆形、较大
耻骨下角	$70° \sim 75°$	$90° \sim 100°$
小骨盆腔	漏斗状	圆桶状
骶骨	较长而窄，曲度较大，骶岬突出明显	较长而宽，曲度较小，骶岬突出不明显
骨盆下口	较窄	较宽

（六）女性骨盆的类型

女性骨盆的形状还存在明显的个体差异。根据其形状，女性骨盆可分为以下4种类型（图3-32）。

1. 女型　为女性正常骨盆，最常见。入口呈横椭圆形，入口横径较前后径稍长。骨盆侧壁直，坐骨棘不突出，耻骨弓较宽，两侧坐骨棘间径 ≥ 10 cm。我国妇女占 $52.0\% \sim 58.9\%$。

2. 男型　少见。入口略呈三角形，两侧壁内聚，坐骨棘突出，耻骨弓较窄，坐骨切迹窄呈高弓形，骶骨较直而前倾，出口后矢状径较短。骨盆腔呈漏斗形。我国妇女仅占 1.0% ~ 3.7%。

3. 类人猿型　骨盆入口呈长椭圆形，入口前后径大于横径。骨盆两侧壁稍内聚，坐骨棘较突出，坐骨切迹较宽，耻骨弓较窄，骶骨向后倾斜，故骨盆前部较窄而后部较宽。此种类型骨盆女性往往有 6 节骶骨，其骨盆较其他类型骨盆深。我国妇女占 14.2% ~ 18.0%。

4. 扁平型　较常见。入口呈扁椭圆形，横径大于前后径；耻骨弓宽，骶骨失去正常弯度，变直向后翘或深弧形，故骨盆浅。我国妇女占 23.2% ~ 29.0%。

上述 4 种骨盆基本类型是理论上的归类，临床所见多是混合型骨盆。

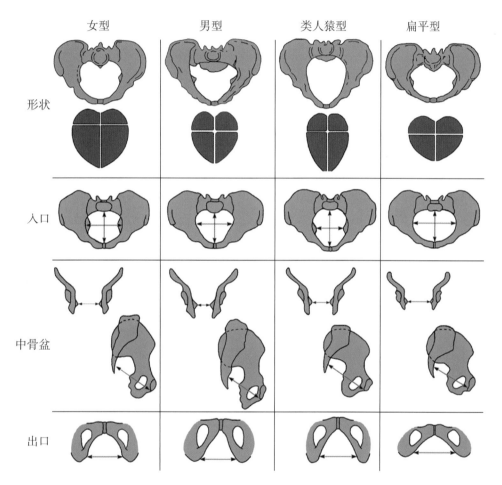

图 3-32　女性骨盆的类型

（七）骨盆的倾斜度和径线

骨盆腔后壁是骶骨和尾骨，两侧为坐骨、坐骨棘和骶棘韧带，前壁为耻骨联合和耻骨支。坐骨棘位于真骨盆中部，肛诊或阴道诊可触及。两坐骨棘连线的长度是衡量中骨盆横径的重要径线，同时坐骨棘又是分娩过程中衡量胎先露部下降程度的重要标志。

1. 骨盆倾斜度　骨盆的位置可因人体姿势不同而变动。人体直立时，骨盆向前倾斜，骨盆上口的平面与水平面构成 50° ~ 55° 的角（女性可为 60°），称为骨盆倾斜度（inclination of pelvis）（图 3-33）。骨盆倾斜度的增减将影响脊柱的弯曲，如倾斜度增大，则重心前移，必然导致腰曲前凸增大。反之则腰曲减小。

2. 骨盆的径线　骨盆的测量常采用以下的径线（图 3-33）。

（1）前后径：骨盆上口的前后径是指耻骨联合上缘中点到骶岬上缘中点的距离，国人女性前后径为 11.6 cm。

（2）对角径：对角径为骶岬上缘中点到耻骨联合下缘的距离，正常值为 12.5 ～ 13 cm。对角径减去 1.5 ～ 2.0 cm 为骨盆上口前后径的长度，称为真结合径（图 3-33）。

（3）横径：横径是左、右弓状线间的最大距离，其平均值为 12.3 cm。

（4）坐骨棘间径：坐骨棘间径是两坐骨棘间的距离，是中骨盆最短的径线，正常值为 10 cm。此径线过小会影响分娩过程中胎头的下降。

（5）斜径：斜径包括左、右斜径，是骶髂关节至对侧髂耻隆起之间的距离，平均值为 12.7 cm。

此外，骨盆的径线还包括髂棘间径、髂嵴间径、骶耻外径、坐骨结节间径和出口后矢状径等。

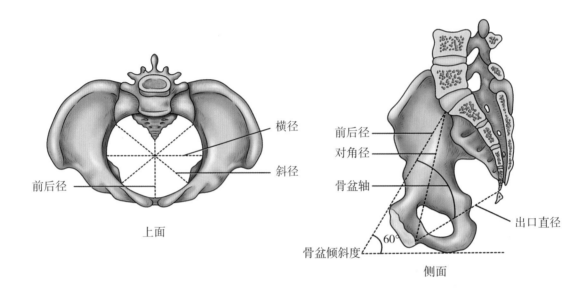

图 3-33　骨盆的径线和倾斜角

二、盆壁肌

覆盖骨性盆壁内面的肌有闭孔内肌和梨状肌（图 3-34）。闭孔内肌（obturator internus）位于盆侧壁的前份，起自闭孔膜内面及其周围骨面，肌束汇集成腱，穿坐骨小孔出骨盆后止于股骨转子窝。梨状肌（piriformis）位于盆侧壁的后份，起自骶骨盆面和骶前孔外侧，肌束自盆腔内向外出坐骨大孔至臀部，止于股骨大转子尖端。梨状肌未完全封闭坐骨大孔，上缘有空隙，称梨状肌上孔，下缘以下的空隙称梨状肌下孔，孔内有神经、血管进出盆腔。

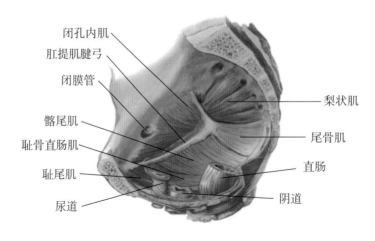

图 3-34　盆壁肌和盆底肌

三、盆筋膜

盆筋膜（pelvic fascia）为腹内筋膜的延续，按其部位不同可分为盆壁筋膜和盆脏筋膜。

1. 盆壁筋膜　盆壁筋膜（parietal pelvic fascia）也称盆筋膜壁层，覆盖于盆壁肌和骨的内表面，向上越过界线与腹内筋膜相延续。位于骶骨前方的称骶前筋膜，位于梨状肌内表面的部分为梨状肌筋膜，覆盖闭孔内肌内表面的部分为闭孔筋膜。从耻骨体盆腔面到坐骨棘，闭孔筋膜呈线形增厚，称肛提肌腱弓（tendinous arch of levator ani），为肛提肌和盆膈上、下筋膜提供起点和附着处。

盆膈上筋膜（superior fascia of pelvic diaphragm）又称盆膈内筋膜，是盆壁筋膜向下的延续，盆膈上筋膜向后与梨状肌筋膜相连，向内下方移行为盆筋膜的脏层。盆膈上筋膜覆盖肛提肌和尾骨肌的上表面，前方和两侧附着于肛提肌腱弓。

盆筋膜腱弓位于肛提肌腱弓的稍下方，是盆膈上筋膜从耻骨联合弓形向后，走向坐骨棘增厚的筋膜纤维束，其内侧左右有成对的耻骨膀胱韧带附着。

盆膈下筋膜（inferior fascia of pelvic diaphragm）贴于肛提肌和尾骨肌的下表面，前端附着于肛提肌腱弓，后端与肛门外括约肌的筋膜融合，构成坐骨直肠窝的内侧壁。男性耻骨体后面的耻骨前列腺韧带张于耻骨体与前列腺鞘和膀胱颈之间，女性耻骨体后面的耻骨膀胱韧带张于耻骨体与膀胱颈和尿道之间，是维持膀胱、前列腺和尿道位置的重要结构。

骶前筋膜（presacral fascia）又称 Waldeyer 筋膜，位于骶骨前方的部分，较为致密。向上越过骶岬后与腹膜后组织相延续；向下延伸到直肠穿盆膈处，与盆膈上筋膜相延续；两侧与梨状肌、肛提肌上表面的筋膜相延续。左、右腹下神经和下腹下丛位于它的表面。骶前筋膜与骶骨之间有骶正中动脉、骶外侧静脉和骶静脉丛。由于部分静脉外膜与筋膜融合，外科手术在骶前筋膜后方做解剖分离可能伤及这些静脉，引起出血。

2. 盆脏筋膜　盆脏筋膜（visceral pelvic fascia）也称为盆筋膜脏层，在盆腔脏器穿过盆膈或尿生殖膈时，由盆壁筋膜向上反折，呈鞘状包裹脏器形成。盆脏筋膜紧靠盆部器官，在肛提肌上表面与肛提肌筋膜相延续，在后上方与梨状肌筋膜相延续。在盆壁筋膜与盆脏筋膜相交处，筋膜较为致密，被称为盆内筋膜。包裹前列腺的部分称为前列腺鞘，鞘的前份和两侧部内含有前列腺静脉丛。前列腺鞘向上延续包裹膀胱，形成膀胱筋膜，比较薄弱，紧贴膀胱外表面。

男性直肠与膀胱、前列腺、精囊及输精管壶腹间（女性在直肠与阴道之间），有一冠状位的结缔组织隔，称直肠膀胱隔（rectovesical septum），在女性为直肠阴道隔（rectovaginal septum）。上起自直肠膀胱陷凹（女性为直肠子宫陷凹），下伸达盆底，两侧附着于盆侧壁筋膜，并与前方的前列腺鞘（男性）或子宫、阴道上端两侧的筋膜（女性）连接，后方与直肠系膜筋膜相延续。女性子宫颈和阴道上部的前方与膀胱底之间，还有膀胱阴道隔。

盆脏筋膜也包括一些韧带，它们由血管、神经及周围结缔组织形成，如子宫主韧带和子宫骶韧带等，有维持脏器位置的作用。

四、会阴和盆底

广义的会阴是盆膈以下封闭小骨盆下口的所有软组织的统称。会阴的前界为耻骨联合下缘，后界为尾骨尖，两侧界为坐骨结节，前外侧界为耻骨下支和坐骨支，后外侧界为骶结节韧带。以坐骨结节连线为界，将会阴分为前、后两个三角形的区域。前上方三角形区域为尿生殖区，男性有尿道通过，女性有尿道和阴道通过；后上方三角形区域为肛区，有肛管通过。

　　女性的广义会阴又称女性盆底，由封闭骨盆出口的全部软组织组成，包括多层肌肉和筋膜，有尿道、阴道和直肠贯穿其中（图3-35）。

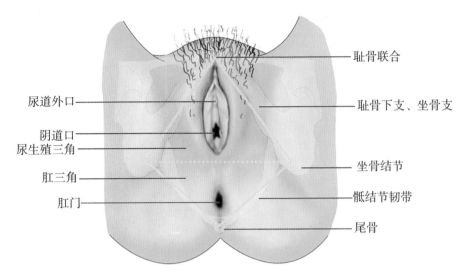

图 3-35　女性会阴分区

　　狭义的会阴即临床上所指的会阴，在男性是指阴囊根部至肛门之间的软组织，在女性是指阴唇后连合至肛门之间的软组织，也称产科会阴（obstetrical perineum）。

（一）尿生殖区

　　尿生殖区（urogenital region）又称尿生殖三角（urogenital triangle），由浅及深依次为皮肤、浅筋膜、会阴浅层肌、尿生殖膈下筋膜、会阴深层肌、尿生殖膈上筋膜。

　　1. 皮肤　阴部皮肤随着性的发育成熟逐渐有色素沉着，呈深褐色，皮肤生有阴毛，富含汗腺及皮脂腺，在正中线有一色深的线，称会阴缝。男性此缝向前延续于阴囊缝和阴茎缝；女性阴阜和大阴唇皮下脂肪组织较多。

　　2. 浅筋膜　尿生殖三角的浅筋膜分为浅、深两层（图3-36，图3-37）。浅层称脂肪膜，向前与腹前壁浅筋膜浅层即Camper筋膜相续；深层呈膜状，称会阴浅筋膜（superficial fascia of perineum）或Colles筋膜，居于皮下脂肪层的深面。会阴浅筋膜两侧附着于坐骨结节、坐骨下支和耻骨下支，向后终止于两侧坐骨结节的连线上，并与尿生殖膈上、下筋膜相互愈着，向前在男性移行为阴囊肉膜、阴茎浅筋膜，并与腹前壁下部的浅筋膜深层（即Scarpa筋膜）相续，正中线上还与会阴中心腱和男性尿道球中隔相愈着，在女性则经阴阜与Scarpa筋膜相续。子宫圆韧带经腹股沟管至大阴唇，止于浅筋膜内。

　　3. 会阴浅层肌　会阴浅层肌即盆底浅层肌，包括会阴浅横肌、球海绵体肌和坐骨海绵体肌（图3-36，图3-37）。

　　（1）会阴浅横肌：会阴浅横肌（superficial transverse muscle of perineum）为一对索条状的小肌，有时缺如，起自坐骨结节内前份，肌纤维横向内侧止于会阴中心腱，两侧会阴浅横肌共同收缩时，可固定会阴中心腱。

　　（2）球海绵体肌：球海绵体肌（bulbocavernosus）在女性又名阴道括约肌，覆盖于前庭球和前庭大腺的浅面，向前经阴道两侧附于阴蒂海绵体，向后附于会阴中心腱，肌收缩时可协助缩小阴道口、括约尿道外口和阴蒂勃起。男性球海绵体肌覆盖尿道球和尿道海绵体的后部，其纤维呈半羽状，由左右对称的两部分借正中腱连接而成，纤维起于会阴中心腱及尿道球下方的中缝，并在会阴体内交叉延续为对侧的会阴浅横肌和肛门外括约肌，肌收缩时可使尿道缩短变细，协助排尿、排精，并参与阴茎勃起。

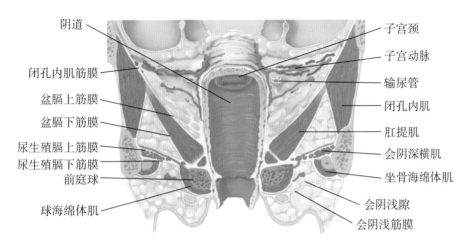

图 3-36 经阴道盆部冠状切面模式图

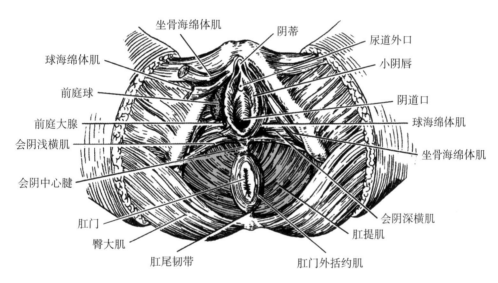

图 3-37 会阴肌

（3）坐骨海绵体肌：坐骨海绵体肌（ischiocavernosus）为一对薄片状的小肌，以肌和腱纤维起自坐骨结节内侧面和两侧的坐骨支。在女性又名阴蒂勃起肌，其纤维向前内侧覆盖阴蒂脚的浅面，止于阴蒂脚两侧及下面，此肌收缩时可压迫阴蒂脚而阻止静脉血回流，使阴蒂勃起。在男性又名阴茎勃起肌，覆盖于阴茎脚的表面，纤维向前内侧覆盖阴茎海绵体的游离面，并移行为腱膜止于阴茎海绵体下面和外侧面的阴茎白膜，其中一部分腱束抵达阴茎海绵体背面及两侧面，并相互交织，此肌收缩时可压迫阴茎海绵体而阻止静脉血回流，使阴茎勃起。

4. 尿生殖膈下筋膜　尿生殖膈下筋膜（inferior fascia of urogenital diaphragm）为深筋膜的浅层，又称会阴膜（perineal membrane）或会阴深筋膜，薄而致密，覆盖于会阴深层肌的下面（图3-36），两侧附着于坐骨下支和耻骨下支的内面，后方在会阴浅横肌后缘处与尿生殖膈上筋膜、会阴浅筋膜及会阴中心腱愈着，其前方于会阴深横肌前缘处与尿生殖膈上筋膜相愈合。

5. 会阴深层肌　即盆底中层肌，也称尿生殖三角肌，位于肛提肌的前下方。在女性，此肌包括会阴深横肌和尿道阴道括约肌（图3-37）。

（1）会阴深横肌：会阴深横肌（deep transverse muscle of perineum）成对，起自坐骨下支内侧

面及阴部管附近，肌纤维向内横行与对侧同名肌在中线互相交织，部分肌纤维止于会阴中心腱，肌内含有一部分平滑肌纤维，前部的肌纤维消失于阴道壁内。此肌收缩时，可加强会阴中心腱的稳固性。

（2）尿道阴道括约肌：尿道阴道括约肌（sphincter of urethrovaginalis）位于会阴深横肌的前方，起自耻骨下支、坐骨下支、骨盆横韧带及附近筋膜，肌纤维环绕尿道和阴道，一部分止于会阴中心腱，一部分与会阴深横肌交织，具有括约尿道和阴道的作用。在男性，尿道阴道括约肌称尿道括约肌（sphincter of urethra），位于会阴深横肌的前方，肌纤维环绕尿道膜部，抵止于会阴中心腱。尿道括约肌属随意肌，通常处于收缩状态，具有括约尿道膜部和压迫尿道球腺的作用。

在尿生殖区后界中点附近的会阴中心腱（perineal central tendon）也称会阴体（perineal body），长约 1.3 cm，是会阴诸肌的附着点。女性的会阴中心腱较大且有韧性和弹性，有重要作用，在分娩时要注意保护。

6. 尿生殖膈上筋膜　尿生殖膈上筋膜（superior fascia of urogenital diaphragm）为深筋膜的深层，覆盖于会阴深横肌及尿道括约肌的上面（图 3-36），其两侧也附着于坐骨下支和耻骨下支，前后缘在会阴深横肌的前后缘均与尿生殖膈下筋膜愈合。尿生殖膈上、下筋膜在尿生殖区肌的前、后缘愈合处特别增厚，前缘处筋膜紧张于两侧耻骨下支之间，称会阴横韧带（transverse ligament of perineum）或尿道前韧带，此韧带与耻骨弓状韧带之间留有裂隙，通过阴茎（蒂）背静脉；后缘处的筋膜紧张于两侧坐骨结节之间，称会阴横（中）隔（transverse septum of perineum）。

尿生殖膈上、下筋膜与其间的会阴深横肌和尿道括约肌共同构成尿生殖膈（urogenital diaphragm），即会阴隔膜（perineal membrane），封闭尿生殖区和盆膈裂孔，在女性有尿道和阴道通过。会阴浅筋膜与尿生殖膈下筋膜之间围成会阴浅隙，内有会阴浅横肌、阴蒂脚、前庭球和前庭大腺等。尿生殖膈上、下筋膜之间的间隙称会阴深隙，有会阴深横肌、尿道阴道括约肌等。

（二）肛区

肛区（anal region）又称肛门三角（anal triangle），为会阴的后份，其前端以两侧坐骨结节间的连线与尿生殖区相连，后为尾骨尖，两侧为坐骨结节、骶结节韧带，顶为盆底深层肌与其上、下面的深筋膜构成的盆膈，底为浅筋膜和皮肤。

1. 皮肤　肛区的皮肤以肛门为中心形成放射状的皱褶。肛区皮肤较厚且与其深面的浅筋膜紧密相连。皮肤呈灰褐色，内含较多的毛囊、汗腺和皮脂腺。

2. 浅筋膜　肛区的浅筋膜为富含脂肪的结缔组织，充填在坐骨结节与肛门之间的坐骨肛门窝。

3. 肌　肛区的肌包括肛提肌、尾骨肌和肛门外括约肌，其中肛提肌和尾骨肌构成盆底肌。

（1）肛提肌：肛提肌（levator ani muscle）为一对宽的薄肌，起自耻骨后面、坐骨棘以及张于两者之间的肛提肌腱弓，两侧肌纤维向后、下、内侧方向汇合，止于会阴中心腱、直肠壁、尾骨及肛尾韧带，有部分肌纤维止于阴道壁，呈漏斗状封闭大部分小骨盆下口。两侧肛提肌前内侧份的肌纤维形成三角形盆膈裂孔。根据肌纤维的起止和走向，肛提肌分为髂尾肌、耻骨直肠肌、耻骨阴道肌和耻尾肌 4 个部分。①髂尾肌（iliococcygeus）主要起自肛提肌腱弓的后部和坐骨棘盆面，肌纤维向后下内方向走行，止于尾骨侧缘和肛尾韧带。②耻骨直肠肌（puborectalis）起自骨盆面和肛提肌腱弓的前部，止于肛管侧壁及后壁以及肛尾韧带，与对侧相应肌束形成"U"形袢，绕过肛管直肠交界处。此肌与肛门内括约肌、肛门外括约肌浅深部、直肠壁纵行肌相互交织组成肛直肠环，收缩能使直肠后壁接近前壁，协助肛门内、外括约肌紧闭肛门。③耻骨阴道肌（pubovaginalis）起自耻骨盆面和肛提肌腱弓的前部，沿尿道及阴道两侧走行，与尿道壁和阴道壁的肌层交织，止于会阴中心腱，可牵引阴道后壁向前，协助括约阴道。该肌在男性为前列腺提肌（levator prostate），肌束向后夹持前列腺尖两侧，止于会阴中心腱。④耻尾肌（pubococcygeus）起自耻骨盆面及肛提肌腱弓的前部，止于尾骨尖、侧缘和肛尾韧带。

在肛提肌与臀大肌及坐骨结节之间的凹陷称为坐骨肛门窝（ischioanal fossa）或坐骨直肠窝，呈楔形，尖向上，底向下（图 3-38）。窝内有血管、神经及大量脂肪，是肛门周围脓肿常发生的部位。

（2）尾骨肌：尾骨肌（coccygeus）位于肛提肌后上方、骶棘韧带前方，起于坐骨棘，呈扇形，止于骶、尾骨侧缘。有协助封闭小骨盆下口、承托盆腔脏器及固定骶、尾骨的作用。

（3）肛门外括约肌：肛门外括约肌（external anal sphincter）为环绕肛门的骨骼肌，分为皮下部、浅部和深部，可随意括约肛门，控制排便。

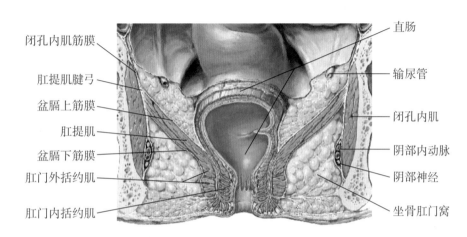

图 3-38　经直肠的盆部冠状断面模式图

4. **深筋膜和盆膈**　肛区深筋膜覆盖于肛提肌和尾骨肌上、下面，分别称为盆膈上筋膜（superior fascia of pelvic diaphragm）和盆膈下筋膜（inferior fascia of pelvic diaphragm）（图 3-38）。盆膈上、下筋膜与其间的肛提肌和尾骨肌共同构成盆膈（pelvic diaphragm），封闭小骨盆下口的大部分，将上面的盆腔和下面的会阴分开。其后部有肛管通过，前方两侧肛提肌的前内侧缘之间有一狭窄裂隙，称盆膈裂孔，其中有男性尿道或女性尿道和阴道通过，尿生殖膈（见"会阴"部分）在盆膈裂孔下方将其封闭加固。盆膈具有承托盆内脏器的功能，并与腹内压、排便及分娩等功能活动密切相关。

5. **骨盆底及支持系统**　骨盆底（pelvic floor）即封闭骨盆下口的软组织，由多层盆底肌和筋膜构成，起承托并保持盆腔脏器于正常位置的作用。骨盆底由外向内分为外、中、内 3 层：外层由会阴浅筋膜及其深面的 3 对肌（球海绵体肌、坐骨海绵体肌、会阴浅横肌）和肛门外括约肌组成；中层即由上、下两层筋膜及其间的一对会阴深横肌和尿道括约肌组成的尿生殖膈；内层即盆膈，是骨盆底最坚韧的一层，其中肛提肌构成骨盆底的大部分，起最重要的支持作用。

当骨盆底组织支持作用减弱时，容易发生相应部位器官松弛、脱垂或功能缺陷。前骨盆腔可发生膀胱和阴道前壁脱垂，中骨盆腔可发生子宫和阴道穹窿脱垂，后骨盆腔可发生直肠和阴道后壁脱垂。由此可见，骨盆底结构和功能出现异常，能影响盆腔脏器的位置与功能，并能引起分娩障碍；分娩又可不同程度地损伤骨盆底。

框 3-3　女性盆底支持系统的三水平理论

DeLancey 于 1994 年提出了阴道支持结构的三个水平的理论，即在水平方向上将阴道支持轴分为三个水平。第一水平：顶端支持，由子宫主、骶韧带复合体垂直支持子宫、阴道上 1/3，是盆底最为主要的支持力量；第二水平：水平支持，由耻骨宫颈筋膜附着于两侧腱弓形成白线和直肠阴道筋膜肛提肌中线，水平支持膀胱、阴道上 2/3 和直肠；第三水平：远端支持，耻骨宫颈筋膜体和直肠阴道筋膜远端延伸融合于会阴体，支持尿道远端。

不同水平的脱垂之间相对独立，例如阴道支持轴的第一水平缺陷可导致子宫脱垂和阴道顶部脱垂，而第二、三水平缺陷常导致阴道前壁和后壁膨出；不同水平的脱垂之间又相互影响，例如压力性尿失禁在行耻骨后膀胱颈悬吊术（Burch 术）后常有阴道后壁膨出发生。阴道顶部脱垂在行骶棘韧带固定术（sacrospinous ligament fixation）后可发生阴道前壁膨出。不同阴道支持轴水平共同构成一个解剖和功能的整体，在现代盆底解剖学中不再被孤立理解。

（张卫光）

第五节　乳　房

乳房（breast）为人类和哺乳动物所特有的器官，其数目随动物种属的不同而异，人类仅有胸前的一对乳房。男性乳房已退化，无任何生理功能，而女性乳房则相当发达，于青春期开始发育生长，是女性的第二性征器官。女性乳房的主要功能是分泌乳汁、哺育婴儿，不属于女性生殖器官，但其结构和功能与女性生殖系统的激素变化密切相关，因此将其列入女性生殖系统一章介绍。本节主要介绍女性乳房。

一、位置与形态

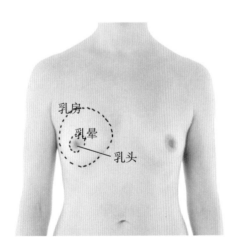

图 3-39　女性乳房的位置和形态

乳房位于胸前胸大肌浅面，向上起自第 2 ~ 3 肋，向下至第 6 ~ 7 肋，内侧至胸骨旁线，外侧可到达腋中线（图 3-39）。乳房与胸肌筋膜之间的间隙称为乳房后间隙（retromammary space），内有疏松结缔组织和淋巴管，但无大血管，使乳房可轻度移动。隆乳术时常将假体植入此间隙。乳腺癌时，乳房可被固定在胸大肌上。乳房后间隙脓肿易向下扩散，宜行低位切开引流术。

乳房主要由乳腺、脂肪组织、结缔组织和皮肤组成。受体内激素水平变化的影响，乳房的大小和形态变化较大。成年未孕女性的乳房呈半球形或悬垂形，紧张而富有弹性，重 150 ~ 200 g。在妊娠期和哺乳期，激素水平升高使腺体组织增生、发育，乳房胀大呈球形。哺乳停止后，激素水平迅速下降，腺体组织逐渐分解、萎缩，乳房变小。更年期后，由于性激素的分泌急剧减少，致乳腺小叶萎缩，脂肪含量下降，乳房体积显著缩小，松弛下垂。乳房表面中央有乳头（nipple），通常位于第 4 肋间隙或第 5 肋与锁骨中线相交处。乳头表面有许多小窝，内有输乳孔。乳头周围有颜色较深的环形皮肤区，称为乳晕（areola of breast）（图 3-39，图 3-40）。乳晕的颜色因个体皮肤颜色、年龄和功能状态的差异而不同：幼女的乳晕称蔷薇色；孕妇、经产妇及哺乳期妇女的乳晕因色素沉着而颜色变深，呈黑褐色。乳晕表面有 5 ~ 12 个结节状小隆起，称为乳晕腺（areolar gland），为汗腺与乳腺之间的过渡形式，在妊娠期或哺乳期明显发育，其排泄管单独开口于乳晕，可分泌脂类物质滑润乳头，保护乳晕和乳头（图 3-40）。

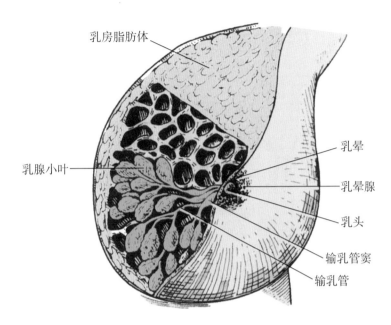

图 3-40　女性乳房结构模式图

乳房内的致密结缔组织纤维束一端连于皮肤和浅筋膜浅层，另一端连于浅筋膜深层，形成乳房悬韧带（suspensory ligament of breast）（图 3-41）。韧带两端固定，无伸展性。乳腺癌时，乳房的淋巴管堵塞致使皮肤局部水肿，腺组织肿大而乳房悬韧带相对缩短，牵引皮肤向内凹陷，外观呈橘皮样变，是乳腺癌的重要体征之一。

二、组织学结构

乳腺（mammary gland）主要由分泌乳汁的腺泡、输出乳汁的导管以及其间的结缔组织构成。乳腺腺组织被结缔组织分隔成 15 ~ 25 个乳腺叶（lobe of mammary gland），每个乳腺叶又分为若干乳腺小叶，每个小叶是一个复管泡状腺。乳腺为顶浆分泌腺。腺泡上皮为单层立方或柱状，腺腔很小，腺细胞基底面有基膜，腺上皮和基膜之间有肌上皮细胞。小叶内导管管壁多为单层立方或柱状上皮，小叶间导管则为复层柱状上皮，每一乳腺叶有一个以乳头为中心呈放射状排列的总导管，也称输乳管（lactiferous duct），开口于乳头，管壁为复层扁平上皮，与乳头表皮相续。输乳管在乳晕深面呈梭形膨大，称输乳管窦（lactiferous sinus），末端变细并开口于乳头的输乳孔。故乳房手术时宜做放射状切口，以减少对乳腺叶和输乳管的损伤。

（一）乳腺的类型

乳腺于青春期受卵巢激素影响开始发育，其结构因年龄和生理状况的变化而异。无泌乳活动的乳腺，称为静止期乳腺（resting mammary gland）；妊娠和授乳期的乳腺有泌乳功能，称为活动期乳腺（activating mammary gland）。

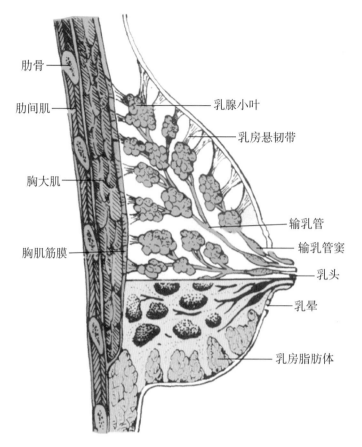

图 3-41　女性乳房结构模式图（矢状切面）

1. 静止期乳腺　静止期乳腺是指性成熟未孕女性的乳腺，其结构特点是：导管和腺体均不发达，腺泡小而少，脂肪组织和结缔组织极为丰富（图 3-42A）。静止期乳腺随月经周期有些变化。月经来潮前，腺泡与导管增生和充血，因而乳腺可略增大。月经停止后这一现象消失。

2. 活动期乳腺　活动期乳腺在雌激素和孕激素的作用下发育长大，导管和腺泡迅速增生，腺泡壁主要由单层柱状或单层立方上皮构成，结缔组织和脂肪组织相对减少。至妊娠后期（图 3-42B），在催乳素的影响下，腺泡开始分泌，腺腔内出现初乳（colostrum）。初乳为淡黄色液体，含有脂滴、乳蛋白、乳糖和抗体（以 IgA 为主）等。此外，初乳中还含有吞噬脂肪的巨噬细胞，称为初乳小体（colostrum corpuscle）。

授乳期乳腺的结构与妊娠期乳腺相似，但腺体更为发达，结缔组织成分更少。小叶内可见处于不同分泌时期的腺泡。有的腺泡呈分泌前期，腺细胞呈高柱状；有的腺泡呈分泌期，腺泡细胞的胞质内富含分泌颗粒、粗面内质网和线粒体等；有的腺泡呈分泌后状态，腺细胞呈立方或扁平形，腺腔中充满乳汁（图 3-42C）。电镜下，腺细胞内粗面内质网和线粒体丰富，并可见分泌颗粒和脂滴。断乳后，催乳素的水平下降，乳腺也迅速停止分泌。贮留在腺腔和导管内的乳汁被逐渐吸收；腺组织逐渐萎缩，有的被巨噬细胞吞噬，有的则被吸收。结缔组织和脂肪组织增多，腺组织又恢复到静止期状态。

绝经后，体内雌激素和孕激素水平下降，腺组织萎缩退化，脂肪组织也随年龄增大而减少。

（二）不同性别和年龄乳腺的组织学结构特点

乳腺受激素水平影响大，不同性别和年龄乳腺的组织学结构差异大。

1. 儿童期 / 男性乳腺　儿童期乳腺和男性乳腺结构类似，有腺性上皮分布于结缔组织内，结缔组织含不同数量的胶原纤维和脂肪细胞，但腺性上皮为分支的导管，无小叶结构。

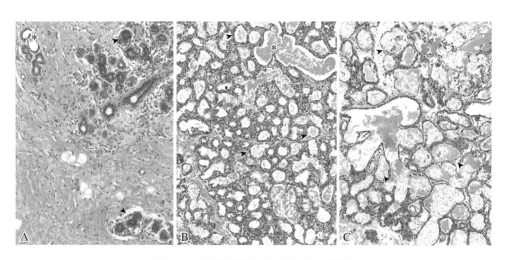

图 3-42　乳腺光镜像（HE 染色，低倍）

A. 静止期；B. 妊娠期；C. 授乳期；箭头示乳腺腺泡；星号示小叶间导管

2. 育龄期 / 性成熟期乳腺　育龄期乳腺和性成熟期乳腺为典型的乳腺结构，无泌乳活动的静止期乳腺腺泡和导管少，结缔组织和脂肪组织丰富。有泌乳功能时，腺泡和导管大量增生，腺泡之间的间质明显减少。

3. 绝经期乳腺　绝经后，雌激素和孕激素水平降低，乳腺内腺泡和导管萎缩退化，体积变小，复杂程度降低，导管可有不同程度的扩张，间质中的胶原纤维成分减少，脂肪成分相对增加。至退化终末期，乳腺小叶及其伴随的终末导管退化的残留部分被透明变性的结缔组织包绕，或包埋于脂肪组织内，周围仅有少量或没有间质（图 3-43）。

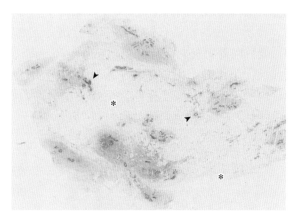

图 3-43　绝经期乳腺光镜像（HE 染色，低倍）

箭头示退化的乳腺腺泡或导管；星号示透明变性的结缔组织

（李宏莲）

第六节　血管、淋巴管和神经

一、生殖系统

（一）动脉

腹主动脉在第 4 腰椎水平分为左、右髂总动脉（common iliac artery），行至骶髂关节前方分为髂外和髂内动脉。髂内动脉（internal iliac artery）沿盆后外侧壁下行，至梨状肌上缘分成前干和后干，前干分为壁支和脏支，后干全是壁支。还有起自腹主动脉末端的骶正中动脉。

壁支包括髂腰动脉、骶外侧动脉、臀上动脉、臀下动脉和闭孔动脉，脏支有膀胱上/下动脉、子宫动脉、直肠下动脉及阴部内动脉等。

女性内、外生殖器官的动脉供应，主要来自卵巢动脉、子宫动脉、阴道动脉及阴部内动脉。

1. 卵巢动脉　卵巢动脉（ovarian artery）自腹主动脉发出，右侧卵巢动脉越过下腔静脉的前面，十二指肠下部、右结肠动脉、回结肠动脉和回肠末端的后面下行。左侧卵巢动脉经肠系膜下静脉、左结肠动脉和乙状结肠等结构的后方下降。两侧的卵巢动脉均经腹后壁腹膜的后方，腰大肌和生殖股神经的前方，其上段和输尿管交叉，下段与髂外血管交叉。

卵巢静脉跨过髂外血管后，即进入卵巢悬韧带，继续下降经子宫阔韧带的两层腹膜中，最后在输卵管的下方与子宫动脉的卵巢支互相吻合成弓，自该弓发出小支至卵巢和子宫，沿途尚有输尿管支、输卵管支以及伴随子宫圆韧带分布至大阴唇和腹股沟区域的小支。

2. 子宫动脉　子宫动脉（uterine artery）多数为 1 支，2 支较少见。子宫动脉常自脐动脉或髂内动脉干发出（图 3-44），亦可从阴部内动脉或臀下阴部干起始。分出后向内下行，越过输尿管前方，至子宫颈的外侧约 2 cm 处可分为升、降两支。升支沿子宫体侧缘或前面，在子宫阔韧带的两层腹膜中迂曲上升，至子宫底的卵巢有韧带附着处分出底支和输卵管支（tubal branch），分布至子宫底部和输卵管。最后向外上移行于卵巢支（ovarian branch），与卵巢动脉吻合。降支沿子宫颈阴道上部的侧缘或前面下降，至阴道移行于终支。由降支发出子宫颈支，分布至子宫颈。子宫动脉穿入子宫肌层内的终末支，高度迂曲，呈螺旋状，称为螺旋动脉或螺旋支（spiral branch）。子宫动脉的可塑性很大，妊娠时，口径增粗。

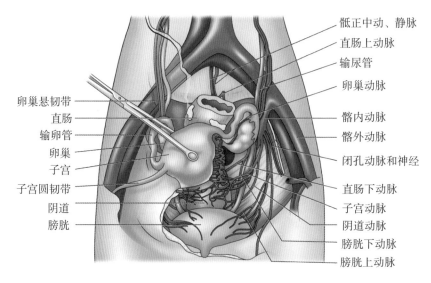

图 3-44　盆部的动脉和静脉

3. 阴道动脉　阴道动脉（vaginal artery）自子宫动脉降支发出后向内下行，经输尿管之后至阴道上部，分出多数小支至阴道组织和膀胱底的后部。阴道动脉和阴部内动脉分支相吻合，阴道中段由阴道动脉供应，阴道下段主要由阴部内动脉和直肠下动脉供应。

4. 阴部内动脉　阴部内动脉（internal pudendal artery）多数与臀下动脉共干自髂内动脉的前干起始，较臀下动脉稍细。分出后，沿梨状肌和骶神经丛的前方下行，多数（62.19%±4.45%）穿经第 2、3 骶神经之间，自梨状肌下缘出骨盆至臀部，再经坐骨小孔至会阴部，转向前，沿坐骨肛门窝外侧壁，行于阴部管中，在此处与同名静脉和阴部神经的分支伴行。继续向前穿尿生殖膈下筋膜行于会阴深隙中，达尿生殖膈尖端以前，便穿出尿生殖膈下筋膜至会阴浅隙中，在穿出该膜以前或以后，阴部内动脉即分为阴茎背动脉（或阴蒂背动脉）和阴茎深动脉（或阴蒂深动脉）两终支。

阴部内动脉有以下主要分支。

（1）肛动脉：肛动脉（anal artery）有 2～3 支，从坐骨肛门窝的外侧壁发出，穿阴部管的筋膜，越过该窝至肛门附近，营养肛门周围诸肌和皮肤。与直肠上、下动脉和对侧的同名动脉吻合。

（2）会阴动脉：会阴动脉（perineal artery）在阴部管近前端处自阴部内动脉发出，转向下离开阴部管分为会阴横动脉和阴囊后支（或阴唇后支）。会阴横动脉（transverse perineal artery）越过会阴浅横肌的浅面分布至该肌及肛门与尿道球之间的结构，与对侧同名动脉、阴囊后支以及肛动脉等吻合。阴囊后支（posterior scrotal branch）自会阴动脉分出后，经会阴浅横肌的浅侧或深侧前行，经坐骨海绵体肌与球海绵体肌之间至阴囊的皮肤和肉膜或女子的大阴唇。

（3）尿道球动脉：尿道球动脉（urethral bulbi artery）或前庭球动脉（vestibular bulbar artery）乃一短干，向内行进，穿出尿生殖膈下筋膜重新进入会阴浅隙，至尿道球或前庭球以及阴茎海绵体的后部或阴道的勃起组织。

（4）阴茎背动脉：阴茎背动脉（dorsal artery of penis）或阴蒂背动脉（dorsal artery of clitoris）是阴部内动脉的终支之一，从会阴深隙穿出进入浅隙，至阴茎脚与耻骨联合之间，经阴茎（或阴蒂）悬韧带的两束间至阴茎（或阴蒂）的背面，与阴茎（或阴蒂）背深静脉和阴茎（或阴蒂）背神经伴行至阴茎（或阴蒂）头，营养阴茎（或阴蒂）海绵体的被膜和皮肤。可发小支与阴茎（或阴蒂）深动脉吻合。

（5）阴茎深动脉：阴茎深动脉（deep artery of penis）或阴蒂深动脉（deep artery of clitoris）是阴部内动脉的终支之一，穿出尿生殖膈下筋膜进入会阴浅隙，斜穿阴茎（或阴蒂）海绵体，行于阴茎（或阴蒂）海绵体的中央，达其尖端，与对侧同名动脉、尿道动脉及阴茎（或阴蒂）背动脉吻合。

（二）静脉

盆腔内的静脉汇集成髂内静脉（internal iliac vein）（图 3-44），其属支分为壁支和脏支，壁支与同名的动脉伴行，脏支起自盆内脏器周围的静脉丛。

膀胱静脉丛位于膀胱下部周围，女性的子宫静脉丛和阴道静脉丛位于子宫和阴道的两侧，各丛分别汇合成干注入髂内静脉。卵巢静脉丛位于卵巢周围和输卵管附近的子宫阔韧带内，汇集为卵巢静脉，左、右卵巢静脉分别注入左肾静脉和下腔静脉。

直肠静脉丛的上部主要汇入直肠上静脉，经肠系膜下静脉注入肝门静脉；直肠静脉丛的下部主要经直肠下静脉和肛静脉回流入髂内静脉。内、外静脉丛之间有广泛的吻合，为肝门静脉系和腔静脉系之间的交通之一。

骶前静脉丛位于骶骨前方与骶前筋膜之间，属椎外静脉丛的最低部分，收纳骶骨血液，两侧连接与骶外侧动脉伴行的骶外侧静脉，血液经骶外侧静脉回流至髂内静脉。手术中一旦损伤出血严重，难以控制。

盆腔内静脉丛的静脉腔内无瓣膜，各丛之间的吻合丰富，有利于血液的回流，但也使盆腔静脉感染容易蔓延。

卵巢静脉与同名动脉伴行，右侧汇入下腔静脉，左侧汇入左肾静脉。

框 3-4　子宫静脉血回流

子宫底及子宫体上部的静脉，在输卵管子宫端与子宫阔韧带起始端之间汇集成数条小静脉，自子宫角浅出，在子宫角附近反复分支形成静脉丛，与子宫圆韧带和子宫阔韧带的静脉以及卵巢的蔓状静脉丛等吻合，因而卵巢静脉增粗，主要回流子宫底和子宫体上部的静脉血。

从子宫体下部和子宫颈上部导出的子宫静脉，汇合成多支，注入髂内静脉，或与髂内静脉的其他属支吻合后再汇入髂内静脉。

子宫颈下部、阴道前壁及膀胱后壁等处的静脉，向上与子宫体下部和子宫颈上部的子宫静脉吻合。子宫、阴道静脉丛静脉内的瓣膜不发达。

（三）淋巴结

女性生殖器官和盆腔有丰富的淋巴系统，淋巴结沿相应血管排列，成群或成串分布，分为盆腔淋巴结和腹股沟淋巴结两部分。

1. 盆腔淋巴结　盆腔内淋巴结一般沿血管排列，又可分为脏器旁及盆壁淋巴结（图 3-45）。盆腔淋巴结的输出管注入左、右腰淋巴结，其输出管形成左、右腰干，注入乳糜池。

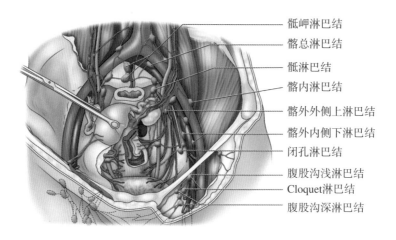

图 3-45　女性盆腔淋巴结

（1）脏器旁淋巴结：主要有直肠旁淋巴结、子宫旁淋巴结、阴道旁淋巴结和膀胱旁淋巴结。

直肠旁淋巴结（pararectal lymph node）：位于直肠壶腹部的后面和两侧，沿直肠上动脉的两条终末支配布，多数为 2 ～ 4 个。收纳直肠壶腹部的集合淋巴管，其输出淋巴管注入肠系膜上淋巴结。

子宫旁淋巴结（parauterine lymph node）：位于子宫颈的两侧、子宫动脉与输尿管交叉处附近，是不甚恒定的淋巴结（出现率为 35%），也可称为子宫颈旁淋巴结或输尿管淋巴结。收纳子宫体下部和子宫颈的集合淋巴管，其输出淋巴管注入髂间淋巴结。宫颈癌根治手术时，应将其清除。

（2）盆壁淋巴结：主要沿大血管排列。主要的淋巴结群包括：由髂内、髂外及髂总淋巴结组成的髂淋巴组，位于骶骨前面的骶前淋巴组和位于腹主动脉旁的腰淋巴组。

髂内淋巴结（internal iliac lymph node）（图 3-45）沿髂内动脉主干及其壁支和脏支配布，除沿髂内动脉主干排列的主群外，根据与伴行血管和脏器的关系包括以下各组淋巴结：沿髂内动脉壁支排列的闭孔淋巴结、臀上淋巴结、臀下淋巴结和骶淋巴结，沿髂内动脉脏支及盆腔内脏器配布的膀胱旁淋巴结、子宫旁淋巴结、阴道旁淋巴结以及直肠旁淋巴结等。

骶淋巴结（sacral lymph node）沿骶外侧动脉和骶中动脉配布，位于骶骨盆面、骶前孔的内侧，可见 1 ~ 4 个。骶淋巴结收纳盆后壁、直肠肛管黏膜部、子宫颈和子宫体下部、阴道上部，或前列腺和精囊腺的集合淋巴管，其输出淋巴管注入骶岬淋巴结及髂总淋巴结。

2. 腹股沟淋巴结　腹股沟淋巴结（inguinal lymph node）位于腹股沟韧带下方、大腿根部的前面，以阔筋膜为界，分为浅、深两群，即腹股沟浅淋巴结和腹股沟深淋巴结，与外生殖器相关（图 3-46）。

（1）腹股沟浅淋巴结：腹股沟浅淋巴结（superficial inguinal lymph node）沿腹股沟韧带下缘和大隐静脉末段排列，根据配布的位置不同可分为上、下两组。上组收纳外生殖器、阴道下段、会阴及肛门部的淋巴，下组收纳会阴及下肢的淋巴。腹股沟浅淋巴结的输出管大部分汇入腹股沟深淋巴结，少部分汇入髂外淋巴结。

（2）腹股沟深淋巴结：腹股沟深淋巴结（deep inguinal lymph node）位于大腿阔筋膜的深侧，沿股动、静脉的内侧及前面配布，其中位置最高的一个位于股环处，并且形体较大，称为股环淋巴结（或称腹股沟最上深淋巴结、Cloquet 淋巴结）。腹股沟深淋巴结收纳下肢深部、外阴深部、腹股沟浅淋巴的淋巴管，其输出淋巴管汇入髂外及闭孔等淋巴结。

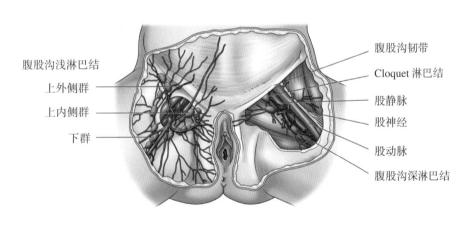

图 3-46　腹股沟淋巴结

（图中标注）
腹股沟浅淋巴结
上外侧群
上内侧群
下群
腹股沟韧带
Cloquet 淋巴结
股静脉
股神经
股动脉
腹股沟深淋巴结

框 3-5　子宫的淋巴引流

　　子宫体上部 2/3 和子宫底的淋巴管沿卵巢系膜内与卵巢的淋巴管相汇合，继而沿卵巢动脉，经卵巢悬韧带向上行，转向内注入腰淋巴结。子宫底部两侧发出的淋巴管可沿子宫圆韧带向前上方走行，或注入腹股沟深淋巴结或髂外淋巴结，或注入腹股沟浅淋巴结。子宫颈及子宫体下 1/3 部的淋巴管，在子宫阔韧带内沿子宫动脉外行，主要注入髂外淋巴结。子宫颈下部的一部分集合淋巴管，穿经子宫主韧带向外行，注入闭孔淋巴结。子宫颈的淋巴管尚可沿骶子宫韧带绕直肠两侧向后，注入骶淋巴结或骶岬淋巴结。子宫颈癌根治手术时，需要清除全部的髂外淋巴结、髂内淋巴结、闭孔淋巴结、骶淋巴结和骶岬淋巴结等。

阴道下段淋巴主要汇入腹股沟浅淋巴结。阴道上段淋巴基本与宫颈淋巴回流相同，大部汇入髂内及闭孔淋巴结，小部汇入髂外淋巴结，并经子宫骶韧带汇入骶前淋巴结。

（四）神经

内、外生殖器官由躯体神经和内脏神经共同支配。

1. 躯体神经 盆内的躯体神经来自腰丛和骶丛。

（1）腰丛的分支：腰丛有闭孔神经和生殖股神经两个分支。①闭孔神经：由第 2～4 腰神经前支组成，从腰大肌内侧缘向下，经髂血管与骶髂关节之间，穿腰大肌筋膜后入小骨盆，紧贴耻骨行向位于盆侧壁前、中 1/3 交界处的闭膜管内口处，主要支配大腿内收肌群。②生殖股神经：由第 1 腰神经前支小部纤维及第 2 腰神经前支大部组成。穿腰大肌并在其前面下行，沿髂总动脉外侧，在输尿管的后方分为股支与生殖支。后支与子宫圆韧带伴行，穿过腹股沟管，分支至大阴唇。

（2）骶丛的主要分支：骶丛主要有臀上神经、臀下神经、阴部神经、股后皮神经、坐骨神经等分支，分布于臀部、会阴及下肢。其中，阴部神经（pudendal nerve）（图 3-47）从骶丛发出后伴阴部动、静脉出梨状肌下孔，绕坐骨棘穿坐骨小孔入坐骨肛门窝，走行于肛提肌下方，贴坐骨直肠窝外侧壁向前分支分布于会阴部和外生殖器的肌和皮肤。阴部神经支配尿道外括约肌、坐骨海绵体肌、球海绵体肌、海绵体及尿道海绵体。其主要分支有：①直肠下神经，分布于肛门外括约肌及肛门皮肤；②会阴神经，分布于会阴诸肌和阴囊或大阴唇的皮肤；③阴茎（阴蒂）背侧神经，行于阴茎（阴蒂）背侧，主要分布于阴茎（阴蒂）的海绵体和皮肤。故外生殖器主要由阴部神经支配。

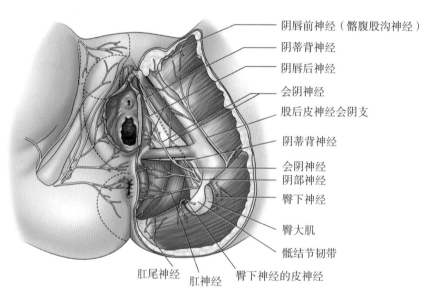

图 3-47　阴部神经

在分娩过程中，常在坐骨结节至肛门中点处进针，进行阴部神经阻滞麻醉，阻断双侧神经的传导，松弛肌肉，使会阴皮肤伸展，降低会阴、阴道裂伤程度，解除或减轻缝合疼痛，而不影响产后出血、胎儿窘迫的发生率。

2. 内脏神经 内脏神经主要来自骶交感干、腹下丛和盆内脏神经。

（1）骶交感干：骶交感干由腰交感干延续而来，沿骶前孔内侧下降。至尾骨处与对侧骶交感干汇合，每条骶交感干上有 3 ～ 4 支神经，其节后纤维部分参与组成盆丛，部分形成灰交通支，连于骶神经和尾神经。

（2）腹下丛：腹下丛分为上腹下丛和下腹下丛（图 3-48）。①上腹下丛（superior hypogastric plexus）又称骶前神经，由腹主动脉丛经第 5 腰椎体前面下降而来。此丛发出左、右腹下神经行至第 3 骶椎高度，与同侧的盆内脏神经和骶交感节的节后纤维共同组成左、右下腹下丛。②下腹下丛（inferior hypogastric plexus）又称盆丛，位于直肠、子宫颈和阴道穹隆的两侧，膀胱的后方。其纤维随髂内动脉的分支分别形成膀胱丛、子宫阴道丛和直肠丛等，随相应的血管入脏器。

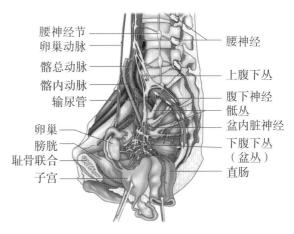

图 3-48　盆部的神经

（3）盆内脏神经：盆内脏神经（pelvic splanchnic nerve）（图 3-48）又称盆神经，属副交感神经，较细小，共 3 支，由第 2 ～ 4 骶神经前支中的副交感神经节前纤维组成。此神经加入盆丛，与交感神经纤维一起走行至盆内脏器，在脏器附近或壁内的副交感神经节交换神经元，节后纤维分布于结肠左曲以下的消化道、盆内脏器及外阴等。

二、乳房

（一）动脉

乳房的动脉（图 3-49）主要来自胸廓内动脉的穿支、肋间后动脉的穿支和腋动脉的分支（主要为胸外侧动脉），它们从各方向进入乳房，各动脉供血区域的分界不明显，相互之间有着丰富的吻合，形成动脉网。也并非这些动脉一同供血，由胸廓内动脉和胸外侧动脉联合供血者占50%；由胸廓内动脉和肋间后动脉供血者为30%；由胸廓内动脉、肋间后动脉和胸外侧动脉联合供血者占18%。因此，胸廓内动脉是供应乳房血液的主要动脉。

（二）静脉

乳房的静脉分为浅、深两组（图 3-49）。浅静脉位置表浅，在体表可以看到，最后汇入腋静脉和胸廓内静脉。深静脉则与同名的动脉伴行，分别汇入无名静脉、腋静脉、半奇静脉和奇静脉。

胸廓内静脉是乳房主要的回流静脉，也是乳腺癌肺转移的主要途径。乳房的静脉经肋间后静脉与椎外静脉丛形成吻合，由于椎外静脉丛内压力低且无瓣膜，故乳腺癌可经此途径扩散至脊柱、骨盆、颅骨等处。

乳房的静脉与淋巴管紧密伴行，癌细胞常经此途径转移到区域淋巴结。

（三）淋巴引流

女性乳房淋巴管非常丰富，分浅、深两组，彼此间广泛吻合。浅组位于皮内和皮下，淋巴管无瓣膜，在乳晕周围吻合成网注入深淋巴管或胸肌淋巴结。深组位于乳腺小叶周围和输乳管壁内，管径粗、有瓣膜，其淋巴回流大致有以下 5 条途径（图 3-50）：①乳房外侧部和中央部的淋巴管主要注入腋淋巴结的胸肌淋巴结，这是乳房淋巴回流的主要途径。②乳房内侧部的淋巴管一部分注入胸骨旁淋巴结，另一部分与对侧乳房的淋巴管吻合。③乳房上部的淋巴管注入腋淋巴结的尖淋巴结和锁骨上淋巴结。④乳房内下部的淋巴管注入膈上淋巴结并与腹前壁上部、膈下及肝的淋巴管相吻合。⑤乳房深部的淋巴管，经乳房后间隙穿胸大肌和胸小肌，注入胸肌间淋巴结或尖淋巴结。胸肌间淋巴结又名 Rotter 淋巴结，位于胸大、小肌之间。乳房的淋巴有 75% 回流到腋淋巴结，因此，腋淋巴结是乳腺癌转移的重要途径。

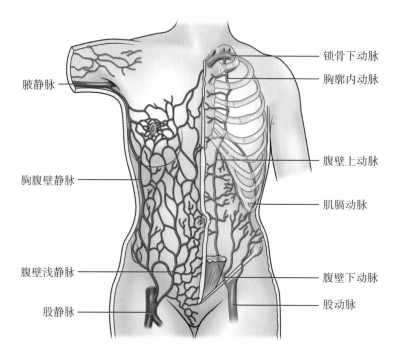

图 3-49　乳房的动脉和静脉

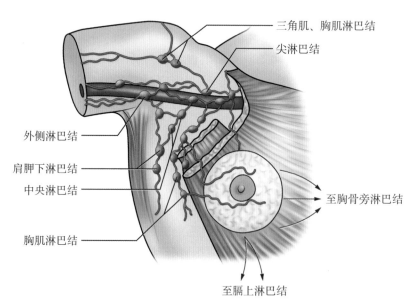

图 3-50　乳房的淋巴回流

当乳房罹患恶性肿瘤时，可沿上述途径扩散和转移，侵及淋巴结，引起不同程度的肿大，因此淋巴引流途径对疾病的诊断、手术切除肿瘤时的范围选择有重要的临床意义。

框 3-6　前哨淋巴结

在解剖学意义上，前哨淋巴结（sentinel lymph node，SLN）是收纳乳房及区域组织淋巴液的第一站淋巴结。就临床角度而言，前哨淋巴结是指乳房某一具体部位原发肿瘤向腋窝转移的第一个或几个淋巴结，是乳腺癌最先发生转移的淋巴结。前哨淋巴结是一种功能定位，而不是严格意义上恒定的解剖结构。理论上讲，如果患者的前哨淋巴结没有转移，腋窝淋巴引流区的其他淋巴结也不会出现转移。当淋巴结完全被肿瘤细胞占据或存在淋巴管癌栓时，会使示踪剂无法显影淋巴结，临床上会导致前哨活检失败或假阴性。前哨淋巴结的定位方法如下：①术前在肿瘤周围或乳晕区注射放射性核素，术中利用探测设备探测腋窝区放射性的高低来定位和识别前哨淋巴结。②术前注射生物蓝色染料，术中通过蓝染的程度来识别前哨淋巴结。③联合应用上述两种方法，即根据放射性的高低和蓝染的程度来识别前哨淋巴结。④近年来，临床在尝试新的前哨示踪技术，如应用生物荧光剂吲哚菁绿来示踪前哨淋巴结。通过乳腺癌的前哨淋巴结活检来了解腋窝淋巴结有无转移，是近年来乳腺肿瘤外科研究的重点。它可以通过一个小的活检手术就了解腋窝淋巴结是否有转移，从而确定分期，估计预后，制定综合治疗方案，避免了腋窝阴性乳腺癌患者不必要的腋窝淋巴结清扫，降低了相关手术并发症的发生，改善了患者术后的生活质量。

（四）神经

乳房主要受交感神经和脊神经的支配。交感神经司腺体的分泌和平滑肌的收缩。颈丛的锁骨上神经分布到乳房上份的皮肤，上位胸神经（$T_{3\sim6}$）的外侧皮支和前皮支分别分布到乳房外侧部和内侧部的皮肤，司乳房的感觉。在乳腺癌根治术时，这些神经一般会被切断。

（张卫光）

小　结

卵巢为女性生殖腺，位于子宫两侧、盆腔外侧壁髂内外动脉分叉处的卵巢窝内，借卵巢悬韧带、卵巢固有韧带和卵巢系膜维持和固定。卵巢实质由皮质和髓质构成，皮质中含有不同发育阶段的卵泡。每个卵泡由一个卵母细胞和其周围的多个卵泡细胞构成。从青春期到更年期前的生育期内，卵巢结构和功能发生周期性变化，原始卵泡发育，经初级卵泡和次级卵泡发育为成熟卵泡，但通常只有1个卵泡能发育成熟并排出1个卵细胞。排卵后，卵泡壁塌陷，形成黄体。排出的卵如不受精，黄体仅维持2周后便退化，称为月经黄体；如受精，黄体可维持6个月左右，称为妊娠黄体。

输卵管由内向外分为子宫部、峡部、壶腹部和漏斗部，其管壁由内向外分为黏膜、肌层和浆膜3层。输卵管是卵子与精子结合的场所，并运送受精卵至子宫。

子宫位于骨盆中央、膀胱与直肠之间，呈前倾前屈位，两侧有输卵管和卵巢，下端接阴道。由上而下分为底、体、峡和颈4个部分，内腔分为子宫腔和子宫颈管。子宫峡部非妊娠不明显，妊娠末期可延长至7～11 cm，产科常在此处进行经腹膜腔或腹膜外剖宫产术。固定子宫的韧带有子宫阔韧带、子宫圆韧带、子宫主韧带和子宫骶韧带。子宫壁由内向外分别是内膜、肌层和外膜，内膜由功能层和基底层构成。自青春期始，子宫底和体部的内膜功能层发生周期性剥脱、出血、增生和修复的过程，称月经周期；子宫颈部黏膜所分泌的黏液可随月经周期发生变化，但内膜不会发生周期性剥脱。子宫内膜周期性变化受卵巢分泌激素的调控。

阴阜、大阴唇和小阴唇都由皮肤组成，并各有其结构特点。阴蒂在发生学上相当于男性的阴茎。阴道前庭有前庭大腺导管的开口。前庭球是男性尿道海绵体的同源体。

骨盆由髋骨、骶骨和尾骨及其骨连结构成，由界线分为大骨盆（假骨盆）和小骨盆（真骨盆）。女性骨盆外形短而宽，骨盆上口较宽大，骨盆下口和耻骨下角较大。广义的会阴是盆膈以下封闭小骨盆下口的所有软组织的统称，由封闭骨盆出口的全部软组织组成，有尿道、阴道和直肠贯穿其中。骨盆底由多层肌肉和筋膜构成，封闭骨盆出口，承托并保持盆腔脏器于正常位置。

乳房由乳腺、脂肪组织、结缔组织和皮肤组成；乳腺主要由腺泡、导管以及其间的结缔组织构成。乳腺由结缔组织分隔为若干叶和小叶。每个小叶是一个复管泡状腺。乳腺为顶浆分泌腺，腺泡上皮为单层立方或柱状，腺腔很小。导管为单层立方或柱状上皮或者复层柱状上皮。乳腺结构和功能受激素影响。无泌乳活动的乳腺，称为静止期乳腺，妊娠和授乳期的乳腺有泌乳功能，称为活动期乳腺。

女性内、外生殖器官的动脉供应主要来自卵巢动脉、子宫动脉、阴道动脉及阴部内动脉。盆腔内的静脉汇集成髂内静脉，盆腔内静脉丛的静脉腔内无瓣膜，各丛之间的吻合丰富，有利于血液回流，但也使盆腔静脉感染容易蔓延。女性生殖器官和盆腔有丰富的淋巴系统，淋巴结沿相应血管排列，卵巢和子宫的淋巴大多经盆腔淋巴结和腹股沟淋巴结引流。阴部神经分布于会阴和外生殖器，盆内脏神经的节后纤维分布于结肠左曲以下的消化道、盆内脏器及外阴等。乳房的动脉主要来自胸廓内动脉的穿支、肋间后动脉的穿支和腋动脉的分支；淋巴引流主要有 5 条途径，乳房外侧部的淋巴管注入腋淋巴结的胸肌淋巴结是乳房淋巴回流的主要途径。

整合思考题

1. 自青春期开始，卵泡发育过程如何影响月经周期不同时期子宫内膜和输卵管黏膜的组织学形态变化？
2. 用所学基础知识分析人工流产术易导致子宫腺肌症的可能原因。
3. 婴幼儿为什么容易患外阴炎？
4. 从会阴的角度，思考子宫脱垂悬吊时可能涉及的盆底结构。
5. 从卵巢的淋巴引流角度思考盆部炎症或肿瘤容易播散的原因。

整合思考题参考答案

第四章 生殖系统生理

生殖生理学是研究机体生殖功能活动规律的一门科学，人的生殖功能具有明显的性别差异和阶段性特征，其基本过程包括性腺产生配子并分泌性激素，性交使精卵相遇发生受精，受精卵发育成囊胚后着床，胚胎在母体子宫中发育成胎儿以及胎儿成熟分娩等。该过程受到内分泌系统、免疫系统等的精密调节，任何环节异常都可能导致不孕不育、流产或早产。

第一节 生殖系统的功能和激素调节

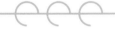 案例 4-1

女，36岁。停经4个月就诊。既往月经规律，近2年月经紊乱，周期逐渐延长30～100天，现停经4个月，伴潮热、出汗、睡眠欠佳。患者已婚已育，既往体健，无

特殊病史，2 年前因工作调动，精神压力大。妇科检查无异常，B 超提示左侧卵巢大小 1.7 cm×0.9 cm×0.5 cm，右侧卵巢 1.5 cm×0.8 cm×0.5 cm，双侧卵巢均较实，未探及明显卵泡。排除妊娠后，查血 FSH 60.39 IU/L，LH 35.2 IU/L，E_2 < 5 pg/ml，结合病史及检查，提示可能为卵巢早衰。建议进一步检查抗米勒管激素（AMH）、染色体、甲状腺功能、免疫功能以及复查内分泌等指标。

思考：

1. 下丘脑 - 垂体 - 性腺轴的激素种类及其功能有哪些？

2. 此患者出现继发性闭经的原因是什么？促性腺激素升高和雌激素降低的关系是什么？

案例 4-1 解析

生殖系统受到以下丘脑 - 腺垂体 - 性腺轴为主的神经和内分泌系统的调控。人类在青春期后，生殖系统开始具备生殖功能，并具有性别差异。

一、睾丸的内分泌功能

男性生殖系统由睾丸、生殖管道、附属腺和外生殖器组成，其中睾丸是主要的性器官。睾丸具有生精和内分泌双重功能，其中内分泌功能主要是由睾丸间质细胞（Leydig cell）分泌雄激素（androgen）。雄激素是以胆固醇为原料合成的类固醇激素，包括睾酮（testosterone，T）、脱氢表雄酮（dehydroepiandrosterone，DHEA）、雄烯二酮（androstenedione）和雄酮（androsterone）等，其中，睾酮的生物活性最强。在儿童时期，睾丸几乎不分泌睾酮，而青春期后会分泌大量睾酮。血浆中 95% 的睾酮来自睾丸，小部分来自肾上腺皮质网状带。

（一）睾酮的合成、代谢与降解

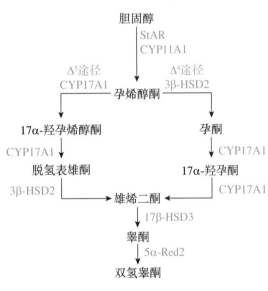

图 4-1　雄激素的合成示意图

在间质细胞中，胆固醇经由 4 种类固醇合成酶催化生成睾酮：侧链裂解酶（P450scc/CYP11A1）、3β- 羟脱氢酶（3β-HSD2）、17α- 羟化酶（CYP17A1）和 17β- 羟 脱 氢 酶 3 型（17β-HSD3）（图 4-1）。睾丸分泌睾酮后，约 2% 呈游离状态，绝大部分的睾酮会与性激素结合球蛋白（sex hormone binding globulin，SHBG）或血浆白蛋白结合，并以结合形式在血液中循环 30 分钟至数小时。此时，睾酮进入组织中，或被降解为非活性产物，随后排出体外。大部分转移到组织中的睾酮会在组织细胞内 5α- 还原酶（5α-Red2/SRD5A2）的作用下转化为活性更高的双氢睾酮（dihydrotestosterone，DHT）。未被细胞吸收的睾酮主要通过肝降解、灭活，最终转变为 17- 酮类固醇。17- 酮类固醇与葡糖醛酸或硫酸盐形成共轭结构，通过胆汁排入肠道，或经由肾过滤排入尿液，随粪便或尿液排出体外。

（二）睾酮的生理作用

在胚胎期，胎儿的睾丸受到绒毛膜促性腺激素（chorionic gonadotropin）的刺激，产生适量的睾酮；在儿童期，睾丸基本不产生睾酮；进入青春期后，在垂体前叶促性腺激素的作用下，睾酮的分泌量迅速增加，50岁以后睾酮的分泌逐渐减少；到80岁时，只有峰值的20%～50%。

男性胎儿发育过程中，睾酮诱导含Y染色体的胚胎向男性分化，并导致阴茎、阴囊、前列腺、精囊和男性生殖管道的形成，促使睾丸下降到阴囊。从青春期开始，睾酮分泌量增加，阴茎、阴囊和睾丸体积增大。此外，睾酮还有如下作用。

1. 维持生精作用 促进并维持生精细胞的分化和精子的生成。

2. 对男性第二性征的作用 促进阴部、腹部、胸部等部位的毛发生长（但大量的雄激素加上遗传因素会造成秃顶）；增加皮肤厚度及皮脂腺的分泌；导致喉黏膜肥厚和喉头增大；促进蛋白质形成和肌肉发育，这是男性最重要的特征之一，青春期后男性的肌肉质量平均比女性增加50%；促进骨钙沉积，在青春期加速骨骼成长，而成年后维持骨质密度及强度。

3. 维持男性的性行为和性欲。

4. 提高基础代谢率 青春期和成年早期睾丸分泌的睾酮会令男性的基础代谢率相比睾丸不活跃时高出5%～10%。

5. 增加红细胞的生成 男性每立方毫米的红细胞平均比女性多约70万个。

6. 对电解质和水平衡的影响 具有类固醇激素的作用，增加肾远端小管对钠和水的重吸收，造成体内水钠潴留。

（三）抑制素和激活素的生理作用

抑制素（inhibin）和激活素（activin）是睾丸支持细胞（Sertoli cell）分泌的糖蛋白激素，这两种激素是转化生长因子β（transforming growth factor-β，TGF-β）家族的成员，结构近似但作用相反。抑制素抑制腺垂体分泌卵泡刺激素（follicle-stimulating hormone，FSH），其对垂体前叶的抑制性反馈作用为控制睾酮分泌及精子发生提供了一种重要的负反馈机制，而激活素可促进FSH的分泌。

二、卵巢的内分泌功能

卵巢具有产生卵子并排卵和分泌女性激素的功能。卵巢分泌的性激素主要是雌激素和孕激素两种类型。女性体内的天然雌激素包括雌二醇（estradiol，E_2）、雌酮（estrone）和雌三醇（estriol）。雌二醇的效价是雌酮的10倍，是雌三醇的80倍左右。对于月经初潮到更年期前这段期间的未孕女性，雌二醇是最重要的雌激素。雌酮是更年期女性体内雌激素的主要形式。对于妊娠女性，发挥主要作用的是雌三醇，还有另外一种由胎儿肝产生的雌激素——雌四醇（estetrol，E_4）。孕激素主要是孕酮（progesterone，P_4），以及少量的17α-羟孕酮。

（一）卵巢性激素的合成、代谢与降解

雌激素和孕激素都是类固醇激素。排卵前的卵泡分泌雌激素，排卵后的黄体分泌孕激素和雌激素。卵泡雌激素的合成由卵泡膜细胞和颗粒细胞共同完成。卵泡膜细胞上表达黄体生成素（luteinizing hormone，LH）受体，LH与其受体结合后可促使细胞以胆固醇为原料合成孕烯醇酮，孕烯醇酮再转化为雄烯二酮和睾酮，这二者跨过细胞膜扩散进入颗粒细胞内，为雌激素的前体。卵泡颗粒细胞上表达FSH受体。当卵泡发育到一定程度时，FSH与颗粒细胞上的FSH受体结合后可激活芳香化酶，将由卵泡内膜细胞扩散而来的睾酮和雄烯二酮分别转化为雌二醇和雌酮，进而分泌入血液或卵泡液。这一过程有两种细胞参与，并受到 FSH 和 LH 的调节（见后），因此称为雌激素合成的双细胞和双促性腺激素假说（two-cell，two-gonadotropin hypothesis；图 4-2）。

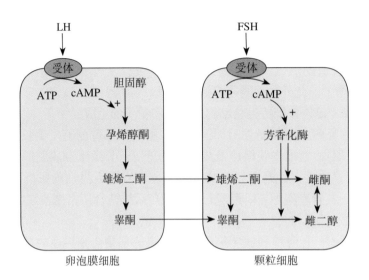

图 4-2　雌激素合成的双细胞和双促性腺激素假说示意图

在卵巢周期的黄体期，黄体分泌孕激素和雌激素。胆固醇在 P450scc 和 3β-HSD2 两种酶的催化下生成大量孕酮，孕酮进一步转化为雌二醇。黄体期循环血液中孕酮和雌二醇的量都明显增加。

雌激素和孕激素在血液中主要与血浆中的白蛋白、性激素结合球蛋白或皮质类固醇结合球蛋白（corticosteroid-binding globulin，CBG）结合，少量为游离型。雌激素和孕激素主要在肝中降解，以葡糖醛酸或硫酸盐的形式经由胆汁或尿液排出体外。

（二）雌激素的生理作用

雌激素的主要功能是促进女性生殖器官和其他与生殖有关的组织细胞的增殖和生长。儿童时期，雌激素的分泌量很小；青春期时，在垂体促性腺激素的影响下，雌激素的分泌增加约 20 倍。雌激素的作用具体如下。

1. 促进女性生殖器官的发育　①使子宫内膜间质显著增殖，促进子宫内膜腺体的发育；②与 FSH 协同促进卵泡发育，并通过正反馈作用促进腺垂体分泌 LH，触发 LH 高峰形成，导致卵泡排卵；③使排卵期宫颈口松弛，促进宫颈分泌大量清亮、稀薄的黏液，有利于精子的穿透和存活；④促进输卵管发育，增加输卵管纤毛上皮细胞的数量及活性，有助于推动受精卵；⑤将阴道上皮从立方形变为层状，增强其对创伤和感染的抵抗力；⑥促进子宫平滑肌的增生并提高其兴奋性，增加妊娠晚期子宫对缩宫素等促进子宫收缩激素的敏感性；⑦促进外生殖器的发育。

2. 对乳腺和女性第二性征的影响　促进乳腺组织的发育，刺激乳腺导管和结缔组织增生；青春期后，雌激素促使脂肪在乳房、臀部及皮下组织沉积，并使女性出现音调较高、骨盆宽大、皮肤柔软光滑等特征。

3. 对骨骼系统的作用　刺激成骨细胞活动，抑制破骨细胞活性，从而刺激骨骼生长，促进钙盐沉积；刺激长骨骨骺闭合。因此，青春期前雌激素分泌过多将加速骨骺闭合，造成身材矮小；而青春期前雌激素分泌不足时，骨骺愈合延缓，则造成身材细长。绝经后，卵巢几乎不分泌雌激素，雌激素缺乏将导致：①破骨细胞活性增加；②骨基质减少；③骨钙和磷酸盐沉积减少。由于骨质疏松会严重削弱骨骼强度，一些绝经后妇女会接受雌激素补充的预防性治疗，以防止骨质疏松的影响。

4. 对中枢神经系统的影响　作用于下丘脑体温调节中枢，降低基础体温；增加脑血流量，增强抗炎作用；增加去甲肾上腺素、5-羟色胺、多巴胺等神经递质水平，提高神经突触活性；促进神经元的生长和修复，并刺激神经生长因子的产生，对大脑组织发挥神经保护和神经营养作用。

5. 对代谢的影响　引起蛋白质合成增加，促进正氮平衡；降低血液中胆固醇水平，保护血管内皮，防止动脉粥样硬化。绝经后女性由于雌激素水平急剧降低，心、脑血管疾病发病率升高。雌激素所介导的血管作用主要归功于雌二醇，通过与雌激素受体（核受体 ERα 和 ERβ，以及 7 次跨膜 G 蛋白偶联雌激素受体 GPER），主要是 ERα 受体结合，调节细胞内不同信号通路，如 NO、PGI_2、RAS 等，从而发挥舒张血管和血管保护作用。由于雌激素主要在肝代谢，肝功能下降的患者由于血中雌激素浓度上升，造成浅表小动脉过度扩张，会出现肝掌和蜘蛛痣等症状。

6. 对水和电解质平衡的影响　雌激素与肾上腺皮质激素的化学性质相似，轻微增加肾小管重吸收水和钠。妊娠期胎盘产生高浓度雌激素，导致体内水钠潴留。

（三）孕激素的生理作用

孕激素主要作用于子宫内膜和子宫平滑肌，并维持妊娠功能，通常在雌激素作用的基础上发挥效应。

1. 对子宫的影响　①排卵后，孕酮分泌增加，促使宫颈黏液变得黏稠，不利于精子穿透；②使子宫内膜转化为分泌期内膜，为受精卵的植入做好准备；③受精卵植入后，孕激素促进子宫基质细胞转化为蜕膜细胞，并降低子宫平滑肌收缩的频率和强度，有利于妊娠状态的维持；④促进输卵管肌层的发育以及黏膜上皮的分泌，并减小输卵管节律性收缩的振幅。

2. 对乳腺的影响　在雌激素作用的基础上，促进乳腺导管的分化、乳腺小叶和腺泡的发育，为分娩后泌乳做准备。

3. 对中枢神经系统的影响　①作用于下丘脑体温调节中枢，升高体温调定点，使体温在排卵后升高 0.3 ~ 0.5 ℃，这种基础体温的改变可作为判断排卵日期的重要指标；②孕激素抑制腺垂体分泌 LH，从而抑制排卵，防止妊娠期间二次受孕。

4. 其他作用　孕激素可使血管和消化道平滑肌松弛，因此女性在妊娠期间容易发生静脉曲张、便秘和痔疮。此外，孕酮与盐皮质激素受体亲和力高，能与醛固酮竞争受体，具有拮抗醛固酮的作用，因此促进水钠排出。

（四）雄激素、抑制素和激活素

除了雌激素和孕激素外，女性体内还存在少量的雄激素、抑制素和激活素。卵泡膜细胞和肾上腺皮质网状带可分泌雄激素，少量的雄激素配合雌激素可刺激女性阴毛和腋毛的生长，雄激素过多时，可出现男性化特征及多毛症。

抑制素和激活素主要由卵巢的颗粒细胞合成。抑制素可以抑制激活素刺激 FSH 分泌的能力，从而抑制 FSH 的生成。此外，抑制素对早期卵泡发育有重要的调节作用，较小卵泡的颗粒细胞产生抑制素 B，而优势卵泡和黄体产生抑制素 A。绝经后卵巢功能下降会导致抑制素 A、B 的产生减少，从而造成血中 FSH 的水平升高。临床上，抑制素 B 减少或 FSH 升高预示着卵巢功能减退。激活素在窦卵泡中具有较高浓度，最早在胚胎发育时期参与生殖系统发育，能够通过自分泌或旁分泌形式促进颗粒细胞的增殖，影响卵泡生长发育，调节类固醇激素生成等，在卵巢功能中起到重要的调节作用。

三、性腺功能的调节

（一）下丘脑 – 垂体 – 性腺轴概述

睾丸功能的启动和维持，以及卵巢的周期性活动均依赖于内分泌调节。下丘脑分泌的促性腺激素释放激素（gonadotropin-releasing hormone，GnRH）促进垂体卵泡刺激素（FSH）和黄体生成素（LH）的合成和释放。GnRH 是一种由神经元分泌的 10 个氨基酸组成的多肽，主要分布于下丘脑视前区、弓状核和结节区。GnRH 呈脉冲式释放，通过垂体门脉系统运送到腺垂体。在缺乏 GnRH 的情况下，垂体几乎不分泌 LH 或 FSH。FSH 和 LH 与靶细胞受体结合，通过激活环磷酸腺苷第二信使系统，对睾丸或卵巢中的靶组织发挥作用；而睾丸和卵巢分泌的激素也能够反馈性调节腺垂体和下丘脑的分泌。

（二）下丘脑 – 垂体 – 睾丸轴的调节

青春期后，下丘脑 GnRH 和腺垂体 FSH、LH 的分泌量逐渐增加。FSH 主要作用于生精小管支持细胞上的特定 FSH 受体，使支持细胞生长并分泌雄激素结合蛋白（androgen binding protein，ABP），启动精子发生，调控精原细胞的分化与增殖。LH 主要作用于睾丸间质细胞，调节睾酮的合成与分泌。睾酮从间质细胞扩散到生精小管中，协同维持精子发生。此外，FSH 能够通过诱导 LH 受体而间接促进睾酮分泌，并促进支持细胞合成和分泌抑制素。

当血液中的睾酮浓度达到一定水平后，通过负反馈机制作用于下丘脑和腺垂体，抑制 GnRH 和 LH 的分泌，GnRH 的分泌减少又导致腺垂体 LH 和 FSH 的分泌相应减少，从而使睾酮的血液浓度维持在一定的水平。而睾酮水平降低会造成下丘脑分泌大量 GnRH，相应地增加腺垂体 LH 和 FSH 的分泌，从而增加睾酮的分泌。此外，抑制素负反馈作用于腺垂体，抑制 FSH 的合成和分泌，但不影响下丘脑 GnRH 和腺垂体 LH 的分泌。下丘脑、腺垂体和睾丸激素之间相互调节的关系，称为下丘脑 - 垂体 - 睾丸轴（hypothalamic-pituitary-testicular axis）（图 4-3）。

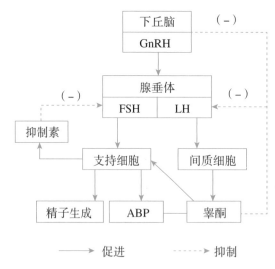

图 4-3　下丘脑 - 垂体 - 睾丸轴示意图

FSH，卵泡刺激素；LH，黄体生成素；ABP，雄激素结合蛋白

（三）下丘脑 – 垂体 – 卵巢轴的调节

卵巢的周期性活动（见后）受到下丘脑 - 垂体 - 卵巢轴（hypothalamic-pituitary-ovarian axis）的

调节（图 4-4）。下丘脑分泌的 GnRH 通过垂体门脉系统促进腺垂体分泌 FSH 和 LH，FSH 和 LH 进一步调控卵巢的内分泌功能，以及卵巢排卵；同时，卵巢激素反馈性调控下丘脑 GnRH 以及腺垂体 FSH 和 LH 的分泌。在青春期前，下丘脑 GnRH 神经元尚未发育成熟，且对卵巢激素的反馈抑制高度敏感，下丘脑 - 垂体 - 卵巢轴的活动处于抑制状态。进入青春期后，下丘脑 GnRH 神经元发育渐趋成熟，对卵巢激素的敏感性降低，GnRH 分泌增多，进而促进垂体分泌 FSH 和 LH，卵巢功能开始活跃，表现出特有的周期性活动（见后）。

FSH 和 LH 通过与卵巢靶细胞膜上高度特异的 FSH 受体和 LH 受体结合，刺激卵巢靶细胞，提高细胞的分泌率，并促进细胞的生长和增殖。雌激素、孕激素和抑制素等由卵巢分泌的激素反馈性调控下丘脑和腺垂体的功能。孕激素和抑制素负反馈抑制下丘脑和腺垂体的功能，而雌激素的反馈调节比较复杂：卵泡成熟期，卵巢雌激素快速分泌，血中雌激素浓度达到最高值，形成第一高峰。此时高浓度的雌激素对下丘脑产生中枢性正反馈，使 GnRH 分泌量增加，刺激腺垂体 LH 和 FSH 分泌，导致 FSH 的分泌量增加约 2 倍，而 LH 的分泌量则增加 6 ~ 8 倍，形成 LH 峰（LH surge），诱发排卵。排卵后进入黄体期，血液中的雌激素处于中等水平，主要以负反馈的方式抑制下丘脑和腺垂体的功能。

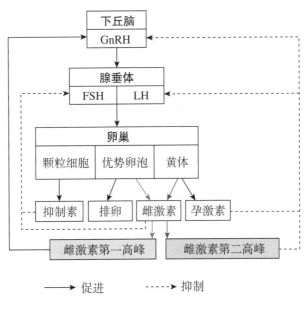

图 4-4 下丘脑 - 垂体 - 卵巢轴示意图

框 4-1 松果体对生殖系统功能的影响

松果体（pineal body）又称松果腺（pineal gland），位于上丘脑，因形似松果而得名。人类的松果体在胚胎发育早期即出现，在儿童期比较发达，青春期后松果体会逐渐钙化。在历史上，对松果体的研究极富想象力：17 世纪的法国哲学家笛卡尔称它为"灵魂之座"。他相信松果体是思维能力与身体生理之间的连接点，这可能与其解剖位置以及生理功能有关。

松果体主要由神经胶质细胞和基质细胞构成，可分泌多种激素，主要有褪黑素、精氨酸缩宫素、5-HT 和神经类固醇等，广泛参与生物节律的形成、生殖和内分泌等功能的调节。5-HT 是褪黑素的前体。在松果体中，5-HT 被乙酰化和甲基化，产生褪黑素。眼睛的光照会影响褪黑素的合成和分泌：夜晚光线不足时，松果体分泌褪黑素；而在白天，由于光线对视网膜的刺激，褪黑素的合成和分泌减少。因此，褪黑素的分泌呈现典型的昼夜节律，凌晨 2 时达到最高峰。

褪黑素可通过血液或第三脑室的脑脊液循环到垂体前叶，抑制促性腺激素的分泌。研究发现，摘除大鼠松果体后，性腺的重量增加；给予大鼠下丘脑注射褪黑素，血中 FSH 和 LH 水平降低，影响生殖系统活动；在鸟类、啮齿动物和季节性繁殖的哺乳动物中，松果体切除术会破坏这些动物的繁殖行为。人类的松果体肿瘤导致褪黑素分泌增多时，可能出现青春期延迟。但与垂体、肾上腺和甲状腺等其他内分泌腺相比，目前还没有明确的松果体激素缺乏或激素过剩综合征。

四、卵巢的周期性活动与月经周期

（一）卵巢功能的周期性变化

从青春期开始到绝经前，卵巢在形态、功能上发生周期性变化，这种变化称为卵巢周期（ovarian cycle），是月经周期形成的基础。卵巢周期一般为 28 天，可分为卵泡期（月经来潮第 1～14 天）、排卵和黄体期（第 15～28 天）。卵泡从胚胎时期开始发育，以后数量逐渐减少；青春期后，在腺垂体分泌的 FSH 和 LH 的刺激下，每个月有一批卵泡发育，其中一个发育成熟并排卵；绝经后，排卵停止。

1. 卵泡期　卵巢分皮质和髓质两部分，皮质内散布着不同发育阶段的卵泡。出生时，卵巢内含有约 200 万个原始卵泡，青春期后，原始卵泡数量降到 30 万个左右。每个原始卵泡中含有一个卵母细胞，周边围绕一层颗粒细胞。在卵泡期的早期，卵巢激素分泌较少，对下丘脑和腺垂体的抑制作用弱，FSH 和 LH 分泌增加，FSH 的增加略大于 LH。FSH 受体位于所有发育阶段的卵泡颗粒细胞膜上，LH 受体则存在于早期发育阶段卵泡的卵泡膜内层膜细胞及排卵前成熟卵泡的颗粒细胞膜上，卵泡颗粒细胞还具有雌二醇受体。在腺垂体激素，尤其是 FSH 的作用下，通过产生第二信使环磷酸腺苷（cyclic adenosine monophosphate，cAMP）促进颗粒细胞增生，激活颗粒细胞芳香化酶活性，将胆固醇转化成的孕酮转化为雌二醇，同时，诱导膜细胞形成 LH 受体；LH 和膜细胞的 LH 受体结合，促进膜细胞分化和雄激素产生；雄激素通过卵泡基膜被转运到颗粒细胞后，在芳香化酶的作用下，转变为雌激素。随着卵泡的发育，颗粒细胞中芳香化酶的活性逐渐增强，雌激素增多，卵泡中激素受体也增多，卵泡对激素的敏感性增强，使卵泡迅速生长。当卵泡发育到一定阶段，FSH 水平因负反馈而下降，但由于发育的优势卵泡内颗粒细胞上已经存在 LH 受体，雌激素含量较高，这样不仅能提高卵泡对 FSH 的摄取，而且还可通过提高 FSH 浓度来刺激 cAMP 的积累能力，从而进一步提高颗粒细胞对 FSH 的反应性，因此，在 FSH 和雌二醇的协同作用下，优势卵泡颗粒细胞 LH 受体表达增加，使卵泡具备排卵前卵泡的特征，同时血浆中的雌激素浓度迅速增高，形成月经周期中的雌激素第一高峰。此时，高浓度的雌激素正反馈作用于下丘脑和腺垂体，使 GnRH 分泌增加，进一步造成腺垂体促性腺激素，尤其是 LH 大幅度增加，形成 LH 峰，诱发排卵。

2. 排卵　排卵一般发生在卵泡发育第 14 天左右。LH 峰形成约 24 小时后，成熟卵泡发生排卵。排卵后，破裂的卵泡在 LH 的作用下，形成黄体，同时开始分泌孕激素和雌激素。排卵后 24 小时，次级卵母细胞若不受精，即退化消失；若受精，则继续完成分裂发育。

3. 黄体期　排卵后，残留在卵巢内的颗粒细胞层和卵泡膜塌陷，转变成具有内分泌功能的细胞团，新鲜时呈黄色，故称黄体（corpus luteum）。在 LH 的作用下，黄体分泌孕激素和雌激素增多，孕激素的增加更为明显。随着孕激素和雌激素浓度升高，对下丘脑和腺垂体的负反馈作用逐渐增强，GnRH 分泌减少，LH 和 FSH 的分泌随之减少。如未受精，黄体将在排卵后 9～10 天开始退化，退化的黄体渐为结缔组织所代替，成为白体（corpus albicans）。孕激素和雌激素的分泌也将减少，对下丘脑和腺垂体的负反馈作用将减弱，LH 和 FSH 分泌又开始增加，进入下一个卵巢周期。

（二）月经周期

自青春期开始，在卵巢分泌的雌激素和孕激素的周期性作用下，子宫内膜发生周期性剥落，产生流血现象，称为月经（menstruation）。月经表现出明显的周期性，每隔 21～35 天发生一次内膜的剥脱、出血、修复和增生，称为月经周期（menstrual cycle）。每个月经周期从一次月经开始到下一次月经开始，平均 28 天。在一个月经周期中，子宫内膜经历月经期、增生期、分泌期（详见第三章）。位于下丘脑的神经内分泌细胞产生 GnRH，促使腺垂体分泌 FSH 和 LH。FSH 促进卵泡生长、成熟，卵泡分泌的雌激素可促使子宫内膜从月经期转入增生期。当血中雌激素达到一定浓度时，可反馈作用于下丘脑及垂体，抑制 FSH 分泌、促进 LH 分泌。当 FSH 和 LH 的水平达到一定比例关系时，卵巢发生排卵并逐渐形成黄体。黄体可产生孕激素和雌激素，使子宫内膜进入分泌期。当血中孕激素增加到一定浓度时，又反馈作用于下丘脑和垂体，抑制 LH 释放，黄体发生退化，血中孕激素和雌激素水平下降，子宫内膜进入月经期。由于血中雌激素、孕激素的减少，反馈性地作用于下丘脑，腺垂体释放 FSH 开始增加，卵泡又开始生长发育，重复另一周期（图 4-5）。

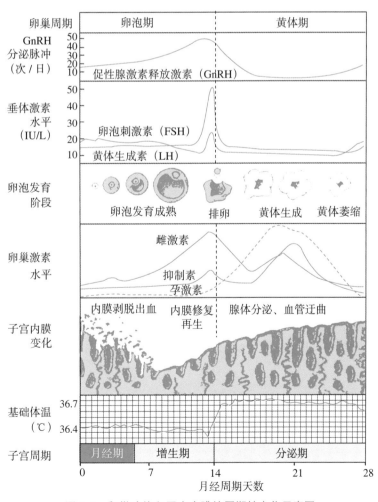

图 4-5　卵巢功能和子宫内膜的周期性变化示意图

五、性腺功能的衰退

下丘脑 - 垂体 - 性腺轴功能的减退与衰老密切相关。性腺本身的退化并不是性腺功能低下的唯一原因，下丘脑、垂体，以及更高级中枢调节能力和方式的改变也可以造成性腺功能的继发性低下。衰老过程中垂体的体积缩小，性激素水平下降，垂体促性腺激素（FSH 和 LH）水平明显上升。

健康老年男性与青年男性相比，睾丸间质细胞数目减少，分泌功能降低，产生雄激素的能力下降，睾酮分泌减少，血清中总睾酮水平逐渐下降，血清 SHBG 增加，血清游离睾酮浓度减少。此外，血管硬化、供血不足等使睾丸呈现退行性变化，表现为生精小管直径缩小、生精上皮变薄、结缔组织增生、睾丸重量和体积随年龄而下降。然而，虽然精子质量下降，大多数健康老年男性通常具有足够的精细胞维持生殖功能，不会出现睾酮合成或精子发生的绝对停止。

体外受精研究和试管婴儿实验的先驱——华裔科学家张明觉教授

在女性的整个生殖过程中，大约 400 个原始卵泡生长为成熟卵泡并排卵。超过 35 岁的女性与年轻女性相比，卵巢功能明显下降，不孕、流产、早产、妊娠并发症和出生缺陷的概率显著增加。一般情况下，40 ~ 50 岁女性的卵巢功能开始衰退，进入更年期，最终失去生育能力，这个年龄相关生育能力下降被称为生殖衰老（reproductive aging）。正常女性的生殖衰老是一个卵巢卵泡逐渐减少的过程，在绝经过渡期晚期，只有少数原始卵泡受到 FSH 和 LH 的刺激，近绝经期一般停止排卵；进入老年期，卵巢体积逐渐缩小，重量减轻，卵泡多闭锁，不再分泌雌激素和孕酮，更年期表现显著。随着生殖衰老过程的进展，卵巢功能不断下降乃至衰竭；从出现与此相关的一系列内分泌、生物学和临床特征到末次月经后 1 年的时期被称为围绝经期（perimenopause）；此后，卵巢功能进一步衰退，卵泡几乎完全耗竭，月经永久性消失，该状态称为**绝经（menopause）**。绝经的本质是卵巢功能衰竭。绝经后的女性血中 FSH 水平显著升高，FSH 可以诱导血管内皮黏附分子 VCAM-1 的表达，协同 TNF-α 诱导内皮炎症，是绝经后女性发生动脉粥样硬化的重要原因之一。

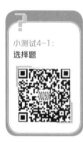

小测试4-1：
选择题

导致男性和女性生殖衰老的主要原因包括氧化应激、线粒体功能障碍、端粒缩短、减数分裂染色体分离错误、遗传改变和其他因素。尽管男性和女性都会遇到与年龄相关的生育能力下降，但女性生殖对衰老更敏感。

（康继宏　沙　莎）

第二节　妊娠与调控

妊娠是母体孕育下一代的过程，在此期间，胚胎和胎儿在母体内生长发育，并最终成为一个可以脱离母体独立存活的个体。成熟的卵子受精是妊娠的开始，胎儿及其附属物自母体排出是妊娠的结束，其全过程受到了来自胚胎、胎儿、胎儿附属物以及母体的精准调控，是非常复杂而又极为协调的生理过程。

一、受精与着床

（一）受精和着床前胚胎发育

新生命的产生起始于受精，受精过程需要精子获能和顶体反应的发生。在着床前受精卵发育成为囊胚。

1. 受精　精子与次级卵母细胞结合形成受精卵的过程称为受精（fertilization）。多在排卵后 12 小时内，一般不超过 24 小时，位于输卵管壶腹部。当精液射入阴道后，精子离开精液，通过宫颈管、子宫腔到达输卵管腔的过程中，精子顶体表面的糖蛋白被生殖道分泌物中的 α、β 淀粉酶降解，同时顶体膜结构中胆固醇与磷脂比率和膜电位发生变化，使顶体膜稳定性降低，此过程称为精子获能（capacitation），之后精子便具有受精能力。获能的精子在输卵管壶腹部和次级卵母细胞相遇，精子头部顶体外膜破裂，释放出顶体酶，溶解卵子外围的放射冠和透明带，称顶体反应（acrosome reaction）。借助顶体酶的作用，精子穿过放射冠和透明带，头部与卵子表面接触，卵子细胞质内的皮质颗粒释放溶酶体酶，引起透明带结构的改变，阻止其他精子进入透明带，这个过程称为透明带反应（zona reaction），以保证正常的单精子受精。此时穿过透明带的精子外膜和卵子胞膜接触、融合，精子进入卵子内。随后卵子完成第二次减数分裂，形成卵原核，与精原核融合，核膜消失，染色体混合，形成二倍体的受精卵（zygote），至此，受精完成，一个新生命诞生，整个过程约需 24 小时。

2. 着床前胚胎发育　受精后 30 小时，受精卵随着输卵管蠕动和输卵管上皮纤毛推动向宫腔方向移动，同时开始有丝分裂，即卵裂（cleavage），形成多个子细胞，称为分裂球（blastomere）。至受精后 50 小时，受精卵分裂形成含有 8 个细胞的实心细胞团，至受精后 72 小时分裂为含 16 个细胞的实心胚，称为桑葚胚（morula）。受精后 4 日，继续分裂的胚胎细胞数达到 100 个以上时进入宫腔，外层细胞分裂成为滋养层细胞，分泌液体形成液腔，内细胞团突向液腔，形成早期囊胚（early blastocyst）。受精后 5 ~ 6 日早期囊胚透明带消失、体积迅速增大，继续分裂发育形成晚期囊胚（late blastocyst）（图 4-6）。

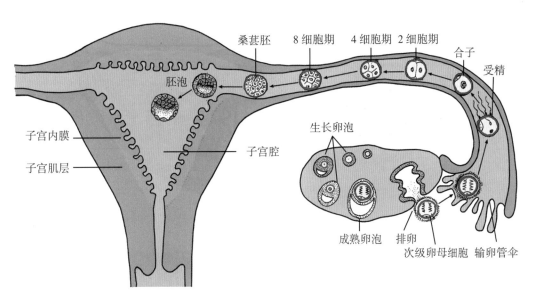

图 4-6　排卵、受精、卵裂与胚泡植入示意图

（二）胚胎着床

在受精 6 ～ 7 日后，囊胚植入子宫内膜的过程称为着床（implantation）。胚胎着床必须具备的条件有：①透明带消失；②囊胚细胞滋养细胞分化出合体滋养细胞；③囊胚和子宫内膜同步发育且功能协调，子宫有一个短暂的着床窗口期允许胚胎着床，时间在月经周期第 20 ～ 24 日；④体内分泌足量的雌激素和孕酮。晚期囊胚经过定位（apposition）、黏附（adhesion）和穿透（penetration）三个步骤植入子宫内膜，囊胚完全埋入子宫内膜中且被内膜覆盖，实现着床。此时合体滋养细胞开始分泌绒毛膜促性腺激素，维持妊娠黄体寿命和功能。囊胚的内细胞团逐渐分化形成胚胎，滋养细胞逐渐形成胎盘组织。

二、妊娠的维持

（一）胎盘的形成与功能

1. 胎盘的形成 胎盘（placenta）由羊膜、丛密绒毛膜和底蜕膜组成，属于胎儿的附属器官，是母体和胎儿之间进行物质交换、代谢的重要场所。羊膜（amnion）位于胎盘最内层，是附着在绒毛膜表面的半透明薄膜，光滑，无血管、神经及淋巴，具有一定弹性，在胚胎发育中起着重要的保护作用。胚胎着床后，着床部位的滋养层细胞迅速分裂，内层为分裂生长的细胞滋养层细胞，外层是具有执行功能的合体滋养层细胞。滋养层内面的胚外中胚层与滋养层共同组成绒毛膜。滋养外胚层与子宫内膜相融合并在绒毛膜表面形成绒毛，绒毛历经三个阶段形成三级绒毛。与底蜕膜相接触的绒毛，即为丛密绒毛膜（chorion frondosum）。底蜕膜是构成胎盘的母体部分，将胎盘母胎面分成肉眼可见的 20 ～ 30 个母体叶（图 4-7）。

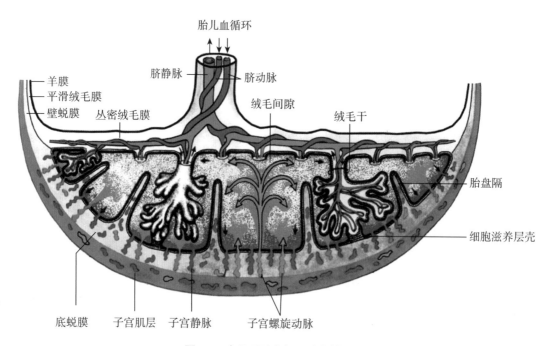

图 4-7 人足月胎盘剖面结构模式图

2. 胎盘的功能 在母胎界面，胎盘滋养层细胞与多种蜕膜细胞、免疫细胞相互作用，构建基本功能单位，负责对各种病原体的防御、血液循环、母体和胎儿的物质交换、胎盘内分泌以及免疫耐受。

（1）胎盘的防御功能：胎盘内母体和胎儿部分血是两个独立的循环系统，母体血和胎儿血均流经胎盘，但二者被胎盘屏障隔开，相互不混合，又能进行物质交换。胎儿静脉血经脐动脉及其分支流入绒毛毛细血管，与绒毛间隙内母体血进行物质交换后，成为动脉血，又经脐静脉回流到胎儿。母体动脉血从子宫螺旋动脉流经绒毛间隙，在此与绒毛内毛细血管的胎儿血进行物质交换后，由子宫静脉流回母体。母体血和胎儿血之间隔以数层结构，即为胎盘屏障（placental barrier）。胎盘屏障具有防御功能，母体血中很多物质不能直接通过胎盘进入胎儿体内，需要通过严格的选择。细菌、弓形虫、衣原体、梅毒螺旋体不能通过胎盘屏障，但是可在胎盘部位形成病灶，破坏绒毛结构后进入胎体感染胚胎及胎儿。母体血中的免疫抗体如 IgG 可以通过胎盘，使胎儿出生后短时间内获得被动免疫力。

（2）物质转运功能：在胎盘，母体和胎儿 O_2 和 CO_2 以简单扩散方式进行交换，母体侧和胎儿侧的氧分压（PO_2）取决于血流量、胎盘对气体的转运率、血红蛋白对氧的亲和力。O_2 和 CO_2 与血红蛋白的结合都是可逆反应。子宫动脉 PO_2 高于绒毛间隙内血 PO_2 和胎儿脐动脉血 PO_2，胎儿血红蛋白对 O_2 亲和力强，因此，能从母体血中获得充分的 O_2。CO_2 扩散速度比 O_2 快，且胎儿血对 CO_2 亲和力低于母体血，使得胎儿 CO_2 容易通过绒毛间隙迅速扩散到母体。O_2 和 CO_2 在水中的弥漫系数相似，当 O_2 和 CO_2 弥散在水性介质中时，通过胎盘屏障的能力相同。

胎儿的营养物质主要由母体提供，包括糖类、氨基酸和脂肪酸。而这些亲水物质由于脂溶性差，不易穿过质膜，因此需要胎盘中的转运蛋白介导。胎儿的葡萄糖均来自母体，葡萄糖顺浓度梯度，在葡萄糖转运蛋白如 GLUT-1 介导下转运到胎儿内。人胎儿静脉血中氨基酸浓度高于母体外周血，说明母体氨基酸可以源源不断地运输到胎儿。一般非必需氨基酸逆浓度梯度在累积式转运体介导下由母体转运到滋养层细胞。人胎盘绒毛膜可以结合脂蛋白并运输三酰甘油和其他酯化脂质。胎盘脂肪酸转运蛋白和脂肪酸转位酶可以促进脂肪酸的摄取和转运。此外，钙、磷、铁以主动转运的方式由母体转运给胎儿。维生素 A 等脂溶性维生素经被动扩散通过胎盘，维生素 C 转运需要在 Na^+/K^+-ATP 酶介导下、维生素 D_3 代谢物经被动扩散通过胎盘进入胎儿血液循环，维生素 H、维生素 B_1、维生素 B_6 等水溶性维生素经胎盘主动转运给胎儿。胎儿代谢物如尿素、尿酸等，经胎盘输入母体血，由母体排出体外（图 4-8）。

（3）内分泌功能：胎盘是妊娠期间特异的内分泌器官，可以产生各种激素、神经肽、神经递质和生长因子，从而形成类似下丘脑 - 垂体 - 性腺（HPG）内分泌轴。大多数胎盘激素在绒毛滋养层细胞合成，在调控胚胎植入、胎盘细胞分化、免疫适应、胎儿发育与分娩启动中发挥着重要的作用。

1）人绒毛膜促性腺激素：人绒毛膜促性腺激素（human chorionic gonadotropin，hCG）是早期胚泡和胎盘合体滋养层合成并分泌的一种 36 ～ 40 kDa 糖蛋白类激素。一般在受精后第 6 天左右，滋养层细胞开始分泌 hCG，妊娠 8 ～ 10 周达到高峰，随之分泌逐渐下降，20 周左右降到最低点，并一直维持到妊娠末期。在妊娠早期，hCG 刺激月经黄体增大成为妊娠黄体，持续分泌黄体酮，维持妊娠。10 周左右，妊娠黄体发生退缩，此时胎盘分泌孕激素和雌激素，逐渐接替妊娠黄体的作用。在子宫微环境中，hCG 与其同源受体黄体生成素 / 绒毛膜促性腺激素受体（LHCGR）结合，刺激子宫内膜抑制性分子的表达，有助于胚胎着床，并促进细胞滋养细胞分化为合体滋养细胞。此外，hCG 也会促进血管生成，最近，有研究表明 hCG 通过调节血管内皮生长因子（VEGF）活化核因子 κB（NF-κB）促进黄体血管生成，使胎盘有足够的血液供应，满足子宫内膜侵袭和最佳的胎儿营养。

2）孕酮和雌激素：妊娠期间性激素包括孕酮、雌激素和雄激素。孕酮（progesterone，P_4）是妊娠成功至关重要的类固醇激素。妊娠早期，P_4 在卵巢黄体由胆固醇合成。妊娠 8 ～ 10 周开始，胎盘尤其是合体滋养细胞成为合成 P_4 的主要器官。12 周以后 P_4 含量迅速增加，妊娠末期达到峰值。在妊娠后期，胎盘每天产生 250 ～ 600 mg 的 P_4。在妊娠期间，P_4 发挥着重要的作用。

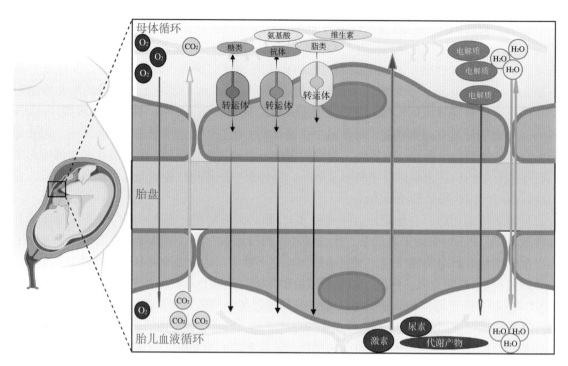

图 4-8 胎儿与母体之间的物质交换示意图

P$_4$ 可以通过刺激子宫内膜间质细胞的蜕膜化促进胚胎着床，同时也是维持子宫肌处于静息状态的重要激素。此外，P$_4$ 还是抑制母体对胎儿抗原排斥以及维持母胎界面免疫耐受微环境的关键激素。

胎盘雌激素主要包括雌酮（E$_1$）、17β- 雌二醇（E$_2$）、雌三醇（E$_3$），以及由胎儿肝合成的雌四醇，后者与雌三醇结构类似。在妊娠早期，雌激素由卵巢黄体产生，妊娠 10 周后主要由胎儿 - 胎盘单位合成。雌三醇是胎盘分泌最丰富的雌激素。具体合成过程：母体胆固醇先在胎盘内转变为孕烯醇酮，后在胎儿肾上腺形成硫酸脱氢表雄酮，在肝羟化为 16α- 硫酸脱氢表雄酮，后经胎盘合体滋养细胞脱去硫酸基，在芳香化酶的作用下转变为雌三醇。雌激素在胚胎植入和分娩启动中发挥着至关重要的作用。雌激素可以通过调节胎盘低密度脂蛋白受体而调节孕酮的合成。此外，雌激素也是血管扩张剂，可以增加包括子宫在内多个器官的血流量，保障胚胎着床和胎儿的血液供应。雌激素经典功能由其核受体 ERα 和 ERβ 介导，然而，最近的报道显示，雌激素可以通过非基因组学说发挥作用，雌激素与膜受体 G 蛋白偶联雌激素受体 1（GPER1）结合，参与母体抗病毒反应，有利于维护胎儿健康。

3）雄激素：妊娠期间雄激素的作用相对有限，大约 50% 的雄激素在胎盘合成。除了作为雌激素合成前体外，雄激素的合成也可以调节胰岛素分泌、抑制脂肪细胞和肌细胞葡糖糖摄入、调节血管收缩、促进宫颈重塑、抑制子宫肌收缩、促进分娩等。最新研究表明，睾酮在滋养层细胞具有自分泌 / 旁分泌功能，通过雄激素受体信号增强 PKA 介导的合胞作用。生物信息学预测 7 个雄激素反应元件在人绒毛膜促性腺激素亚基的启动子区域，很有可能睾酮通过雄激素 /AR 信号直接调节人绒毛膜促性腺激素的转录。

4）其他蛋白质激素和肽类激素：胎盘还可以分泌人胎盘生乳素（hPL）、绒毛膜促甲状腺激素、促肾上腺皮质激素（ACTH）、促甲状腺激素释放激素（TRH）、促性腺激素释放激素（GnRH）及内啡肽等。hPL 又称人绒毛膜促生长激素（hCS），由胎盘合体滋养层细胞合成，妊娠 5 周可在母体血清中检测出 hPL，其含量随着妊娠进程持续增加，39 ~ 40 周达到峰值并维持到分娩，每天可产生 1 g 左右，分娩 24 h 之内很快消失。hPL 可促进母体乳腺发育，为产后泌乳作准备；可以调控物质代谢，包括促进脂肪的分解，提供能量；促使将多余的葡萄糖运输给胎儿；促进蛋白质的合成，进而促进胎儿生长。hPL 还可以抑制母体对胎儿的排斥作用。

（4）胎盘的免疫调节功能：由于胎盘组织一部分来源于胎儿，而胎儿的遗传物质一半来自于父本，因此胎盘可被看作一种同种异体移植物。但是，母体对胎盘并不发生免疫排斥反应。可能与早期胚胎组织无抗原、母-胎界面免疫耐受和妊娠母体免疫力低等相关。其中，母-胎界面免疫耐受的主要机制是母体蜕膜面绒毛外滋养细胞（extravillous trophoblast cell，EVT）与母体各种免疫细胞的动态式相互作用。在人类妊娠早期，大量免疫细胞聚集在蜕膜中，其中蜕膜自然杀伤细胞（nature killer cell，NK cell）占 50% ~ 70%，巨噬细胞（macrophage，MΦ）20%，T 细胞 10% ~ 20%，还有少量树突状细胞（dendritic cell，DC）、B 细胞、肥大细胞等。这些免疫细胞参与免疫应答、滋养层细胞分化和侵袭、血管重塑等。滋养层细胞与免疫细胞的对话主要通过直接的细胞-细胞的识别和相互作用以及通过细胞因子、生长因子和趋化因子的间接作用。但是，有关子宫螺旋动脉重塑中免疫耐受的建立机制，研究相对较少。

胎盘真的能"大补"吗？

（二）妊娠期母体的适应性生理变化

妊娠期间，母体的适应性生理变化满足了胎儿生长发育的需要，主要包括生殖系统、心血管系统、内分泌系统、泌尿系统、新陈代谢的变化。

1. 生殖系统 子宫是妊娠期间的重要器官，不仅孕育胎儿，且在分娩过程发挥着重要作用。随着妊娠进展，子宫逐渐变大变软，早期子宫增大主要受雌激素影响，12 周后子宫增大由宫腔内压力增加所致。妊娠期间子宫血管扩张、血流量增加，以满足胎儿-胎盘循环需要，足月时子宫血流量的 85% 左右供应胎盘，子宫收缩时，血流量明显减少，因此，过强的宫缩会导致胎儿宫内缺氧。此外，妊娠期间，子宫颈充血、水肿、黏液增多，黏液富含免疫球蛋白和细胞因子等，可以保护宫腔免受感染。妊娠期卵巢排卵和新卵泡发育停止，前期分泌大量的雌激素和孕激素，维持妊娠，妊娠 10 周后，黄体开始萎缩，其功能由胎盘取代。

2. 心血管系统 妊娠期血容量增加以适应子宫、胎盘、肾、心脏、皮肤等各个组织器官增加的血流量，维持胎儿生长发育。妊娠 10 周开始，心输出量逐渐增加，在 32 ~ 34 周达到高峰，持续至分娩。心输出量增加为子宫、胎盘提供足够的血流供应。但是，由于雌激素和孕激素具有舒张外周血管的作用，因此母体血压并无太大影响，妊娠早期及中期血压偏低，妊娠 24 ~ 26 周后血压轻度升高。

3. 内分泌系统 为了适应胎儿发育，母体的内分泌腺体，包括垂体、肾上腺、甲状腺及甲状旁腺等分泌活动发生相应的变化。妊娠期垂体增大，妊娠黄体和胎盘分泌大量的雌激素和孕激素，负反馈调节下丘脑及腺垂体功能，使其分泌的促性腺激素释放激素（GnRH）、卵泡刺激素（FSH）和黄体生成素（LH）减少，卵泡不再发育成熟，无排卵和月经。随着妊娠进程，催乳素分泌增加，足月分娩时达到峰值，促进乳腺发育，为产后泌乳做准备。此外，促肾上腺皮质激素分泌增加，进一步刺激糖皮质醇增加和醛固酮分泌增加，但大部分激素与血液中的蛋白质结合，不会导致母体肾上腺皮质功能亢进或水钠潴留等现象。妊娠早期，促甲状腺激素分泌短暂下降，后期恢复正常水平。12 周之前，胎儿甲状腺无合成甲状腺激素的功能，需要母体供给，因此母体需要适时补碘，保证足够的甲状腺激素合成，预防和减少呆小症的发病率。随着妊娠期血容量和肾小球过滤增加，以及需要不断地提供钙给胎儿，在妊娠中晚期，甲状旁腺激素分泌逐渐增加。催乳素和促垂体激素分泌增加，会导致甲状腺、肾上腺代偿性增大，激素分泌增多，但分泌的激素与血液中血浆蛋白结合，只有游离的激素才能发挥相应的功能，因此，一般不会出现功能亢进的表现。

4. 泌尿系统 妊娠期，因血容量和心输出量增加，肾血流量及肾小球滤过率增加，代谢物和排泄物增加，但是肾小管对葡萄糖重吸收能力并未相应增加，因此，约 15% 的孕妇饭后出现生理性糖尿。随着子宫不断增大，加之孕激素的影响，泌尿平滑肌松弛，蠕动减慢，尿流变缓，且受右旋子宫压迫，孕妇易出现肾盂积水。妊娠期，子宫不断增大压迫膀胱，孕妇出现尿频现象，甚至在妊娠晚期出现尿失禁。

5. 新陈代谢 妊娠早期，基础代谢率稍有下降，中期逐渐增高，妊娠晚期可增高 15% ～ 20%。孕妇空腹血糖值为 3.9 ～ 5.1 mmol/L，餐后会出现高血糖，有利于胎儿葡萄糖供应。妊娠期能量消耗增多，体内脂肪会大量分解，血中酮体增加，易发生酮血症。孕妇对蛋白质的需求明显增加，若储备不足，血浆蛋白减少，组织液增加，可能会出现水肿现象。妊娠期间，血清中的总钾、钠、磷浓度无明显变化，镁浓度下降。胎儿生长需要大量钙，妊娠中晚期需要摄入足量的钙。此外，妊娠晚期，多数孕妇需要补充铁剂，来满足胎儿和孕妇的需求。因此，妊娠期由于宫内胎儿增大、血容量增加、组织液增加及母体的蛋白质和脂肪储备，妊娠期体重平均增加 12.5 kg。

三、分娩

（一）分娩的过程

"万婴之母"林巧稚

妊娠超过 28 周，胎儿及胎盘从母体子宫和阴道娩出的过程，称为分娩（labor）。分娩全过程分为三个产程，分别为宫口扩张期、胎儿娩出期、胎盘排出期。分娩是一个正反馈调节过程，子宫节律性收缩是分娩的主要动力。子宫节律性收缩促进子宫颈充分扩张，促使胎儿压迫宫颈口，进而引起缩宫素（又称催产素，oxytocin）的分泌和子宫肌收缩增强，使胎儿对子宫颈的刺激更强，分泌更多的缩宫素，反复循环，直至胎儿完全娩出为止。医学上以末次月经的第一天起计算预产期，整个孕期共为 280 天。正常的分娩时间为 37 ～ 42 周，称为足月分娩。不足 37 周的分娩称为早产，而超过 42 周的分娩称为过期产。

（二）妊娠期间子宫收缩性的变化

子宫在妊娠期、临产前、分娩及分娩后复原期四个不同的生理过程中，其功能状态不断在变化。妊娠期（36 ～ 38 周之前）子宫平滑肌处于静息状态，子宫没有表达足够的缩宫素受体，无法与缩宫素结合发挥作用。临产前（孕期最后 2 ～ 4 周），子宫由静息期向收缩期过渡并激活，子宫肌层和宫颈的形态及结构发生功能性改变，主要包括：子宫平滑肌表达缩宫素、前列腺素受体增加，增强子宫肌对缩宫素和前列腺素的反应；子宫平滑肌细胞间隙连接增强；子宫平滑肌细胞内钙离子浓度增加；宫颈软化成熟及子宫下段形成良好；子宫出现弱且不规律收缩。分娩阶段，缩宫素、前列腺素及其受体大量增加促使子宫平滑肌对缩宫素和前列腺素的敏感性进一步增强。分娩发动时，子宫节律性收缩，宫颈扩张，胎儿娩出。分娩后 7 ～ 10 天，子宫颈内口关闭，4 周左右恢复到初始大小。首先，产后子宫收缩主要由子宫肌纤维不断收缩引起；其次，前列腺素 $PGF_{2\alpha}$ 的持续分泌也会促进子宫肌层收缩。

（三）分娩启动的机制

分娩是一个极其复杂的生理过程。分娩启动是胎儿、多种激素、子宫功能性变化和炎症反应等多因素综合作用的结果。

1. 胎儿对子宫的机械性刺激 随着妊娠进程，胎儿成长发育，使子宫容积和张力增大，子宫壁收缩的敏感性增强，引起子宫内压力发生变化，对扩张的子宫颈发生机械作用。机械性刺激可以通过神经丛传至下丘脑，促使垂体后叶释放缩宫素，引起子宫收缩，触发分娩启动。此外，胎儿前置部分对子宫颈及阴道产生刺激，也可以通过刺激垂体释放缩宫素，增强子宫收缩，引起分娩启动。

2. 胎儿分泌的激素 下丘脑 - 垂体 - 肾上腺轴的成熟促进胎儿肾上腺皮质醇分泌增加，不仅促使胎儿肺产生表面活性物质，还会刺激胎盘合成和分泌前列腺素，促进 17α- 羟化酶、芳香化酶的表达以及雌激素的合成，拮抗 P4/PR 的抗炎作用，诱导免疫细胞迁移到子宫，促进促炎因子和收缩相关蛋白的表达。

3. 胎肺源性的因子调节分娩启动　胎肺的发育是胎儿发育的重要标志，同时胎肺的发育还是引起妊娠期母体适应性变化的重要因素。在妊娠中后期，胎肺分泌的物质和产生的液体开始参与羊水的组成，胎肺源性因子不仅起到调控胎肺发育的作用，还作为胎源性信号调控分娩的启动。肺表面活性物质是由肺泡 II 上皮细胞分泌的脂蛋白，主要成分是二棕榈酰卵磷脂（DPPC）和表面活性物质结合蛋白（SP）。DPPC 在妊娠后期由胎肺合成，有助于出生后的气体交换；而肺表面活性物质结合蛋白 A（SP-A）及血小板激活因子（PAF）的合成和分泌增加则是分娩启动的重要信号，通过旁分泌途径促进子宫肌收缩。

4. 母体激素调控分娩启动　分娩启动时，子宫平滑肌由静息状态转为活跃状态，触发宫缩及宫颈扩张，启动分娩，这个过程受多种激素调控（图 4-9）。

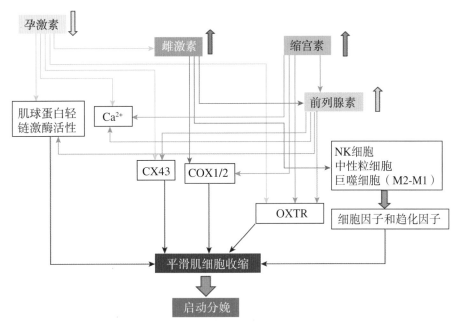

图 4-9　母体多种激素调控分娩启动
CX43：缝隙连接蛋白 43；COX1/2：环氧化酶 1/2；OXTR：缩宫素受体

（1）孕激素：在妊娠期间，孕激素通过与核受体 PR-A 和 PR-B 结合来维持子宫肌静息状态，其作用机制具有多样性，如 P4/PR 可以通过抑制促炎转录因子激活，包括 NF-κB 和激活蛋白（AP-1）。P4/PR 也可以通过促进 NF-κB 的抑制因子 IκBα 和丝裂原活化蛋白激酶（MAPK）抑制因子 MAPK 磷酸酶 -1/ 双特异磷酸酶 1 的表达来发挥作用。此外，P4/PR 还可以增加转录抑制因子 ZEB1 的表达，ZEB1 可以与收缩相关蛋白（缝隙连接蛋白 43 和缩宫素受体）基因的启动子结合，抑制其表达来维持子宫肌静息状态。

（2）雌激素：与孕激素作用相反。分娩时，雌激素分泌增多参与分娩启动：①促使子宫功能性改变；②增强环氧化物酶 COX2 转录，刺激前列腺素合成和分泌，诱发子宫收缩和促进子宫颈成熟；③促进肌动蛋白募集，增强子宫收缩；④诱导免疫细胞浸润；⑤增强子宫肌细胞膜电位活性，增强子宫对缩宫素的敏感性，促进宫颈成熟。

（3）缩宫素：分娩启动后，缩宫素分泌增加，在胎儿娩出的第二产程达到峰值，主要在子宫肌激活和宫颈重构中发挥作用。有研究报道，缩宫素一方面直接与相应受体结合介导胞内 Ca^{2+} 增加或通过电压门控钙离子通道影响子宫收缩的细胞内生化途径；另一方面，缩宫素通过激活有丝分裂原活化蛋白激酶（MAPK），调控 COX2 基因的表达，间接通过刺激胎膜前列腺素 E_2 和前列腺素 $F_{2\alpha}$ 的释放，诱导子宫收缩。

（4）前列腺素：前列腺素在分娩过程起着关键作用。主要包括：①前列腺素通过活化基质金属蛋白酶，从而诱导宫颈细胞外基质蛋白重塑和细胞凋亡，最终导致胎膜破裂；②增强细胞间缝隙连接蛋白 43（CX43）的表达，增加子宫肌间隙连接，促进相邻细胞进行物质和能量传递，从而促进子宫肌收缩；③促使子宫肌细胞内 Ca^{2+} 浓度升高，肌球蛋白轻链激酶活化，引起子宫肌收缩；④调节缩宫素受体的表达，增强子宫肌对缩宫素的敏感性。

5．子宫功能性变化　在内分泌激素作用下，子宫通过增加肌细胞缝隙连接和胞内钙离子浓度引起子宫功能性变化。分娩时，多种激素参与 CX43 在子宫肌的表达，促进动作电位的产生，电冲动促使子宫肌收缩。此外，尤其是缩宫素与子宫肌细胞相应受体结合，打开膜上的钙离子通道，使钙离子内流进入胞质，触发子宫肌节律性收缩。

6．炎症反应　分娩是一种生理炎症状态，胎膜和子宫组织的细胞因子和趋化因子增加，促使 NF-κB 等炎症相关转录因子激活。同时，母体免疫细胞也发生变化，包括中性粒细胞和 NK 细胞大量富集，淋巴细胞活化等均为分娩做准备。白细胞通过子宫内皮细胞进入子宫，子宫分泌基质金属蛋白酶（matrix metalloproteinase，MMP），诱导胎膜破裂和子宫颈成熟。在分娩的第三产程，胎膜分泌促炎因子 IL-6、CXCL8、IL-8 和激活环氧化酶 COX1/2，促使胎膜活化和破裂。邻近蜕膜分泌的损伤相关模式分子随之增加炎症反应，并促使孕激素撤退。此外，分娩期间，蜕膜巨噬细胞由抑炎状态 M2 亚型转变为促炎状态 M1 亚型，通过释放 TNF-α 促进子宫肌平滑肌收缩。

（高　路　张　丹）

第三节　生殖与免疫

免疫（immunity）是机体对抗原（病原生物性或非病原生物性的）的识别、排除或消灭等一系列过程，是机体的一种生理性保护功能。免疫系统的本质特征是识别"自我"和"非我"，此处的"非我"，包括所有的病原微生物，如病毒、细菌等，也包括肿瘤细胞等有害因子，它们在免疫学上统称为抗原（antigen，Ag）。免疫系统识别和排斥抗原的整个过程称为免疫应答（immune response）。有效的免疫应答可以维护机体内环境的稳定，但在某些情况下会对机体造成损伤，例如免疫应答引起的炎症反应以及自身免疫（免疫系统对自身组织成分产生免疫应答）导致的病理状态等。作为人体的重要生理功能，免疫在人类生殖方面亦起着重要作用，其正常与否直接影响生殖功能，从而影响人类的生殖活动。

一、男性生殖系统免疫

男性生殖系统是一个与外界环境密切接触的独特系统，需要有效的免疫维护以抵御外界环境中的感染和其他疾病的侵袭，同时又呈现一定程度的免疫豁免与免疫抑制以防止免疫系统对自身抗原的过度反应，从而确保正常的精子发生和男性生育能力。男性生殖系统凭借其独特的解剖结构和生理功能，形成了一种特殊的局部免疫保护机制。

免疫细胞的种类与功能

（一）一般免疫特点

男性生殖系统包括睾丸、附睾、前列腺等器官，这些器官通过组织屏障（如血 - 睾屏障）、免疫细胞和免疫因子等机制来保护男性生殖系统免受病原微生物的侵袭。

1. 免疫细胞　男性生殖系统中免疫细胞种类众多，如巨噬细胞、树突状细胞、T 细胞等，这些免疫细胞通过协同作用，发挥着局部免疫保护的重要作用，它们能够识别和清除病原微生物，并参与免疫调节反应，维持免疫平衡，进而保护生殖细胞并调控生殖系统发育。

正常男性的生殖道及睾丸间质内含有大量巨噬细胞，其围绕生精小管并常与间质细胞群相连。巨噬细胞能吞噬抗原并加工、提呈给 T、B 细胞，诱发免疫应答。巨噬细胞还可分泌白细胞介素 -1（interleukin-1，IL-1）和肿瘤坏死因子 α（tumor necrosis factor-α，TNF-α），调控间质细胞产生雄激素，参与生殖功能，同时可介导炎症反应。

树突状细胞遍布睾丸间质，其数目较巨噬细胞少得多。树突状细胞缺乏巨噬细胞的有效吞噬和细胞杀伤能力，但具备更有效的抗原呈递能力；更重要的是，树突状细胞能够促进细胞介导的免疫效应，并增强免疫细胞对特定抗原的耐受性。

T 细胞常见于健康男性的睾丸网的上皮、基膜及围绕睾丸网的结缔组织基质中，但数量较少，这可能和睾丸属于免疫豁免部位有关。输出小管、附睾、输精管、前列腺和精囊腺内亦可见 T 细胞。T 细胞在生殖道担负免疫调节和介导细胞免疫的功能，同时还可分泌干扰素 γ（interferon-γ，IFN-γ）。IFN-γ 可促进巨噬细胞表达主要组织相容性复合体（major histocompatibility complex，MHC）Ⅰ类、Ⅱ类分子，增强其抗原提呈功能，促进 T 细胞活化以增强局部免疫功能。

2. 免疫因子　男性生殖系统中的免疫因子种类丰富，如细胞因子、抗菌肽、补体、免疫球蛋白等，其可由睾丸、附睾等器官产生，也可以由其他部位迁移至生殖系统的免疫细胞所分泌。免疫因子具备调节免疫反应和保护组织免受感染的能力，发挥抗菌、抗病毒和抗炎症等作用，从而维护男性生殖系统的健康状态。

多种细胞因子参与调节男性生殖系统免疫反应。IL-1 可作用于 Leydig 细胞抑制类固醇激素的合成，在感染的情况下能够调节免疫应答，激活免疫细胞并介导炎症反应；TNF-α 可以引起组织炎症和细胞凋亡；IFN-γ 可以激活巨噬细胞，增强它们的抗原加工、提呈能力。抗菌肽具有抗菌、抗病毒和抗真菌等功能，如精囊素（vesiculin）可以抑制细菌和病毒，前列腺素（prostaglandin）亦具有抗菌活性。补体系统在免疫防御中发挥重要的调控作用，补体蛋白可以溶解细菌、增强巨噬细胞和 NK 细胞的防御能力，并参与炎症反应的调节。免疫球蛋白，如 IgA，可以通过中和病原体等方式发挥调节免疫反应的功能。

（二）睾丸与免疫豁免

免疫豁免（immune privilege）广义上是指机体内存在一些特定部位，即使存在抗原，也无法被免疫系统识别和清除的现象，这些部位主要包括眼、脑、睾丸、胚胎等特殊部位。在正常情况下，睾丸对自身产生的抗原具有一定的免疫豁免性，这种免疫豁免性是为了保护男性生殖器官免受免疫系统的攻击，从而维护生殖功能的正常运行。

1. 血 - 睾屏障与免疫豁免　睾丸中生精小管和血液之间存在着血 - 睾屏障，是由毛细血管内皮及其基膜、结缔组织、生精上皮基膜和支持细胞的紧密连接构成。血 - 睾屏障的存在为睾丸增添了有效的生理屏障，可阻挡各种病原微生物及其他有害因子进入生精小管，形成并维持有利于精子发生的微环境，还能防止精子抗原物质逸出到生精小管外而引发自身免疫反应，有效地保护了人类的基本生殖功能。

2. 支持细胞与免疫豁免　支持细胞在睾丸的免疫豁免中发挥了重要的调节作用，除形成血 - 睾屏障外，支持细胞可通过表达一种特殊的表面分子 FasL 来抑制免疫细胞的活化和侵袭，维持睾丸局部的免疫豁免。

FasL-Fas 相互作用可介导细胞凋亡（apoptosis）。Fas 阳性的细胞与 FasL 结合后，前者经 Fas 的死亡结构域传导凋亡信号，导致 Fas 阳性细胞凋亡，故 Fas 又称作死亡分子。支持细胞表达大量的 FasL，当感染或抗原侵袭时，通过 FasL 可介导 Fas 阳性的免疫细胞（如 T 细胞、B 细胞、巨噬细胞等）发生凋亡，清除这些炎症细胞，以减少免疫活动或炎症反应对睾丸的损伤，维持免疫豁免，保护睾丸的重要生理功能。此外，最新研究表明，PD-1/PD-L1 系统和 Gas6/ProS-TAM 系统亦可能在睾丸免疫豁免中发挥重要的作用。

3. 睾丸间质细胞（Leydig cell）与免疫豁免　Leydig 细胞是位于睾丸间质的雄激素（主要是睾酮）分泌细胞。雄激素的免疫抑制活性会引起两性之间不同的免疫反应。在小鼠中，特异性敲除支持细胞的雄激素受体会影响睾丸免疫豁免，提示 Leydig 细胞与雄激素在睾丸免疫豁免的调节中发挥作用。此外，Leydig 细胞可表达 FasL 以参与睾丸免疫豁免。因此，Leydig 细胞同支持细胞一样，在维持睾丸局部的免疫豁免、调节睾丸局部的免疫功能、保护睾丸的生殖功能中均发挥着重要的调节作用。

4. 免疫细胞与免疫豁免　虽然睾丸是一个重要的免疫豁免部位，但由于其与淋巴系统有良好的连接，因而睾丸拥有大多数类型的免疫细胞，包括巨噬细胞、树突状细胞、肥大细胞等，这些免疫细胞对于维持睾丸特殊的免疫环境非常重要。

巨噬细胞是睾丸间质中免疫细胞的主要群体，与 Leydig 细胞有密切的物理相互作用，能调节 Leydig 细胞的发育和类固醇生成；与其他组织的巨噬细胞相比，睾丸巨噬细胞产生炎症因子的能力降低，并表现出免疫抑制特性，有利于睾丸免疫豁免的维持。树突状细胞是骨髓来源的抗原提呈细胞，可激活淋巴细胞对异体抗原的反应，亦通过耐受 T 细胞对自身抗原的反应来抑制自身免疫反应，从而增强针对入侵病原体的免疫反应并最大限度地减少对自身抗原的反应。肥大细胞位于睾丸间质中，正常睾丸中肥大细胞的数量相对较少且分布有限，被认为是免疫豁免的机制之一（图 4-10）。

框 4-2　抗原提呈细胞的分类与作用原理

抗原提呈细胞（APC）是指能够摄取、加工处理抗原，并将处理过的抗原呈递给 T 细胞的一类免疫细胞。APC 主要包括单核 - 吞噬细胞、树突状细胞、B 细胞、朗格汉斯细胞等（其中树突状细胞的抗原提呈能力最强）。

外源性抗原经吞噬或吞饮作用，被 APC 摄入胞内形成吞噬体，后者与溶酶体融合形成吞噬溶酶体。抗原在吞噬溶酶体内酸性环境中被蛋白水解酶降解为小分子多肽，其中具有免疫原性的称为抗原肽。内质网中合成的 MHC Ⅱ类分子进入高尔基复合体后，由分泌小泡携带，通过与吞噬溶酶体融合，使抗原肽与小泡内 MHC Ⅱ类分子结合形成抗原肽 -MHC Ⅱ类分子复合物。该复合物表达于 APC 表面，可被相应 CD4[+] T 细胞识别结合。

内源性抗原在细胞内生成后，可被存在于胞质中的蛋白酶体，即小分子聚合多肽体（low molecular mass polypeptide, LMP）降解成小分子多肽；小分子多肽与热休克蛋白 70/90 在胞质内结合后，经抗原肽转运体（transporter associated with antigen processing, TAP）转运到内质网中，通过加工修饰成为具有免疫原性的抗原肽；抗原肽与内质网中合成的 MHC Ⅰ类分子结合，形成抗原肽 -MHC Ⅰ类分子复合物；后者转入高尔基复合体，再通过分泌小泡将其运送到 APC 表面，供相应 CD8[+] T 细胞识别结合。

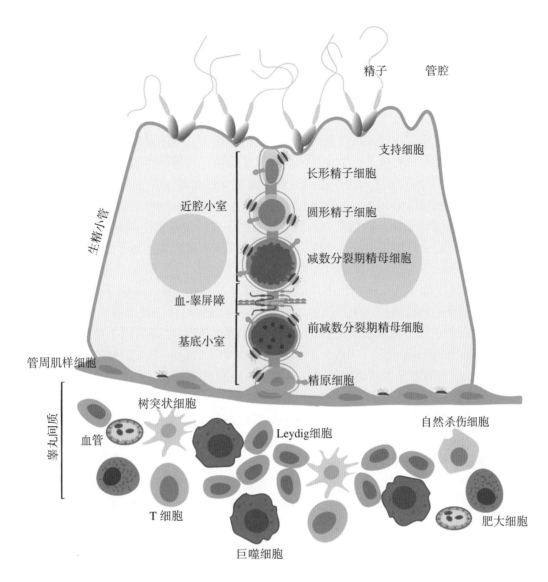

图 4-10　生精小管与免疫细胞关系模式图

（三）精浆与免疫抑制

精浆可以抑制多种免疫细胞的功能，如 T 细胞、B 细胞和 NK 细胞，亦可抑制细胞因子、抗体和补体的活性。人精浆对免疫细胞的抑制作用包括抑制免疫细胞的分化、增殖、杀伤活性及吞噬功能等。

1. 精浆对免疫细胞和补体系统的抑制作用　T 细胞是免疫系统中重要的免疫细胞，其主要功能是介导细胞免疫与免疫调节。人精浆能够抑制植物血凝素（phytohemagglutinin，PHA）诱导的 T 细胞转化，抑制 T 细胞的增殖，亦能显著降低细胞毒性 T 细胞（cytotoxic T cell）对巨细胞病毒感染靶细胞的杀伤能力。

B 细胞是体液免疫的主要细胞，受抗原刺激后，分化增殖为浆细胞，合成分泌抗体，从而产生免疫效应。人精浆提取物在小鼠体内有明显抑制 B 淋巴细胞对抗原刺激转化为浆细胞的功能，同时也抑制了特异性抗体的产生。精浆可以完全阻断正常 B 细胞的早期增殖，但不抑制正常成熟 B 细胞的功能和已建立的 B 细胞的抗体分泌；不同分子量的精浆成分可作用于 B 细胞成熟的不同阶段。此外，人精浆对人外周血的 NK 细胞活性也有抑制作用。

补体是免疫系统的重要效应分子，在抗感染中发挥重要作用。人精浆能抑制人血清总补体活性，亦能抑制人血清中补体的溶血活性，主要表现为对补体 C3 的抑制和 B 因子（C3 激活剂前体）的裂解。精浆可抑制补体介导的杀菌和调理作用，保护精子，干扰某些微生物如淋病奈瑟菌和革兰氏阴性菌的裂解过程。

2. 精浆免疫抑制因子的病理生理意义　精子对男性来说是一种自身抗原，但男性生殖道内有一组屏障将精子与自身免疫系统相隔开，正常情况下不发生自身免疫反应，精浆免疫抑制因子在其中起了重要作用。精浆中的免疫抑制因子结合到精子表面，封闭或改变精子膜抗原，改变精子的抗原性，阻止免疫系统对精子产生免疫应答，保证了精子在男性生殖道的存活。精浆免疫抑制因子伴随着受精随精子一起进入女性生殖道内，能使女性对精子免于产生局部及全身免疫应答，保证精子在女性生殖道的存活，也避免女性发生过敏反应。从免疫学角度来说，受精卵对于母体是异物，具有高度抗原性，但精浆中的免疫抑制因子在一定程度上抑制了母体的免疫应答，使受精卵免受排斥。若男性精浆中缺乏免疫抑制因子，可导致其产生抗精子抗体而造成不育，女性也可出现过敏反应，产生抗精子抗体，从而导致不孕。

精浆免疫抑制因子除了具有保护作用，也可对机体造成损伤。由于精浆中的免疫抑制因子具有免疫抑制作用，能抑制抗体的产生，抑制 T 细胞和巨噬细胞对性病病原微生物如淋病奈瑟菌、梅毒螺旋体的识别和杀伤，造成性病的传播。近年来认为精浆免疫抑制因子与人类免疫缺陷病毒（human immunodeficiency virus，HIV）感染有关。HIV 可以存在于人附睾的淋巴细胞中而不受免疫系统攻击，也可存在于精液或血液等。存在于精液的 HIV 感染人体后是否发病，除感染剂量外，还受精浆免疫抑制因子的影响。一些研究结果表明，机体免疫功能正常时，可抑制 HIV 增殖和复制，而精浆免疫抑制因子所导致的免疫抑制效应是促进 HIV 感染或诱导潜伏的 HIV 活化的因素。由于精浆中有免疫抑制因子，也抑制了女性生殖道的局部免疫功能，导致抗肿瘤能力下降，因此增加了宫颈癌等肿瘤的易感性。

3. 精浆免疫抑制因子的作用机制　精浆免疫抑制因子的抑制作用是多方面的，其对免疫系统各组分均有抑制作用。由于其抑制效应是由众多因子所产生的，其作用机制也极其复杂，至今未能彻底研究清楚。其可能的作用机制如下。

（1）改变精子表面抗原：精浆中的免疫抑制因子结合到精子表面，封闭和改变精子膜抗原，或是通过内源性酶及蛋白质之间的相互作用对精子表面抗原进行修饰，引起抗原构象的改变，从而改变精子表面抗原，最终影响了免疫活性细胞对精子表面抗原的识别。如精浆中的谷酰胺转移酶可与精子表面的 β2 微球蛋白（β2-microglobulin，β2m）或 β2m 类似物相互作用，减弱后者的抗原性。

（2）直接抑制免疫系统：精浆免疫抑制作用体现在免疫应答的各个阶段。精浆中的免疫抑制物质可以直接作用于免疫活性细胞，影响免疫细胞对自身或同种抗原的识别和处理，干扰免疫细胞的分化和增殖的能力。精浆中的免疫抑制因子还可通过交叉反应抑制 T 细胞和 NK 细胞的杀伤活性，也可影响被激活的巨噬细胞、多形核白细胞与相应的靶细胞之间的反应。

精浆中免疫抑制物质可以影响免疫活性细胞对抗原的最初识别和免疫应答的触发，干扰被激活的效应细胞（如巨噬细胞、NK 细胞）对靶细胞的识别。例如，精浆免疫抑制物质可以遮蔽细胞上与诱导免疫有关的受体（抗原和致分裂原受体），影响 T 细胞对抗原的识别、活化；精浆免疫抑制因子抑制巨噬细胞表达 MHC Ⅰ类分子，从而抑制其对抗原的加工、提呈能力，还可抑制巨噬细胞对抗原的吞噬、清除能力。

精浆免疫抑制物质可以影响一些重要的免疫分子如淋巴因子的合成，抑制免疫反应中氧自由基的产生，还可抑制 B 细胞产生抗体，从而抑制 B 细胞的体液免疫应答；精浆中含有特异性结合 IgG Fc 区的因子，与抗体的 Fc 段结合改变其构象，抑制抗体的生物学活性；此外，精浆免疫抑制因子也可抑制补体的活性，促进补体尤其是 C1、C3 的迅速降解；精浆免疫抑制因子还可抑制细胞因子的产生及其受体的表达。

（四）抗精子抗体

正常生理情况下，精子对男性自身而言为一种隐蔽抗原，与免疫系统处于隔绝状态，加上各种生理性保护机制，自身免疫系统不会对精子产生免疫应答。但若上述平衡与保护机制被破坏，男性可对自身精子产生抗精子抗体。对女性而言，精子是一种同种异体抗原，在生理性保护机制作用下，女性免疫系统不会对精子产生免疫应答。但在某些病理情况下，女性亦可产生抗精子抗体。

1. 男性抗精子抗体产生的病因

（1）生理屏障的破坏：血 - 睾屏障和血 - 附睾屏障可以保护生殖细胞避免暴露于免疫系统。当睾丸、附睾或输精管损伤后，精子暴露于免疫系统，可发生针对精子的自身免疫反应。临床上常见的病因有睾丸或阴囊的外科创伤（治疗性或医源性）、睾丸扭转、睾丸癌、隐睾、泌尿生殖系统炎症或梗阻、精索静脉曲张等，这些均会导致精子进入血液，引起免疫应答。70% ~ 100% 的输精管切除术后男性存在抗精子抗体，患有精索静脉曲张或睾丸外伤的男性抗精子抗体阳性率比正常男性高 1.9 倍。

（2）感染：精子和某些细菌表面存在共同抗原，由此产生的抗原交叉反应被认为是细菌感染后抗精子抗体产生的原因。精子与乳链球菌、金黄色葡萄球菌和粪肠球菌等微生物的交叉反应性抗体已在患有菌精症、白细胞精子症的男性中检测到。

（3）自身免疫性睾丸炎症和自身免疫性疾病：自身免疫性睾丸炎是指以特异性抗精子抗体存在为特征的对睾丸的自身免疫性攻击，可导致精子异常和男性不育。已有研究证实，在一些自身免疫性疾病的男性中，抗精子抗体阳性率增加，可导致继发性自身免疫性睾丸炎。

（4）生活方式：生活方式会影响生育力，经常每晚睡眠不足 6 小时会增加抗精子抗体。在输精管切除术逆转的患者中，体重指数增加也会导致抗精子抗体增加。

（5）异常的性行为：同性恋者的肛交易引起直肠黏膜的机械损伤，使得精子进入血液并暴露于免疫系统，引起免疫应答。人乳头瘤病毒（human papilloma virus，HPV）易存在于男性的阴茎、精液、阴囊、肛周和肛门区域，而 HPV 感染增加抗精子抗体的产生。

2. 女性抗精子抗体产生的病因　女性一般不会产生抗精子抗体，但当女性阴道黏膜上皮损伤时，精子可以进入女性体内，激发免疫应答。临床研究发现生殖道的炎症性疾病可能是女性产生抗精子抗体的诱因，如沙眼衣原体感染。

3. 抗精子抗体对生殖的影响以及作用机制　精液中的抗精子抗体影响男性精子的产生、精子运动、受精、早期胚胎发育和胚胎着床等，因而常导致不孕、不育的结局。

（1）影响精液参数：抗精子抗体能够降低精子活力，导致精子凝集、运动受阻，损害精子穿透子宫颈黏液的能力。研究发现抗精子抗体阳性的不育患者的精子浓度和活力都明显降低，且精液液化时间增加。

（2）影响精子获能：精子在女性生殖道迁移过程中逐渐获得受精的能力。然而，在女性免疫性不孕症中，抗精子抗体与生殖失败高度相关；约 3% 的不孕妇女血清中含有精子制动抗体，可以抑制精子在女性生殖道中迁移，抑制精子获能，影响精子后续的顶体反应和精子 - 卵子相互作用。

（3）影响精子穿越宫颈黏液：宫颈黏液来源的抗精子抗体会固定精子并阻止其通过黏液。IgA、IgM 和 IgG 衍生的抗精子抗体可附着在精子外表面，削弱精子通过宫颈黏液的能力。因此，宫颈黏液可能起到免疫过滤器的作用，只允许最活跃的可育精子穿过宫颈黏液并最终进入卵母细胞，阻挡所有其他被抗精子抗体包裹的精子。

（4）影响精子顶体反应和受精：精卵相遇时，精子可释放顶体酶溶蚀卵子外周的放射冠和透

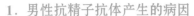
人精子抗原

明带，使得精子与卵子结合并形成受精卵。抗精子抗体可通过干扰精子顶体酶的释放而阻断受精。

（5）影响胚胎早期发育：抗精子抗体在补体存在的情况下可影响胚胎体外发育。此外，不孕妇女血清中的抗精子抗体可导致体外受精后胚胎发育质量下降。

二、女性生殖系统免疫

女性生殖系统免疫对于女性的生殖健康至关重要。女性生殖道可分为上、下生殖道，下生殖道包括宫颈、阴道、外阴，其与外界相通，承担重要的免疫防御功能；上生殖道包括子宫和输卵管，可接触到微生物、精子和同种异体抗原（胚胎），在维持免疫平衡中发挥重要作用。女性生殖系统免疫非常复杂，涉及多种细胞、分子及其相互作用，以确保有效防御病原体的入侵，以及对受精卵和胚胎的耐受。此外，女性生殖系统免疫须适应不同生理阶段的需求，包括受精、着床、妊娠及分娩，显示独特性变化。

（一）卵巢免疫

卵巢（ovary）具备生殖功能和内分泌功能，是女性最重要的生殖器官。既往普遍认为神经内分泌系统是调控卵巢功能的唯一因素，近年研究表明，免疫调控影响下丘脑 - 垂体 - 卵巢轴（hypothalamic-pituitary-ovarian axis，HPO）各环节的功能与运行，从而实现对卵泡发育、排卵以及卵巢激素水平的精细调控。

1. 卵巢内分泌功能的免疫调控　卵巢主要合成与分泌的激素包括雌激素、孕激素以及少量雄激素。卵巢局部存在巨噬细胞、树突状细胞、自然杀伤细胞、T细胞、B细胞等多种免疫细胞，这些免疫细胞通过产生一系列细胞因子对颗粒细胞等卵巢内分泌细胞生成甾体激素发挥调控作用。研究发现，IL-1可下调颗粒细胞LH受体表达而抑制孕激素合成；IL-1与干扰素 I（interferon- I，IFN- I）协同作用抑制黄体酮产生，从而影响黄体功能。作为颗粒细胞芳香化酶抑制剂，TNF-α可抑制LH诱导的雌激素生成。胰岛素样生长因子（insulin-like growth factor，IGF）具有促进卵泡发育和雌激素产生的作用，同时调控颗粒细胞的分化和凋亡。

此外，抗FSH抗体、抗LH抗体等自身抗体通过系统性免疫反应，干扰HPO的上游调控信号转导，进而影响卵巢激素的产生和分泌。

2. 卵巢生殖功能的免疫调控　卵泡的发育、成熟受多种细胞因子调控。卵巢内驻留的MΦ可分泌IL-1、TGF-β、IFN-γ及TNF-α等细胞因子，以旁分泌方式作用于颗粒细胞和卵泡膜细胞，参与调节卵泡的发育及成熟；颗粒细胞、卵泡膜细胞亦能自分泌上述细胞因子，协助HPO调节卵巢生殖功能。其中，抗炎细胞因子如IL-10、TGF-β可以保护卵泡免受炎症因子的损害，促进卵泡发育，同时通过影响卵泡液中IGF-1、EGF、VEGF等生长因子的水平促进血管生成和营养供应。也有研究认为，TGF-β可以抑制卵泡发育，对维持原始卵泡的数量具有重要意义。促炎细胞因子如IL-1、IL-6、TNF-α则会促使卵泡凋亡，抑制卵泡发育，导致卵泡闭锁或早衰。

细胞因子对排卵过程也具有重要的调控作用。前列腺素（prostaglandin，PG）是介导排卵的关键物质，可作用于MΦ、血栓细胞等，促进释放胶原酶和蛋白酶原激活物，促进卵子排出。FSH刺激颗粒细胞产生TNF-α，TNF-α与IL-1诱导PG和黄体酮等排卵介质的产生。TNF-α还可抑制颗粒细胞芳香化酶活性，抑制孕激素水平升高，进一步促进排卵。

黄体是卵巢内的临时性腺体，由排卵后的卵泡转化而来，分泌孕酮等激素。如果卵子未受精，黄体会在2周内退化为白体。黄体的发育和退化受到免疫细胞和细胞因子的调控。TNF等细胞因子在发育黄体中促进血管生成，而在退化黄体中促进细胞凋亡。

免疫因素参与卵巢生殖和内分泌功能的精细调控，这种调控作用是多层次、多维度且动态变化的。卵巢免疫调控异常可能是自身免疫性卵巢炎、卵巢早衰、多囊卵巢综合征、卵巢不敏感综合征等疾病的重要发病机制。

（二）阴道、子宫与输卵管免疫

女性生殖道被认为是一个完整的黏膜免疫系统，其功能与胃肠道和呼吸道相似，均属黏膜相关淋巴组织（mucosa-associated lymphoid tissue，MALT）。黏膜屏障组织具有特殊的功能，可以预防病原体感染和其他有害环境侵害，同时保持与共生微生物的相互作用。阴道作为女性生殖道黏膜的重要组成部分，是女性生殖道抵御致病微生物入侵的第一道屏障，子宫及输卵管也在其中发挥重要作用。深入理解女性生殖道固有和适应性免疫防御系统发挥的生理功能，对于发展新方法防止 HIV、HPV 感染以及其他性传播感染性疾病的传播至关重要。

1. 阴道固有免疫　女性阴道固有免疫（innate immunity）主要由阴道黏膜结构性屏障、固有免疫细胞、固有免疫分子及表达模式识别受体的组织细胞等组成。阴道黏膜上皮及黏液提供了阻止各种病原体入侵的机械屏障，黏液中含有抗菌肽（antimicrobial peptide）、溶菌酶等多种杀菌物质，且局部微生物菌群使阴道的局部形成弱酸性环境，可以拮抗病原体的入侵。这些黏膜屏障有助于保护女性生殖道免受细菌、病毒以及真菌病原体的侵害，抑制致病微生物生长。当黏膜屏障受到破坏，致病病原体得以突破黏膜屏障后，由其合成的病原相关分子模式（pathogen-associated molecular pattern，PAMP）被表达病原体模式识别受体（pattern recognition receptor，PRR）的相关细胞所识别，其中包括黏膜上皮细胞、成纤维细胞、MΦ 和 DC 等，并能够引发炎症反应，启动适应性免疫。此外，阴道黏膜产生一些免疫蛋白，如 IgA 有助于中和病原体，防止感染。

2. 阴道适应性免疫　目前对阴道免疫学的认识主要来自对 HIV 感染的研究。HIV 感染的最早靶细胞是 $\alpha\beta$T 细胞，其占循环淋巴细胞的 95%，表面有抗原受体，即 CD4 与 CD8 表面分子；其余的循环淋巴细胞是 $\gamma\delta$T 细胞，其表面分子是 CD3。$\gamma\delta$T 细胞可识别和限制抗原，在阴道黏膜表面起着防御感染的作用（第一道防线）。当阴道发生细菌感染或其他炎症时，体内免疫细胞会被激活，其中包括 HIV 易感细胞 CD4 T 细胞，会在炎症部位聚集，形成一种易感环境。阴道的炎性环境不仅为 HIV 提供靶细胞，还可能破坏阴道黏膜的保护屏障，因此使得 HIV 更容易侵犯组织。与此同时，炎症也降低阴道局部对 HIV 的清除能力，进一步增加感染风险。此外，阴道存在 B 细胞，可分化成浆细胞并产生免疫球蛋白 IgG 和 IgA，参与建立阴道黏膜免疫屏障。

精液可以诱发子宫颈处 T 细胞、MΦ 和多形核粒细胞的聚集，这些细胞在性交后迁移到阴道。精液中还含有 CD4$^+$ T 细胞和 CD8$^+$ T 细胞，这些细胞可激活局部细胞介导的免疫应答，提高阴道内细胞因子和淋巴细胞的水平。

阴道组织中的免疫细胞与阴道黏膜上皮一样，受性激素的影响，在育龄期呈现周期性变化。特别在黄体期，上皮间淋巴细胞和浆细胞的浓度最高。健康妇女的阴道内一般无淋巴细胞，但在月经期，阴道内可出现 MΦ、粒细胞和淋巴细胞。阴道感染可引起局部 MΦ、淋巴细胞和粒细胞的聚集，其可发生在月经周期的任一阶段。生理水平的雌激素会降低阴道对病原体的易感性，而高水平的雌激素、孕激素则可增加其易感性。

3. HPV 感染与疫苗　HPV 是一类通过皮肤和黏膜传播的病毒，是最常见的性传播病原体之一，它有多种亚型，某些高危型 HPV（如 16 型和 18 型）与宫颈癌的发生关系密切。性传播相关 HPV 首先侵染宫颈上皮基底层细胞和附近的基底层细胞，在宫颈局部，性传播相关的 HPV 主要攻击区域是鳞状上皮和柱状上皮的交界区，特别是由薄弱的基底层和附基底层细胞构成的移行带。这些病毒感染宫颈上皮细胞可最终导致细胞变异和癌症发展。作为外源性抗原，HPV 感染会触发宿主的体液免疫和细胞免疫，但是通常较为缓慢和微弱，只有大约 60% 的新感染 HPV 女性会产生抗体，此与 HPV 的免疫逃逸机制相关。与自然感染 HPV 后的微弱免疫反应相反，人体对 HPV 疫苗的免疫反应较为显著。体液免疫可以有效控制 HPV 感染的复发和感染速度。细胞免疫在调节 HPV 感染反应中也扮演着关键的角色。因此，利用疫苗预防与治疗由 HPV 感染引起的相关疾病正在研究与推广。

目前已研发出多种针对 HPV 的疫苗。HPV 疫苗通常包括对多种 HPV 亚型的免疫保护。根据疫苗覆盖的病毒亚型的种类多少，HPV 疫苗可分为二价、四价和九价。二价 HPV 疫苗对 2 种高危型别（HPV-16 和 HPV-18）有免疫作用，中国人群中 84.5% 的宫颈癌由这两种引起。四价 HPV 疫苗在二价 HPV 疫苗基础上增加了 2 种低危型别 HPV-6 和 HPV-11，能减少尖锐湿疣的发生，九价 HPV 疫苗则在四价的基础上又增加了 5 种高危型别。

框 4-3 HPV 疫苗

HPV 疫苗的设计主要利用了 HPV 的衣壳蛋白，这些衣壳蛋白能够在体外实验环境中进行自我重新组装，并且能最终形成和病毒外观一样的颗粒。疫苗的生产方法主要利用了重组 DNA 技术，重组病毒样颗粒在形态上与真正的 HPV 粒子无法区分，并且包含与真实病毒粒子相同的特异性抗原。因此，它们在激活人体体液免疫反应方面非常有效，可以诱导机体产生高滴度的血清中和性抗体，以中和病毒，并协助特异性杀伤 T 淋巴细胞清除被病毒感染的宿主细胞。证据表明，即使非常低的抗体浓度也足以防止病毒进入宫颈上皮细胞。目前对 HPV 疫苗的研究主要针对高危型 HPV，包括预防性疫苗和治疗性疫苗两大类。预防性疫苗主要通过诱导中和抗体来预防 HPV 感染，而治疗性疫苗则主要通过激活细胞免疫应答以清除被病毒感染的宿主细胞或已变异的细胞。目前，三种主要类型的 HPV 疫苗已经广泛使用，包括二价疫苗、四价疫苗和九价疫苗，其中，四价疫苗可预防与生殖道疾病和尖锐湿疣有关的感染，而九价疫苗提供更广泛的保护，覆盖更多可能引发癌症的亚型。

4. 子宫与输卵管免疫 子宫内膜对生殖激素高度敏感，具有周期性脱落和组织再生与重塑能力。子宫内膜不具备典型的黏膜免疫系统特征，其发挥免疫作用的细胞主要有 NK 细胞、MΦ 和 T 细胞。

NK 细胞主要是大颗粒淋巴细胞，在子宫内膜中含量很少。在妊娠期蜕膜中会出现大量的大颗粒淋巴细胞，其中 $CD56^+CD16^-$ 占 90%，主要作用是营养胚胎；而占 10% 的 $CD56^+CD16^+$ 则具有杀伤同种异体细胞的作用。

MΦ 存在于子宫内膜功能层和基底层，是主要的抗原提呈细胞，它能够激活抑制性 T 细胞（suppressor T cell，Ts cell），分泌前列腺素 E_2（PGE_2）；此外，它还能产生 IL-1、IL-6、IFN、一氧化氮（NO），并表达黏附分子。

在子宫内膜中有集合淋巴结，它以 B 细胞为中心，周围是大量 $CD8^+CD4^+$ T 细胞，再外围是巨噬细胞环。子宫内膜 2/3 以上的 T 细胞是 $CD8^+$ T 细胞，多表达 $\alpha\beta$ TCR，$\gamma\delta$ TCR 细胞只占 5% ~ 10%，并且在月经周期中相对稳定。其他的 T 细胞还包括辅助性 T 细胞（helper T cell，Th）1 和 Th2 等。Th1 能够产生 IL-2、IFN-γ、TNF-α，主要作用是增强细胞免疫应答，活化 MΦ，对胚胎有免疫杀伤作用。Th2 能够产生 IL-4、IL-6、IL-10，主要作用是抑制细胞免疫应答，促进 IgG 的合成，有利于维持妊娠。

除此以外，子宫中还有其他免疫潜能细胞。如内膜上皮细胞，它主要表达黏附分子，分泌细胞因子 M-CSF、EGF、TNF-β 和 IL-6；间质细胞在分泌期和妊娠早期含有丰富的脂质和糖原，分泌细胞因子 IL-1、IL-6、TNF-α、S-CSF，同时表达黏附分子，产生黏附分子的配基成分。

输卵管具备黏膜免疫系统，直接进入输卵管的抗原能够引起黏膜免疫应答，产生分泌型抗体。需要特别指出的是，全身免疫反应产生的抗体在输卵管的效价较低，只有血清效价的 10% 左右。

三、妊娠免疫

○ **案例 4-2**

案例 4-2 解析

　　女，30 岁。既往孕 2 个月自然流产 3 次。后因继发不孕 2 年，输卵管不通行体外受精 - 胚胎移植（IVF-ET）3 次，1 次胚胎未种植，2 次胚胎种植成功后孕 2 个月胚胎停止发育，胚胎染色体检查均正常。既往月经周期规则，卵巢功能正常，丈夫精液正常，B 超与宫腔镜检查均提示子宫内膜与宫腔形态结构正常，自身免疫抗体均阴性，血凝、血栓相关指标与内分泌激素无明显异常。

　　问题：

　　1. 此患者不明原因反复自然流产的病因可能有哪些？如何从免疫学视角查找病因并寻找防治策略？

　　2. 为什么正常妊娠母亲的免疫系统不排斥半同种异体的胎儿？

（一）胚胎着床的免疫调节

　　胚胎着床即囊胚植入子宫内膜的过程，是妊娠建立和维持的关键。该过程包括囊胚在子宫内膜的迁移、定位、黏附与入侵等。子宫内膜容受性、胚胎的黏附 / 侵袭能力及内膜细胞与胚胎滋养细胞之间的交互对话是胚胎着床的关键，这一过程除了受内分泌激素的调控，免疫因素介导的调控作用也至关重要。

　　子宫内膜容受性（endometrial receptivity）是指子宫内膜能够接受胚胎的能力，主要是内膜上皮细胞（endometrial epithelial cell，EEC）的形态与功能变化，包括出现形态学标记——胞饮突，表达白血病抑制因子（leukemia inhibitory factor，LIF）等分子标志物，3D 超声检测多位置子宫内膜厚度并计算得到全子宫内膜体积 $\geq$ 5 ml 等。

　　雌、孕激素能够通过调控细胞因子的分泌影响子宫内膜上皮细胞状态，进而调节子宫内膜容受性。雌激素能够增加 CSF1、GM-CSF、TNF-α 和 IFN-γ 等促炎细胞因子的表达量，而孕激素主要抑制 GM-CSF、IL-1 等促炎因子和部分趋化因子的产生。研究发现，一定水平的 TNF-α 可以促进子宫内膜上皮细胞凋亡，从而利于囊胚植入；过量 TNF-α 则会诱导滋养细胞凋亡，导致流产。在雌、孕激素的共同作用下，子宫内膜微环境处于受控的促炎状态，既能支持胎盘黏附和侵袭，又能对胎儿组分产生免疫耐受，囊胚因此可以正常着床和发育。

　　子宫内膜蜕膜化（decidualization）主要是在排卵后孕激素作用下发生的子宫内膜基质细胞（endometrial stromal cell，ESC）的形态和功能分化，是子宫获得容受性的重要条件。蜕膜基质细胞（decidual stromal cell，DSC）具有强大的分泌功能，与性激素协同调控自身的蜕膜化进程，并与上皮细胞相互作用调控内膜的容受性，进而获得支持胚胎植入与生长发育的能力。在着床窗口期，子宫内膜上皮细胞和 DSC 均表达大量的趋化因子，如 IL-8、CCL2，以及 CXCL10（IP10）和 CXCL11（ITAC），募集多种免疫细胞到达子宫局部并诱导其表型分化。因此，蜕膜化过程伴随子宫局部免疫细胞的富集与表型转变的过程。这些免疫细胞及其产生的细胞因子构成了局部促炎微环境，为胚胎种植做准备。此外，内膜分泌的趋化因子也参与调控囊胚的着床及滋养细胞的分化过程，如趋化因子 CCL2 与 CCL5，可以结合囊胚滋养层细胞表面相应的趋化因子受体，促进囊胚的黏附和侵袭。

　　与此同时，免疫因子还介导了着床期滋养细胞与 DSC 之间的交互对话。胚胎滋养细胞通过旁分泌 CCL24 促进 DSC 生长，加速蜕膜化进程。而着床后的滋养细胞进一步分化为合体滋养细胞与绒毛膜外滋养细胞。绒毛膜外滋养细胞（EVT）与母体蜕膜直接接触，其侵袭能力也由此受到蜕膜的直接调控。EVT 高度表达趋化因子受体 CCR1，与蜕膜细胞分泌的 CCL3 或 CCL5 结合并相互作用，进而调控 EVT 的迁移和侵袭能力。

围种植期的促炎免疫微环境对子宫内膜容受性、胚胎黏附和侵入具有重要作用。着床后的母 - 胎界面转变为抗炎的微环境以维持母胎免疫耐受与胚胎发育，这一阶段免疫调节异常往往与反复种植失败（recurrent implantation failure，RIF）、生化妊娠等早期妊娠不良结局密切相关。目前相关研究尚处于探究阶段，细胞和分子机制的深入解析及临床转化将是生殖免疫领域未来的重要研究内容之一。

（二）早期妊娠的母 - 胎免疫调节

1. 母 - 胎免疫耐受理论 有关母 - 胎免疫耐受（maternal-fetal immunotolerance）的理论可追溯到 20 世纪 50 年代，诺贝尔奖获得者 Medawar 提出，胎儿和胎盘表达的父系组织相容性抗原可以被看作母体的一种同种半异体移植物，会引发与器官移植后相同类型的组织排斥反应，胎儿可能通过某种机制逃避母体的免疫攻击，由此形成对母胎免疫耐受的初步认识。然而，随着生殖免疫学的飞速发展，后来的研究使得这些观点受到质疑和挑战，新的免疫调节机制在母 - 胎免疫耐受维持过程中的作用越来越被人们接受。目前早期妊娠母胎免疫调节机制的几种主要理论包括：① Th2 型细胞因子偏移学说，即妊娠后母体对胎儿的识别及妊娠的维持是通过占优势的 Th2 型细胞因子来实现的，是维持同种异体免疫耐受的核心；② HLA 共享抗原学说，即若夫妻双方在遗传学上为 HLA 纯合子并共享 HLA 抗原，则无法刺激母体产生维持妊娠的封闭抗体，进而容易产生对胎儿的异体免疫学攻击，造成流产；③ HLA-G 免疫调节学说，该学说认为表达在胎盘滋养细胞上的非经典 MHC Ⅰ类分子 HLA-G 可通过抑制 NK 细胞活性和 T 细胞毒性维持母 - 胎免疫耐受；④趋化因子调控网络学说，这一学说从蜕膜免疫活性细胞（decidual immune cell，DIC）募集这一根本环节出发，围绕母 - 胎界面复杂的配受体网络展开研究。迄今为止的各种学说虽然不能从本质上完美揭示母胎免疫耐受这一特殊的生命现象，但是为生殖免疫领域提供了值得深入研究的方向。

母 - 胎对话的关键是母 - 胎免疫适应，而母 - 胎免疫适应的本质在于母体免疫系统对胚胎抗原的免疫耐受，其核心部位在母 - 胎界面。妊娠早期，随着胚胎的着床，母体子宫与胚胎之间逐步形成一个分界面——母 - 胎界面。其细胞组成相当复杂，主要包括侵入蜕膜 EVT、蜕膜免疫活性细胞、DSC 及上皮细胞。母体来源的细胞、胎儿来源的滋养细胞以及这些细胞产生的各种细胞因子、生长因子、激素等共同构成了母 - 胎界面特殊的免疫微环境，以维持成功妊娠。此外，绒毛膜外层的合体滋养细胞及其被释放于外周血的合体滋养细胞微粒与循环中的免疫细胞直接接触，亦被认为是第二个母 - 胎界面。最近的研究发现次级淋巴器官（包括脾和淋巴结）在早期妊娠期间是胚胎抗原致敏、免疫细胞激活与扩增的部位，也被认为是另一个较为隐匿的母 - 胎界面。

2. 母 - 胎界面免疫细胞的构成与功能 免疫细胞作为母 - 胎免疫调节的重要执行者，是母 - 胎免疫耐受的基础，与外周免疫细胞相比，DIC 亚群组成及其表型极为独特。妊娠早期 DIC 占所有蜕膜免疫细胞的 30% ~ 40%，主要由特殊表型的 NK 细胞、T 细胞、单核巨噬细胞和 DC 等细胞组成，它们通过表达特殊活化标志的分子及产生大量的细胞因子，在母 - 胎界面局部发挥着不同于外周的免疫调控作用；并通过旁分泌作用调控滋养细胞的生长、分化和迁移，从而对妊娠的维持起重要的局部调节作用。

蜕膜 NK 细胞（decidual NK，dNK）以其绝对优势的组成（占 DIC 的 50% ~ 70%）与独特的表型（CD56^{bright}CD16^{dim}、抑制性受体和活化性受体库），在母 - 胎耐受中发挥至关重要的调节作用。与外周血表型为 CD56^{dim}CD16^{bright} 的高细胞毒性 NK 细胞不同，dNK 细胞毒功能明显减弱，可分泌多种细胞因子，如 IL-4、IL-8、IFN-γ、VEGF 等。蜕膜 NK 细胞的数量伴随妊娠期进展发生相应改变：妊娠早期，蜕膜 NK 细胞显著增加，于妊娠中期达到峰值，随后逐渐下降，至妊娠晚期降至未孕水平。蜕膜 NK 细胞这种数量的变化与妊娠早、中期为母 - 胎免疫耐受的建立、胎盘血管重铸及胎盘形成的关键时期相适应。大量研究证实，dNK 的数量与功能异常是母 - 胎对话紊乱、胎盘血管重铸障碍、胎盘形成不良的关键因素，也是复发性自然流产（recurrent spontaneous abortion，RSA）、先兆子痫（preeclampsia，PE）等妊娠并发症的重要原因。

MΦ 在妊娠早期占母 - 胎界面免疫细胞的 20% ~ 30%。在母 - 胎界面，MΦ 主要为产生抗炎细胞因子（如 IL-10）的 M2 细胞，而不是分泌促炎细胞因子（如 TNF、IL-12）的 M1 细胞。M2 细胞因高表达清道夫受体、甘露糖受体等并增强精氨酸酶活性，从而具有较高的组织修复能力。在胚泡着床期间，蜕膜 MΦ 偏向 M1 极化；着床后，当滋养层细胞入侵子宫肌层时蜕膜 MΦ 转变为 M1/M2 混合分布，促进子宫血管重塑，从而为胚胎提供充足的血液供应。在胎盘发育完成后，蜕膜 MΦ 逐渐以具有免疫抑制特性的 M2 表型为主，以抵抗潜在的胎儿排斥反应。研究表明，dMΦ 亚群的失调将导致 RSA 的发生，RSA 患者母 - 胎界面的 MΦ 呈 M1 极化优势，与 T 细胞协同促进母胎界面的炎症反应。

蜕膜 T 细胞在维持正常妊娠中发挥着重要作用。妊娠早期，CD3$^+$ T 淋巴细胞占蜕膜白细胞总数的 10% ~ 20%，其中 30% ~ 45% 是 CD4$^+$ T 细胞，45% ~ 75% 是 CD8$^+$ T 细胞。初始 CD4$^+$ T 细胞接受抗原刺激后，首先分化为 Th0 细胞，在不同的细胞因子作用下，分化为 Th1、Th2、Th17 及 Treg 细胞。在母 - 胎界面，这些细胞发挥不同的功能，相互之间存在着平衡机制，共同维持正常妊娠。Th1 和 Th17 型细胞均可参与外周组织病原体清除，产生 Th1 型免疫应答及其相关细胞因子，如 IL-2、IFN-γ 和 TNF-α，但这些细胞因子对胚胎具有细胞毒作用，不利于妊娠维持。而 Th2 型细胞产生的细胞因子，如 IL-4、IL-5、IL-6、IL-10 和 IL-13 可抑制 Th1 细胞的分化和功能，具有免疫营养作用。1993 年，Wegmann 首次提出母 - 胎界面是 Th2 型占优势的免疫微环境，一旦这一优势被打破，自然流产的发生率显著增加。除此之外，Treg 也参与介导了母 - 胎免疫耐受，其能通过两种机制发挥免疫调节功能：一方面通过分泌多种抑制性细胞因子如 IL-10、TGF-β 等，间接发挥免疫调节功能；另一方面通过细胞与细胞之间的直接接触发挥免疫调节作用，如正常妊娠时通过胞间接触抑制 Th17 活化并减少 IL-17 的分泌，然而这种调节平衡在 RSA 患者中被破坏。

相比于 CD4$^+$ T 细胞，妊娠期 CD8$^+$ T 细胞功能研究相对较少。蜕膜 CD8$^+$ T 细胞以低表达穿孔素和颗粒酶 B 的效应记忆 CD8$^+$ T 细胞群（CD8$^+$CD45RA$^-$CCR7$^-$）为主，优势产生 IL-4 与 IL-10 等抗炎细胞因子。母 - 胎界面滋养细胞通过 HLA-C 接触依赖性方式上调 CD8$^+$ T 细胞的免疫检查点 PD-1 与 Tim-3 表达，诱导免疫耐受。此外，调节性或抑制性 CD8$^+$ T 细胞可能影响 B 细胞产生抗体，因此有学者认为调节性或抑制性 CD8$^+$ T 细胞在母 - 胎免疫耐受的建立和维持中发挥作用。

蜕膜 DC 作为母 - 胎界面功能最强大的抗原提呈细胞，在免疫应答过程中诱导抗原特异性 T 细胞的激活或抑制。妊娠早期蜕膜 DC 约占 DIC 总数的 1%。在正常妊娠期间，CD14$^-$CD11c$^+$ 髓系 DC 表现出高度耐受，并在妊娠晚期随着总细胞数的减少而部分失活。蜕膜化与未成熟 DC-SIGN$^+$DC 的增加和成熟 CD83$^+$ DC 的减少有关。母 - 胎界面 DC 能诱导 T 细胞无能和克隆清除，刺激 Treg 生成和 IL-10 分泌，从而保持母 - 胎界面 Th1/Th2 动态免疫平衡，抑制母体对胎儿的同种免疫排斥反应。

此外，妊娠期间的关键激素对于上述 DIC 有非常明确的调节作用，包括直接途径（如结合免疫细胞的激素受体）和间接途径（如影响细胞因子和生长因子的表达水平）。早孕阶段，母胎界面的 NK 细胞大量募集并非仅由胚胎单独介导，还依靠雌、孕激素联合驱动。雌孕激素水平在妊娠早期阶段的大幅度攀升有助于 NK 细胞在母 - 胎界面的富集，并能抑制 NK 的细胞毒性，从而有助于滋养细胞入侵和胎盘形成。同时，MΦ 在母 - 胎界面的迁移、吞噬活性和 Th2/ Th1 细胞因子分泌的调节也可能受到妊娠期激素的调控，如孕酮可抑制 MΦ 向母胎界面迁移及其分泌促炎细胞因子。同样，DC 也受妊娠激素的调控。孕酮可影响 DC 的分化及功能，生理浓度即可使单核细胞分化成为成熟 DC。同时雌激素可通过减少成熟 DC 中 IL-12、TNF-α、IFN-γ 等促炎因子的产生而保护胚胎。

蜕膜 NK 细胞调控胎盘血管重塑的作用机制

　　3. 胎盘血管重塑的免疫调节　妊娠滋养细胞取代蜕膜血管内皮细胞并重塑子宫螺旋动脉，直至妊娠 11 ～ 12 周，"高排低阻"的胎盘血流动力学状态基本形成，保证向胎儿提供充足的氧和营养物质。DIC 在螺旋动脉重塑（spiral arterial remodeling，SAR）过程中发挥了重要的作用。活化的 dNK 细胞主要分布在血管和滋养细胞的周围，它们的存在、富集与动脉重塑过程的早期阶段相一致。dNK 细胞表达的杀伤免疫球蛋白样受体（killer cell Ig-like receptor，KIR）与滋养细胞表达的人类白细胞抗原（human leukocyte antigen，HLA）相互作用，当两者相互作用异常时，可影响滋养细胞的侵袭能力，进而引起螺旋动脉重塑异常，导致妊娠并发症的发生。此外，dNK 细胞分泌血管生成素 1（angiopoietin-1，Ang-1）和 Ang-2 以诱导血管平滑肌细胞（vascular smooth muscle cell，VSMC）破坏，分泌胎盘生长因子（placental growth factor，PlGF）和血管内皮生长因子（vascular endothelial growth factor，VEGF）诱导血管生长。dNK 细胞还可以分泌基质金属蛋白酶（matrix metalloproteinase，MMP）参与螺旋动脉重塑。MMP 破坏动脉肌层，直接参与螺旋动脉重构过程，同时又可以通过诱导间质滋养层细胞向螺旋动脉方向侵袭，间接参与螺旋动脉重塑过程。MΦ 在子宫血管重塑中也发挥重要作用，参与螺旋动脉重塑的全过程。其机制主要是通过分泌大量的细胞因子、MMP、血管生成因子等，与 dNK 细胞及 EVT 等分泌的蛋白酶和生长因子发生协同作用，使 VSMC 形态发生改变，进而促进其凋亡。最后，具有吞噬功能的 MΦ 消化清除凋亡的 VSMC，促进血管重塑过程顺利进展。

　　4. 胚胎生长发育的免疫调节　胚胎生长发育是一个复杂的过程，主要依赖胎盘提供所需要的营养、氧气和生长因子。近年来有证据表明母体免疫系统可以调控胚胎的生长发育，特别是蜕膜 NK 细胞在这一过程中发挥重要作用。蜕膜 NK 细胞可以通过分泌血管生成因子、细胞因子和趋化因子影响胎盘形成和胚胎生长发育。其中，CD49a$^+$Eomes$^+$NK 细胞亚群可以分泌生长促进因子（growth promoting factor，GPF），包括多效蛋白和骨甘氨酸，促进胎儿生长发育。该 NK 细胞亚群的减少会影响胎儿发育，导致胎儿生长受限。此外，NK 细胞表面活化性受体 KIR2DS1 与胚胎滋养细胞 HLA-C2 之间的相互作用对胎儿出生体重有积极影响，而抑制性受体 KIR2DL1 与胚胎滋养细胞 HLA-C1 之间的相互作用则负调控胎儿出生体重。此外，趋化因子 CXCL12-CXCR4 介导的信号在胚胎发育中发挥重要作用。CXCL12 或 CXCR4 基因突变小鼠可以出现致命性的神经、血管、心脏、骨髓或淋巴的生成缺陷及生殖细胞发育缺陷。目前，有关胚胎生长发育免疫调节机制的相关研究尚在起步阶段，有待进一步探索。

　　妊娠期间母 - 胎界面大量富集的免疫细胞与胚胎滋养细胞直接接触，不仅不排斥携有父系抗原的胚胎，反而成为妊娠建立和维持不可或缺的重要元件，这是违反免疫学原理的唯一例外。滋养细胞是孕期唯一与母体免疫系统直接接触的胎儿成分，是母 - 胎耐受的主体。母 - 胎界面不同免疫细胞相互作用构成了一个巨大的细胞连接网络，参与并调控母 - 胎免疫耐受的建立和维持、胎盘血管重塑及胚胎发育过程（图 4-11）。母胎免疫失衡是导致反复自然流产、先兆子痫、胎儿生长发育受限等妊娠并发症的重要原因等。未来利用先进的技术手段和新模型、新方法揭示母 - 胎免疫的本质，明确发挥作用的关键细胞亚型和调控因素，探究反复自然流产等妊娠疾病的免疫靶向治疗策略是重要的研究方向。

　　（三）分娩发动的免疫调节

　　妊娠期间母体与胎儿之间存在特异性免疫耐受，免疫细胞相互作用共同维护母 - 胎界面免疫

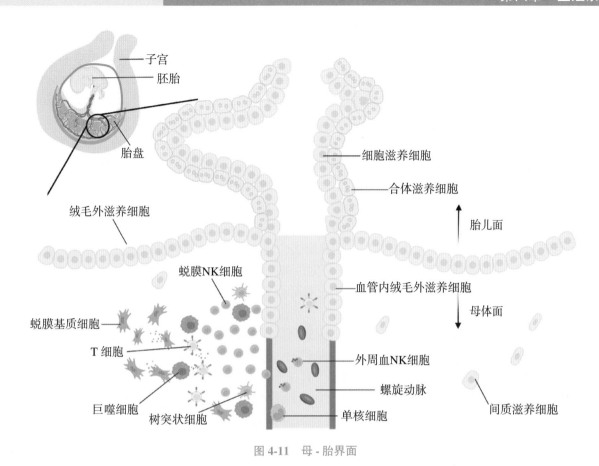

图 4-11 母 - 胎界面

间充质干细胞在复发性流产等妊娠相关疾病治疗中的临床应用

耐受微环境。一旦炎症或其他因素使母 - 胎间免疫耐受解除，导致母 - 胎界面免疫耐受 - 激活的精细平衡被打破，即可诱发分娩。在分娩启动过程中，子宫、胎儿及其附属物以及母体外周血通过丰富的免疫调节机制促进免疫活化和炎性环境的形成，协同调控分娩发动。

1. 子宫变化的免疫调节

（1）宫颈：宫颈成熟是一个生理性炎性过程，宫颈组织中的中性粒细胞和 MΦ 数量增加，促炎细胞因子 IL-1β、IL-6、IL-8 和 TNF-α 产生增加，以多种方式调节分娩发动。IL-1β 可增加 MMP-1、MMP-3、MMP-9 和组织蛋白酶 S 的产生，同时降低基质金属蛋白酶组织抑制剂 TIMP-2 的表达。这些蛋白酶可消化宫颈细胞外基质内的胶原纤维和弹性蛋白纤维，从而使宫颈容受性增加。IL-1β 可以作用于多种类型的细胞，促进环氧化酶 COX-2 和 PGE₂ 的产生，进而诱导宫颈扩张。PGE₂ 通过增强 MMP 活性或增加血管通透性，促进循环免疫细胞穿透血管、浸润宫颈，间接起作用。IL-6 能以自分泌、旁分泌方式作用于花生四烯酸代谢途径的多个环节，促进子宫组织合成 PG。研究表明 IL-6 在羊膜腔感染和早产者的宫颈中显著升高，提示其可能参与并加速分娩过程。IL-8 通过对宫颈中性粒细胞的趋化、激活，降低胶原纤维含量，增加宫颈的延展性，在启动分娩的准备或激活阶段中起主导作用。分娩过程中宫颈内粒细胞集落刺激因子（G-CSF）浓度增加也可能刺激中性粒细胞亚群增殖。TNF-α 主要来源于 MΦ 和淋巴细胞，通过促进 PG 释放、增加 MMP 合成以及诱导滋养细胞凋亡等途径调节分娩发动。另外，宫颈黏液中，NO 水平在临产前增加，通过舒血管作用促进宫颈局部免疫细胞浸润和炎症反应。

（2）宫体：子宫肌层中促炎细胞因子 IL-1β、IL-6 和 TNF-α 在分娩时显著增加。分娩过程中子宫肌层白细胞增加可能归因于细胞因子如单核细胞趋化蛋白 MCP-1 和 IL-8 等表达的增加，同时这些细胞因子的增加亦可能募集 MΦ 和中性粒细胞至子宫肌层。IL-1β 和 TNF-α 可以刺激花生四烯酸释放，促进磷脂代谢，增加子宫肌层 PG 的产生。IL-1β 还可激活与 NF-κB 有关的信号传导系统，增加 COX-2 的表达，刺激子宫肌层细胞产生 PGE_2。子宫肌层的血小板激活因子（PAF）及其受体系统可在宫内感染时协同激活细胞因子，以刺激胎膜产生 PGE_2。IL-6 也可增加子宫肌层细胞分泌缩宫素，同时可通过增加子宫肌层细胞缩宫素受体的表达使其对缩宫素的反应性增加。缩宫素和 PGE_2 均能增加子宫肌层细胞内 Ca^{2+} 浓度，进而刺激子宫收缩。IL-1β 和 TNF-α 还可增加子宫肌层细胞产生 MMP-9，对胎盘娩出有重要意义。

（3）免疫细胞：蜕膜中的 NK 细胞、T 细胞以及 MΦ 被证实参与调控分娩。分娩发动后，dNK 表面的 NKG2D 受体表达下降，而外周血中 NK 细胞则呈现相反的变化。研究也证实经阴道自然分娩患者的 dNK 数量低于剖宫产患者。$CD4^+CD25^+$ Treg 细胞在母 - 胎界面发挥免疫抑制作用，其数量减少会导致该界面免疫耐受 - 激活失衡，也是引起分娩发动的机制之一。蜕膜 MΦ 通过分泌大量促炎因子如 TNF-α 参与分娩发动。Casey 等于 1988 年提出分娩发动的蜕膜激活学说，认为妊娠晚期蜕膜中炎症细胞因子如 IL-8 明显增多，其功能从妊娠早期的以免疫抑制为主转化成免疫排斥为主，这些细胞因子与局部内分泌变化共同调节分娩发动。

2. 胎儿及胎儿附属物的免疫调节 足月分娩时，胎儿 - 胎盘单位的免疫原性被唤醒，母体对胎儿的免疫耐受解除，免疫反应被激活，母 - 胎界面炎症反应增强，从而诱发分娩，母体将胎儿排出体外。与子宫的免疫变化类似，胎儿及其附属物也存在丰富的免疫调节，协同调控分娩发动。

（1）胎膜：由平滑绒毛膜和羊膜组成的胎膜包裹胎儿、羊水和脐带，是维持胎儿生长的重要屏障，分娩过程中胎膜免疫反应的激活能够直接影响宫内生长环境以终止妊娠。分娩时胎膜内 IL-1β、IL-6 和 TNF-α 等细胞因子产生增加，趋化因子 IL-8、MCP-1 以及细胞间黏附分子 ICAM-1 表达增加，促进白细胞的聚集，中性粒细胞和 MΦ 数量增多，进一步产生多种细胞因子和黏附分子，形成正反馈，促进分娩发动。胎膜破裂是分娩过程中的重要事件，IL-1β 和 TNF-α 能够增加羊膜 MMP-9 的产生和胶原酶的活性，促进胎膜细胞外基质的酶解，降低胎膜破裂的阈值。另外，胎膜的主要成分为含花生四烯酸（PG 前身物质）的磷脂，具有水解磷脂、产生游离花生四烯酸的功能。IL-1β 和 TNF-α 对羊膜和绒毛膜细胞的刺激可增加 COX-2 的表达，导致 PGE_2 合成增加，PGE_2 不仅能上调 MMP-9 的表达，还能跨膜刺激宫颈成熟和刺激子宫肌收缩，从而诱发分娩。

（2）羊水：羊水中细胞因子的平衡与分娩启动密切相关。早产的发生与羊水中 IL-1β、IL-6、IL-8、IL-12、IL-18、MCP-1 和 TNF-α 等细胞因子的变化密切相关。

（3）胎儿：胎儿也可主动为分娩的发动提供刺激信号。研究发现胎儿单核细胞 - 中性粒细胞的活化与早产有关，足月妊娠的胎儿髓单核细胞产生 IL-6 明显增加。黏附分子 ICAM-1 特异性定位于胎儿血管系统的内皮细胞，其表达量在足月妊娠自然分娩的样本中显著升高。有趣的是，由胎儿分泌的肺泡表面活性蛋白 SP-A 可以激活 MΦ，引起炎症反应，促进子宫收缩，为分娩提供启动信号。

（4）胎盘：胎盘免疫反应的激活不仅能够启动分娩，还有利于分娩后期胎盘的剥离。随着孕周增加，胎盘 MCP-1 的表达水平逐渐增高。临产前胎盘 IL-1β 和 TNF-α 表达明显增加，IL-10 明显降低。此外，人类胎盘特异性表达的 HLA-G 抗原在分娩前水平下降，有利于打破母体对胎儿的免疫耐受，可能与分娩启动有关。

3. 母体外周血免疫学改变 外周血中固有免疫细胞和适应性免疫细胞均参与调节分娩发动。分娩阶段母体外周血 NK 细胞数量增加，其表面激活受体 NKG2D 活化，穿孔素等活性物质产生增多，NK 细胞显著活化；同时，Th1 型免疫应答的激活也有助于诱发分娩启动。此外，母体外周血中性粒细胞及 $CD4^+$ T 细胞数量在分娩发动时增加，相反，B 细胞数量减少。不仅如此，早产孕妇外周血 Th1/Th2 免疫应答格局改变，Th1 型细胞因子如 IFN-γ 和 IL-2 水平显著增加。

分娩调控的各种因素之间存在着非常复杂的促进和制约关系，目前尚无确切定论，因此仍是当今围生医学的重要课题之一。免疫因素作为分娩发动的关键调控因素之一，其相关研究的深入将为

基于恒河猴模型探究
细胞因子介导的妊娠
晚期分娩触发机制

预防及治疗早产和过期妊娠、开展计划分娩、降低围生儿死亡率等提供更多的理论基础及实用价值。

（杜美蓉　郭雪江）

第四节　性　生　理

性的进化与性选择

性是自然界中的一种属性，是男女在两性生物学上的差异，也是人类繁衍生息的基础。性成熟是指生殖器官形态和功能以及第二性征的发育成熟。性腺发育后，通过分泌性激素可控制其他性器官的发育和成熟。下丘脑 - 垂体 - 性腺轴的相互作用在生殖内分泌的调节中起核心作用，并维持正常生殖功能。遗传、环境、社会因素也会对性成熟产生一定影响。性欲作为人类最原始的本能之一，能保持终生。性行为的功能是生殖，即繁衍后代，是人们获得身体和情感满足的重要途径，在人类社会和文化中扮演着重要的角色。

一、性成熟

案例 4-3

女，8 岁。乳房发育 1 年，呈进行性增大，近半年身高增长较快。无头痛、视物障碍等，无阴道流血。出生史、既往史、家族史等均无特殊。父亲身高 175 cm，母亲身高 163 cm，遗传靶身高 162.5 cm。查体：身高 140 cm（+2 SD），体重 35 kg（身高别体重 +0.5 SD）。面容无特殊，体型匀称，无多毛、色素沉着、牛奶咖啡斑。心肺腹无特殊。专科体检：双侧 B3/6 cm，PH1，阴蒂不大，外阴见少许白色分泌物。基础 FSH 2.1 IU/L，LH 0.4 IU/L，雌二醇 30 pg/ml；GnRH 激发试验峰值 FSH 20.0 IU/L，LH 30.0 IU/L。盆腔超示子宫 30 mm×19 mm×22 mm，内膜 2 mm 左侧卵巢 30 mm×20 mm×9 mm，右侧 28 mm×19 mm×8 mm，多个卵泡，最大 9 mm×9 mm。骨龄（GP 法）11 岁。鞍区 MRI 无异常。

案例 4-3 解析

问题：

1. 该患儿性成熟过程中出现了何种异常？发生原因可能有哪些？
2. 男性和女性的性成熟过程有哪些区别？

性成熟（sexual maturity）是指生殖器官的形态和功能以及第二性征已经发育成熟且基本具备正常的生育能力，同时个体的性心理（性意识、性情感和性适应）逐渐发展成熟。该过程主要发生在青春期，在生长、发育、代谢、内分泌及心理等方面均发生显著改变。青春期通常开始于 8 ~ 10 岁，男性比女性稍晚 1 ~ 2 岁；持续 8 ~ 9 年。女性第一次月经来潮和男性第一次夜间遗精是性成熟的标志。

（一）性成熟的启动

青春期前，下丘脑对雌激素负反馈高度敏感，是成人时期的 6 ~ 15 倍，这种抑制是由于下丘脑 GnRH 分泌神经元受到的中枢性抑制引起的，因此在青春期前，下丘脑仅分泌少量的 GnRH。而青春期发动时，下丘脑 GnRH 的分泌突破了童年时期的抑制，呈脉冲式释放。有研究认为，青春期的发动与大脑某些边缘系统相关区域的成熟有关。

男性和女性性成熟均开始于下丘脑分泌 GnRH。然后 GnRH 经由垂体束中的门脉系统运输到垂体前叶，并刺激两种促性腺激素——FSH 和 LH 的释放。在女性，这两种促性腺激素诱发了卵巢中卵泡的发育、排卵、黄体形成以及性激素的合成分泌等一系列事件；对于男性，则是对睾丸的生精和雄激素的合成与分泌等过程产生影响。

（二）女性性成熟

1. 体格发育　进入青春期后，身高增长速度明显加快，称"突增期"。女性一般始于 9～11 岁，平均突长年龄较男性小 2 岁，在此阶段女性平均身高增长约 25 cm，每年可增长 5～7 cm，最多可达 9～10 cm。女性该期刺激生长的激素以雌二醇最为重要，卵泡刺激素及黄体生成素发挥着重要的调节作用。

青春期的体格发育是连续的，但是身体各部存在一定的形态发育顺序，具体表现为：①自下而上的发育，下肢发育早于上肢；②自外周向中央的发育，肢体远端发育早于肢体主干，即四肢发育早于躯干。

2. 生殖器官的发育　进入青春期后，在促性腺激素的作用下，卵巢体积增大，由青春期前的不到 1 ml，最大可增至 10 ml。同时卵巢内出现各级卵泡生长发育，产生周期性排卵，并分泌雌、孕激素。雌激素是由卵泡膜细胞和颗粒细胞共同合成。在卵泡膜细胞中，原料胆固醇在 LH 的作用下，合成孕烯醇酮再进一步转化为雄激素。在发育成熟的卵泡颗粒细胞中，初步合成的雄激素在 FSH 的作用下由芳香化酶催化为雌酮和雌二醇。此外，成熟的卵泡在 LH 峰的作用下向腹腔排出卵子，残留的卵泡组织黄素化后形成黄体，并分泌孕激素及少量雌激素。这些雌、孕激素分泌进入血液，与生殖器官上的相应受体结合，并对其发育成熟产生重要作用。

月经来潮是女性性成熟的标志。此后，子宫内膜在雌、孕激素的作用下逐渐呈周期性的变化。在卵泡期，因月经损伤的子宫内膜修复增厚、腺体增多；在黄体期，子宫内膜在孕激素的作用下进一步增厚，腺体分泌能力增强，基底部出现糖原小泡；在月经期，由于黄体萎缩，引起雌、孕激素水平突然降低，内膜出现剥脱出血。子宫在雌激素的作用下体积增大，可达青春期前的 20 倍以上。此外，雌激素可刺激乳腺导管和结缔组织增生，促进脂肪组织在乳腺的聚集，呈女性乳房外貌。性发育成熟时，阴道壁增厚、皱襞增多，延展性增加，阴道黏膜呈周期性变化。在雌激素作用下阴道分泌物增加，糖原酵解形成乳酸，pH 由儿童时期的弱碱性转为酸性，为 4.0～5.0。进入青春期后，阴阜出现脂肪堆积，且逐渐被密集的阴毛覆盖，分布呈尖端向下的三角形。外阴膨胀充血、增大，大小阴唇丰满隆起，并产生色素沉着，阴蒂也开始逐渐发育。

3. 第二性征的出现　除生殖系统器官和结构的第一性征的区别外，在性成熟期，男女两性在外貌、皮肤、音调等方面也出现显著的变化，这称为第二性征。乳房在青春期性激素刺激下开始发育，是女性青春期发动的标志；乳房发育一般从 10 岁开始，经历 5 期，于 18 岁左右发育成熟。女性的阴毛发育一般迟于乳房的发育，进入青春期后，肾上腺皮质功能开始增强，血循环中雄激素增加，引起阴毛和腋毛的生长，而腋毛发育一般晚于阴毛发育。此外，性成熟期的女性出现音调变高、胸及肩部皮下脂肪增多、骨盆宽大（横径发育大于前后径）等女性特有的体貌特征。在生理状态下，女性在 1.5～6 年完成第二性征的发育。

（三）男性性成熟

1. 体格发育　男性突增期一般始于 11～13 岁，较女性迟 2 岁，整个阶段身高增长约 28 cm，每年可增长 7～9 cm，最多可达 10～12 cm。不同于女性，促进该期生长的激素以睾酮的作用最为明显，此外，生长激素、促性腺激素也起着协同作用。

发生体格突增前，男性身高往往高于女性，但是由于男女体格突增发生时间、增长速率的不同，青春期男性和女性身高在时间曲线上存在两次交叉：第一次交叉发生在 9～10 岁，在此期间女性身高开始突增而男性还未开始，女性身高超过男性；第二次交叉发生在 13 ～ 15 岁，此期间内由于男性体格增长速率更快，使得男性身高超过女性，即身高再次出现了交叉。发育至成年时，男女平均身高差约 12 cm。

2. 性器官成熟　睾丸是男性最重要的生殖器官。进入青春期后，睾丸迅速发育且增大，至青春期末可达 12 ml 以上，具有生精和分泌雄激素的功能。自青春期开始，睾丸生精小管明显发育，启动生精过程，包括精原细胞有丝分裂、精母细胞减数分裂、精子细胞形态变化等。形成的精子贮存于附睾，并获得运动和受精能力，连同精囊腺、前列腺、尿道球腺的分泌物一起混合成精液排出体外。同时，睾丸间质细胞分泌睾酮增加，刺激骨生长和骨骺的闭合。此外，睾酮还促进蛋白质的合成并抑制其分解，加速机体生长，并对中枢系统的高级皮质产生一定的调节作用，参与相应具有雄性特征的行为活动。

在附属性器官中，睾酮与雄激素受体结合，使得附睾、精囊腺、前列腺、阴茎等器官迅速发育，并维持它们处于成熟状态。在性成熟期，附睾迅速发育，发挥促进精子成熟及营养供给等作用。精囊腺表面呈现出凹凸不平的结节状，分泌碱性胶状液，为精子活动提供能量。前列腺逐渐增大，并开始分泌前列腺液，促进精液液化，提高精子成活率。进入青春期后，阴茎迅速增大、增粗，其内的血管、神经纤维、淋巴管也逐渐发育，在特定的性刺激下，阴茎海绵体可迅速充血、胀大，产生勃起现象。

3. 第二性征的出现　男性在雄激素的作用下，从青春期逐渐出现男性特有的第二性征，主要表现为胡须和阴毛出现、外生殖器增大、喉结突出、音调变低、骨骼增粗、肌肉发育。一般情况下，男性在 2 ～ 4.5 年内完成第二性征的发育（图 4-12，表 4-1）。

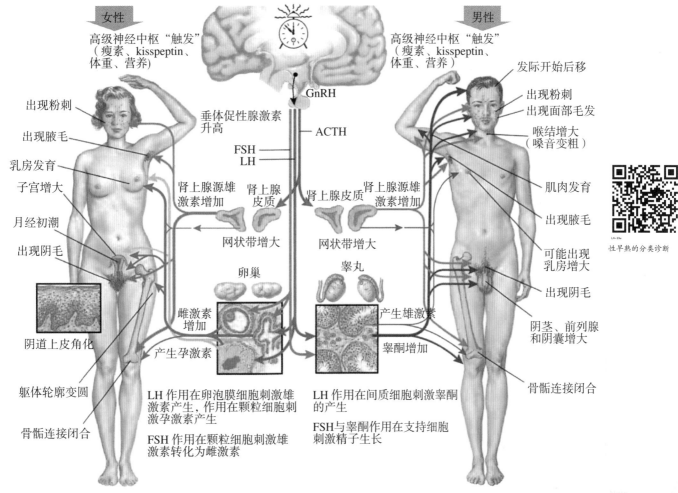

图 4-12　男、女性性成熟中发生变化的器官及其调节

表 4-1 两种性别性成熟发育差异

	男性	女性
体格	身高突增开始于 11 ~ 13 岁，每年可增长 7 ~ 9 cm	身高突增开始于 9 ~ 11 岁，每年可增长 5 ~ 7 cm
性器官	睾丸迅速发育、增大，具有生精和分泌睾酮的功能	卵巢迅速发育、增大，逐渐出现周期性排卵，并具有雌、孕激素分泌功能
附属性器官	附睾、精囊腺、前列腺，阴茎的发育	阴道、阴阜、外阴发育，子宫内膜周期性变化
第二性征	胡须及阴毛萌出、喉结突出	乳房发育、阴毛萌出
	音调变得低沉	音调变得高昂
	肌肉增大、骨骼增粗，肩部增宽	胸 / 肩部皮下脂肪层变厚、骨盆横向发育

（四）性成熟的调节

性成熟过程受到机体及环境多重因素的影响和调节。机体内分泌的调节作用主要依赖于下丘脑 - 垂体 - 性腺轴的逐渐建立及相应功能的完善，进而影响和调控机体性成熟。此外，性成熟还受到遗传、环境、社会等因素的影响

1. **性成熟的内分泌调节** 下丘脑 - 垂体 - 性腺轴之间存在复杂的相互调节关系。下丘脑受到神经系统高级中枢等刺激后，脉冲式释放 GnRH 至腺垂体，并促进卵泡刺激素和黄体生成素的合成，后两者释放入血，作用于性腺，引起睾丸中睾酮及卵巢中雌、孕激素的分泌。然而，垂体、性腺分泌的激素，也会对下丘脑分泌的 GnRH 进行反馈性调节，其调节方式包括：垂体门脉血中的 GnRH 的浓度变化可以反作用于下丘脑，称为超短反馈；垂体分泌的促性腺素作用于下丘脑，影响 GnRH 分泌，称为短反馈；性腺分泌的性激素和抑制素作用于下丘脑引起 GnRH 的分泌增加或减少，称为长反馈。

2. **性成熟的遗传调节** 染色体是基因载体，性染色体异常多会导致性别分化异常（包括性腺分化异常、假两性畸形、原因不明的性发育异常疾病），例如，特纳（Turner）综合征患者性染色体组成为 XO，具有女性外貌，但是卵巢缺如、第二性征发育不全；克兰费尔特（Klinefelter）综合征患者性染色体组成为 XXY，具有男性外貌，但是睾丸发育不全而且乳房呈女性化。而一些染色体正常但是性别决定基因突变的患者，也会影响其性成熟，例如编码雄激素受体的基因突变，会导致雄激素不能发挥相应功能，从而使之向女性化方向发展。还有研究发现，母亲月经初潮的时间与女儿月经初潮时间具有显著相关性，这些都证明遗传因素可以对性成熟产生影响。

3. **性成熟的环境调节** 胎儿时期的环境污染物暴露、宫内过高的雄激素水平，也都会影响青春期时性成熟。与体重正常的儿童相比，超重和肥胖儿童的青春期发育和性成熟年龄相对提前，此现象在女性中尤为明显。家庭条件富裕的青少年，性成熟年龄往往会更早；城市地区女性月经初潮平均年龄显著早于农村地区女性月经初潮平均年龄。

4. **性成熟的社会调节** 近百年来，全球女性月经初潮的平均年龄提了 2 ~ 3 岁，这除了与全球工业化后环境因素改变有关联外，与生活习惯的改变也有联系。长期素食与性成熟延迟有关，而过多摄入高蛋白饮食，可能会导致性成熟提前。过早接触情感类影视、文学作品，也可能导致性成熟的提前。长期暴露于家庭压力中的青少年，更容易发生性早熟。诸如吸烟、抑郁等其他因素，也对性成熟有所影响。

二、性行为与性反应

性对于人类而言，是一种生理和心理上的本能及行为表现，也是人类生存和繁衍的基础，涉及性别认同、性欲望、性行为及多种与性相关的情感和行为。性是人们获得身体和情感满足的重要途径，在人类社会和文化中扮演着重要的角色，同时也受到社会和文化的影响。

（一）性欲

性欲（sexual desire）是指人对异性的欲望和两性与性相关的心理活动、言语表情和亲密行为。在性欲的支配下，男女两性通过性器官的交配，即性交活动，实现人类生殖繁衍的功能。

心理学上认为，性欲是更为广泛的概念，不仅包括生殖器方面的活动，还涉及更为原始的欲望与冲动，并贯穿生命始终。青春期前儿童性欲分为口欲期、肛欲期、性蕾期和性雏形期，幼年时期性欲的满足与正常发展对成年建立正确性别意识、形成正常人格至关重要。进入青春期后，下丘脑、垂体、肾上腺活动增强，多种激素活动使性腺发育成熟、性意识增强，性也开始活跃起来。这一阶段少男少女性意识发展的基本特点为：由朦胧逐渐明朗、由贫乏逐渐丰富、由幼稚逐渐成熟。可以概括为以下 4 个阶段。

1. 性抵触期 在青春期之初，性功能还没有完全成熟，性别意识也是刚刚萌芽，由于第二性征的生理变化，使得青少年对自身所发生的剧变感到惘然与害羞，本能地产生对异性的疏远和反感。该时期持续 1 年左右。

2. 仰慕长者期 在青春期中段，青少年容易对周围环境中的某些在体育、学识以及外貌等方面出众者（多是同性或异性的年长者）产生仰慕爱戴之情。该时期青少年的性意识逐渐萌发。

3. 向往异性期 在青春期后段，随着性生理发育的逐渐成熟，青少年开始对与自己年龄相当的异性产生兴趣，并希望吸引异性的注意。该时期青少年一方面情绪兴奋度高，容易产生强烈的性情绪，情感发展较快；另一方面自我意识甚强，容易在与异性接触过程中引起冲突。

4. 恋爱期 随着青春期发育完成，青少年逐渐把友情集中于自己钟情的一个异性身上，彼此常在一起，互相帮助和照顾，憧憬婚后的美满生活，并开始为组织未来的家庭做准备工作，和谐的爱情逐步形成。此时期，女青年常充满浪漫的幻想，向往被爱，易于多愁善感；男青年则有强烈爱别人的欲望，从而得到独立感的满足。

（二）性行为

性行为（sexual behavior）指为满足性欲和获得性快感而出现的动作和活动，可分为狭义和广义两种。狭义的性行为专指生殖行为，即以男性阴茎和女性阴道交媾方式进行的性行为。广义的性行为则包括了各种性刺激形成的行为，如接吻、拥抱、爱抚等，以及与性有关的各种准备性、象征性的行为，如阅读成人书刊、观看成人电影等。人类性行为的功能主要包括繁衍后代、获得愉悦和维护健康，并受到社会习俗、道德规范和法律的约束。

根据性欲满足的程度，可以将性行为分为目的性、过程性及边缘性三类。目的性性行为主要指性交行为，也称为核心性行为；过程性性行为是指为获得或完成性交行为所做的铺垫行为；边缘性性行为是日常生活中介于性行为与非性行为之间的与性有关的行为，如不以性交为目的的接吻、拥抱、抚摸等。

人类的性欲和性行为是多因素综合作用的结果：生理解剖结构及神经内分泌调节是性欲和性行为的生物学基础；心理因素可以直接影响性行为的动力与方式，同时也可通过性别认同与性取向间接决定性行为；此外，文化和环境因素也参与影响性欲的表达及性行为的方式。

边缘系统对性行为的调控

框 4-4　性别、社会性别、性别认同与性取向

美国心理学协会指出，性别（sex）来源于生物学特征，可以通过观察生物标志如性染色体、性腺以及内外部生殖器官确定。大多数人被分为男性或女性，而"中性人"则是指那些与传统性别特征不同的人。

社会性别（gender）虽然与生理性别有关，但实际上更受文化而非生物因素的影响。它涉及特定文化中人们对性别的看法、感受以及遵循性别规范的行为。遵守文化衍生的性别角色规范通常被称作性别一致性（gender conformity）。而违背性别角色所引发的后果因社会而异——有社会支持，也有社会反感。

性别认同（gender identity）涉及个人对性别的理解与体验，如感知自己是男性、女性，或既不是男性也不是女性。跨性别者认为自身性别与生理性别或出生时所被赋予的不符；还有些人则认为自己既非男性又非女性。而个人的性别表达则包括了日常生活中如何穿着、行为以及自我呈现。

性取向（sexual orientation）是指个体被吸引的性别（男性或女性）而形成的倾向，即异性（异性恋）、同性（同性恋）或两性（双性恋）。性取向在发育早期受到遗传背景和性激素影响大脑发育的相互作用的影响，并在青春期后逐渐显现。性取向的判定同时需要性欲和情感两方面因素，但是并不一定需要有性行为和爱情经历。性取向的发展很大程度上受到遗传因素（＞50%）的影响。然而，目前尚不清楚具体哪些基因起着调控性取向的作用。

（三）性反应

性反应（sexual reaction）或称性兴奋（sexual excitation），指的是在精神或肉体上受到有关性刺激时，性器官和其他相关部位出现一系列的生理变化。美国性学专家玛斯特斯和约翰逊通过监测近 600 位男女的性生活和 2500 次性交的生理反应，将性行为的整体反应周期，即性反应周期（sexual response cycle）划分为 4 个阶段，分别是性兴奋期、性持续期（平台期）、性高潮期和性消退期。每个阶段内，身体都会出现规律性的生理变化。心理、药物、疲劳和内分泌紊乱等因素都可能影响性反应周期。

性反应调控是一个复杂的神经内分泌过程，涉及神经系统、内分泌系统和生殖器官等多器官系统的协调作用。性感知始于外部刺激，经由感觉器官如皮肤、乳头、阴蒂、阴茎等的感觉神经，由位于腰骶部脊髓的初级中枢，传导到传出神经引起性器官的性兴奋；大脑皮质及边缘系统是性反应调控的最高级中枢，大脑皮质通过接收下级中枢和来自全身外周感受器的传入神经冲动，经综合处理，产生性兴奋或抑制。人类大脑不仅能够接收触、听、嗅、味等感觉器官的性刺激，还能通过来自自身的性幻想、性回忆等心理活动达到性唤起，甚至性高潮。神经信息通过脑干、延髓、脊髓和自主神经系统传递到生殖器官。此外，众多神经递质和激素（如多巴胺、肾上腺素、性激素等）参与性欲维持与增加，建立满足感，并调控性反应周期中各阶段生理反应的形成。

1. 女性性反应周期　性行为中，女性通常会表现出更多的情绪参与和整体身体反应，如明显的呼吸急促、心率加快等。

（1）性兴奋期：是指性欲被唤醒，身体和（或）心理开始呈现性紧张的阶段。这一时期性器官开始出现早期性兴奋反应，如阴道润滑、阴蒂及乳头勃起等，同时伴有心搏、呼吸及血压等的略微上升，全身肌肉开始紧张等。相较男性而言，女性性唤起较慢，所需时间较长。

（2）性持续期或平台期：指性兴奋进一步增加，而在性高潮前达到一个较高而恒定的性紧张状态。该时期女性性兴奋反应进一步唤起，心搏、呼吸加快，血压升高更明显，全身肌肉紧张加强，心理学上进入兴奋与激动的状态。

（3）性高潮期：这一时期平台期所积累的性紧张得到释放。女性的性高潮反应包括子宫、阴道、会阴和骨盆部肌肉的不自主的节律性收缩及全身的强烈反应。性高潮也可以被描述为一种反射现象：在女性中，该反射由从阴蒂区和外阴感受器的起始，到 $T_{12} \sim L_1$ 的交感纤维激活的终点，协调至少 7 ~ 8 个迅速而节奏明显的骨骼肌收缩波，如骨盆底、会阴和耻骨尾骨肌（盆腔提肌）；同时伴随着阿片类物质、5-HT、催乳素和缩宫素的突然释放。性高潮是强烈快感的短暂高峰，部分女性可以出现瞬间眩晕，意识短暂丢失。

（4）性消退期：是指性紧张状态逐渐松弛和消散的阶段。在这个阶段，性兴奋引起的性器官及全身反应逐渐恢复，直至完全恢复到无性唤起状态。心理上满足，情绪趋于稳定，通常伴随松弛感和欣快感。

2. 女性性功能障碍　女性性功能障碍（female sexual dysfunction，FSD）指女性性反应周期中的一个或几个阶段发生障碍，或出现性交相关疼痛等影响性活动的症状，以致不能产生满意的性交所必需的性生理反应和性快感。女性性功能障碍的致病因素涉及解剖、生理、生化、病理、心理等，是生物 / 医学、生理、社会学因素的复杂组合，严重影响女性身心健康。

3. 男性性反应周期　与女性相比，男性的性冲动更容易激发，性持续期短。男性性反应过程包括：性欲的唤起，阴茎充血勃起，性高潮的到来，性紧张度的积聚，射精，再恢复到平静疲软状态。

（1）性兴奋期：是指在性刺激的激发下（精神或身体上），出现阴茎充血、膨胀变硬，称为勃起（erection），为该期的特征，也标志着男性冲动的开始。

（2）性持续期：有效刺激进一步增强使得性兴奋持续稳定在较高水平，生殖器充血更加显著，尿道口出现少量分泌物。伴有全身性的肌紧张、心动过速、呼吸增快和血压升高。男性该期较女性短。

（3）性高潮期：在性刺激下，副性器官反射性收缩，精子与附属腺器官分泌的液体混合为精液射出，伴强烈性快感。此时全身肌肉出现自发性颤抖、呼吸急促。

（4）性消退期：是指性高潮期后身体恢复平静的过程，性器官和性中枢处于保护性抑制，进入不应期，长短个体差异大，随年龄增长逐渐延长。

框 4-5　男性性生理研究的历史与进展

男性的性生理包括了性刺激引起的性兴奋、阴茎勃起、性欲高潮、射精和勃起消退 5 个环节。正常的性生理功能需要健全的内、外生殖器官，并在感觉器官、神经、内分泌和循环系统的协同作用下才能正常运作。20 世纪 60 年代，玛斯特斯和约翰逊在总结前人研究的基础上，首次系统地阐述了男性性生理。70 年代初期，人们发现性兴奋的神经冲动传递与阴茎勃起组织之间是通过神经递质介导的。80 年代，勃勒克首次发现了血管活性肠肽（vasoactive intestinal peptide，VIP）有助于阴茎勃起。90 年代的研究则发现，阴茎勃起的神经递质主要是内皮细胞释放的一氧化氮（nitric oxide，NO），以及 NO-cGMP 通路的作用，从而将性生理的研究推向分子水平。

4. 男性性功能障碍　精神心理因素、先天性疾病、医源性损伤、相关药物使用均可导致男性性功能障碍，包括勃起功能障碍、早泄、不射精、逆行射精等。其中，勃起功能障碍（erectile dysfunction，ED）是指阴茎不能达到或维持充分的勃起，发病率高，极大影响患者及其性伴侣的生活质量；年龄、心血管疾病、泌尿生殖系统疾病与手术和神经系统疾病等均为 ED 的危险因素。

（赵　涵　洪　锴）

小　结

生殖过程是在以下丘脑 - 腺垂体 - 性腺轴为主的神经和内分泌系统的调控下完成的。男性生殖系统的主要性器官是睾丸，具有生精和分泌雄激素的功能；女性生殖系统的主要性器官是卵巢，具有生卵和内分泌的功能；卵巢的功能呈现明显的周期性变化，并由此引起子宫内膜的结构和功能也发生周期性变化。

妊娠是一个非常复杂的生理过程，受精卵的形成标志着新生命的诞生，胚胎着床并持续生长成为胎儿。胎盘对妊娠维持及胎儿生长发育发挥着至关重要的作用。妊娠期间，母体的各个系统和器官发生一系列的生理变化以适应胎儿的生长发育并为分娩做准备。分娩启动受机械性刺激、胎儿和母体激素、炎症因子等多因素的共同调控。

免疫在人生殖系统中发挥着重要的调节作用。生殖系统的特殊结构、免疫细胞和免疫因子协同作用，维持生殖系统内环境的稳定，确保生殖系统发挥正常的功能。男性生殖系统存在有效的免疫防御机制以识别和清除病原微生物，同时具备免疫豁免和免疫抑制机制，以防止过度的免疫反应。女性生殖系统不仅保护生殖器官免受感染和异物的侵害，还参与调控胚胎发育和妊娠维持。不同妊娠阶段的母 - 胎免疫微环境在生殖激素的影响下发生特征性改变，对于胚胎着床、胎盘血管重塑、胎儿发育以及分娩发动至关重要。

性成熟是指生殖器官形态和功能以及第二性征的发育成熟，主要通过下丘脑 - 垂体 - 性腺轴进行调控。此外，性成熟还受到遗传、环境、社会等因素影响。性是人类生存和繁衍的基础，性欲是对异性的欲望和与性相关的心理活动，通过性行为完成人类生殖繁衍的功能。性行为包括狭义的生殖行为和广义的各种性刺激形成的行为。性反应包括性兴奋反应与调控、性反应周期和性功能障碍。性欲、性行为和性反应是一种生理和心理上的本能和行为表现，不仅受到生理因素调控，同样受到文化环境和社会因素的影响与约束。

1．雌、孕激素的作用有何不同？

2．简述激素调控分娩启动的机制。

3．睾丸免疫豁免的调节机制有哪些？

4．抗精子抗体的检测与治疗方式有哪些？

5．在女性生殖道黏膜免疫微环境中，性激素对免疫细胞的功能有哪些影响？

6．蜕膜免疫细胞是维持母胎免疫耐受的基础，其中主要的免疫细胞亚群及表型特征是什么？

7．母胎免疫失衡可能导致哪些不良妊娠结局？

8．从免疫学角度来看，分娩发动的本质是什么？母 - 胎界面参与该过程的免疫细胞及因子有哪些？

思考题参考答案

第五章 生殖系统发生与先天性发育异常

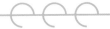

通过本章内容的学习，学生应能够：

※ **基本目标**

1. 描述人胚早期生殖系统发生相关结构的形态、位置与毗邻关系。
2. 解释原始生殖细胞的来源与迁移过程。
3. 总结人生殖系统发育性未分化期各生殖器官发生的原基及来源。
4. 描述与比较人生殖系统性分化期男性与女性各生殖器官发生的过程，解释调控性分化方向的主要因素与过程。
5. 应用生殖系统发生的知识解释常见先天性发育异常的发生过程或机制。

※ **发展目标**

联系生殖系统的发生过程，鉴别与分析相关医学案例及学术研究中涉及的发生机制。

案例 5-1

女，16岁。主因"原发性闭经，外生殖器异常16年"入院。患者为足月顺产儿，出生后即发现外阴发育异常，大阴唇融合，未见阴道，无阴茎。13岁开始，体毛变重，喉结发育，阴蒂增大，无月经来潮，无周期性下腹痛或腹胀。入院查体无乳房发育，体毛稍重，喉结稍大。外生殖器检查：阴蒂肥大，长约3.5 cm，大阴唇融合，外阴有1.0 cm开口，未见明确阴道，尿道口似位于外阴开口内，双侧腹股沟似可触及条索状结构，未及睾丸。

妇科彩超：子宫后位，2.0 cm×2.2 cm×1.6 cm（子宫小），内膜厚0.2 cm，双卵巢（-），右卵巢内最大囊泡0.9 cm。腹部CT：双侧肾上腺增生。染色体核型分析：46,XX。

初始诊断：两性发育异常（两性畸形）。后经会诊诊断为先天性肾上腺皮质增生症。

问题：

患者染色体核型为46,XX，为什么外生殖器表现异常？

案例 5-1 解析

人类生殖系统的主要器官来源于胚胎早期三胚层胚盘中的间介中胚层，与泌尿系统的发生关系密切，其发育过程涉及基因、激素及环境等多因素的相互作用与调控。

第一节 生殖系统发生

人胚第 4 周初，随着胚体侧褶的形成，间介中胚层（intermediate mesoderm）与体节分离，移至腹侧形成一对纵行的细胞索，其头端呈节段性排列，称生肾节（nephrotome），尾端称生肾索（nephrogenic cord）。第 5 周时，生肾索体积不断增大，从胚体后壁突向体腔，沿胚体中轴两侧形成左右对称的纵行隆起，称尿生殖嵴（urogenital ridge）。不久，尿生殖嵴中部出现纵沟，将其分成外侧的中肾嵴（mesonephric ridge）和内侧的生殖腺嵴（gonadal ridge）（图 5-1）。

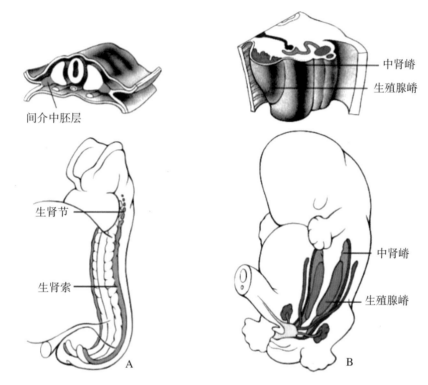

图 5-1 生殖系统发生的原基
A．生肾节和生肾索的发生；B．中肾嵴和生殖腺嵴的发生

胚胎的遗传性别在受精时即由精子的核型确定，然而在胚胎 6 周前，男性和女性的生殖系统在形态上相似，称为生殖器官未分化期。第 7 周，男性和女性的生殖系统开始分化。大约在第 8 周，睾丸形成，卵巢的结构则需要到第 10 周才可分辨，而胚胎的外生殖器更要到第 12 周才能完全分化为男性或女性。因此，人类生殖系统（包括生殖腺、生殖管道及外生殖器）在胚胎学发生中可分为性未分化期和性分化期两个阶段。

一、生殖腺的发生

生殖腺是由生殖腺嵴表面的体腔上皮、上皮下方的间充质及迁入的原始生殖细胞共同发育而成。

1. 未分化期 人胚第 5 周时，生殖腺嵴表面的上皮向深部间充质内增生，形成多条上皮细胞索，称初级性索（primary sex cord）。原始生殖细胞（primordial germ cell）起源于上胚层

（epiblast），沿原条迁移，第 3 周时，出现在近尿囊根部的卵黄囊内胚层中。第 4 周，原始生殖细胞开始沿着后肠背系膜迁移，于第 6 周迁移至生殖腺嵴内，并进入初级性索中（图 5-2）。胚胎第 6 周，无论是男性胚胎还是女性胚胎，初级性索都与表面上皮相连，其中含有迁入的原始生殖细胞，此时的生殖腺称为未分化性腺（indifferent gonad）。如果原始生殖细胞没有迁入生殖腺嵴，生殖腺将无法发育。

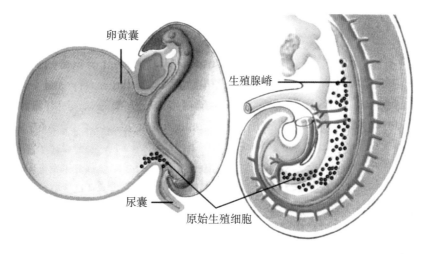

图 5-2　原始生殖细胞的迁移

2. 睾丸发生　未分化性腺分化为睾丸还是卵巢，主要取决于胚胎细胞有无 Y 染色体。Y 染色体短臂上存在一段指导雄性性别分化的基因，称 Y 染色体性别决定区（sex-determining region on the Y chromosome，SRY），其编码的蛋白为睾丸决定因子（testis determining factor，TDF）。TDF 是一种转录因子，可以启动其下游一系列基因的表达，促进睾丸的分化。

若人胚的性染色体为 XY，第 7 周时，在 TDF 的作用下，初级性索增殖，并与表面上皮分离，向生殖腺嵴深部增生，形成睾丸索（testicular cord），并由此分化为细长弯曲的生精小管，其末端相互连接形成睾丸网。第 8 周时，表面上皮下方的间充质形成一层较厚的致密结缔组织，即白膜。分散在生精小管之间的间充质细胞分化为睾丸间质细胞（Leydig cell），在胚胎第 8 周时即可分泌雄激素，影响生殖管道、附属腺和外生殖器的分化。

胚胎时期的生精小管为实心细胞索，内含两类细胞，即由初级性索分化而来的支持细胞（Sertoli cell）和原始生殖细胞分化而来的性原细胞（gonocyte）。生精小管的这种结构状态持续至青春期前（图 5-3）。

框 5-1　*SRY* 与 *SOX9* 在睾丸分化中的作用

只要有 *SRY* 基因，未分化性腺就一定能分化为睾丸吗？或者，如果没有 *SRY* 基因，未分化性腺一定向卵巢方向分化吗？

未分化性腺是向睾丸方向还是卵巢方向分化受基因调控。*SRY* 基因是促进未分化生殖腺向睾丸分化的关键基因，位于 Y 染色体短臂上，其编码的蛋白质是睾丸决定因子（TDF）。TDF 是一种转录因子，它促进其下游靶基因 *SOX9*（SRY-related HMG box）的转录。人 *SOX9* 基因位于常染色体（17 号染色体长臂），其编码的蛋白质 SOX9 同样也是转录因子，可调控其他基因的转录，上调睾丸形成相关基因如 *SF1*（steroidogenesis factor 1）的表达，同时抑制卵巢形成相关基因如 *WNT4* 的表达，从而促进未分化性腺向睾丸方向分化。携带一个额外的 *SOX9* 拷贝的 XX 个体即使没有 *SRY* 基因，也能形成睾丸，而 *SOX9*

转基因 XX 小鼠也可形成睾丸。在 XY 小鼠的生殖腺中敲除 *SOX9* 基因，生殖腺将发育为卵巢样性腺。因此，即使有 *SRY* 基因，但如果没有 *SOX9* 基因，生殖腺也不能形成睾丸。*SRY* 基因可能是扮演一个"开关"的角色，在非常短的时间内激活 *SOX9* 基因，促进睾丸的形成。

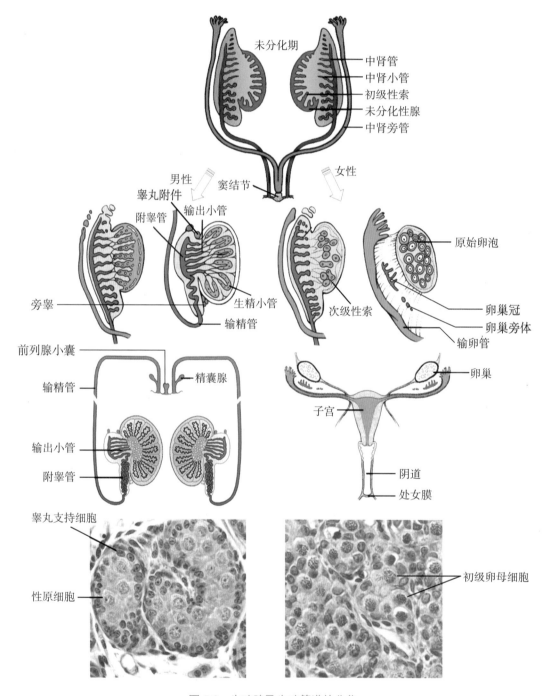

图 5-3　生殖腺及生殖管道的分化

3. 卵巢发生　若人胚的性染色体为 XX，未分化性腺会向卵巢方向分化。与睾丸相比，卵巢的形成相对较晚。人胚第 7 周，初级性索向生殖腺嵴深部生长，并与表面上皮分离；随后，生殖腺嵴的表面上皮细胞再次增殖，向深部的间充质内伸入，形成许多较短的细胞索，称次级性索（secondary sex cord）或皮质索（cortical cord）。表面上皮深部的间充质形成薄层结缔组织白膜。

人胚第 10 周，初级性索退化，被基质和血管代替，形成卵巢髓质。人胚第 16 周，次级性索与表面上皮脱离，并被间质分隔成许多孤立的细胞团，逐步发育成原始卵泡。原始生殖细胞迁入雌性胚胎的性腺后发育为卵原细胞，随后的发育过程中，卵原细胞可通过有丝分裂增殖，部分卵原细胞进入减数分裂，停滞在第一次减数分裂前期，从而分化为初级卵母细胞（图 5-3）。每一个初级卵母细胞被一层来自次级性索的小而扁平的卵泡细胞包围，形成原始卵泡。足月胎儿的卵巢内有 100 万 ~ 400 万个原始卵泡；出生后，原始卵泡的数目不再增多。尽管在母体促性腺激素的刺激下，胚胎时期有部分原始卵泡可生长发育，但它们很快退化消失，而大多数的原始卵泡则会一直保持静止状态，直到青春期前都不会有显著的变化。

框 5-2　*WNT4* 与 *RSPO1* 在卵巢分化中的作用

　　卵巢的形成同样受到基因的调控。*WNT4* 基因是卵巢形成的重要因子，它可上调促使未分化性腺向卵巢分化的基因，如 *β-CATENIN* 基因的表达，从而促进未分化性腺向卵巢方向的分化；同时，*β-CATENIN* 基因的上调会抑制 *SOX9* 的表达，进而抑制未分化性腺向睾丸的分化。研究发现，缺失 *Wnt4* 基因的 XX 小鼠中，卵巢不能正常形成，其性腺中睾丸特异性标志物如 *Sox9* 等基因表达上调。

　　R-spondin1（*RSPO1*）对卵巢的形成也有关键作用。临床发现，一些携带 *RSPO1* 基因突变的 XX 个体呈现雄性表型。*RSPO1* 与 *WNT4* 之间存在协同作用，共同促进 *β-CATENIN* 基因的表达，从而促进未分化性腺向卵巢分化。

---

　　4. 睾丸和卵巢的下降　　生殖腺最初位于腹后壁的上方，在其尾侧有一条由中胚层细胞形成的索状结构，称引带（gubernaculum），它的末端与阴唇阴囊隆起相连。随着胚体迅速增长，引带相对缩短，导致生殖腺下降。第 3 个月时，生殖腺已位于盆腔，卵巢即停留在骨盆缘稍下方，睾丸则继续下降，于第 7 ~ 8 个月时抵达阴囊。当睾丸下降通过腹股沟管时，腹膜沿腹股沟管向阴囊方向突出形成一个盲囊，称为鞘突（processus vaginalis），并随同睾丸进入阴囊。鞘突分内、外两层包绕睾丸，内层覆盖睾丸表面，称鞘膜脏层；外层紧贴阴囊壁，称鞘膜壁层；脏壁两层之间的腔隙称鞘膜腔，腔内有鞘膜液。鞘膜腔与腹膜腔之间的通道在胎儿出生前或出生后不久闭合（图 5-4）。在睾丸下降的过程中，除了腹膜形成的鞘突包绕睾丸外，腹前壁的组织（腹横筋膜、腹横肌和腹内斜肌、腹外斜肌）也通过腹股沟管并包绕睾丸，一起下降至阴囊，形成精索被膜。雄激素（双氢睾酮，dihydrotestosterone，DHT）等对睾丸下降有调节作用。

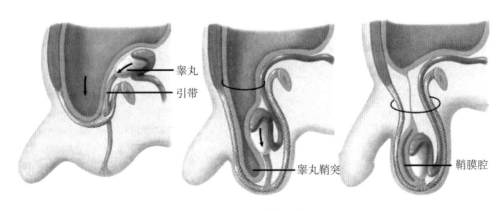

睾丸
引带
睾丸鞘突
鞘膜腔

图 5-4　睾丸的下降

胚胎第 3 个月时，卵巢降至骨盆缘；胚胎第 5 个月，卵巢降至盆腔，并突入腹膜腔。突入腹膜腔后的系膜形成卵巢悬韧带，由于悬韧带的存在，卵巢不再下降。卵巢引带将发育为卵巢固有韧带和子宫圆韧带。

（伍静文　丁之德）

二、生殖管道的发生和分化

1. 生殖管道未分化期　人胚发育第 6 周时，胚体内出现左、右两对生殖管道，即一对中肾管（mesonephric duct），又称 Wolff 管；以及一对中肾旁管（paramesonephric duct），又称 Müller 管（Müllerian duct）（图 5-3）。中肾管起源于前肾管；而中肾旁管是由中肾嵴的体腔上皮内陷卷褶闭合而成，其左、右上段相互平行，位于中肾管的外侧；中段弯向内侧，越过中肾管的腹面，到达中肾管的内侧；左、右中肾旁管的下段在中线合并。中肾旁管上端呈漏斗形开口于腹腔，下端是盲端，突入尿生殖窦的背侧壁，诱导尿生殖窦的内胚层细胞增殖，形成一隆起，称窦结节（sinus tubercle，又称 Müller 结节）（图 5-3）。中肾管和中肾旁管分别在男、女性生殖系统发育中发挥重要作用。尿生殖窦是在人胚第 4 ~ 7 周时，泄殖腔被尿直肠隔（urorectal septum）分隔的腹侧部分，背侧部分则为原始直肠。

生殖管道和外生殖器的自然发育方向是女性，在睾丸支持细胞分泌的抗中肾旁管激素（anti-Müllerian hormone，AMH）和间质细胞分泌的雄激素的共同作用下，染色体核型为 XY 的胚胎的生殖管道和外生殖器得以向男性方向分化。雄激素主要包括睾酮（testosterone，T）和双氢睾酮，睾酮主要影响中肾小管和中肾管的发育，而双氢睾酮主要影响外生殖器的发育。

2. 男性生殖管道的分化　若生殖腺分化为睾丸，在 SRY 基因及其产物 TDF 的作用下，初级性索中来自中胚层的上皮细胞演化为睾丸支持细胞，初级性索（后分化为生精小管）之间的间充质细胞分化为睾丸间质细胞。胚胎第 7 周时，睾丸支持细胞产生抗中肾旁管激素，抑制中肾旁管的发育，使其逐渐退化，少量残余部分形成睾丸附件、前列腺小囊等附属结构（图 5-3）。胚胎第 8 周时，睾丸间质细胞分泌雄激素（睾酮），促进中肾管发育。第 9 ~ 12 周，睾酮促使中肾管头端增长、弯曲成附睾管，中段变直、形成输精管，尾端成为射精管和精囊腺（图 5-3，图 5-5）。中肾小管大多退化，与睾丸相邻的十几条中肾小管发育为附睾的输出小管。

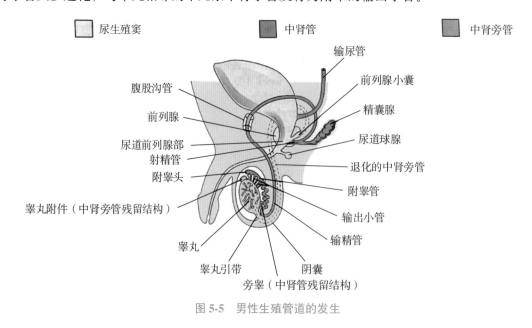

图 5-5　男性生殖管道的发生

3. **女性生殖管道的分化**　若生殖腺分化为卵巢，因缺乏睾丸间质细胞分泌的雄激素，中肾管、中肾小管大部分退化，少量残余部分形成卵巢冠、卵巢旁体、Garterner 囊泡等附属结构；因缺乏睾丸支持细胞分泌的抗中肾旁管激素的抑制作用，中肾旁管充分发育。中肾旁管上段和中段分化形成输卵管；左、右中肾旁管下段各自向中线靠拢愈合，形成子宫及阴道穹隆部。尿生殖窦后壁的窦结节（内胚层）增生形成阴道板（vaginal plate），阴道板起初为实心结构，在发育过程中，板内逐渐有腔隙出现，在胚胎第 5 个月时，多个腔隙相互融合演变成管状，形成阴道，内端与子宫颈相通，外端与尿生殖窦腔以处女膜（hymen）相隔（图 5-3，图 5-6）。处女膜由尿生殖窦后壁内陷形成，通常在围生期（从受精后第 26 周至出生后的第 4 周）破裂，形成小孔与外界相通，并保留在阴道口，呈薄黏膜状。

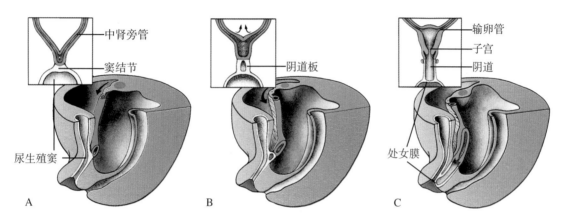

图 5-6　子宫与阴道的形成示意图
图 A．第 9 周；B．第 10 周；C．第 20 周

（孙　颖　丁之德）

三、外生殖器的发生

1. **未分化期**　第 4 周初，尿生殖窦膜的头侧间充质增生形成一个隆起，称生殖结节（genital tubercle）。尿生殖窦膜的两侧间充质增生，各形成两对隆起，内侧的较小，为尿生殖褶（urogenital fold），外侧的较大，为阴唇阴囊隆起（labioscrotal swelling）。第 6 周末，逐渐下降的尿直肠隔接触泄殖腔膜时，诱导泄殖腔膜分化为腹侧的尿生殖膜（urogenital membrane）和背侧的肛膜（anal membrane）。尿生殖褶之间的凹陷为尿道沟（urethral groove），也可称尿生殖沟，沟底覆有尿生殖膜。外生殖器发育过程中，尿生殖膜破裂后尿生殖窦与尿道沟之间的孔道称为尿生殖孔（urogenital opening）（图 5-7A）。

2. **男性外生殖器的分化**　胚胎第 7 周时，在雄激素（双氢睾酮）的作用下，外生殖器向男性发育。生殖结节增大、伸长形成阴茎，同时尿生殖窦向阴茎延伸，在阴茎的腹部形成一内胚层细胞来源的细胞索，细胞索增殖并变厚、变宽，覆盖尿道沟内表面，称尿道板（urethral plate）。在阴茎延长过程中，尿生殖褶和尿道沟沿阴茎的腹侧向前延伸。胚胎第 3 个月末，两侧的尿生殖褶沿阴茎的腹侧面，从后向前在中线合并成管，形成尿道海绵体部（corpus cavernosum of urethra）。

阴茎表面外胚层在正中平面融合，形成阴茎缝（raphe of penis），将尿道海绵体部封闭在阴茎内。胚胎第 9 周，阴茎末端处的阴茎头（龟头）（glans penis）发育。胚胎第 4 个月，阴茎头顶端的外胚层细胞长出一个向阴茎根部延伸的细胞索，以后在细胞索中央出现管腔，与尿道海绵体部相通，从而将尿道外口移位于阴茎头顶端。阴茎海绵体（corpora cavernosa of penis）和尿道海绵体从阴茎的间充质发育而来。左、右阴唇阴囊隆起移向尾侧，并相互靠拢，在中线处愈合成阴囊（scrotum），愈合处遗留的融合线痕迹即为阴囊缝（raphe of scrotum）（图 5-7C）。

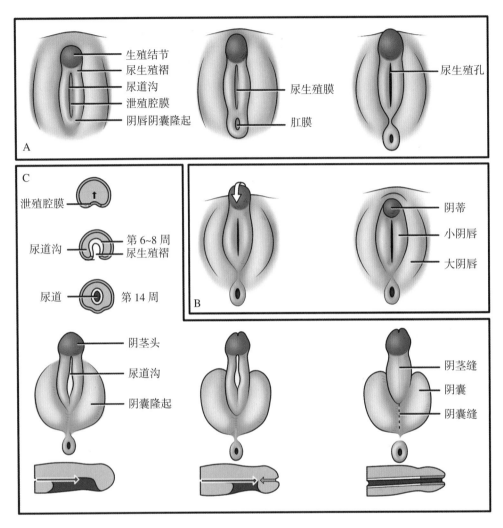

图 5-7　外生殖器官的发生示意图

A．外生殖器未分化期；B．女性外生殖器的发育；C．男性外生殖器的发育

3．女性外生殖器分化　因无雄激素作用，外生殖器自然分化为女性。生殖结节略增大，形成阴蒂（clitoris）。两侧的尿生殖褶不合并，形成小阴唇（labia minora）。左、右阴唇阴囊隆起在阴蒂前方愈合，形成阴阜（mons pubis），后方愈合形成阴唇后连合（commissura labiorum posterior），未愈合的左、右大部分为大阴唇（labia majora）。尿道沟扩展，并与尿生殖窦下段共同形成阴道前庭（vestibulum vaginae）（图 5-7B）。

框 5-3　AMH 的临床应用

　　抗中肾旁管激素亦称抗米勒管激素（AMH），是转化生长因子 β（transforming growth factor-β，TGF-β）超家族成员之一，由女性卵巢颗粒细胞（granulosa cell）和男性睾丸支持细胞分泌，能调节细胞的发育和分化，在性腺的发育过程中发挥着重要的作用。

　　在男性，AMH 最早出现在第 8 周胚胎的睾丸支持细胞中，它能诱导雄性中肾旁管退化，使中肾管在雄激素的作用下发育为附睾等雄性生殖器官；出生后 4 ~ 12 个月，AMH 的分泌水平最高，青春期后分泌水平显著降低，成年后分泌水平较低。在女性，胚胎早期由于缺乏 AMH，中肾旁管进一步分化为输卵管、子宫和阴道上 1/3 段；第 36 周女性胎儿的卵巢颗粒细胞几乎检测不到 AMH；出生后，AMH 水平逐渐上升，23 ~ 25 岁 AMH 水平达峰值，30 岁后 AMH 水平逐渐开始下降，绝经前 5 年 AMH 水平明显下降，至绝经期则几乎无法被检测出。

AMH 是卵泡募集和生长至关重要的信号分子。与其他常用于临床评价卵巢储备功能的指标（指卵巢内存留卵子的质量和数量）相比，AMH 能够较为准确地评估卵巢储备功能，并且其检测不受月经周期的影响。目前 AMH 作为有效评估卵巢功能的指标及辅助生殖激素项目，已广泛应用于早发性卵巢功能不全、多囊卵巢综合征、女性恶性肿瘤、子宫内膜异位症等疾病的诊治以及绝经年龄的预测等。

（孙　颖　丁之德）

四、附属腺的发生

1. 男性附属腺的发生

（1）前列腺的发生：胚胎第 8 周，在睾丸间质细胞分泌的雄激素（双氢睾酮）的作用下，中肾旁管尾部周围的间充质诱导尿生殖窦（后分化为尿道前列腺部）的内胚层细胞增殖，以出芽的方式形成许多分支深入周围的间充质。最初形成的上皮分支是实心细胞索，后期管化形成腔。前列腺的腺上皮及导管细胞来源于这些尿生殖窦的内胚层细胞，周围的间充质分化形成腺体之间的结缔组织和平滑肌细胞。中肾旁管尾部退化形成前列腺小囊，其两侧有射精管的开口（图 5-8）。

（2）精囊腺的发生：精囊腺是由中肾管的尾端出芽形成，其腺上皮为中胚层来源。精囊腺的分化也受到雄激素（睾酮）的影响（图 5-5）。

（3）尿道球腺的发生：靠近尿道前列腺部的尿道上皮增殖，形成的突起为尿道球腺，故尿道球腺的腺上皮为内胚层来源；尿道球腺中的结缔组织和平滑肌纤维来源于中胚层的间充质细胞（图 5-5）。

2. 女性附属腺的发生

靠近尿生殖膜的尿道上皮向周围间充质伸出的突起形成一对尿道旁腺。靠近大阴唇下 1/3 的尿生殖窦上皮增生，向周围间充质伸出的突起形成一对前庭大腺。尿道旁腺和前庭大腺与男性尿道球腺有共同的胚胎来源。

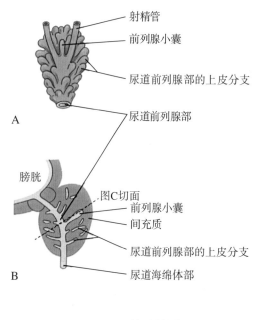

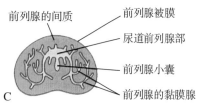

图 5-8　前列腺的胚胎分化

A. 胚胎第 11 周，分化中的前列腺背面观；B. 分化中的前列腺与其包绕的尿道前列腺部；C. 胚胎第 16 周的前列腺（图 B 所示的切面）

（伍静文　丁之德）

五、乳腺的发生与发育

乳腺上皮来源于外胚层，属于高度特化的汗腺。在胚胎时期，男性和女性乳腺的发生过程相似。胚胎第4周，胚胎腹部中轴线的两侧，体表的外胚层逐渐聚集并增厚，从上肢芽根部延伸到下肢芽区域（即腋窝至腹股沟区），分别形成两列隆起，称为乳线（mammary line，milk line），又称乳腺嵴（mammary ridge）（图5-9）。

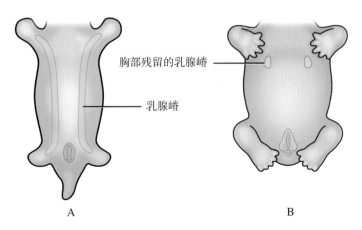

图 5-9 乳腺嵴变化过程
A. 第4周；B. 第6周

随后，胸部的部分乳线得以保留成为乳腺始基，而其他部位的乳线很快退化。其表面上皮增殖并向间充质内生长，形成初级乳腺芽（primary mammary bud）（图5-10）。在与周围间充质细胞的相互作用下，初级乳腺芽继续延伸并分支，形成次级乳腺芽（secondary mammary bud）（图5-10），并继续发育和分支。由于孕酮、雌激素和催乳素等胎盘性激素的作用，逐渐形成管腔，发育成15～19个输乳管（lactiferous duct）（图5-10）。

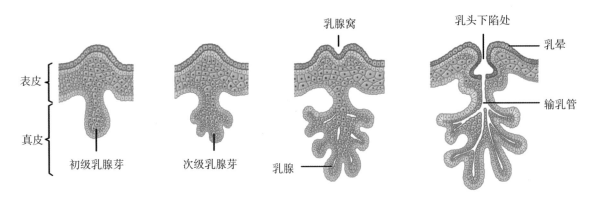

图 5-10 出生前乳腺发育过程

胎儿发育后期，乳腺起源处表皮脱落而下陷，形成乳腺窝（mammary pit），其周围并没有明显的乳头隆起。胎儿出生后，随着结缔组织增殖，乳头逐渐突出。乳头和乳晕处上皮有色素沉积，周围间充质细胞分化为平滑肌纤维。

男性和女性新生儿的基础乳腺（rudimentary mammary gland）非常相似，只有输乳管而没有腺泡。由于来源于母体的激素可以通过胎盘膜而进入胎儿血循环，所以不论男女，经常会出现新生儿短时间的乳房增大，输乳管还会产生分泌物，即乳溢（galactorrhea）现象。

到了青春期，在雌激素等的作用下，女性乳腺进一步发育，腺泡出现，基质纤维增长，脂肪垫形成，乳房体积逐渐增大，大约 19 岁时乳房发育完全。男性乳腺管周围的间质细胞存在雄激素受体，从而受到睾酮调控，进而抑制乳腺的发育，使输乳管发生退化并终生停留在乳腺发育的初期阶段。

（伍静文　丁之德）

第二节　生殖系统先天性发育异常

一、男性常见生殖器官发育异常

1. 隐睾　足月儿在生后第 6 周内，早产儿在生后 3 个月内，若单侧或双侧睾丸未下降至阴囊而停留于腹腔或腹股沟等处，则称隐睾（cryptorchism）。隐睾可发生单侧或双侧，多因雄激素分泌不足而引起，新生儿隐睾发生率＜1%。因腹腔内温度高于阴囊，故隐睾可影响精子发生，双侧隐睾可导致不育。

2. 先天性阴囊水肿　睾丸与包绕的双层腹膜经腹腔与鞘突间的腹股沟管降入阴囊。下降完成后，如果胎儿腹股沟管内口没有闭合，当腹压增大时，腹腔液进入鞘膜腔，引起阴囊水肿或鞘膜积液（hydrocele testis）（图 5-11）。

3. 先天性腹股沟疝　如果腹股沟管未闭合的内口较大，部分肠管可一起突入腹股沟管，甚至进入鞘膜腔，形成腹股沟疝（inguinal hernia）（图 5-11）。当突入的肠管不能还纳入腹腔时，容易发生嵌顿而坏死，常继发睾丸损伤。临床上可通过修补与闭合腹股沟管内口进行治疗。

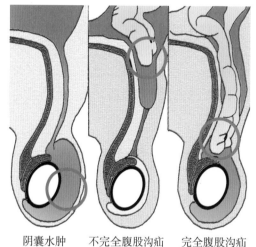

阴囊水肿　　不完全腹股沟疝　　完全腹股沟疝

图 5-11　先天性阴囊水肿与腹股沟疝形成示意图

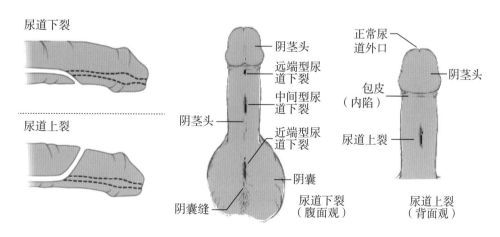

图 5-12　尿道下裂与尿道上裂示意图

4. **尿道下裂**　因左右尿生殖褶未能在正中处完全愈合，造成阴茎腹侧面沿中线处有尿道开口，称尿道下裂（hypospadias），根据尿道外口位置不同可分为远端型、中间型与近端型三种类型（图 5-12）。尿道下裂的发病率为 1‰～3.3‰，近年来呈现显著上升趋势，可能与环境中广泛存在的雌激素和抗雄激素类物质的污染有关。染色体畸变、遗传、孕期服用避孕药、低出生体重等亦为高风险因素。此外，该发育异常可伴发腹股沟疝或鞘膜积液及睾丸下降不全等。

5. **尿道上裂**　尿道上裂（epispadias）较罕见，是由于尿生殖窦未与生殖结节后方连接，而在前方连接，导致尿道沟在阴茎海绵体的背侧形成，而不在腹侧，影响生殖结节在前上中线融合，使尿道背侧部部分或完全缺如，形成尿道上裂，表现为尿道外口位于阴茎背侧（图 5-12）。女性也可发生尿道上裂，表现为尿道上壁瘘口，阴蒂分裂，大阴唇间距较宽。男女发生比例约3∶1。

6. **先天性小阴茎**　先天性小阴茎（congenital micropenis）是指与同类人群比较，新生儿出生时阴茎长度显著小于正常长度平均值，外观呈塔尖样，内部结构正常。阴茎的发育主要依赖于胎儿雄激素的正常分泌，从胚胎第 8～18 周，胎儿的阴茎长度增加显著，出生时阴茎长度约为2 cm，胎儿下丘脑 - 垂体 - 性腺轴以及雄激素合成过程中任何一个环节异常，均可影响阴茎的发育，致使出现小阴茎症状。

有临床报道指出，在婴幼儿期，如果阴茎静息状态下外露长度小于同龄儿童正常阴茎长度 50% 以上者，可诊断为此病。但因不同种族、地区、年代、年龄儿童阴茎长度的正常参考值不同，且缺乏足够的临床证据支持，其诊断依然存在诸多争议。部分患儿同时还伴隐睾、尿道下裂和（或）睾丸发育不良等，故该病可能是合并多系统异常的先天性综合征表现之一。

二、女性常见生殖器官发育异常

1. **子宫发育异常**　正常发育时，两侧中肾旁管下段融合后，头端于中线处相邻两侧管壁融合为子宫隔，自尾端向头端，子宫隔逐渐退化，形成子宫腔。尾端融合为盲端，突入尿生殖窦，形成窦结节。尾端上半部中央组织退化形成管道，即子宫颈。然而，当头端与尾端发育或退化异常时，可导致不同类型的子宫发育异常（图 5-13）。

（1）双子宫：两侧中肾旁管下段向中线靠拢时，完全未融合，各自发育，形成双子宫（uterus didelphys），并各自与窦结节相连，形成双阴道。

（2）双角子宫：两侧中肾旁管下段仅头端未融合或融合不良，但其余部分融合，中隔末端已被吸收，故子宫外形不正常，底部宽大，子宫内部向两侧凹陷，发育为两个不完全分隔开的宫腔，呈羊角状分枝，称双角子宫（uterus bicornis）。由于两侧中肾旁管下段的尾端与窦结节仍相连，因而阴道完全形成，伴有单阴道。有时可见双角子宫的一侧不发育，称单角子宫。

（3）纵隔子宫：两侧中肾旁管下段完全融合后，子宫外形完全正常，但腔内子宫中隔末端未完全退化，向宫腔内突出部分较长，形成中隔，则称为纵隔子宫（uterus septum），也称中隔子宫。如果子宫隔仅小部分未退化，向宫腔内突出部分较短，呈弓形，称弓形子宫（uterus arcuatus）。弓形子宫无症状，妊娠后多为横位，表现为宫底凹陷。

（4）宫颈闭锁：正常发育时，中肾旁管下段的尾端融合后，内部组织退化形成管道，即宫颈。如果未退化或退化不全，则为完全或不完全闭锁，导致宫颈闭锁（cervical atresia）或闭锁不全，较罕见，多为个案报道，常表现为原发闭经与周期性下腹疼痛。闭锁不全时，妊娠概率较低，若妊娠，也因宫颈口发育不良而多在早期流产。

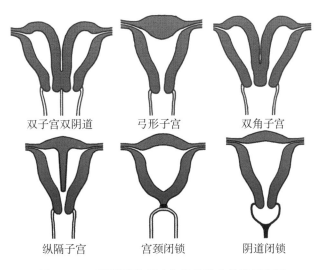

双子宫双阴道　　　弓形子宫　　　双角子宫

纵隔子宫　　　宫颈闭锁　　　阴道闭锁

图 5-13　不同类型的子宫与阴道发育异常示意图

2．先天性无子宫　先天性无子宫（congenital absence of uterus）是指两侧中肾旁管中段与下段未发育，未融合，从而无子宫形成或仅有痕迹子宫。该畸形常伴有先天性无阴道及泌尿系统发育异常，如单肾、异位肾等。患者卵巢发育正常且第二性征不受影响。

3．阴道发育异常　阴道上 1/3 来自中肾旁管下段的尾端，下 2/3 由来自泌尿生殖窦的窦结节发育形成的阴道板构成，因此此在发育过程中易出现各种不同形式的异常。

（1）阴道闭锁与阴道狭窄：因窦结节未发育，未形成阴道板，继而不能形成阴道，常同时伴有无子宫发育，称为阴道闭锁（vaginal atresia）（图 5-13）。如果窦结节发育不全，只形成短小阴道，阴道上端可见由已融合的中肾旁管形成的囊袋包围于宫颈连接处，称为阴道狭窄（vaginal stenosis），多为先天性中肾旁管发育不全，即 Mayer-Rokitansky-Küster-Hauser 综合征（MRKH 综合征）的表现之一。这两种异常发育的阴道均不能与子宫颈接合，内部无阴道腔或阴道腔狭小，外观仅有阴道口。

（2）阴道纵隔与处女膜闭锁：阴道板形成时为实心结构，之后中央组织逐渐退化形成管道，与上 1/3 阴道管连通，并形成阴道上口。如果中央组织为未完全退化，呈隔膜状，则成为阴道纵隔（vaginal septum），可手术切除以恢复正常功能。如果阴道内组织退化时未向外贯通，即未形成阴道口，导致处女膜上无小孔，则称为处女膜闭锁（imperforate hymen），但其内生殖器发育完全正常，月经周期也正常，仅表现为月经血无法排出。

MRKH 综合征

三、两性常见性别发育异常

性别发育异常（disorders/differences of sex development，DSD）是一组先天性的染色体、性腺和表型性别的发育异常或不匹配，主要表现为外生殖器异常，既往称为两性畸形（hermaphroditism）。

1．雄激素不敏感综合征　雄激素不敏感综合征（androgen insensitivity syndrome）又称睾丸女性化综合征。患者性染色体正常，睾丸发育正常并分泌雄激素，但因体内靶细胞缺乏雄激素受体，雄激素不能产生效应。故患者既无健全的男性生殖管道，亦无子宫和输卵管，外阴则呈女性样，并伴有女性第二性征。

2．先天性 5α- 还原酶 2 缺乏症　5α- 还原酶 2 缺乏症（5α-reductase type 2 deficiency，5α-RD2）为常染色体隐性遗传的单基因遗传病，由编码 5α- 还原酶 2 的 *SRD5A2* 基因异常突变引起，导致睾酮向具有生物活性的双氢睾酮转化出现障碍，进而影响男性第二性征发育，表现为女性样或未成熟男性样的非典型生殖器、尿道下裂和小阴茎等体征，患者输精管、精囊腺、附睾和射精管正常，但睾丸未下降。

3. 克兰费尔特综合征 克兰费尔特综合征（Klinefelter syndrome）又称47,XXY综合征，是由于生殖细胞发生减数分裂时性染色体未分离，形成XX卵子或XY精子。这两种情况下受精后均可形成47,XXY的受精卵，从而导致男性胎儿的性染色体有一条额外的X染色体。

克兰费尔特综合征患者症状轻微，缺乏特征性表现，常见男性第二性征发育迟缓，伴糖耐量受损与阅读障碍、乳房女性化、雄激素水平低下等，部分患者表现为不育，也称先天性睾丸发育不全综合征。克兰费尔特综合征无遗传性，是男性最常见的性染色体异常疾病，发病率为0.15%～0.22%。

4. 先天性卵巢发育不全综合征 也称特纳综合征（Turner syndrome），患者全部或部分体细胞中缺少一条X性染色体，即45,X，属于性染色体遗传病。患者常表现为身材矮小、高弓额、蹼颈、盾状胸、乳头凹陷，并伴有心血管与肾发育异常。由于X性染色体异常，患者卵巢未能正常发育，也无原始卵泡形成与卵细胞产生，并缺乏女性激素，从而导致女性第二性征不发育与原发性闭经。

5. 性反转综合征

（1）46,XX性反转男性（46,XX reversal male）：简称XX男性综合征。由于X与Y染色体短臂末端易位，或X染色体上抑制睾丸不发育的片段丢失或失活导致，但*SRY*基因正常，体征类似克兰费尔特综合征，部分患者乳房女性化，外生殖器性别难辨。

（2）46,XY性反转女性（46,XY reversal female）：简称XY女性综合征。由于X、Y染色体长臂末端易位，或Y染色体与常染色体易位，导致*SRY*基因缺乏或突变。患者呈女性外观，子宫和输卵管发育不全。

6. 真两性发育异常 曾经也称为真两性畸形，这是一种体内同时具有睾丸和卵巢两种生殖腺的性分化异常性疾病，为常染色体隐性或显性遗传，其染色体核型可以为正常男性型、女性型或嵌合型。该病发生的机制可能是性染色体镶嵌、Y染色体向X染色体易位、常染色体基因突变等。

该病极为罕见，患者体内既有睾丸也有卵巢，且结构完整，可分泌雄激素与雌激素，以其中的优势激素为主调控发育与维持第二性征，因而生殖管道与外生殖器常发育异常。患者出生时外阴部难分性别，多倾向于男性，而青春期开始出现女性第二性征，常伴子宫发育不良和子宫颈缺如。此外，患者的染色体性别、生殖腺性别、社会性别与心理性别存在严重的不一致性，应予以特别的关注与及时的矫正治疗。

（钟近洁 丁之德）

性转变与芳香化酶

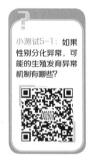

小测试5-1：如果性别分化异常，可能的生殖发育异常机制有哪些？

小 结

人类生殖系统的发生起始于受精后约第4周，来源于胚胎早期的间介中胚层，人胚胎第12周时外生殖器已分化为男性或女性。出生后，生殖系统器官的形态和功能的发育将持续至青春期才逐渐成熟。生殖系统的发生过程复杂，包含性别、生殖腺、生殖管道与附属腺等器官的发生，涉及基因、激素及环境等多个体内外因素的相互作用与调控。在发生的早期阶段如出现遗传缺陷、激素水平异常或暴露于病原微生物、毒素、药物、放射线及其他环境因素，则会影响胎儿的性别决定、生殖腺分化与生殖管道形成等正常发育过程并增加致畸风险，最终可形成各种类型及不同程度的先天性发育异常。

整合思考题

1. 女，18岁。主诉：从无月经来潮。患者系母亲第一胎第一产，孕期平顺，足月头位顺产，出生体重2900 g。患者13岁时出现乳房发育，生长腋毛和阴毛；3年前曾至当地医院就诊，妇科超声未见子宫，临床未处理；患者既往体健，未婚，否认性生活史、手术外伤史及两系三代内遗传性疾病或家族性疾病史。2周前至我院就诊，染色体核型分析提示46,XX。

妇科检查：妇科检查见外阴发育良好，阴道前庭区见一浅凹，呈盲端，顶压深度约2 cm。

性激素检查：E_2升高，提示有卵泡发育，其余正常。

妇科超声：下腹部未探及正常子宫回声。右侧卵巢大小约2.8 cm×1.9 cm×1.9 cm，左侧卵巢大小约3.0 cm×2.7 cm×2.1 cm，左卵巢内可见一大小约2.1 cm×1.7 cm×1.4 cm的囊性暗区，优势卵泡可能。双侧卵巢外侧均见一肌性结节，右侧大小约2.2 cm×0.8 cm，左侧大小约2.2 cm×1.4 cm。左侧肌性结节内见宽约0.4 cm的偏强回声。其余无异常。

MRI：两侧卵巢旁见25 cm×1.4 cm×1.3 cm（右）、1.5 cm×2.1 cm×2.4 cm（左）的肌性异常信号影，其边缘隐约见宫腔样结构；盆腔未见明确的宫颈及阴道发育。

问题：

（1）根据病史和临床检查，患者最可能罹患的疾病是什么？

（2）请尝试评估该患者的生育功能并说明依据。

2. 社会性别女性，22岁。就诊前一直未有月经来潮。查体：女性外貌，血压120/70 mmHg，身高170 cm，体重55 kg，智力正常，五官正常，乳房发育差。外阴呈女性幼稚型，无腋毛、阴毛。妇科B超检查提示盆腔内有子宫、输卵管，双侧性腺呈条索状。内分泌学检查FSH、LH显著高于正常水平，雌激素低于正常育龄女性水平。染色体检查：核型为46,XY。

问题：

（1）患者核型为46,XY；性腺条索状，有子宫和输卵管；外阴呈女性幼稚型。请解释可能的原因。

（2）请简要描述正常睾丸的胚胎学发生。

（3）患者雌激素水平显著降低，但是LH与FSH的水平明显升高，请解释可能的原因。

（4）如果给予患者性激素替代治疗，患者可能恢复月经周期吗？请分析原因。

3. 男，25岁。右侧腹股沟区可复性肿物5年，疼痛伴加重4小时余就诊。超声所见：右侧阴囊内未见正常睾丸回声，右腹股沟区见疝囊样结构，范围约9.0 cm×7.6 cm×4.8 cm，内容物主要为网膜样中等回声，局部加压不可回纳，内容物内见极少量血流信号。右腹股沟区另见1.7 cm×1.2 cm椭圆形偏低回声，内部回声减低、欠均匀，内见多发点状强回声与极少量血流信号。

问题： 如何向该患者解释B超检查结果及相关病变产生的过程？

整合思考题参考答案

第六章　男性生殖系统疾病

导学目标

通过本章内容的学习，学生应能够：

※ **基本目标**

1. 总结良性前列腺增生的临床表现与治疗原则。

2. 总结前列腺癌的诊断与治疗原则。

3. 说出男性不育的诊疗流程。

4. 概述无精子症的概念、分类及治疗原则。

※ **发展目标**

1. 复述良性前列腺增生的微创治疗方法。

2. 描述男性不育的显微外科手术及适应证。

3. 阐述勃起功能障碍的治疗。

　　男性生殖系统包括睾丸、附睾、输精管、前列腺等器官，这些器官发生的主要疾病将在本章进行阐述，特别是由于男性生殖系统结构、功能异常而造成的男性不育。泌尿系统发病率最高的前列腺相关疾病也将在本章进行介绍。希望通过本章的学习，能够在男性生殖系统解剖、生理等知识的基础之上，联系临床疾病，更好地建立医学逻辑思维，在基础理论与临床医学之间建立良好的关联。

第一节　男性生殖系统常见疾病

案例 6-1

　　男，76 岁。尿频、尿急 5 年，伴排尿困难 3 年余，未诊治。近半年症状有所加重，夜尿 2～3 次。既往体健，无糖尿病、心脏病、高血压。到医院就诊，血、尿常规正常，肾功能正常。tPSA 及 f/tPSA 均正常。泌尿系超声检查，提示前列腺 5.8 cm×5.0 cm×4.6 cm，未见明显突入膀胱。

　　问题：

　　1. 患者的诊断是什么？

　　2. 首选的治疗方案是什么？

一、良性前列腺增生

（一）病因和发病机制

良性前列腺增生（benign prostatic hyperplasia，BPH）的病因和具体机制尚不明确。BPH 的发生必须具备两个条件：年龄增长及睾丸功能正常。在组织病理学上，前列腺增生的特点是前列腺尿道周围的上皮细胞和基质细胞增多，这可能是细胞增殖和凋亡的平衡被打破所引起的。雄激素在前列腺正常的细胞增殖与分化中起重要作用，且可以抑制细胞凋亡。BPH 的发展需要雄激素的存在，睾酮由睾丸和肾上腺产生，由 5α- 还原酶转化为对雄激素受体亲和力更强的双氢睾酮（dihydrotestosterone，DHT），促进前列腺生长。此外，BPH 发生的相关因素还包括生长因子与类固醇激素的相互作用、炎症细胞、神经递质、代谢综合征及遗传因素等。

（二）病理特征

1. 大体　前列腺体积增大，呈结节状，颜色和质地与增生的成分有关，以腺体增生为主者呈淡黄色，质地较软，切面可见大小不一的腔隙；以纤维平滑肌增生为主者呈灰白色，质地较韧。

2. 镜下　前列腺增生的成分包括不同比例的腺体、纤维和平滑肌。增生的腺体与正常的前列腺腺体相似，呈双层结构，外层为基底细胞，内层为分泌细胞。分泌细胞层向腺腔内突起，形成乳头状内折，腔缘呈梅花状（图 6-1，图 6-2），腔内常见淀粉样小体。常伴有不同程度的慢性炎细胞浸润。增生的腺体也可以发生鳞状上皮化生或尿路上皮化生。

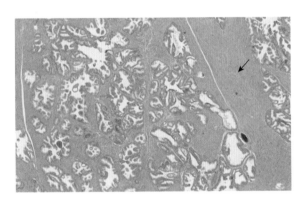

图 6-1　良性前列腺增生，以腺体增生为主
蓝色箭头示腺体增生，腺腔呈梅花状；黑色箭头示纤维肌性间质；蓝色虚线箭头示淀粉样小体

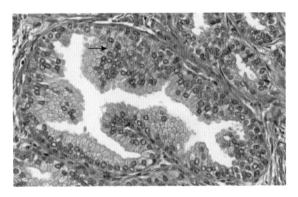

图 6-2　双层的前列腺腺体结构
黑色箭头示分泌细胞；蓝色箭头示基底细胞

3. 临床病理关联　前列腺分为外周带、中央带、移行带和前纤维肌肉基质带，前列腺增生主要发生在移行带。早期尿道周围腺体区的结节多为间质成分，移行带结节表现为腺体组织的增生；随着年龄的增长，结节数量逐渐增加，导致前列腺体积增大，肿大的腺体凸向膀胱，抬高尿道内口，使得尿道前列腺部受压而产生尿道梗阻的症状和体征，患者表现为排尿困难、尿流变细、尿频和夜尿增多，时间久者会产生尿潴留和膀胱扩张，尿潴留可进一步诱发尿路感染或肾盂积水。

前列腺的解剖（图 6-3）：前列腺位于耻骨后方，形状像一个倒锥体，其上端宽大，下端尖细。上端为底部，与膀胱颈毗邻，下端与尿生殖膈上面接触，前部有尿道穿入，后部有双侧射精管向前下穿入，前列腺后方还与直肠相邻，并由狄氏（Denonvilliers）筋膜隔开。

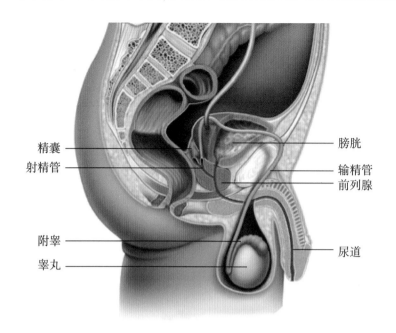

精囊
射精管
膀胱
输精管
前列腺
附睾
睾丸
尿道

图 6-3　男性泌尿、生殖系统解剖

（三）诊断与治疗

1. 病史询问

（1）临床症状：可出现储尿期症状（尿频、尿急、急迫性尿失禁和夜尿增多）、排尿期症状（排尿困难，包括排尿踌躇、尿线变细、排尿分叉、分段排尿和尿不尽感等）、排尿后症状（尿末滴沥及排尿后疼痛）、并发症症状（血尿、结石或泌尿系统感染引起的下尿路症状，以及上尿路功能受损引起的肾功能不全症状）。

（2）既往史：是否有糖尿病、神经系统疾病、尿道或盆腔手术史等。

（3）药物史：近期是否服用影响膀胱出口功能或导致下尿路症状（lower urinary tract symptom，LUTS）的药物。

男性下尿路症状（LUTS）需鉴别的疾病见图 6-4。

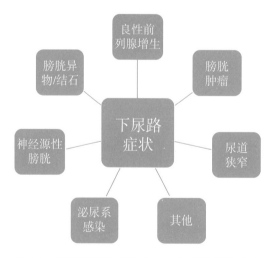

良性前列腺增生
膀胱异物/结石
膀胱肿瘤
下尿路症状
神经源性膀胱
尿道狭窄
泌尿系感染
其他

图 6-4　男性下尿路症状（LUTS）需鉴别的疾病

2. 量表评估　使用有效的症状评分问卷，有助于评估量化症状的严重程度。推荐使用的量表有国际前列腺症状评分（international prostate symptom score，IPSS）、生活质量（quality of life，QoL）评分（表6-1）、国际勃起功能指数（international index of erectile function，IIEF）评分-5（IIEF-5）等。

表 6-1　国际前列腺症状评分（**IPSS**）表和生活质量（**QoL**）评分表

IPSS+QoL 评分表是临床常用的问卷，可有效评估 LUTS 的严重程度，包括对尿不尽、尿频、间断排尿、排尿困难、尿线变细、腹压排尿和夜尿等症状的评估以及对生活质量的影响。总分 0 ~ 7 分为轻度，8 ~ 19 分为中度，20 ~ 35 分为重度。

国际前列腺症状评分（IPSS）量表

在过去1个月，您是否有以下症状？	没有	在 5 次中				
		少于1次	少于半数	大约半数	多于半数	几乎每次
1．是否经常有尿不尽感？	0	1	2	3	4	5
2．两次排尿时间是否经常小于 2 h？	0	1	2	3	4	5
3．是否有间断性排尿？	0	1	2	3	4	5
4．是否有排尿不能等待现象？	0	1	2	3	4	5
5．是否有尿线变细现象？	0	1	2	3	4	5
6．是否有排尿费力现象？	0	1	2	3	4	5
7．从入睡后到起床需排尿几次？	0	1	2	3	4	5

生活质量（QoL）评分表

	高兴	满意	大致满意	还可以	不太满意	苦恼	很糟
8．如果在您的后半生始终伴有现在的排尿症状，您认为如何？	0	1	2	3	4	5	6

3．体格检查　直肠指检（digital rectal examination，DRE）是 BPH 患者的重要检查项目之一，可以了解前列腺的大小、形态、质地、有无结节及压痛、中央沟是否变浅或消失以及肛门括约肌张力情况。良性前列腺增生 DRE 表现为两侧叶增大、光滑、对称。如果发现肛门括约肌张力减弱，可能提示潜在的神经系统病变。神经系统检查包括下肢力量、感觉、反射和会阴感觉的评估。

4．尿液分析　尿常规检查可以确定下尿路症状患者是否有血尿、蛋白尿、脓尿及尿糖升高等。

5．血清前列腺特异性抗原（**prostate specific antigen，PSA**）　前列腺癌、BPH、前列腺炎都可能使血清 PSA 升高，尿路感染、有创下尿路操作或手术（如导尿、膀胱镜检查等）也可以影响血清 PSA 值。BPH 患者完善血 PSA 检查可对前列腺癌进行早期筛查。

6．肾功能检查　BPH 导致膀胱出口梗阻可能引起上尿路积水，进而导致血肌酐升高，出现肾功能损害。

7．泌尿系 B 超及残余尿量 B 超检查　通过经腹或经直肠超声可以测定前列腺体积，进行评估。此外，还可以了解肾盂、输尿管有无扩张，有无膀胱结石、膀胱小梁形成，有无憩室或占位性病变。测定残余尿量可以动态观察下尿路梗阻的进展，也是评价治疗效果的指标之一。

8．前列腺 MRI 检查　通过 MRI 检查可对 BPH 患者腹盆腔泌尿系情况，特别是前列腺大小、形态、突入膀胱的程度进行评估，还可帮助诊断前列腺癌。

9．尿流率检查　通过测量最大尿流率（Q_{max}）可以在一定程度上评估 BPH 患者排尿困难的程度。当排尿量大于 150 ml 而 Q_{max} 低于 15 ml/s 时，提示可能存在 BPH 导致的膀胱出口梗阻，但需要注意的是，膀胱收缩力减弱也可同样表现为尿流率下降。

10．尿流动力学检查　通过典型的"高压低流"表现（排尿过程中逼尿肌压力高而尿流率低）可以确诊膀胱出口梗阻。尿流动力学检查可同时评估 BPH 患者的膀胱功能，鉴别神经系统病变或糖尿病所致的神经源性膀胱。

11．膀胱尿道镜检查 通过膀胱尿道镜检查可了解膀胱颈后唇抬高、前列腺中叶突入膀胱、膀胱小梁形成、膀胱结石等情况，还可除外膀胱肿瘤和尿道狭窄等情况。

12．治疗

（1）观察等待：BPH 的治疗旨在改善生活质量，轻度下尿路症状（IPSS ≤ 7）或中度以上症状但对生活质量影响程度较小的患者可以进行观察，辅以患者教育、改变生活方式、减少危险因素（例如减肥、体育锻炼、减少咖啡因和酒精摄入）及每年复诊评估。

（2）药物治疗

1）α 受体阻滞剂：α 受体阻滞剂通过减小前列腺和膀胱颈平滑肌张力来缓解动力性梗阻，从而减轻 LUTS。常见的副作用包括直立性低血压、头晕、鼻塞和逆行射精。α 受体阻滞剂包括选择性 α_{1a} 受体阻滞剂（坦索罗辛、赛洛多辛）和非选择性 α 受体阻滞剂（特拉唑嗪、多沙唑嗪、阿夫唑嗪），其中，选择性 α_{1a} 受体阻滞剂能够减少低血压等全身副作用。

2）5α- 还原酶抑制剂：5α- 还原酶抑制剂（非那雄胺、度他雄胺）通过抑制 5α- 还原酶，阻止睾酮向双氢睾酮转化，使后者水平降低，从而使前列腺体积缩小。但该药物需长期服用，平均 2 ~ 3 个月起效，6 个月可显著改善症状及尿流率，降低患急性尿潴留的风险及需要手术治疗的风险。

3）M 受体阻滞剂：M 受体阻滞剂通过阻断 M 受体，缓解逼尿肌过度活动，降低膀胱敏感度，从而改善 BPH 患者的储尿期症状。不良反应包括口干、便秘、排尿困难等。

4）此外，BPH 常用药物还包括 5'- 磷酸二酯酶抑制剂、中成药和一些植物制剂。

（3）手术治疗

手术治疗指征：当 BPH 导致以下并发症时，建议采用外科手术治疗。①反复尿潴留（至少在一次拔管后不能排尿或两次尿潴留；②反复泌尿系感染；③膀胱结石或憩室；④反复肉眼血尿药物治疗效果不佳；⑤充溢性尿失禁和（或）继发性上尿路积水（伴或不伴肾功能不全）。此外，对中重度 LUTS 药物治疗疗效不佳或仍存在较多残余尿者，或患者合并腹股沟疝、严重的痔 / 脱肛，也是手术干预的相对指征。

1）前列腺切除术：主要包括开放前列腺切除术、经尿道前列腺电切术（transurethral resection of prostate，TURP）、经尿道钬激光前列腺切除术、经尿道前列腺切开术等。TURP 是目前治疗中小体积前列腺增生的标准手术方式。

2）前列腺剜除术：近年来，结合了开放前列腺摘除手术理念和 TURP 微创优势的前列腺腔内剜除术得到越来越广泛的临床应用。其技术特点是用不同的能量平台（电外科、激光）在内镜下沿前列腺外科包膜解剖性分离增生的腺体，再联合不同的组织获取方法（开放、切割或组织粉碎）去除腺体组织，从而达到解除膀胱出口梗阻的目的。包括经尿道双极等离子前列腺剜除术、经尿道钬激光前列腺剜除术（holmium laser enucleation of the prostate，HoLEP）等。与 TURP 和开放手术相比，HoLEP 具有较高的止血效能和较低的围术期并发症风险，留置导尿管时间和住院时间等围术期指标也优于前两者。

3）前列腺汽化治疗：主要包括经尿道双极前列腺汽化术、经尿道铥激光前列腺汽化切除术、经尿道绿激光前列腺汽化术。该手术在术中出血方面较 TURP 显示出更高的安全性，在留置尿管、住院时间等部分围术期指标方面略优于 TURP。

4）前列腺增生的超微创治疗

A．临时植入式镍钛诺装置（temporarily implanted nitinol device，iTind）：经尿道将支架植入前列腺尿道部，以对前列腺增生叶产生向外的扩张力，并于 5 天后将其取出。操作方便易行，门诊局部麻醉下即可完成。大多数患者在装置移除后症状开始缓解，通常会在接下来的 6 ~ 12 周内持续改善。但 iTind 治疗不排除再治疗或后续接受其他 BPH 治疗的可能。

B．微创前列腺悬扩术（prostatic urethral lift，PUL）：这一技术在不切除前列腺组织的情况下改变了前列腺解剖结构，通过尿道镜使用 UroLift 植入装置可将增生梗阻的前列腺腺体向包膜一侧压缩并悬吊固定，从而机械性地打开前列腺尿道，使得因梗阻而变细的前列腺尿道重新扩张开。具有操作简单、手术时间短、术后并发症少、不影响性功能、可在门诊进行等优势，可以快速改善排尿症状。

C．前列腺高能水切割术（aquablation）：该技术结合了膀胱镜可视化、超声成像和先进的规划软件，针对患者解剖结构进行个性化治疗规划。使用 AquaBeam 机器人系统，在超声实时监测下利用无热水射流来精确切除阻塞尿道的前列腺组织，从而缓解 LUTS。其优势在于手术时间不受前列腺大小影响，术中出血少，对周围组织损伤小。

良性前列腺增生的手术治疗最初是开放前列腺摘除手术，随后经尿道前列腺电切术（TURP）成为手术金标准，之后随着激光技术的发展，使用钬激光、铥激光进行经尿道前列腺剜除术逐渐有取代 TURP 的趋势。近几年随着科学技术的进步，前列腺增生的手术治疗进入超微创时代。这些超微创手术技术的优势大多在于麻醉简单、手术时间短、并发症（勃起和射精功能受损）少、医生学习曲线短，但在大体积前列腺增生，或是以中叶突入膀胱为主的前列腺增生治疗方面仍有不足之处。虽然在评价患者排尿症状的主观指标（IPSS、QoL 评分）方面和传统 TURP 手术效果相似，但其存在更高的复发率和再手术率。因此，对于前列腺增生的超微创手术治疗，应当明确手术适应证，选择适合的患者，使这些新的手术技术发挥最大的优势，让更多患者获益。

二、前列腺癌

（一）病因和发病机制

前列腺癌的病因尚未完全阐明，目前普遍认为，前列腺癌的发生是胚系基因易感性、体系基因突变和环境因素相互作用的结果。

1．遗传因素　目前认为除了种族和年龄外，遗传是前列腺癌发生、发展的重要危险因素。研究发现，一级亲属（兄弟或父亲）患有前列腺癌的男性，其本人患有前列腺癌的风险是普通人的 2 倍。DNA 损伤修复基因（*BRCA1/2*、*ATM*、*CHEK2*）和错配修复基因（*MLH1*、*MSH2*、*MSH6*、*PMS2*）的胚系突变是前列腺癌发生的主要遗传因素。

2．性激素紊乱　在外源性危险因素中，睾酮及雌激素等水平紊乱与前列腺癌的发病密切相关。前列腺癌的发生和发展与雄激素暴露程度密切相关。雌激素可能通过抑制前列腺上皮的生长防止前列腺癌发生，在日常饮食富含植物雌激素的人群中前列腺癌发病率低。

3．慢性炎症　慢性前列腺炎可能是前列腺癌的诱因之一，其可通过氧化应激反应诱导 DNA 损伤，从而导致前列腺癌的发生。

4．其他因素　有研究表明，男性肥胖会导致罹患前列腺癌的风险增加。其他因素如高龄、服用降脂药物（他汀类药物）都可能与前列腺癌发生有关。过多摄入红肉、加工肉类和脂肪可能是前列腺癌的危险因素。

（二）病理特征

1．前列腺癌的病理类型　根据 2022 年第 5 版《WHO 泌尿系统及男性生殖器官肿瘤分类》，将前列腺原发的上皮源性恶性肿瘤分为常见的腺上皮肿瘤和少见的鳞状上皮肿瘤。腺上皮肿瘤包括最为多见的腺泡腺癌，以及导管内癌、导管腺癌和治疗相关的神经内分泌前列腺癌；鳞状上皮肿瘤包括腺鳞癌、鳞状细胞癌和腺样囊性（基底细胞）癌。通常所说的前列腺癌是指最常见的腺泡腺癌。

2. **大体**　和其他实体肿瘤不同，前列腺癌大体形态改变对诊断的价值很小，因其不具有特异性，很难与炎性结节和间质增生性结节区别。大多数前列腺癌呈多灶性生长，而不是形成孤立性结节。

3. **镜下**　前列腺癌的腺体由单层或矮柱状上皮构成，缺乏外层的基底细胞。细胞的多形性不明显，细胞核增大，呈空泡状，常见突出的核仁，核分裂象少见（图6-5，图6-6）。

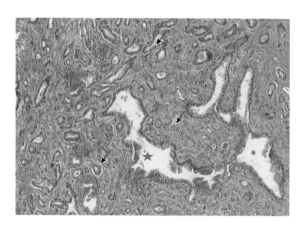

图 6-5　前列腺腺泡腺癌

癌性的小腺泡（黑色箭头所示）在正常的腺体之间（星号标识）浸润性生长

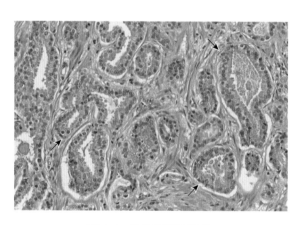

图 6-6　前列腺腺泡腺癌

癌性的小腺泡（黑色箭头所示）由单层腺上皮构成，核仁明显，腺腔内可见无定形分泌物（蓝色箭头所示）

4. **前列腺的 Gleason 评分系统**　前列腺癌的分化程度根据组织结构异型性而不是细胞异型性划分，即前列腺癌特有的 Gleason 评分系统，是目前应用最广泛的组织学评价前列腺腺癌的分级系统。分化好者 Gleason 3 级的腺泡轮廓清晰，较规则，排列拥挤；分化较差者 Gleason 4 级的腺泡融合或呈筛状或形成不良的腺泡结构（图6-7）；分化差者 Gleason 5 级则无腺泡结构，肿瘤细胞排列成条索状、巢片状或呈单个细胞浸润。由于前列腺癌具有异质性，在同一个病例中往往能看到不同级别的肿瘤成分，因此将主要成分的级别和次要成分的级别相加得到前列腺癌病例的最终 Gleason 评分。

目前国内外普遍应用新的前列腺癌分级分组系统。该系统根据 Gleason 评分和疾病危险度将前列腺癌分为 5 个组，即分级分组 1 组（Gleason 评分 ≤ 6 分）、分级分组 2 组（Gleason 评分 3+4 分）、分级分组 3 组（Gleason 评分 4+3 分）、分级分组 4 组（Gleason 评分 8 分）、分级分组 5 组

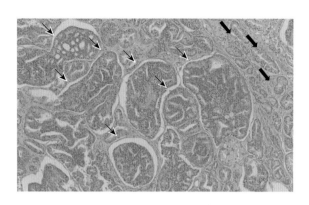

图 6-7　前列腺腺泡腺癌 Gleason 评分

4+3=7 分。大多数为 4 级的筛状结构（细箭头所示），少数为 3 级的独立腺腔结构（粗箭头所示）

（Gleason 评分 9 分和 10 分）。与原有的 Gleason 评分风险分组相比，新分级分组系统可以更好地预测肿瘤复发和判断患者预后。

5. 临床病理关联　早期前列腺癌一般无症状，多由 PSA 筛查发现，或在前列腺增生切除的标本中发现。前列腺癌的 PSA 分泌量可高出正常前列腺 10 倍以上，如血清 PSA 水平明显增高，应高度怀疑为癌，可行前列腺穿刺，由组织病理学诊断确诊。5% ~ 20% 的前列腺癌可发生前列腺外的扩散和远处转移，直接蔓延至精囊腺和膀胱底部，后者可引起尿道梗阻；血行转移的主要靶器官是骨，尤其以脊椎骨最常见，其次是股骨近端、盆骨和肋骨；内脏转移少见；少部分病例也可以发生淋巴结转移，如闭孔淋巴结转移等。

（三）诊断与治疗

1. 临床表现　早期前列腺癌通常没有典型症状，当肿瘤体积较大阻塞尿道或侵犯膀胱颈时，会产生下尿路症状，严重者可出现急性尿潴留、血尿、尿失禁等。当前列腺癌发展至骨转移时，可引起骨痛、病理性骨折、压缩性骨折、脊髓压迫等症状。

2. 体格检查　直肠指检（DRE）可以了解前列腺的大小、形态、质地、有无结节及压痛、中央沟是否变浅或消失，以及肛门括约肌张力情况。DRE 可能影响 PSA 值，应在抽血检查 PSA 后进行。DRE 异常是穿刺活检的指征之一。

3. 前列腺特异性抗原 PSA　PSA 是前列腺癌重要的生物标志物，但其在前列腺癌、良性前列腺增生、前列腺炎及其他非恶性疾病时都可能升高。血清 PSA 受年龄和前列腺大小等因素的影响，一般将血清总 PSA < 4.0 ng/ml 视为正常，但总 PSA 正常并不能排除前列腺癌风险。PSA 数值越高，罹患前列腺癌的风险越大。对初次 PSA 异常者，尤其是 PSA 为 4 ~ 10 ng/ml 的患者，建议 4 ~ 7 周后复查。血清 PSA 4 ~ 10 ng/ml 是前列腺癌判定的灰区，此时需结合游离 PSA/ 总 PSA 比值、前列腺特异性抗原密度（PSAD）、前列腺特异性抗原速率（PSAV）等 PSA 相关衍生指标综合评估前列腺癌风险。

> **框 6-1　前列腺癌的人群筛查**
>
> 前列腺癌筛查是以无临床症状的男性为对象，以 PSA 检测为主要手段的系统性检查，进而提高前列腺癌的检出率，发现早期前列腺癌。《中国泌尿外科和男科疾病诊断治疗指南（2022 版）》推荐：对身体状况良好，且预期寿命 10 年以上的男性开展基于 PSA 的前列腺癌筛查，应每 2 年检测 1 次，根据患者的年龄和身体状况决定 PSA 检测的终止时间。前列腺癌高危人群（包括：年龄 > 50 岁的男性；年龄 > 45 岁且有前列腺癌家族史的男性；年龄 > 45 岁且存在 *BRCA2* 基因突变的男性患者）更要重视筛查。

4．前列腺超声检查　前列腺癌典型的超声表现为位于外周带的低回声结节，依此可以初步判断肿瘤的体积，但对前列腺癌诊断的特异性较低。

5．前列腺 MRI 检查　前列腺 MRI 是前列腺癌推荐检查之一，可以显示前列腺包膜的完整性、肿瘤是否侵犯前列腺周围组织及器官，也可以显示盆腔淋巴结受侵犯的情况及部分骨转移病灶，在临床分期上有重要的作用。PI-RADS 评分（表 6-2）是基于前列腺 MRI 影像中的 T2 加权显像（T2WI）、弥散加权成像（DWI）及动态对比增强灌注加权成像（DCE-PWI）结果，对前列腺癌的可能性进行评分。不同的 PI-RADS 评分，其对应的前列腺癌风险不同。

表 6-2　PI-RADS 评分与前列腺癌相关性

评分	前列腺癌可能性	穿刺阳性率
1	非常低（极不可能出现）	—
2	低（不太可能出现）	—
3	中等（可疑存在）	20%
4	高（可能存在）	50%
5	非常高（极有可能出现）	80%

6．全身骨显像　骨骼是前列腺癌最常见的远处转移部位，^{99}锝放射性核素骨扫描是临床评价骨转移最常用的检查方法，其敏感性较高，但特异性相对较低。

7．前列腺特异性膜抗原（PSMA）PET/CT 显像　PSMA 是一种跨膜转运糖蛋白，在前列腺癌细胞中高表达。PSMA PET/CT 显像是近年来评估前列腺癌及全身转移情况的首选检查策略，在前列腺癌的诊断、分期以及治疗后随访中具有重要作用。相比传统检查方法，PSMA PET/CT 可以更早地发现前列腺癌病灶，准确评估前列腺癌是否存在远处转移，为制定个体化治疗方案提供重要依据。

8．前列腺穿刺活检术　前列腺穿刺活检术是诊断前列腺癌最可靠的检查，由于前列腺穿刺可导致出血，可能影响影像、评价临床分期，因此前列腺穿刺活检应在前列腺 MRI 检查之后进行。前列腺穿刺适应证：①直肠指检发现前列腺可疑结节；②泌尿系 B 超或 MRI 发现可疑病灶；③ PSA > 10 ng/ml；④ PSA 在 4 ～ 10 ng/ml，f/t PSA 值和（或）PSAD 值异常。

（1）目前超声引导下前列腺穿刺活检术入路主要包括两种：经直肠穿刺活检和经会阴穿刺活检。经直肠穿刺活检入路较为常用，其优势在于操作简单、手术时间短，但感染并发症发生率高，对前列腺前、尖部肿瘤检出率低。为了减少上述问题的发生，越来越多的医学中心开展超声引导下经会阴穿刺活检，能够有效获得前列腺各区组织，提高前列腺前、尖部肿瘤检出率，但该技术的医生学习曲线长。

（2）前列腺穿刺分为系统穿刺和靶向穿刺：系统穿刺是标准的穿刺方法，常规建议穿刺10 ～ 12 针或以上，再对可疑病灶进行靶向穿刺。既往前列腺穿刺针数为 6 针，但检出率较低；而当穿刺针数 > 20 针时，出血、感染及尿潴留等并发症的风险会大幅增加。近年来，随着 MRI 影像学的发展，可通过多参数磁共振成像（multiparameter magnetic resonance imaging，mpMRI）定位可疑区进行前列腺靶向穿刺，也可将 mpMRI 和经直肠超声影像（软件）相融合进行靶向穿刺。这项新技术既能有效提高穿刺的准确性，又能减少术后并发症，降低患者的不适感。

9．前列腺癌临床分期和预后风险分组　目前最广泛采用的前列腺癌分期系统是美国癌症分期联合委员会（American Joint Committee on Cancer，AJCC）制定的 TNM 分期系统（第 8 版）（表 6-3）。

（1）T 分期：表示原发肿瘤的局部情况，主要通过盆腔 MRI 等影像学检查来确定，包括前列腺癌是否侵犯包膜、精囊腺或其他邻近组织结构，如膀胱颈、尿道外括约肌、直肠、肛提肌等。

（2）N 分期：表示淋巴结转移情况，通过盆腔 MRI、PSMA PET/CT 等检查可协助判断临床 N 分期。

（3）M 分期：主要针对骨转移、盆腔以外的非区域淋巴结和内脏转移，全身骨显像、PSMA PET/CT 是临床中常用的方法。

表 6-3　前列腺癌 TNM 分期（AJCC，2017 年）

原发肿瘤（T）	
临床	**病理（pT）***
Tx 原发肿瘤不能评价	pT2 局限于前列腺
T0 无原发肿瘤证据	pT3 突破前列腺包膜**
T1 不可扪及和影像学难以发现的临床隐匿肿瘤	pT3a 突破前列腺包膜（单侧或双侧）或镜下侵犯膀胱颈
T1a 偶发肿瘤，体积小于等于所切除组织体积的 5%	pT3b 侵犯精囊
T1b 偶发肿瘤，体积大于所切除组织体积的 5%	pT4 肿瘤固定或侵犯除精囊外的其他邻近组织结构，如尿道外括约肌、直肠、膀胱、肛提肌和（或）盆壁
T1c 不可扪及，仅穿刺活检发现的肿瘤（如由于 PSA 升高）	
T2 肿瘤可触及，仅局限于前列腺内	
T2a 肿瘤限于单叶的 1/2（≤ 1/2）	
T2b 肿瘤超过单叶的 1/2 但限于该单叶	
T2c 肿瘤侵犯两叶	
T3 肿瘤突破前列腺包膜**	
T3a 肿瘤侵犯包膜外（单侧或双侧）	
T3b 肿瘤侵犯精囊	
T4 肿瘤固定或侵犯除精囊外的其他邻近组织结构，如膀胱颈、尿道外括约肌、直肠、肛提肌和（或）盆壁	
区域淋巴结（N）***	
Nx 区域淋巴结不能评价	
N0 无区域淋巴结转移	
N1 区域淋巴结转移	
远处转移（M）****	
M0 无远处转移	
M1 远处转移	
M1a 有区域淋巴结以外的淋巴结转移	
M1b 骨转移	
M1c 其他脏器转移，伴或不伴骨转移	

* 没有病理 T1 分期；** 侵犯前列腺尖部或前列腺包膜但未突破包膜的定为 T2，非 T3；*** 不超过 0.2 cm 的转移定为 pN1M1；**** 当转移多于 1 处，为最晚的分期 pM1c。

根据不同 PSA 水平、Gleason 评分及临床分期，临床中常用 D-Amico 量表（表 6-4）进行前列腺癌预后风险分组，分为低危、中危和高危，这对决定前列腺癌的治疗策略具有较大意义。

表 6-4　前列腺癌预后风险分组（D-Amico 量表）

低危	中危		高危
PSA ＜ 10 ng/ml	PSA 10 ～ 20 ng/ml	PSA ＞ 20 ng/ml	任何 PSA
GS ＜ 7（ISUP 1 级）	或 GS 7（ISUP 2/3 级）	或 GS ＞ 7（ISUP 4/5 级）	任何 GS（任何 ISUP 分级）
cT1 ～ 2a	或 cT2b 局限性	或 cT2c	cT3 ～ 4 或 cN+ 局部进展性

10. 治疗

（1）等待观察：对于预期寿命相对较短、不愿意或体弱无法耐受主动治疗的前列腺癌患者，其非前列腺癌相关疾病致死的风险较大，可采用等待观察的诊疗策略，针对局部或系统症状进行对症治疗为主，保证生活质量。

（2）主动监测：对于临床低危型和少部分预后良好的中危型前列腺癌，为避免局部治疗的副作用和对生活质量的影响，可考虑采用不即刻主动治疗而进行严密随访的主动监测。但这种治疗策略需充分向患者告知可能延误治疗，存在疾病进展的风险。部分患者在主动监测期间出现疾病进展可立即转为积极的主动治疗。

（3）根治性前列腺切除手术：对于临床低危、中危和局限性高危前列腺癌患者，根治性手术是首选的治疗方法，术中可同期进行盆腔淋巴结清扫。通过手术切除前列腺及周围组织，可以有效地控制肿瘤生长，提高患者的生存率。

框 6-2　根治性前列腺切除术术后辅助治疗

前列腺癌根治性切除术后部分患者需要进行内分泌治疗或放疗，目的是消灭术后瘤床的残余病灶、残余阳性淋巴结及其他部位的微小转移灶，以提高长期生存率。辅助内分泌治疗的适应证是术后病理淋巴结阳性，该治疗能够显著提高 pN1 患者肿瘤特异性生存率及总生存率。辅助放疗的适应证是术后病理具有切缘阳性、pT3 ～ 4 等不良病理特征者；一般术后辅助放疗需要在控尿功能恢复后再进行，可以显著提高无疾病进展生存率和总生存率。

（4）放疗：对于临床低危、中危局限性前列腺癌患者可选择根治性外放疗，对于高危局限性前列腺癌患者可选择根治性外放疗联合内分泌治疗。根治性放疗方式多样，治疗方式和放射剂量需根据患者的具体病情行个体化治疗，可分为外放射治疗和近距离放射治疗（永久粒子植入治疗）。

（5）其他治疗：对于临床局限性前列腺癌的治疗，除前列腺癌根治术和根治性放射治疗外，还包括前列腺冷冻消融、高能聚焦超声（high intensity focused ultrasound，HIFU）、不可逆电穿孔、组织内肿瘤射频消融、光动力治疗（photodynamic therapy，PDT）等。这些治疗方式相较根治性前列腺切除术具有创伤小，恢复快，尿控、勃起功能保留好等特点。

（6）内分泌治疗：前列腺癌的内分泌治疗也称为雄激素剥夺治疗（androgen deprivation therapy，ADT），常常与根治性前列腺切除术、放疗、化疗联合应用。任何去除雄激素和抑制雄激素活性的治疗方法都可以称为 ADT，其主要包括：①手术去势：通过双侧睾丸切除术达到阻断雄激素分泌的作用，但因可能会给患者带来负面的身心影响，目前已较少应用。②药物去势：促黄体素释放激素激动剂（亮丙瑞林、曲普瑞林、戈舍瑞林等）能够促使垂体分泌卵泡刺激素（FSH）和黄体生成素（LH）。人工合成的促黄体素释放激素有很强的受体亲和力，且难以被酶降解，在用药 1 周后促黄体素释放激素受体下调，继而抑制睾丸分泌雄激素。促黄体激素释放激素拮抗剂（地加瑞克）能够通过与促黄体素释放激素受体迅速结合，减少 LH 和 FSH 的释放，继而抑制睾酮水平。③雄激素受体阻滞剂：分为甾体类雄激素受体阻滞剂，如醋酸环丙孕酮等，以及非甾体类雄激素受体阻滞剂，如比卡鲁胺、恩扎卢胺、阿帕他胺、达罗他胺等。④抑制雄激素合成的药物：包括酮康唑、阿比特龙等。内分泌治疗通常由一种去势治疗和一种抗雄治疗联合进行。

（7）化疗：去势抵抗性前列腺癌（castration resistant prostate cancer，CRPC）是指前列腺癌患者经过持续 ADT 后血清睾酮达到去势水平（< 50 ng/dl 或 < 1.7 nmol/L），但是疾病依然进展的阶段，疾病进展可表现为 PSA 进展或影像进展。对于 CRPC 可应用化疗方案治疗，药物包括多西他赛、卡巴他赛、米托蒽醌、铂类药物等。

（8）PARP 抑制剂：PARP 抑制剂是近年来治疗转移性 CRPC（mCRPC）的新型药物，代表药物为奥拉帕利（olaparib）。mCRPC 患者中约 30% 可检测到 *BRCA1/2*、*ATM* 等同源重组修复基因（HRR）缺陷，利用 PARP 抑制剂靶向 DNA 损伤修复反应（DDR）通路，通过"合成致死"效应在杀伤癌细胞的同时，不影响健康细胞，对具有 HRR 突变的 mCRPC 患者产生更好的临床疗效。

三、睾丸肿瘤

（一）病因和发病机制

睾丸肿瘤（testicular tumor）在我国的发病率为 1/10 万左右，占男性全部恶性肿瘤的 1% ~ 2%、泌尿系统恶性肿瘤的 3% ~ 9%，但是在 15 ~ 34 岁男性，居全部恶性肿瘤的发病率之首。睾丸肿瘤在西方国家乃至全球的发病率不断增加，截至目前发病率为（3 ~ 10）/10 万。

睾丸肿瘤的发病机制尚不明确，但环境因素对睾丸肿瘤的发生具有相当重要的作用。外部高危因素包括睾丸发育不全的相关因素（如隐睾、尿道下裂、少弱精症等）、直系亲属患有睾丸肿瘤病史或患者既往有睾丸肿瘤病史等。2 岁以前行睾丸下降固定术可能减小患睾丸肿瘤的风险。有研究发现身高和睾丸肿瘤发生有关，12 号染色体短臂的变异与生殖细胞肿瘤的发生可能相关，也有发现称 *KIT*、*RAS*、*P53* 和 *PTEN* 基因家族的变异可能与睾丸肿瘤发生有关。

（二）病理特征

1. 病理类型　睾丸肿瘤绝大多数是生殖细胞肿瘤，占睾丸肿瘤的 95% 以上。其次是性索间质肿瘤，占成人睾丸肿瘤的 4% ~ 6%，占婴儿和儿童睾丸肿瘤的 30%。生殖细胞肿瘤主要发生在年轻男性，以 15 ~ 45 岁最常见。从临床治疗层面，分为精原细胞瘤和非精原细胞瘤两大类，前者诊断的平均年龄是 37 岁，后者诊断的平均年龄是 30 岁。

睾丸生殖细胞肿瘤分为原位生殖细胞新生物（GCNIS）相关和不相关两大类，常见的为 GCNIS。GCNIS 是除精母细胞性肿瘤、青春期前型卵黄囊瘤和青春期前型畸胎瘤以外大多数生殖细胞肿瘤共同的前驱病变。GCNIS 代表着转化的胚胎性生殖细胞阻滞在生殖母细胞阶段。GCNIS 相关的生殖细胞肿瘤包括精原细胞瘤、胚胎性癌、青春期后型卵黄囊瘤、滋养层细胞肿瘤以及青春期后型畸胎瘤。因各种类型组织学各异，仅介绍最常见的精原细胞瘤的病理特征（图 6-8、图 6-9）。

2. 大体　睾丸多数体积增大，切面肿瘤多呈实性，边界清楚，均质，常呈分叶状，黄白色，囊性变和出血不常见。

3. 镜下　精原细胞瘤最常见的结构呈弥漫片状，被纤维间隔分割成巢状或结节状外观，也可见腺管状或微囊状结构。肿瘤细胞体积较大，大小一致。核大、圆形，位于中央，核膜清楚，核内含有 1～2 个核仁，核分裂象常见。胞质丰富，多数透明，部分可嗜酸性或双嗜性。间质中有数量不等的淋巴细胞，主要是 T 细胞浸润。部分病例伴有肉芽肿性间质。

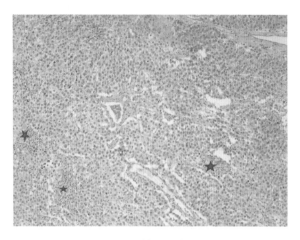

图 6-8　精原细胞瘤

肿瘤细胞呈片状分布，细胞界限清楚，核大圆形。间质中灶状淋巴细胞浸润（星号标识）

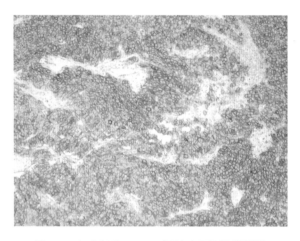

图 6-9　免疫组化 CD117 示肿瘤细胞膜强阳性

4. 临床病理关联　精原细胞瘤的预后较好，原发瘤的大小、有无脉管侵犯、有无白膜及鞘膜侵犯等是肿瘤临床分期的重要指标，预后与临床分期关系最密切。

（三）诊断与治疗

1. 诊断

（1）睾丸肿瘤的检查：睾丸肿瘤一般表现为患侧阴囊单发无痛性肿块，也有约 1/4 的患者合并疼痛。少部分患者可能出现远处转移的相关表现，如颈部淋巴结肿大或呼吸困难等症状。极少部分患者出现女性乳房征。除了阴囊部位的重点体格检查外，还应进行全身检查以排除可能存在的远处转移等情况。

彩色多普勒超声检查是睾丸肿瘤的首选检查，因为超声不仅能明确睾丸肿瘤的具体部位、浸润深度、肿块血供等特征，而且能了解对侧睾丸的情况，敏感性极高。必要时可以通过睾丸肿瘤增强超声来评估。

胸部 X 线或 CT 可以明确胸部是否有转移。腹盆腔 CT 是腹膜后淋巴结是否有转移的最佳检查方法。MRI 影像对于诊断睾丸肿瘤及类型有一定作用。MRI 诊断的敏感性和特异性均显著优于超声检查。PET-CT 对于睾丸肿瘤全身转移的情况具有一定意义，但不作为推荐。

血肿瘤标志物对于睾丸肿瘤诊断、分期及预后均有重要意义。主要包括甲胎蛋白（AFP）、人绒毛膜促性腺激素（HCG）和乳酸脱氢酶（LDH）。约有 51% 的睾丸肿瘤出现血清肿瘤标志物的升高。总体来看，非精原细胞瘤出现血肿瘤标志物升高者较多，可达 90%，而精原细胞瘤患者出现血肿瘤标志物升高者较少，约为 30%。

（2）睾丸肿瘤的分期：国际抗癌联盟（Union for International Cancer Control，UICC）2016 年发布的肿瘤、淋巴结、转移（TNM）分期（表 6-5）可以评估肿瘤的分期。

表 6-5　睾丸癌的 TNM 分类（改编自 UICC 第 8 版，2016 年）

pT- 原发性肿瘤	
pTx	无法评估原发肿瘤[①]
pT0	没有原发肿瘤的证据（例如，睾丸组织学瘢痕）
pTis	管内生殖细胞瘤（原位癌）
pT1	肿瘤局限于睾丸和附睾，无血管 / 淋巴侵犯；肿瘤可能会侵入白膜，但无鞘膜侵犯
pT2	肿瘤局限于睾丸和附睾并侵犯血管 / 淋巴，或肿瘤延伸穿过白膜并累及鞘膜
pT3	肿瘤侵犯精索，伴有或不伴有血管 / 淋巴侵犯
pT4	肿瘤侵犯阴囊，伴有或不伴有血管 / 淋巴侵犯
N- 区域淋巴结 - 临床	
Nx	无法评估区域淋巴结
N0	无区域淋巴结转移
N1	单个淋巴结最大径线 ≤ 2 cm；或多发淋巴结转移，任意一个淋巴结最大径线 ≤ 2 cm
N2	单个淋巴结 > 2 cm，但 ≤ 5 cm；或多发淋巴结转移，任意一个淋巴结最大径线 > 2 cm，但 ≤ 5cm
N3	转移淋巴结最大径线 > 5 cm
pN- 区域淋巴结 - 病理	
pNx	无法评估区域淋巴结
pN0	无区域淋巴结转移
pN1	单个淋巴结最大径线 ≤ 2 cm；或多发淋巴结转移，任意一个淋巴结最大径线 ≤ 2 cm
pN2	单个淋巴结 > 2 cm，但 ≤ 5 cm；或多发淋巴结转移，任意一个淋巴结最大径线 > 2 cm，但 ≤ 5 cm
pN3	转移淋巴结最大径线 > 5 cm
M- 远处转移	
Mx	无法评估远处转移
M0	无远处转移
M1	远处转移
	M1a 非区域淋巴结或肺转移
	M1b 非区域淋巴结和肺以外的远处转移
S- 血清肿瘤标志物（化疗前）	
Sx	血清标志物研究不可用或未进行
S0	正常范围内的血清标志物研究水平

续表

	LDH（U/L）	hCG（mIU/ml）	AFP（ng/ml）
S1	$< 1.5 \times N$	< 5000	< 1000
S2	$(1.5 \sim 10) \times N$	$5000 \sim 50000$	$1000 \sim 10000$
S3	$> 10 \times N$	> 50000	> 10000

N 表示正常的上限。LDH，乳酸脱氢酶；hCG，人绒毛膜促性腺激素；AFP，甲胎蛋白。
① 除了 pTis 和 pT4，对于肿瘤分期并非总是依赖根治性睾丸切除术。在根治性睾丸切除术后，根据上表的 pT 对原发肿瘤的浸润范围进行分类。Tx 则适用于没有进行根治性睾丸切除术时。

2. 治疗

（1）睾丸根治性切除术：经腹股沟切口，阻断精索的情况下将鞘膜内容物完整拉出，临床确诊的患者在内环口水平高位结扎后切除睾丸。诊断尚不明确的患者可在阻断精索的情况下切除病变肿物，行组织冷冻活检后决定手术方式。

（2）睾丸部分切除术：对于双侧睾丸肿瘤或者孤立性睾丸肿瘤的患者、血清睾酮水平正常且肿瘤体积小于睾丸体积 30% 的患者可行保留睾丸手术，但术后高达 82% 的患者可能出现原位癌，因此需要辅助性放射治疗。

（3）冷冻存储精液：因为手术或放化疗等均可能导致患者不育，对于有生育要求的患者均应在有条件的单位提前冷冻存储精液。

（4）睾丸肿瘤的预后：睾丸肿瘤的治愈率很高，成为实体肿瘤治疗的典范之一，但治愈率的提高取决于早期诊断、早期手术治疗，必要时需结合放、化疗等综合治疗。严格随访，早发现肿瘤复发或转移，及时给予挽救性治疗也能很好地提高生存率。对于精原细胞瘤性睾丸肿瘤，治愈率超过 90%，而早期的精原细胞瘤及非精原细胞瘤的治愈率接近 100%。

四、阴茎肿瘤

（一）病因和发病机制

阴茎癌是比较少见的恶性肿瘤，多数为鳞状细胞癌，好发于 50 ~ 70 岁的患者。阴茎癌的发病率在我国每年约为 0.61/10 万，在欧洲为每年（0.4 ~ 2）/10 万，在美国约为 0.6/10 万。

阴茎癌的病因仍不明确，可能与包茎、人类乳头瘤病毒感染、吸烟及其他因素有关。包茎的患者较正常男性发生阴茎癌的风险增加 25% ~ 60%。包茎导致阴茎癌发生的原因可能与长期的慢性炎症刺激有关。阴茎癌在常规实施新生儿包皮环切术的国家发病率较低，如在以色列等国家的发病率约为每年 0.3/10 万。阴茎癌在人类乳头瘤病毒感染率高的国家很常见，人乳头瘤病毒 16 和 18 亚型阳性在阴茎癌中最常见，但与阴茎癌的预后关系仍不确定。吸烟是阴茎癌较为明确的病因之一，吸烟者较非吸烟者患阴茎癌的风险增加 4.5 倍左右。此外，阴茎癌还可能与经济水平差、学历低、艾滋病状态、生殖器疣、皮疹、外伤和性伴侣多等因素有关。

（二）病理特征

1. 病理类型　阴茎的恶性肿瘤最常见的是鳞状细胞癌，根据 2022 年第 5 版 WHO 泌尿和男性生殖系统肿瘤分类，分为 HPV 相关性鳞癌和 HPV 无关鳞癌。P16 免疫组织化学显示块状（block type）阳性是诊断 HPV 相关性鳞癌简便可靠的方法。鳞状细胞癌有不同的亚型，包括普通型（图 6-10）、基底样亚型、湿疣样癌等。其中普通型是最常见的类型，占所有阴茎鳞癌的

50% ～ 60%，与 HPV 无关；基底样亚型、湿疣样癌与 HPV 相关。

2. **大体**　肿瘤可以呈溃疡型、蕈伞型肿块，切面呈白色实性不规则浸润性生长；或呈稍隆起的灰白色颗粒状质硬肿物，累及龟头、冠状沟或包皮的浅层。

3. **镜下**　以普通型为例，肿瘤可有不同程度的角化和分化。和发生在机体其他部位的鳞癌相似，有 3 级分化：高分化的特征是鳞状细胞呈片状生长，细胞核轻度增大，细胞间桥易识别，角化明显；中分化细胞核质比高，有角化但不显著；低分化细胞异型性明显，很少或没有角化。

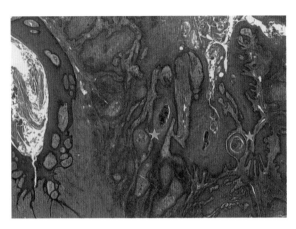

图 6-10　阴茎普通型鳞状细胞癌

高分化，可见多量角化珠（星号标识）

4. **临床病理关联**　阴茎鳞状细胞癌的病理预后因素包括生长模式、组织学亚型、组织分级、侵袭深度 / 肿瘤厚度、神经侵犯、脉管癌栓、切缘状态等。

（三）诊断与治疗

1. **阴茎癌的诊断**

（1）阴茎癌原发病灶

1）体格检查：评估原发病灶的形态和浸润情况。

视诊：阴茎癌原发病灶的位置、形态，包括大小、色泽、范围、边界、数目，以及阴茎的长度和形态等。

触诊：阴茎癌原发病灶的边界、质地、活动度及可能浸润的深度等。

2）病理活检：病理活检对于原发病灶局部治疗是必要的。可根据病灶的特点采取楔形切除活检、穿刺活检、微针抽吸活检或刷拭活检等方法。对于小的、表浅的包皮的病灶，也可以完整切除和组织活检同时进行。

3）影像学检查：超声、CT 和磁共振成像等有助于评估原发病灶的浸润程度。超声也可用于评估局部浸润情况。磁共振成像预测阴茎海绵体、尿道受侵的敏感性分别为 82.1% 和 73.6%，特异性分别为 62.5% 和 82.1%。

（2）区域淋巴结：阴茎癌转移主要是淋巴结转移，一般从腹股沟浅组淋巴结至腹股沟深组淋巴结，再至盆腔、腹腔淋巴结逐级转移。对阴茎癌的患者需仔细触诊双侧腹股沟区域，检查有无可触及的肿大淋巴结，再结合影像学、组织病理检查，对区域淋巴结转移做出诊断。

影像学检查如 B 超、CT 或 MRI 等影像学检查诊断淋巴结转移的敏感性不高。CT 可发现直径大于 1 cm 的淋巴结，MRI 的价值并不高于增强 CT。FDG-PET/CT 对于肿大淋巴结是否发生转移的敏感性大于 88%，特异性大于 98%，最终常需在超声引导下行细针抽吸活检或前哨淋巴结活检，以明确是否转移。

（3）阴茎癌的分期：2017 年美国肿瘤研究联合会（AJCC）的 TNM 分期（表 6-6）可以评估疾病的治疗依据。

表 6-6　2017 年 AJCC 阴茎癌 TNM 分期

原发肿瘤（T）

Tx　原发肿瘤不能评估

T0　无原发肿瘤证据

Tis　原位癌（阴茎上皮内瘤变 PeIN）

Ta　非侵袭性局部鳞状细胞癌

T1　阴茎头：肿瘤侵犯固有层

　　包皮：肿瘤侵犯真皮、固有层或内膜

　　阴茎体：无论肿瘤位置如何，肿瘤浸润表皮和海绵体之间的结缔组织

　　无论有无淋巴血管浸润或周围神经浸润或肿瘤是否为高级别

　　T1a　无淋巴血管或周围神经侵犯，肿瘤非低分化

　　T1b　伴有淋巴管血管和（或）周围神经侵犯，或肿瘤低分化（3 级或肉瘤样）

T2　肿瘤侵犯尿道海绵体（阴茎头或阴茎体腹侧），有或无尿道侵犯

T3　肿瘤侵犯阴茎海绵体（包括白膜），有或无尿道浸润

T4　肿瘤侵犯其他相邻组织结构（如阴囊、前列腺、耻骨等）

区域淋巴结（N）

临床淋巴结分期（cN）

　　cNx　局部淋巴结不能评估

　　cN0　无可触及或可见的增大的腹股沟淋巴结

　　cN1　可触及活动的单侧腹股沟淋巴结

　　cN2　可触及活动的多个单侧腹股沟淋巴结或双侧腹股沟淋巴结

　　cN3　固定的腹股沟淋巴结肿块或盆腔淋巴结病变，单侧或双侧

病理淋巴结分期（pN）

　　pNx　淋巴结转移不能确定

　　pN0　无淋巴结转移

　　pN1　≤ 2 个腹股沟淋巴结转移，无淋巴结包膜外侵犯（extranodal extension，ENE）

　　pN2　≥ 3 个单侧腹股沟淋巴结转移或双侧腹股沟淋巴结转移

　　pN3　ENE 或者盆腔淋巴结转移

远处转移（M）

M0　无远处转移

M1　有远处转移

2. 阴茎癌的治疗

（1）原发灶的治疗：原发灶的治疗包括保留器官的治疗，以及阴茎全切和尿道会阴造口。治疗方法应根据肿瘤的大小、组织学分期、分级及患者情况来决定。保留器官的治疗包括局部治疗及阴茎部分切除术。手术原则是在切缘阴性的前提下尽量保留阴茎。保留器官治疗可能增加局部复发的风险，再次治疗对患者长期生存的影响不大。

（2）淋巴结的治疗：阴茎癌的淋巴结转移具有逐级转移、双侧腹股沟区和局限性的特点。腹股沟淋巴结清扫术能达到明确分期和治疗的双重目的。微创和开放改良腹股沟淋巴结清扫术的清扫范围和淋巴结数目类似，但需要注意病例选择和术后严密随访。如果感染控制好，可考虑原发灶切除的同期行腹股沟淋巴结清扫术。

（3）远处转移灶的治疗：远处转移如肺转移、骨转移、肝转移或脑转移很少见。大多数远处转移的阴茎癌患者生存期小于 1 年。对于远处转移的阴茎癌治疗以系统治疗为主，主要是基于铂类的全身化疗。

3. 阴茎癌的预后 阴茎癌预后较差，但也根据原发灶的病理情况如类型、分级、浸润深度、神经侵犯和淋巴侵犯等决定。阴茎癌伴腹股沟淋巴结转移但无腺外转移的患者，3 年疾病特异性生存率可以达到 90% 左右，一旦出现盆腔淋巴结或腹股沟淋巴结腺外转移，患者 3 年疾病特异性生存率只有约 33%，而远处转移的阴茎癌患者 5 年生存率小于 5%。

（张树栋　贺慧颖）

第二节　男性不育

案例 6-2

男，29 岁。未避孕未育 1 年，性生活正常。外院多次精液检查显示精液中没有精子。患者配偶 28 岁，孕 0 育 0，检查未发现明显异常。患者查体：双侧睾丸体积均各为 6 ml，质偏软，双侧附睾、输精管、精索未见明显异常，无腮腺炎、睾丸炎病史，无既往手术史，无遗传病家族史和近亲婚育史。精液常规检查：离心后未见精子。性激素检查：FSH 12.24 mIU/ml（异常升高），T 11.46 nmol/L（正常）。染色体核型：46,XY；Y 染色体微缺失提示未见缺失。

问题：

1. 患者临床诊断为男性不育、无精子症。该患者是梗阻性无精子症还是非梗阻性无精子症？

2. 下一步的治疗方案主要有哪些？

案例 6-2 解析

男性不育（male infertility）是指育龄夫妇有规律性生活且未采取任何避孕措施，由男方因素导致女方在 1 年内未能自然受孕。据世界卫生组织（World Health Organization，WHO）2022 年数据，全球约有 17.5% 的成年人存在生育问题，其中男方因素约占 50%。

引起男性不育的病因包括年龄、遗传、疾病（如隐睾、肿瘤等）、外伤、药物（如部分化疗药物）、辐射、高温、精索静脉曲张、不良嗜好（吸烟、酗酒）、肥胖、生活行为习惯（熬夜、缺乏运动）、感染等因素。除此之外，仍有 30% ~ 50% 精液参数异常的患者无法明确病因。

男性不育涉及遗传学、流行病学、病因、病理、病生理、诊断、治疗等方面，所包含的内容非常复杂，为了突出重点，便于学习理解，将男性不育依据病因划分的"三分法"分为睾丸前因素、睾丸因素和睾丸后因素三类进行介绍。对于近一半病因不明确且精液参数异常的男性不育，作为区别于前三类的特发性不育进行阐述。

睾丸前因素属于内分泌相关的男性不育，指由于下丘脑和（或）垂体内分泌功能紊乱而引起睾丸生精异常或不生精。例如原发性低促性腺激素性性腺功能减退症（congenital hypogonadotropic hypogonadism，CHH），临床将合并嗅觉障碍的 CHH 称为卡尔曼综合征（Kallmann syndrome，KS）。睾丸因素是指病变部位在睾丸本身，而导致的生精功能异常甚至完全没有生精功能（如染色体异常、隐睾、睾丸炎、睾丸外伤、精索静脉曲张、睾丸肿瘤等）。睾丸后因素是睾丸生精功能基本正常，但精子运输管道阻塞或性功能障碍、射精障碍等导致的男性不育，最典型的就是梗阻性无精子症（obstructive azoospermia，OA），是由精子运输管道梗阻或先天性缺如引起的射出体外的精液中没有精子，患者睾丸的生精功能正常，如附睾结核、附睾炎、双侧输精管缺如、射精管梗阻等。

精液分析是男性不育的重要检查项目之一。精液分析结果是制定男性不育诊疗决策的重要依据，如果结果发生明显异常，则应进行全面的检查和评估。精液结果的分析推荐参照《WHO 人类精液检查和处理实验室手册》第 5 版进行（表 6-7），如第一次精液分析结果正常，通常不需要进行第二次检查，精液分析结果必须与临床资料综合分析；如再次精液分析结果与第一次相差显著，则需进行第三次精液分析。无精子症诊断要特别慎重，需进行 2 次或以上严格的精液采集和检查，如精液标本中未见精子，则应该严格按照规定离心后显微镜下检查沉渣中有无精子。

虽然精液分析结果在一定程度上可以作为男性生育力的衡量指标，但是二者并不完全等同，还需要临床的各项资料综合分析判断。男性不育的诊疗流程原则如图 6-11 所示，但具体患者病情各异，需要在基本框架下根据临床经验和女方生育力情况因人而异地做出最佳的诊疗方案。

表 6-7 精液特性的参考值下限（第 5 百分位数，95% 可信区间）

参数	参考值下限（范围）
精液体积（ml）	1.5（1.4 ~ 1.7）
精子总数（10^6/ 一次射精）	39（33 ~ 46）
精子浓度（10^6/ml）	15（12 ~ 16）
总活力（PR+NP）	40（38 ~ 42）
前向运动（PR，%）	32（31 ~ 34）
存活率（活精子，%）	58（55 ~ 63）
精子形态学（正常形态，%）	4（3.0 ~ 4.0）

来源于《WHO 人类精液检查和处理实验室手册》第 5 版。

一、睾丸前因素

1. 定义 低促性腺激素性性腺功能减退症（HH）是指由各种因素引起下丘脑促性腺激素释放激素（GnRH）神经元功能受损，GnRH 合成、分泌或作用障碍，垂体分泌促性腺激素减少，进而引起性腺功能不足的一类复杂疾病。根据致病因素不同，可大致分为两类：由先天的遗传发育因素引起的称为原发性 HH（CHH），又称特发性 HH（idiopathic HH，IHH）；由肿瘤、手术、外伤或放疗等因素引起下丘脑和（或）垂体损伤导致的称为继发性 HH（acquired HH，AHH）。HH 中伴有嗅觉障碍的称为卡尔曼综合征。

2. 流行病学 国内尚缺乏 HH 相关的流行病学数据。国外研究数据显示，CHH 的男性患病率为 1 :（10 000 ~ 30 000），男女患病率比例为（3 ~ 5）:1。

3. 病因学 鉴于 AHH 有明显的继发性致病因素，目前关于 HH 的病因学研究主要集中于对 CHH 发病机制的探索。得益于遗传学研究，特别是测序技术的发展，现已有超过 60 个基因变异被鉴定为 CHH 的致病变异，它们涉及的主要致病机制包括：① GnRH 神经元的形成与迁移异常；② GnRH 合成及其相关调控因子的异常；③ GnRH 受体或促性腺激素亚基异常；④下丘脑 - 垂体

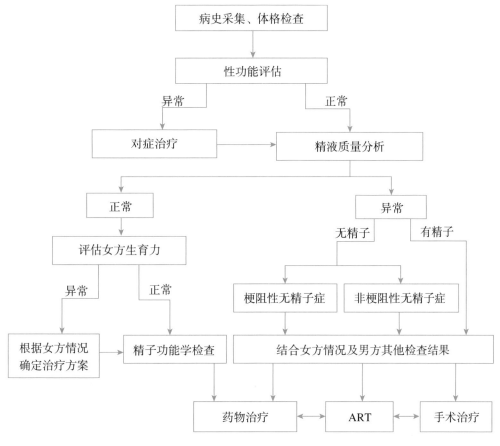

图 6-11 男性不育诊疗流程

区域胚胎发育异常所致垂体激素缺乏。

4. 临床表现 由于 HH 与性腺功能及发育状态相关，其临床症状及体征在不同年龄段上表现各异。

（1）青春期前：除了小阴茎和隐睾这类生殖系统相关体征外，部分患儿还可能表现出嗅觉缺失或减退。此外，还可能存在一些合并症，如唇裂和腭裂、听力损失、肾发育不全或畸形等。

（2）青春期：在青春期，CHH 患者多因为缺乏或仅有轻微男性化、性欲低下和勃起功能障碍而就诊。75% 的 CHH 患者从未启动青春期，导致总睾丸体积（双侧睾丸体积总和）严重减少（< 4 ml）和缺乏第二性征（即面部和身体毛发稀疏、声音高亢）。25% 的 CHH 患者为部分 GnRH 缺乏，表现为一定程度的自发睾丸生长，总睾丸体积 > 4 ml 后停滞，几乎不伴有男性化。大多数严重的 CHH 患者不会射精。此外，CHH 患者因长骨骨骺延迟闭合，其臂展通常超过身高 ≥ 5 cm，但最终身高很少受到影响。

（3）成年：尽管 CHH 的临床表现在青春期更为常见，但有些患者直到成年才就医。此时，第二性征缺乏、性欲低下和不育是最常见的主诉。CHH 患者可能伴有焦虑和抑郁等心理影响，也需要引起重视。

5. 辅助检查

（1）一般检查：血尿常规、肝肾功能等检验指标，以排除慢性系统性疾病或营养不良所致的青春期发育异常。

（2）性激素：卵泡刺激素（FSH）、黄体生成素（LH）、催乳素、睾酮、雌二醇等。

（3）戈那瑞林兴奋试验（GnRH 兴奋试验）：用于评估垂体促性腺激素反应，协助鉴别病变是否位于垂体。在患有 CHH 的男性中，LH 反应变化很大，并且与促性腺激素缺乏的严重程度相关。

（4）影像学检查：睾丸超声检查可帮助确定 GnRH 缺乏的严重程度和跟踪生育治疗期间睾丸成熟的进展。颅脑 MRI 检查可以排除下丘脑 - 垂体病变。骨密度及骨龄检测可衡量生长发育状态，CHH 患者骨龄一般落后生物学年龄 2 ～ 3 年。

（5）嗅觉测试：若患者于检测中不能鉴别酒精、白醋等气味，可考虑诊断卡尔曼综合征。

（6）遗传学检测：染色体核型分析、*SRY* 基因等基因检测对 CHH 的诊断、预后和遗传咨询有重要意义。

6. 诊断

（1）AHH 的诊断：肿瘤（垂体腺瘤、颅咽管瘤和其他中枢神经系统肿瘤）、放射、手术、头部外伤等影响下丘脑 - 垂体轴的结构性原因可能导致 AHH。在青春期早期，当青春期延迟和 HH 患者出现生长突增中断、垂体激素缺乏（包括尿崩症）和高催乳素血症，以及出现占位效应症状（头痛、视力障碍，或视野缺陷）时，需要进行脑部 MRI 检查以协助诊断。在青春期后期或成年期，对于患有孤立性严重 HH（T < 5 nmol/L，高度怀疑 CHH）的患者以及合并垂体激素缺乏、高催乳素血症或提示鞍区症状的患者，需要进行脑部 MRI 检查以协助诊断。

（2）CHH 的诊断：HH 与发育状态相关，而发育是一个连续动态变化的过程，因此其诊断也需要综合年龄、临床症状及体征、激素水平和辅助检查等诸多因素进行判断。

1）青春期前：这个时期的 CHH 诊断非常具有挑战性。无法检测到 FSH 水平或对 GnRH 兴奋试验没有反应可能提示 CHH。

2）青春期及成年期：青春期延迟是青春期 CHH 诊断的标志。患者可能表现出青春期发育缺失（总睾丸体积 < 4 ml）。激素检查显示睾酮或雌二醇水平低下，以及由于 GnRH 缺乏而导致的促性腺激素血清水平降低或正常。与此同时，需排除其他下丘脑 - 垂体轴激素异常、染色体核型异常以及下丘脑及垂体区结构异常。

3）CHH 相关表型：评估 CHH 相关表型的存在非常重要，这些表型可能提示 CHH 的诊断并有利于遗传咨询，如存在嗅觉减弱或缺失的情况（提示 KS）等。

7. 鉴别诊断

（1）体质性青春发育延迟（constitutional delay of growth and puberty，CDGP）：在青春期早期难以区分 CHH 和 CDGP，因为青春期延迟是这两种疾病的标志，并且两种疾病都存在 HH。大多数 CHH 病例中 GnRH 缺乏是永久性的，而 CDGP 是一种短暂的 GnRH 缺乏状态，其青春期发育可以在没有激素治疗的情况下开始并完成。此外，CDGP 是青春期延迟的常见原因，而 CHH 则更为罕见。区分 CHH 和 CDGP 对于早期诊断 CHH、避免激素替代延迟以及减轻与性成熟延迟相关的心理负担至关重要。

（2）部分性 CHH：下丘脑 - 垂体 - 性腺轴受损程度存在个体差异。有些患者可有自主性部分性第二性征发育，睾丸体积增大到 4 ～ 10 ml，有勃起和遗精，促性腺激素和睾酮水平低于正常值。这类患者的性腺轴功能将来可能会恢复到正常。他们接受生精治疗的疗效优于完全性 CHH 患者。

（3）高促性腺激素性性腺功能减退症：各种原因导致的原发性性腺发育不良或功能衰竭，辅助检查提示性激素水平降低和促性腺激素水平明显升高，如男性 Klinefelter 综合征（典型染色体核型 47,XXY）。

（4）营养状态对青春发育的影响：过度节食、长期腹泻等病因造成营养不良，会引起良性青春发育延迟或 CHH。肥胖可致男性隐匿性阴茎和睾酮水平降低。

8. 治疗　通过规范治疗，HH 患者有很大机会发育第二性征、维持正常的性激素水平并保持正常的性生活，实现生育。根据治疗目标、治疗时机以及患者个人偏好的不同，临床会采取各种具有不同给药途径的治疗方案。

（1）青春期前治疗：这个时期的 HH 患者难以确诊，因此相关的文献报道及循证依据较少，尚无明确的治疗方案。

（2）青春期治疗：患有 CHH 的青少年男性的治疗目标较为明确，即诱导男性化、达到最佳成年身高、获得正常的骨量和身体成分、实现正常的社会心理发育以及获得生育能力。然而，可用的治疗方案并不总是涵盖所有这些方面，在治疗过程中，对于出现射精并有精子的患者可以考虑提前在精子库冻存精子（男性生育力保存）。

早期治疗至关重要，通常进行睾酮替代治疗。治疗年轻患者（12 岁以上）通常从低剂量开始，6 个月后增加到成人剂量。这种方案通过逐步增加睾酮剂量来模拟正常青春发育过程，让患者逐渐出现男性化表现，避免睾酮变化过快而导致痛性勃起。

对于在青春期后期或成年早期寻求治疗的 CHH 患者，可以使用较高剂量的睾酮来诱导快速男性化。这种方案会诱发第二性征并最大化最终身高。

睾酮替代治疗的副作用包括红细胞增多、骨骺过早闭合（治疗第 1 年剂量过高时）以及注射部位偶尔出现疼痛和红斑。值得注意的是，睾酮治疗不会刺激睾丸生长或精子发生，因为刺激精子发生需要性腺内睾酮的产生。相反，睾酮治疗期间睾丸生长增加表明 CHH 逆转，需要停止治疗，然后进行激素分析。

（3）成人治疗

1）性腺功能减退相关治疗：患有 CHH 的男性患者，如果没有生育要求或已完成治疗后无再生育要求，需要接受长期雄激素治疗，以维持正常的血清睾酮水平、性欲、性功能、骨密度和全面身体健康。无论采用哪种治疗，CHH 男性都面临着坚持长期治疗的挑战，而依从性差可能会对骨骼、性和心理健康产生不利影响。

2）生育力相关治疗：HH 是少数可通过药物治疗的男性不育原因之一，生育治疗效果非常好。生育力诱导可以通过长期脉冲式 GnRH 治疗或联合促性腺激素治疗来完成。

脉冲式 GnRH 治疗：对于寻求生育的 HH 患者来说，脉冲式 GnRH 治疗是一种合理的方法。生理性 GnRH 分泌是间歇性的，因此 GnRH 治疗需要通过微型输液泵以脉冲方式静脉注射或皮下注射 GnRH。这种疗法将刺激垂体促性腺激素的分泌，进而刺激睾丸内睾酮的产生，从而启动和维持精子发生。这也意味着这项治疗只适用于垂体能对 GnRH 正常起反应的患者。

人绒毛膜促性腺激素（hCG）与人绝经期促性腺激素（human menopausal gonadotropin, hMG）联合治疗：hCG 结构与 LH 相似，而 hMG 含有 FSH 与 LH 成分，二者联用可刺激睾丸间质细胞并促进睾酮产生，从而刺激精子发生。约 80% 的患者可以通过治疗在精液中出现精子，其中部分可以通过正常性生活使女方受孕。对于治疗后精液中仍然没有精子的患者，可以采用显微取精术从睾丸提取精子，获精率大约 50%。对于精液中有精子的患者或显微取精提取到精子的患者，建议在精子库冻存精子以备用，之后改为长期雄激素替代治疗方案。

二、睾丸因素

（一）遗传性因素男性不育

大约 15% 的男性不育患者存在遗传物质的异常，包括染色体核型异常、Y 染色体微缺失、单基因致病性变异等。

1. 染色体核型异常 对于非梗阻性无精子症和严重少精子症患者应该常规检查染色体核型和 Y 染色体微缺失。正常男性的染色体核型为 46,XY。在精卵产生、结合的过程中可能出现一定的错误，从而导致染色体核型异常。染色体核型异常包括多种类型，其中最常见的是染色体数目异常和染色体结构异常（图 6-12）。

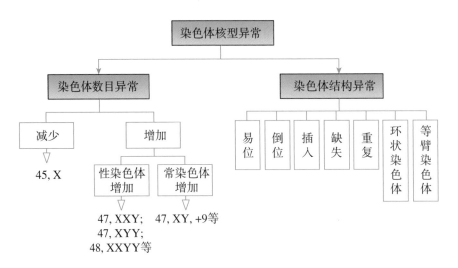

图 6-12　染色体核型异常

　　染色体数目异常是遗传性睾丸因素致男性不育的最常见病因，其中最常见的是 47,XXY。此类患者被称为克兰费尔特综合征（Klinefelter syndrome），简称克氏综合征，在所有男性中占 1/（600 ～ 1000），他们共同的临床特点为非梗阻性无精子症（non-obstructive azoospermia，NOA）。患者通常由于发现睾丸小或不育检查发现无精子而就诊。患者单侧睾丸体积通常只有 1 ～ 2 ml，阴毛发育正常，阴茎成人型；实验室检查中 FSH、LH 会明显升高，T 水平低下或者正常。部分克氏综合征患者可以伴有智力和认知方面的减弱，表现为在学习方面较正常人吃力，对此应该有更多的心理方面的疏导。克氏综合征患者的糖尿病发生率也明显高于常人。部分患者雄激素水平低下，可以表现为激素相关的肥胖、性功能障碍、性欲低下。

　　克氏综合征患者精液分析表现为无精子症。对于生育，目前最有效的治疗手段是显微取精术（micro-testicular sperm extraction，micro-TESE），40% ～ 60% 的克氏综合征患者能够通过 micro-TESE 从睾丸内成功获取精子，再联合卵胞质内单精子注射（intracytoplasmic sperm injection，ICSI）技术生育自己的生物学后代。目前，克氏综合征患者通过 micro-TESE-ICSI 技术可以生育染色体核型正常的健康后代。虽然患者本身染色体数目异常，但其精子绝大多数仍为单倍体，即 23,X 或 23,Y，因此子代染色体异常概率非常低。另外，对于克氏综合征患者中雄激素低下的患者，在生育后，需要长期雄激素补充治疗，需要注意的是，在 micro-TESE 前不应进行雄激素补充。

　　47,XYY 也是染色体数目异常，发生率远低于克氏综合征，此类患者多数可在精液中检测到精子，但往往表现为严重少弱精子症，也有部分患者表现为无精子症。对于严重少弱精子症的未能自然生育的患者，可以采用 ICSI 辅助生育，对于无精子症患者，同样可以通过 micro-TESE 提取精子，但是手术获精率明显低于克氏综合征患者。

　　45,X 型和 46,XX 型的患者都有可能表现为男性，是由于 Y 染色体上 SRY 基因在减数分裂时易位到了 X 染色体或其他常染色体上，因此多数患者外表与正常男性无异。此类患者由于完全缺乏 Y 染色体上控制生精的基因，从而临床表现为 NOA，在临床实践中也无法通过手术获取精子，目前只能通过精子库的供精解决生育问题。

　　染色体结构异常包括染色体的易位、倒位、插入、缺失、重复、环状染色体、等臂染色体等。染色体结构异常形成的原因是父母配子形成、结合时染色体断裂、修复出现异常。此类患者自然结合形成的胚胎通常出现严重染色体异常、难以成活，导致流产或者胎儿停止发育。推荐此类患者使用胚胎植入前遗传学诊断（preimplantation genetic diagnosis，PGT）技术生育后代。

框 6-3　染色体的多态性

染色体形态的微小变异称为染色体的多态性，一般涉及遗传上不活跃、含高度重复 DNA 的结构异染色质区，不含编码的基因，故多态性没有不良的临床结果。可以把染色体多态性看成正常染色体的多种表现形态，目前医学认为此类患者无需进行遗传咨询与产前基因诊断。

常见的染色体多态包括次缢痕的延长或缩短，如 1qh+、9qh+、16qh+、Yqh+（又称大Y，Y ≥ 18）、1qh-、9qh-、16qh-、Yqh-（又称小 Y，Y ≤ 21）；随体的增大或重复，如 13ps+、14ps+15ps+、21ps+、22ps+、14pss+；随体柄增长或缩短，如 13pstk+、14pstk+、15pstk+、21pstk+、22pstk+、13pstk-、14pstk-、15pstk-；一些特殊的倒位，如 inv（9）（p11q12）、inv（Y）（p11q11）。

2. Y 染色体微缺失　Y 染色体是决定男性性征以及精子产生的关键染色体。控制精子发生的必需基因位于 Y 染色体长臂，称为无精子症因子（azoospermia factor，AZF）。此区域发生的基因缺失会导致生精障碍，严重的表现为 NOA。在严重少精子症和 NOA 患者中，12% ~ 15% 的患者会出现 AZF 的部分缺失，是遗传性睾丸因素男性不育中仅次于克氏综合征的第二常见病因。AZF 目前被分为 AZFa、AZFb、AZFc、AZFd 四个区域，其中 d 区的划分尚有一些争议。对于严重少精子症或非梗阻性无精子症患者，AZF 检查是必需的检测项目。

AZFa、AZFb、AZFc 区缺失发生的比例是逐级上升的，但是导致患者生精障碍的严重程度是逐级降低的。AZFa 区缺失最少见（约 5%），但是症状最重，临床基本都表现为 NOA，睾丸组织病理检查会发现所有的生精细胞缺失，仅剩支持细胞，被称为纯睾丸支持细胞综合征（Sertoli-cell-only syndrome，SCOS）。AZFb 区缺失患者约占 AZF 缺失的 10%，临床表现基本都是 NOA，极罕见有稀少精子，睾丸组织病理常表现为精子发生阻滞。对于 AZFa 和 AZFb 完全缺失的无精子症患者，只能通过精子库供精来进行辅助生殖。

AZFc 区缺失在 AZF 缺失中最常见，占 85% 左右，多数临床表现为严重少弱精子症或者 NOA，但是也有少部分患者精子数量较多，能够使配偶自然受孕。对于 AZFc 缺失的无精子症患者，micro-TESE 取精成功率很高，为 60% ~ 79%。由于 AZFc 区域缺失必然会遗传给男性子代，所以推荐患者采用 PGT 技术选择女性胚胎，也就是生育女孩。

3. 单基因突变（变异）　单基因突变可能改变精子的各个方面，包括精子的发生障碍、精子头部、尾部的畸形等。

精子发生障碍相关的单基因突变非常复杂与繁多，有报道的已经超过百个，其中包括减数分裂相关基因，例如 *TEX11* 等；转录调控相关基因，例如 *SOHLH1* 等；细胞周期相关基因，例如 *CDC20* 等；酶活性相关基因，例如 *USP26* 等。目前对于基因突变导致的 NOA 研究尚有很多不足，缺乏有效的治疗手段，手术取精成功率也很低。

精子头部畸形有多种类型，包括无头精子症、圆头精子症、大头精子症等。不同的畸形由不同的基因突变导致。目前已知的无头精子症致病基因有 *SUN5* 等；已知的圆头精子症致病基因有 *DPY19L2* 等；目前唯一明确导致大头精子症的致病基因是 *AURKC*。

精子尾部呈鞭毛状，由线粒体鞘包裹着轴丝组成。精子尾部畸形目前常见的是两大类，一类是尾部形态异常为主的精子鞭毛多发形态异常（multiple morphological abnormalities of the sperm flagella，MMAF），主要异常包括短尾、卷尾、折尾、缺失及不规则尾部，容易导致严重弱精子症；另一类是以尾部动力障碍为主的原发性纤毛运动障碍（primary ciliary dyskinesia，PCD），由于纤毛运动的障碍，此类患者常伴发慢性呼吸系统炎症，如鼻窦炎、支气管扩张和肺部感染等，极少数患者可以合并内脏转位，如右位心脏。

精子头部畸形、尾部畸形患者可以通过试管婴儿的技术生育后代。突变的基因可能遗传给下一代，推荐对其配偶同时行遗传学筛查，通过 PGT 技术避免风险。

（二）隐睾

隐睾是常见的泌尿生殖系先天畸形，是指患者睾丸没有位于阴囊内，包括在腹股沟区甚至腹腔内，是造成男性不育的重要原因之一。

1．流行病学　隐睾在足月男婴 1 岁时发病率为 1% ～ 4.6%，早产儿隐睾发生率明显增加，出生体重 < 1500 g 的极低出生体重儿，其隐睾的发生率高达 60% ～ 70%。早产儿出生后睾丸会继续下降，至 12 周龄时隐睾的发生率明显下降，接近足月儿水平。约 80% 的隐睾患者其睾丸可扪及，多在腹股沟位置，睾丸是否可扪及和其具体位置是选择治疗方案的重要依据。

2．分类　隐睾可根据睾丸的解剖位置进行分类，如分为双侧或单侧隐睾，以及腹股沟、腹腔内或异位隐睾等。

3．诊断　准确的体格检查是确诊隐睾最重要的方法，根据睾丸的位置、是否可以扪及睾丸及其大小、质地明确诊断。超声对隐睾的诊断有辅助参考价值，尤其对于触诊不满意的患者。MRI 检查对于隐睾特别是腹腔内隐睾有一定参考价值。

4．对生育的影响　未经及时治疗的隐睾通常会造成男性不育，影响患者的精液参数，甚至造成无精子症，单侧隐睾患者的生育率约为 89.7%，与普通男性（93.7%）几乎没有差异。但双侧隐睾患者的生育率则显著下降至 35% ～ 53%，其中少精子症发生率约 31%，无精子症发生率约 42%。

5．治疗　治疗年龄建议最好在 12 月龄前，至少在 18 月龄前完成。治疗时机会影响成年后精子生成、激素分泌以及睾丸肿瘤发生。

隐睾最有效的治疗方法是手术治疗，即隐睾下降固定术，尽早手术对患者的生育能力具有积极帮助。①对于青春期后的单侧隐睾患者，对侧睾丸功能正常，为降低隐睾发生恶性肿瘤的风险，可行睾丸切除术。②对于单侧隐睾、对侧睾丸功能受损 [表现为性腺功能减退和（或）精子生成受损] 的青春期后患者，可行睾丸下降固定术，术后定期体检。③部分成年双侧隐睾引起的非梗阻性无精子症，可先行隐睾下降固定术，术后 6 个月后如果精液中仍然无法检测到精子，再行显微取精术（micro-TESE）获取精子，获精子率为 50% ～ 75%，并可通过卵胞质内单精子注射（ICSI）获得遗传学子代，故未生育成年人的隐睾尽量不要轻易切除。隐睾术后应定期复诊，及早发现有无萎缩、回缩、恶变等，复诊的方法包括体检、超声等。

6．预后　单侧隐睾患儿生育率与正常男性基本相同，双侧隐睾患者生育率则显著下降。流行病学研究显示隐睾患者发生睾丸生殖细胞肿瘤的风险增加 5 ～ 10 倍，尤其是腹腔内隐睾或者双侧隐睾患儿。有证据表明早期行隐睾下降固定术能降低睾丸恶变概率，但术后发生睾丸恶性肿瘤的风险仍较正常人增高。因此，隐睾患儿在青春期以后仍需定期体检。

（三）青春期后腮腺炎性睾丸炎

1．流行病学与病因　青春期后腮腺炎性睾丸炎是由腮腺炎病毒经血行传播引起的青春期后男性的急性睾丸炎症，是引起睾丸生精功能障碍的重要原因之一。在青春期后罹患流行性腮腺炎的男性患者中 15% ～ 30% 可能出现继发的睾丸炎，其中约 2/3 仅发生在单侧睾丸、1/3 累及双侧睾丸。睾丸内部炎症反应可损伤睾丸的生精功能，导致精子数量显著减少甚至发生无精子症，从而导致男性不育。

2．临床表现与诊断　腮腺炎性睾丸炎典型的临床表现为腮腺肿大和继发睾丸肿痛，睾丸肿痛一般出现在腮腺肿大后的 2 ～ 15 天，也可能在腮腺肿大之前伴发睾丸炎，睾丸肿痛消退可出现睾丸萎缩症状，睾丸体积通常明显减小。因而对于有明确病史而就诊的男性不育患者，特别是无精子症患者，通过查体明确睾丸体积，基本可以确诊。

3. 治疗原则　腮腺炎病毒感染多为自限性，目前没有特异性抗病毒治疗药物，在急性期主要采取卧床休息、抬高阴囊以及止痛等积极对症支持治疗。睾丸炎会一定程度地影响睾丸生精功能，尤其是累及双侧睾丸的严重睾丸炎患者可能表现为非梗阻性无精子症，进而导致男性不育。

对睾丸炎后导致的少弱精子症的男性不育患者，可以使用精液中精子进行包括宫腔内人工授精和体外受精 - 胚胎移植在内的辅助生育方式进行助孕。对睾丸炎导致的非梗阻性无精子症患者，推荐通过显微取精术（micro-TESE），从睾丸获取精子进行 ICSI-ET 辅助生育，获精率（超过 90%）和生育结局都很好。

三、睾丸后因素

睾丸后因素所致不育是指男性不育的病变部位在睾丸远端，也就是睾丸的生精功能正常，但睾丸产生的精子在进入附睾、输精管、射精管、男性射精时进入尿道最终排出体外这一通路上出现了病变而导致的不育。从睾丸 - 附睾连接部直至尿道外口所产生的梗阻而造成的不育就是睾丸后因素引起的男性不育。最典型的疾病就是梗阻性无精子症（OA）。

男性不育中最严重的情况是无精子症（azoospermia），是指射出的精液内没有检测到精子。无精子症的发病率在一般人群中为 1% ～ 2%，在男性不育人群中为 10% ～ 20%。按病因分类可以分为梗阻性无精子症（OA）和非梗阻性无精子症（NOA），梗阻性无精子症大约占 40%，非梗阻性无精子症占 60%。

正常男性的精子在睾丸产生，之后进入附睾，在附睾进行获能与活化，再经过输精管，最后与精囊液、前列腺液等组成部分通过射精时经尿道射出体外，而精液正是这些组分混合而成，刚射出的精液通常呈白色或灰白色胶冻状，一般为 1.5 ～ 6 ml，之后由于精液中水解酶的存在，会很快液化成液态。

梗阻性无精子症（OA）是指睾丸生精功能基本正常，而由于精子的输出管道梗阻造成的精子无法射出体外。最常见的是附睾梗阻、输精管梗阻和射精管梗阻，其中附睾梗阻的发生率最高。

通过对患者病史和既往婚育史的详细了解，再结合详细的专科体格检查（有经验的医生能够通过查体获得非常重要的信息，包括睾丸大小、质地、附睾是否饱满、输精管是否存在或增粗），进一步的检查包括精液分析、性激素检查（最重要的包括血清睾酮、卵泡刺激素、泌乳素、黄体生成素等），其他辅助检查还包括超声检查（睾丸、附睾、精索）、男性盆腔磁共振平扫（重点检查精囊、前列腺、射精管走行区）。通过这些步骤，大多数患者都可以得到明确诊断，对于无法明确诊断的无精子症患者可以通过睾丸活检明确睾丸生精功能。其他检查还有染色体核型和 Y 染色体微缺失检查，对于明确诊断的梗阻性无精子症，这两项检查并非必需。

精液分析虽然是实验室检查，在常规疾病诊疗流程中应该在病史、既往史和婚育史、查体之后，但是对于男性不育的诊疗来说，精液常规检查往往是最初始且重要的一个项目。参照 2010 年《WHO 人类精液检查和处理实验室手册》（第 5 版）（主要指标参见表 6-7）标准：2 次或 2 次以上进行精液常规镜检都没有观察到精子时，对该样本以 3000 g 离心 15 分钟，将离心后沉渣标本再次在 400 倍显微镜下镜检，如果重复 2 张玻片中均未观察到精子，同时排除不射精和逆行射精等，即可诊断为无精子症。

病史询问需要重点询问与生育相关的疾病与影响因素，主要包括腮腺炎、附睾炎、睾丸炎等泌尿生殖系感染史、手术外伤史、内分泌疾病史等可能影响睾丸生精功能的疾病。同时要了解有无化疗、放疗以及影响生育的药物使用等情况。

查体需要特别注意男性第二特征和生殖器官的发育，对于梗阻性无精子症的患者，睾丸体积，大多数在正常范围，为 15 ~ 20 ml（单侧），如果小于 10 ml 则可能存在睾丸功能异常，也就是可能是睾丸性因素造成不育，而不是睾丸后因素。

实验室检查除了精液分析之外另外一项重要的检查是性激素检测，包括 FSH、LH、E_2、T 和 PRL。多数观点认为联合多项激素指标对评估睾丸生精功能更准确。睾丸后因素不育患者的激素水平绝大多数在正常范围，而如果 FSH 升高，则多反映睾丸生精功能减退。

辅助检查还包括超声检查和男性盆腔磁共振检查。超声检查主要用于鞘膜积液、附睾囊肿、附睾炎症、睾丸肿瘤、精索静脉曲张等。男性盆腔磁共振检查可以准确地了解前列腺、精囊和射精管区域的病变和梗阻。

对于少数难以区分梗阻或非梗阻的情况，可以进行睾丸活检以明确诊断。可直接检查睾丸生精小管的生精功能及间质细胞的发育情况，睾丸活检病理结果参见 Johnsen 评分法。但需要注意的是，大多数患者不需要睾丸活检来鉴别梗阻和非梗阻。

梗阻性无精子症的病理特征：睾丸活检显示正常的精子发生，而精液精子计数无精子或明显减少，提示输出管道梗阻。活检睾丸生精小管内见各级生精细胞，平均成熟精子数 ≥ 20 个 / 小管（图 6-13）。部分病例可伴有生精小管横切面积增加、基底膜增厚、间质轻度纤维化及血管壁增厚等表现。

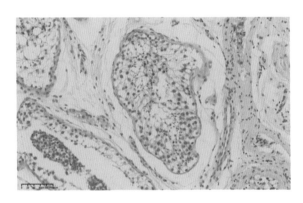

图 6-13　梗阻性无精子症
生精小管内可见各级生精细胞，精子数量正常（≥ 20 个 / 小管）

梗阻性无精子症患者绝大多数都可以通过外科手段进行治疗而恢复输精管道的通畅，但少数患者则需要从睾丸或附睾提取精子，借助辅助生殖技术进行生育。

（一）附睾梗阻

梗阻性无精子症（OA）最常见的病因是附睾梗阻，占 OA 的 30% ~ 67%。附睾炎等感染因素大约占 30%，其他为特发性附睾梗阻或输精管结扎后继发附睾梗阻。由于附睾梗阻，使睾丸产生的精子无法经过附睾管排出，造成梗阻性无精子症。

附睾梗阻的经典治疗是显微输精管附睾吻合术（microsurgical vasoepididymostomy）。该手术的经济学性价比高，复通后可以恢复自然生育，易于被患者夫妇接受，不足之处是手术难度大，手术医生的技术水平、患者配偶年龄等都会影响手术的效果。

显微输精管附睾吻合术是显微外科手术中最具有挑战性的手术，由于附睾管的直径仅有 0.25 ~ 0.3 mm，需要经验丰富的男性生殖显微外科医生进行。目前，经典的输精管附睾吻合方式为纵向双针端侧套叠吻合，复通率为 60% ~ 75%。对于不适合复通手术或手术复通失败的患者，则需要从睾丸或附睾提取精子，借助辅助生殖技术进行生育。

（二）输精管梗阻

输精管梗阻常见的原因包括输精管结扎术后、医源性损伤如疝或阴囊手术以及盆腔手术等引起的输精管损伤、感染炎症、先天发育异常、外伤。输精管结扎术是造成输精管梗阻最常见的情况，国内暂无详细的统计数据，参考国外的研究结果，美国每年大约有 50 000 例输精管结扎病例，调查显示有 2%～6% 做过输精管结扎的男性会在今后要求复通。随着国内生育政策的调整，也有很多进行过输精管结扎术的男性要求再生育而需要进行输精管复通术。另外，医源性损伤也需要重视，特别是在基层医院进行的婴幼儿疝手术，是引起输精管损伤不容忽视的原因。

输精管梗阻可以按照本节前面部分，从病史、查体、辅助检查等得到比较明确的诊断。输精管梗阻治疗的金标准是显微输精管 - 输精管吻合术（即显微输精管复通术，microsurgical vasovasostomy，VV）。随着科技的进步，输精管复通术经过传统肉眼下吻合、输精管支架吻合、头戴手术放大镜辅助，直到手术显微镜下显微输精管吻合术（图 6-14，图 6-15），输精管复通率达到了前所未有的高度。对于熟练的手术医师而言，手术的复通率在 95% 以上。

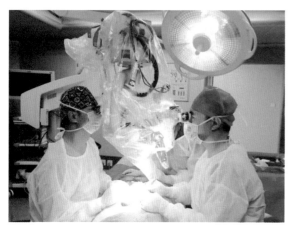

图 6-14　男性生殖显微外科手术外景

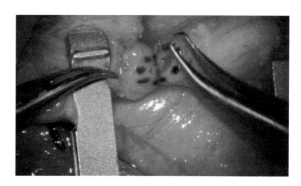

图 6-15　显微输精管 - 输精管吻合术

（三）射精管梗阻

男性不育患者中 1%～5% 是由于射精管梗阻引起。根据精液量明显减少（< 0.5 ml），精液 pH 降低（酸性），果糖检测阴性或降低，体检睾丸、附睾、输精管正常，激素水平正常，盆腔磁共振成像明确射精管区域梗阻情况以及精囊扩张情况等综合信息可以帮助确诊。对于存在射精管开口处梗阻，并且有明显的射精管开口处囊肿因素的患者，可以考虑经尿道射精管开口电切术，也可以选择精囊镜手术，后者效果可靠，损伤更小，并发症少，因此，推荐精囊镜手术为首选。通过手术解除射精管梗阻，使精子可以通畅排出，恢复自然生育。

无精子症的诊治原则可参见图 6-16。

四、特发性不育

（一）概念

特发性不育是指精液参数异常，但找不到明确病因的男性不育，目前倾向于与遗传或环境等多种因素相关。特发性不育是需要综合临床结果，鉴别病因明确的疾病，而做出的排除性诊断。

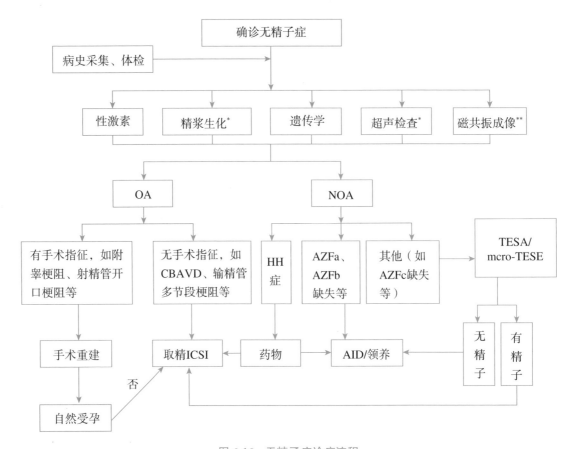

图 6-16　无精子症诊疗流程
* 精浆生化和超声检查：根据患者情况可选
** 磁共振检查对部分患者在鉴别有无射精管开口梗阻时选择，并非全部患者需要检查

依据精液检查结果可诊断为特发性少精子症、特发性弱精子症、特发性畸形精子症、特发性无精子症。

　　临床中一定要对包括病史、查体、既往史、婚育史、职业、不良生活习惯等情况综合分析，尽量发现病因。其中，需了解性生活频率，如果每月平均阴道性交的频率等于或小于 2 次，应该记录为性生活不足。性生活次数过低者，妊娠的机会将减少。另外，性功能障碍，如勃起功能障碍、早泄、射精困难或不射精等都可能是男性不育的原因。

　　某些职业也可能成为男性不育的潜在病因，例如从事锅炉旁工作、电焊等工作，由于身处的环境温度过高，会影响睾丸的生精功能。从事化工、油漆、塑料加工等职业工人，如果没有做好防护，与苯、酚、炔等化学品及重金属（铅、镉、汞等）长期接触，可能对男性生育能力造成伤害。

　　除了职业因素，长期暴露在有毒的装饰材料和油漆涂料、香烟烟雾、二硫化碳、二溴氯丙烷、甲基乙基酮、甲醛、家用煤气、汽车废气、电磁波（如雷达、移动发射基站等）、放射线等暴露因素，均有可能降低男性生育能力。

　　此外，环境雌激素也是潜在的不利因素。快速增肥的动物饲料、各种塑料器皿、化学稀释剂、多氯联苯、双酚 A、烷基苯酚、邻苯二甲酸盐等 70 多种内分泌干扰物源，在环境中产生类雌激素成分，进入男性机体后，因干扰内分泌系统而会影响男性生育。

　　不良的生活方式与习惯也可能对男性生育能力产生影响。例如长期泡热水浴、穿紧身裤等，因影响阴囊散热，不利于精子的产生。长期吸烟、酗酒、熬夜、睡眠障碍、精神压力大会影响身体健康，进而影响生育功能。

在询问病史时，还需要关注患者是否长期服用抑制精子发生的药物，如长春新碱、柳氮磺嘧啶、环磷酰胺、螺内酯、秋水仙碱、普萘洛尔等。另外，肿瘤患者的放化疗也很可能造成男性生育的严重损害，因此，如果患者今后有生育要求，应该建议在肿瘤放化疗之前到精子库进行男性生育力保存。

（二）诊断

根据病史、体格检查、实验室及遗传学检查、特殊检查等，无明确病因，作出排除法诊断。依据精液检查异常结果可诊断为特发性少 - 弱 - 畸形精子症和特发性无精子症。

1. 特发性少 - 弱 - 畸形精子症　部分男性不育症患者仅仅是精液检查结果异常而没有明确病因，临床上根据精液检查结果可以诊断为特发性少精子症、特发性弱精子症或特发性畸形精子症。有的同时具备 2 个或以上的诊断。

2. 特发性无精子症　根据睾丸生精功能是否正常可以分为特发性梗阻性无精子症和特发性非梗阻性无精子症。梗阻性无精子症的内容详见本节前述。对于病因不清的非梗阻性无精子症，则称为特发性非梗阻性无精子症。

3. 非梗阻性无精子症的睾丸组织病理学　病理特征：睾丸活检的组织学检查有一定的定量要求，至少需要计算 20 个生精小管横切面并确定生殖细胞与 Sertoli 细胞的比率。正常成年男性这一比率约为 13∶1。正常情况下每一小管横切面上平均有 12 个 Sertoli 细胞。根据应用较广的精子发生体系，将睾丸活检的组织病理学分为以下类型。

（1）精子发生低下：生精小管内生殖细胞数量减少，细胞层次变薄。通常根据小管受累数量或精子的数量判断精子发生低下的程度；可采用的标准为小管内 10 ~ 15 个精子为轻度，5 ~ 10 个精子为中度，5 个以下为重度。小管固有膜增厚，部分可见生精小管和间质的广泛纤维化。

（2）成熟阻滞：生精小管内生殖细胞成熟到某一阶段时不再继续成熟，根据阻滞的时期分为早期生精阻滞（阻滞在精原细胞阶段）和晚期生精阻滞（阻滞在精母细胞或精子细胞阶段）。根据有无精子，分为完全性和不完全性成熟阻滞。小管直径通常减小，管壁通常不增厚。间质细胞一般无异常。

（3）生殖细胞不发育：管腔内仅见少量散在精原细胞，生精小管直径变小。

（4）纯睾丸支持细胞综合征：生精小管内仅见支持细胞，无生殖细胞。间质细胞数量和形态正常（图 6-17）。

（5）小管硬化：小管完全玻璃样变，小管内没有支持细胞和生精细胞。为各种病变的终末期改变。

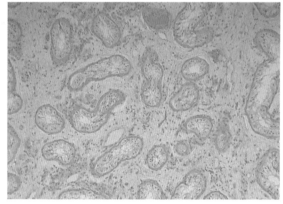

图 6-17　纯睾丸支持细胞综合征
生精小管内仅见支持细胞，无生殖细胞

（三）治疗

特发性男性不育可能与遗传或环境等多种因素相关，但并不明确。首先应根据生活习惯、工作环境等进行有针对性的性生活指导和生殖健康宣教，然后根据患者及配偶的具体情况，推荐选择药物治疗、手术治疗或辅助生殖技术。

1. 药物治疗　适合特发性少精子症、特发性弱精子症、特发性畸形精子症以及同时存在上述几种情况的患者，也适用于拟行辅助生殖技术前辅助治疗的患者。药物治疗主要包括抗氧化治疗、改善细胞能量代谢的治疗以及改善全身和生殖系统（睾丸、附睾等）微循环的治疗，疗程多为 3 ~ 6 个月（覆盖 1 ~ 2 个生精周期），其间进一步评估疗效及安全性，适时调整方案。

2. 手术治疗 特发性男性不育症的手术主要指针对特发性非梗阻性无精子症的治疗，通过外科手段获取精子结合辅助生殖技术完成生育。主要包括睾丸穿刺/切开取精和显微取精术（micro-TESE）。

（1）睾丸穿刺/切开取精术：睾丸穿刺/切开取精术是获取精子的传统方法，同时也是对于部分无法明确梗阻还是非梗阻性无精子症的诊断方法。少数特发性非梗阻性无精子症患者，可以通过睾丸穿刺/切开取精术找到足量可用于辅助生殖技术（assistant reproductive technology，ART）的精子，原则是在最大限度减少睾丸损伤的前提下，获得足量的精子而确保后续 ART 的成功。

（2）显微取精术（micro-TESE）：虽然睾丸穿刺/切开取精术切口小，技术要求低，但对于多数非梗阻性无精子症而言，获精率同样较低。根据最新的前瞻性随机对照多中心研究数据，虽然技术要求较高，但显微取精术（micro-TESE）具有明显更好的获精率（大约为前者的 2 倍），同时并未增加手术风险，后者已逐渐成为非梗阻性无精子症患者获取精子的金标准。

显微镜下睾丸切开取精术，简称显微取精术（micro-TESE），是通过显微外科的技术在全麻下切开睾丸白膜，在手术显微镜下进行睾丸组织的分区、分层分离，从非梗阻性无精子症患者的睾丸中提取到有局灶生精现象的目标生精小管，处理并提取其中的精子进行辅助生殖的手术（图 6-18）。

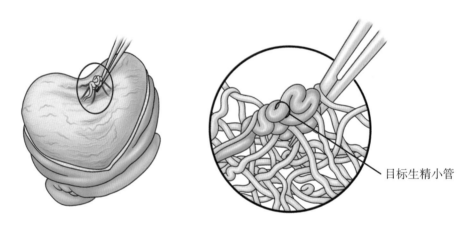

目标生精小管

图 6-18 显微取精手术示意图

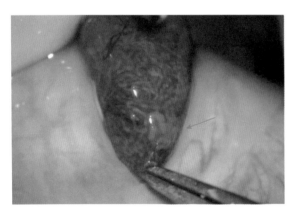

图 6-19 显微取精手术

通过显微取精技术，从睾丸组织中找到粗大的有局灶生精功能的目标生精小管（蓝色箭头所示）

相较于传统的睾丸穿刺或者切开取精术，显微取精可最大限度地暴露睾丸组织，利用手术显微镜的放大作用，精确提取目标生精小管（图 6-19），有更高的精子获得率，同时该技术还尽可能保护睾丸血管及组织，并不增加术后出血等风险。但进行这项手术的医生需经过专门的显微外科手术培训，并配备专业的手术显微镜，同时需要辅助生殖实验室的配合。

3. 辅助生殖技术 辅助生殖技术（ART）指运用医疗辅助手段使不育夫妇生育的技术，包括人工授精（intra-uterine insemination，IUI）、体外受精-胚胎移植（IVF-ET）、IVF-ET 衍生的辅助生殖技术、供精人工受精。

对于多数特发性男性不育症，目前临床上尚缺乏有效的治疗方法。ART 的出现极大地改善了目前特发性男性不育症治疗上的困境，成为治疗男性不育的重要手段，但需要遵循简便、经济、微创、个体化的治疗原则选择 ART 方案，以免给患者造成不必要的身心创伤和经济负担。

（洪　锴　贺慧颖）

第三节　性功能障碍

一、勃起功能障碍

勃起功能障碍（erectile dysfunction，ED）是一种常见的性功能障碍，是指男性不能持续获得并维持足够的阴茎勃起以完成满意的性生活。ED 是一种对身心健康产生严重影响的慢性疾病，对患者及其伴侣的生活质量都有极大影响。

（一）流行病学

ED 是一种在成年男性中普遍存在的健康问题。据估计，全球范围内大约有 1.5 亿男性遭受 ED 的困扰。在美国，一项针对 40 ～ 70 岁男性的流行病学研究揭示，ED 总患病率接近 52%。同时，在我国进行的一项覆盖 30 个省市自治区、针对 40 岁及以上男性的大规模调查显示，该年龄组男性的 ED 患病率大约为 40.6%，这一数据反映了 ED 在中、老年男性中的普遍性。

（二）危险因素

勃起功能障碍与多种因素相关（表 6-8）。慢性疾病如糖尿病和心血管疾病，以及心理健康状况都是其重要影响因素。此外，吸烟、药物滥用、激素水平异常、泌尿生殖系统疾病以及衰老也会影响勃起功能。

血管内皮功能障碍在许多 ED 病例中都有所表现，其发病机制与其他血管疾病类似。这表明心血管健康对维持正常的性功能至关重要。

表 6-8　ED 的危险因素

证据等级	危险因素
Ⅰa	年龄、CVD、吸烟
Ⅰb	糖尿病、代谢综合征、抑郁症
Ⅱ	血脂异常、高血压、LUTS、肥胖、缺乏运动
Ⅲ	高同型半胱氨酸血症、阻塞性睡眠呼吸暂停综合征、高尿酸血症、酗酒
Ⅳ	早泄、强直性脊柱炎、前列腺炎 / 慢性盆腔疼痛综合征、银屑病、慢性牙周炎、HIV 感染、遗传

注：CVD，心血管疾病；LUTS，下尿路症状；HIV，人类免疫缺陷病毒。

（三）分类

目前，有多种不同的 ED 的分类方法。有些根据病因分类（如糖尿病性、医源性和创伤性等），有些根据神经血管发病机制分类（如神经性、动脉性、静脉性）。

1. 心理性 ED　以前普遍认为 90% 的勃起功能障碍（ED）是由精神心理因素引起的。而目前共识认为，ED 很可能是功能性和生理因素的综合结果。

性行为和阴茎勃起受到下丘脑、边缘系统和大脑皮质的控制。刺激或抑制信息可以传递到脊髓中枢，以促进或抑制勃起。心理障碍可能通过两种可能的机制来抑制勃起：一是大脑对脊髓勃起中枢的直接抑制，这加强了正常的骶髓上抑制；二是交感神经的过度兴奋或外周儿茶酚胺水平的升高，这可能会增加阴茎平滑肌的张力，从而阻止其正常的松弛。

2. 神经性 ED　据估计，神经源性 ED 的发病率在 10% ~ 19%，如果考虑到医源性因素和混合型 ED，患病率可能更高。然而，确定 ED 是否源于神经因素可能相对困难，因为神经性疾病或神经病变的存在并不能完全排除其他潜在原因。由于勃起与神经血管密切相关，任何影响大脑、脊髓、阴茎海绵体神经或骨盆神经的疾病或功能障碍都可能导致 ED。

3. 内分泌性 ED　性腺功能减退症是 ED 患者中常见的一种疾病。雄激素对雄性生殖系统的生长、发育和第二性征的维持起着重要作用，并已经证实对性欲和性行为产生影响。根据一项对波士顿居民进行的观察性调查，30 ~ 79 岁男性中，有症状性雄激素缺乏的患病率为 5.6%。老年男性的患病率更高，其症状主要表现为低性欲（12%）、ED（16%）、骨质疏松及骨折（1%），以及 2 个或以上的非特异性症状（20%）。年龄增大、未控制的糖尿病、高胆固醇和贫血都与男性 ED 患者睾酮水平显著下降有关。

4. 动脉性 ED　海绵体螺旋动脉的粥样硬化或创伤性动脉闭塞病变可以导致灌注压降低，减少阴茎海绵窦内的血流，从而延长达到勃起的时间并减弱勃起的硬度。在大多数动脉性 ED 患者中，阴茎灌注受损是动脉粥样硬化过程的一部分。与动脉性闭塞相关的常见危险因素包括高血压、高脂血症、吸烟、糖尿病、会阴或盆腔损伤以及盆腔放疗。

5. 海绵体性（静脉性）ED　静脉闭塞功能障碍被认为是血管源性 ED 最常见的原因之一。静脉闭塞功能障碍可能由多种病理生理过程引起，其中包括白膜的退行性变、纤维弹性结构的改变、小梁平滑肌的舒张不足以及静脉分流等。

退行性改变，如阴茎硬结症、年老和糖尿病，或者创伤损伤导致的白膜损伤，例如阴茎折断，都有可能损害白膜下的静脉和导静脉的压迫功能。在阴茎硬结症中，无弹性的白膜可能会阻碍导静脉的正常关闭。

6. 药物性 ED　一些药物可能会影响性功能，包括抗高血压药（如噻嗪类利尿剂、β 受体阻滞剂等）、抗精神病药物（如抗抑郁药、抗焦虑药等）、抗雄激素药物、组胺 H_2 受体阻滞剂、阿片类药物、抗逆转录病毒药物、烟草、乙醇等。

（四）诊断

1. 病史采集　进行详细的病史询问，包括患者的阴茎勃起功能状况、性生活经历、可能导致 ED 的潜在病因和危险因素、伴随疾病史、手术和外伤史、药物使用情况以及不良生活习惯和嗜好。病史采集应在放松和舒适的环境中进行，并且应鼓励患者的伴侣参与问诊过程。

2. 勃起功能量表评估与分级　使用国际勃起功能指数问卷（IIEF-5）和勃起硬度评分（EHS）等工具，对勃起功能进行量化评估和分级。

3. 体格检查　包括常规的生命体征、精神状态和整体发育状况等在内的全面体格检查，特别关注第二性征、生殖系统（包括阴茎的形态和发育情况，检查是否存在尿道下裂、阴茎弯曲或硬结等异常）及神经系统的评估。

4. 精神心理评估　通过专业量表对患者进行评估，以确定是否存在心理因素影响。

5. 实验室检查　对 ED 患者进行包括空腹血糖或糖化血红蛋白、空腹血脂以及清晨空腹时的总睾酮水平在内的实验室检查。根据患者个人状况，可考虑进行催乳素、游离睾酮、甲状腺激素等额外检查。

6. 特殊检查与评估　包括阴茎勃起功能检测，如夜间阴茎勃起硬度监测和视听刺激勃起检测，通过硬度检测仪实时监测阴茎的勃起硬度和持续时间。夜间阴茎勃起硬度监测用于鉴别心理性 ED 和器质性 ED。阴茎海绵体注射（intracavernosal injection，ICI）血管活性药物试验和彩色多普勒超声检查用于评估阴茎血管功能。

（五）治疗

1. 治疗原则与目标　在治疗 ED 时，除了着重控制病因和降低风险因素，还应遵循全面健康管理的原则，并采用慢性疾病管理的方法。治疗应注重身心同步和夫妻双方的共同治疗。ED 治疗的终极目标是提高阴茎勃起功能，增加性生活满意度，并改善患者及其伴侣的生活质量，同时减缓 ED 的发展并防止相关疾病的恶化。

基础治疗包括生活方式的调整（适量运动、合理膳食、良好睡眠、控制体重等）、基础疾病（糖尿病、CVD、高脂血症、抑郁症等）的治疗、心理咨询、性生活指导等。

2. 口服药物治疗　主要以 5′- 磷酸二酯酶抑制剂（PDE5i）为主，是首选的 ED 治疗方法，如西地那非、他达拉非等药物。PDE5i 的使用分为按需使用和规律使用。

雄激素补充治疗：对于原发性或继发性性腺功能减退的 ED 患者，雄激素治疗可以提高性欲并改善勃起功能。对于初次使用 PDE5i 无效的低睾酮水平 ED 患者，雄激素补充治疗可以改善勃起功能，与 PDE5i 联用可增强疗效。

3. 物理治疗　物理治疗作为 ED 治疗的辅助手段，对于单纯使用口服药物疗效欠佳的患者，可选择或联用恰当的物理治疗，常用的物理治疗有真空勃起装置（vacuum erection device，VED）等。

4. 手术治疗　阴茎假体植入手术是通过植入人工辅助装置来帮助患者获得勃起功能的治疗方式，随着手术技术、假体材料的改进和机械稳定性的提高，逐渐成为 ED 患者的一种有效的治疗方法。该手术适用于：①口服药物及其他治疗无效的患者；②不能接受或不能耐受已有治疗方法的患者；③充分沟通后患者同意手术治疗。

手术成功率达 90% 以上，膨胀型假体的患者和配偶的平均满意度分别约为 86% 和 83%。阴茎假体手术在无禁忌证的情况下具有良好的安全性和有效性，但需注意术中及术后并发症的预防。

二、早泄

（一）定义与分类

早泄（premature ejaculation，PE）是一种常见的男性性功能障碍，包括以下三个要素：①从初次性交开始，射精往往或总是在插入阴道前或插入阴道后大约 1 min 以内发生（原发性早泄）；或者射精潜伏时间显著缩短，通常小于 3 min（继发性早泄）。②总是或几乎总是不能控制 / 延迟射精。③消极的身心影响，如苦恼、忧虑、沮丧和（或）躲避性生活等。这个定义仅适用于阴道内性交，并不包括其他的性行为方式。根据国际性医学会指南及补充修订，早泄可分为以下 4 类（表 6-9）。

表 6-9 早泄的分类

属性	原发性早泄	继发性早泄	自然变异性早泄	主观性早泄
阴道内射精潜伏期	很短（1 min 左右）	短（< 3 min）	正常	正常或延长
症状	持续性	新出现的早泄，继发于某个已知的病因，既往射精时间正常	不一致	主观上的早泄，尽管射精时间正常
病因	神经生物学及遗传因素	医学或心理因素	境遇性因素	心理因素
治疗	药物伴咨询	药物伴心理治疗	心理教育	心理治疗，必要时辅以药物治疗

（二）流行病学与病因

1. 流行病学 早泄作为一种常见的男性性功能障碍，其患病率为 20% ~ 30%。在就诊的早泄患者中，有 36% ~ 63% 为原发性早泄，16% ~ 28% 为继发性早泄。

2. 病因 早泄的病因尚不明确。目前对早泄的多种因素的解释包括中枢神经系统的 5- 羟色胺等神经递质紊乱、阴茎头敏感性过高、遗传变异、ED、前列腺炎、甲状腺疾病、心理因素、内分泌因素等。

（三）诊断与评估

1. 病史 早泄的诊断主要依赖于患者的病史，特别是性生活史。详细的病史询问可以帮助区分原发性、继发性、自然变异性和主观性早泄。询问内容应包括阴道射精潜伏期、早泄发生的时间（从第一次性生活开始是否一直早泄或某个时间点后出现早泄），以及是否为自然变异性早泄（在特定环境或与特定伴侣时是否有所不同）。此外，还应关注射精的控制力、双方的满意度、性刺激程度、对性活动和生活质量的影响，以及药物使用和滥用情况。在病史采集时，还需了解勃起功能、性欲、性高潮等其他性功能特征，同时注意 ED、慢性前列腺炎常常伴随早泄，因此在这些患者中也需询问早泄情况。

2. 阴道内射精潜伏期（intra-vaginal ejaculation latency time，IELT） IELT 的定义是阴茎插入阴道到射精开始的时间，可以通过秒表测量。

3. 早泄评估问卷 目前常用的评估问卷包括早泄量表、早泄指数和早泄诊断工具。

4. 体格检查 重点关注男性外生殖器和第二性征的检查，是否伴随包皮过长、包茎、阴茎头包皮炎、阴茎弯曲畸形、阴茎海绵体硬结症等生殖器异常。

5. 实验室检查 有研究报告指出，血清睾酮水平与早泄严重程度呈明显正相关，尤其是游离睾酮在早泄患者中可能升高。其他激素水平如黄体生成素、催乳素和促甲状腺激素也可能对早泄产生影响。

6. 其他辅助检查 阴茎神经电生理检查、阴茎生物感觉阈值测定、脑功能磁共振成像等。

（四）治疗

在明确诊断和分类的基础上，在医师的指导下，与患者和其配偶共同制定治疗目标和治疗方案。早泄治疗的目标是延长性交时间，提高对射精的控制力，改善性生活满意度。治疗不仅应着重于时间的延长，还应关注伴侣之间的情感交流和身体互动。与患者及其伴侣讨论治疗期望，促进轻松和谐的性生活，减少焦虑，有助于提高早泄治疗的效果。

早泄的治疗方法包括药物治疗、行为疗法、性心理干预和手术治疗。药物治疗是常见的早泄治疗方法之一，主要包括以下几类药物。

1. 短效的选择性 5- 羟色胺再摄取抑制剂（SSRI）　如达泊西汀，这类药物通过增加 5- 羟色胺水平来延迟射精时间。

2. 局部麻醉药　这类药物可以减少阴茎的敏感度，从而延长射精时间。

3. 其他药物　如中药和中成药等。

综合治疗对于提高疗效和患者的依从性非常重要。早泄患者应在医师的指导下进行自我健康管理，并接受长期治疗。治疗方案应尽可能个性化。

（洪　锴）

小　结

本章介绍了良性前列腺增生、前列腺癌、男性不育、性功能障碍，基本涵盖了临床中最常见的疾病，对一些虽然并不常见甚至罕见但十分重要的疾病也做了介绍，如低促性腺激素性性腺功能减退症；而对于较常见但相对简单或诊疗方面尚有不同观点的内容进行了省略。在理解了解剖、生理的基础上，就更容易掌握疾病的发生、演化、病理及临床表现。随着基础研究及科技的进步，男性生殖系统疾病的诊治也在不断进步，良性前列腺增生的各种新型手术方法、前列腺癌机器人手术的推广普及、相关新药的出现及使用、男性生殖显微外科技术的应用都极大推动了行业的进步，让越来越多的患者受益。

整合思考题

1. 简述良性前列腺增生的手术指征。
2. 简述前列腺癌内分泌治疗药物及作用机制。
3. 男性不育的定义是什么？
4. 简述主要的男性不育显微外科手术及相关手术适应证。
5. 最常见的男性性功能障碍分为哪几种？各自的定义是什么？

L6-2u

整合思考题参考答案

第七章 女性生殖系统疾病

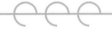 导学目标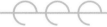

通过本章内容的学习，学生应能够：

※ **基本目标**

1. 总结前庭大腺脓肿的诊断及治疗、阴道上皮内病变的分类及诊断要点。

2. 列举外阴癌的转移方式和外阴癌的 FIGO 分期。

3. 说出阴道微生态的构成。

4. 总结阴道炎的类型及特点。

5. 复述急慢性宫颈炎症的病理特征。

6. 阐述子宫颈上皮内瘤变的分级。

7. 区分宫颈鳞癌和腺癌的异同。

8. 说明卵巢肿瘤的组织学分类，描述不同类型的卵巢肿瘤及其病理特征、分期及转移途径。

9. 分析卵巢恶性肿瘤的发病相关因素，并描述治疗原则。

10. 列举主要的妊娠相关疾病种类、病因和发病机制、临床表现和诊治原则。

11. 解释乳腺癌的定义、易感因素（包括家族性乳腺癌），描述其大体特征，总结病理类型和其组织学特点，并列举乳腺癌的扩散途径。

12. 总结不孕症的定义及病因分类。

13. 描述卵成熟障碍、排卵障碍、受精障碍和胚胎发育阻滞的定义和临床特点。

14. 解释子宫及盆腔因素导致不孕的原理，并总结不同病因所致不孕症的诊疗策略。

※ **发展目标**

1. 说出外阴 HSIL 的诊断及治疗。

2. 总结滴虫性阴道炎、急慢性宫颈炎的诊断以及治疗原则。

3. 分析 HPV 疫苗的普及对全球消除宫颈癌的战略意义。

4. 介绍子宫肉瘤的分类。

5. 探讨卵巢恶性肿瘤患者的生育力保存方法的应用和挑战。

6. 比较乳腺癌与乳腺纤维腺瘤的大体和组织学特征。

7. 将乳腺癌的组织学分级与预后建立联系。

8. 将乳腺癌的分子分型与对个体化治疗的指导建立联系。

9. 阐述卵成熟障碍、排卵障碍、受精障碍和胚胎发育阻滞的分子遗传病因学研究。

10. 总结造成女性不孕的原因。

第一节　外阴及阴道相关疾病

案例 7-1

女，58 岁。绝经后无阴道出血流液等症状。半年前患者自觉外阴疼痛伴瘙痒，少量淡红色出血。检查外阴及宫颈均提示 HPV16、31 阳性，外阴 TCT 为 ASCUS，宫颈 TCT 为 HSIL，查体见左侧大阴唇片状增厚，表面呈颗粒状，范围约 1 cm，病灶边缘界限清，表面无明显破溃。外阴活检病理"高级别鳞状上皮内瘤变伴角化过度和不全角化，并见间质微小浸润（深度和宽度均 < 1 mm），未见明确脉管内瘤栓，未见神经侵犯"。宫颈活检病理提示"HSIL 累及腺体"，进一步行宫颈锥切术，术后病理提示"HSIL 累及腺体，切缘见病变累及"。

问题：

该患者外阴癌的发病原因最可能是什么？宫颈病变与外阴病变是否相关？

案例 7-1 解析

外阴及阴道疾病是妇科领域的重要组成部分，涵盖了一系列影响女性外生殖器和阴道健康的疾病，涉及各年龄段女性。这些疾病包括感染性、非感染性、良性、恶性病变，以及与生殖器微生态系统失衡相关的疾病。正确诊断和有效治疗这些疾病对于保障女性生殖健康至关重要。

一、外阴疾病

外阴疾病主要包括外阴炎症、上皮非瘤变以及肿瘤。外阴炎症可能由多种原因引起，如感染、自身免疫反应或皮肤疾病，表现为局部瘙痒、红肿、疼痛等症状。外阴上皮非瘤变指的是外生殖器皮肤和黏膜的非肿瘤性改变，如外阴营养不良或慢性皮肤疾病。外阴肿瘤分为良性肿瘤、外阴上皮内瘤变、外阴恶性肿瘤。外阴佩吉特（Paget）病是一种特殊类型的肿瘤，表现为慢性瘙痒和皮肤湿疹样变。

（一）外阴炎症

外阴炎症是指女性外生殖器区域的炎症，主要涉及大阴唇、小阴唇、阴蒂及其周围的皮肤和黏膜。外阴因其毗邻肛门、尿道，且长期处于潮湿环境，导致外阴易受到污染。在青春期前的儿童中，小阴唇薄且未雌激素化，由于大阴唇未发育，肛门和阴道口几乎相邻，缺少解剖上的屏障，正常菌群可能会侵入并刺激外阴区域，儿童的外阴炎比阴道炎的发病率更高。外阴炎症可能由多种原因引起，包括感染性因素（如细菌、真菌、病毒的感染）和非感染性因素（如过敏反应、皮肤疾病、化学或物理刺激）等。其可表现为局部的红肿、瘙痒、疼痛和刺激感，可能伴有阴道分泌物的改变。外阴炎症是一种相对常见的妇科疾病，由于外阴区域对刺激特别敏感，外阴炎症可能严重影响患者的日常生活和性健康。

1. 非特异性外阴炎　非特异性外阴炎（non-specific vulvitis）是一种由物理或化学因素引起的外阴皮肤或黏膜炎症，非病原体微生物感染导致。多种因素可导致非特异性外阴炎，如银屑病和湿疹等疾病可能导致慢性炎症和皮肤结构改变；卫生用品、润滑剂等物品引起的外阴红肿和瘙痒；过度清洁外阴、紧身衣物的摩擦等导致的外阴皮肤受损和炎症；不良的清洁习惯或过度使用清洁剂可能刺激外阴皮肤，从而导致炎症；如糖尿病患者的高血糖尿液、粪瘘患者的粪便或尿瘘患者的尿液长期刺激外阴；穿紧身化纤内裤可能导致局部通气性差和潮湿，增加炎症风险；经期使用的卫生巾可能因材质或使用方式不当而引起刺激等。

患者多表现为外阴皮肤瘙痒、疼痛和烧灼感，且在活动、性交、排尿或排便时可能会加重；妇科检查时表现为局部皮肤黏膜充血、肿胀、糜烂，并常见抓痕，症状严重者可形成溃疡或湿疹；长期的慢性炎症刺激可能导致皮肤增厚、粗糙、皲裂，甚至可能出现苔藓样变化，表现为皮肤表面的异常厚硬和凹凸不平。

针对非特异性外阴炎的治疗包括病因治疗，积极寻找导致外阴炎症的诱因，避免刺激源，针对性治疗原发病，对于慢性疾病患者，还需要对其基础疾病进行有效管理，如控制血糖、保持外阴干洁；培养良好的个人卫生行为习惯，避免过度刺激外阴。此外，局部治疗可以减少炎症反应，急性炎症期患者可使用浓度为 0.1% 的聚维酮碘溶液或 1∶5000 稀释的高锰酸钾溶液进行坐浴，有助于清洁外阴区、减少炎症；局部涂抹含抗生素软膏；急性炎症期还可以使用红外线治疗等物理疗法来辅助缓解症状、促进恢复。

2. 前庭大腺囊肿及脓肿　前庭大腺（major vestibular gland）亦称为巴氏腺（Bartholin's gland），呈双侧位于大阴唇后部、阴道口两侧并开口于阴道前庭，如黄豆大小。主要功能为性刺激时分泌黏液，润滑阴道和外阴。腺体的开口可能因多种原因（如感染、炎症或非特异性阻塞）而阻塞，分泌物积聚于腺腔而形成囊肿，称为前庭大腺囊肿（Bartholin gland cyst）。如果囊肿感染且积聚脓液，就会发展为前庭大腺脓肿（abscess of Bartholin gland）。

前庭大腺的腺管开口位于处女膜与小阴唇之间，使之易受到病原体感染引起炎症。最常见的病原体是厌氧菌和兼性需氧菌：厌氧菌主要为拟杆菌属和消化链球菌属；兼性厌氧菌以大肠埃希菌最为常见，此外还有淋病奈瑟菌、金黄色葡萄球菌、粪链球菌和沙眼衣原体等。呼吸道感染相关微生物的比例逐步增加。在急性炎症期，病原体首先感染前庭大腺腺管，导致腺管发生急性化脓性炎症，由于腺管口部的肿胀或分泌物的堆积导致阻塞，使得脓液无法排出，从而在腺体内积聚，进而发展成前庭大腺脓肿。

前庭大腺囊肿的症状可根据患者的临床表现分为非症状性和症状性。通常情况下患者无明显感觉，或仅有轻微的触压不适感，可能在妇科检查或偶然自查时发现，囊肿多发生在单侧，直径 1～3 cm，边界清晰，囊肿生长缓慢，有些可能持续数年不变，囊内液体为无菌、黏液样、透明或半透明物质。在性刺激、分娩、外阴阴道炎、肛周炎症等情况下，容易引起病原菌侵入前庭大腺，导致症状性前庭大腺囊肿，患者可能在外阴前庭 4 点或 8 点方向处感到疼痛或肿胀，局部肿胀、疼痛、皮温升高，行走不便，严重时甚至会影响二便。检查可见局部皮肤红肿、发热、明显压痛。如果发展成脓肿，可触及波动感，严重时直径可达 5～6 cm，脓肿可能自行破溃，有脓液流出，伴随发热和腹股沟淋巴结胀痛等全身症状。

前庭大腺囊肿或脓肿的治疗策略依赖于患者的不适程度、囊肿体积的大小、是否存在感染及其严重性。对于经常复发的前庭大腺囊肿或脓肿，采取何种治疗方法需综合考虑患者的意愿、复发频率及治疗医师的专业判断。

无症状的前庭大腺囊肿可随访观察。急性期患者需卧床休息，并保持局部清洁；建议取前庭大腺开口处分泌物进行细菌培养，以指导敏感抗生素的选择；在获得培养结果前，可使用覆盖大肠埃希菌的广谱抗生素（左氧氟沙星等）联合甲硝唑治疗；采用清热解毒的中药局部热敷或坐浴；若形成脓肿，则进行切开引流并做造口术，放置引流条以减少切口闭合后的反复感染或囊肿形成。此外，当发生脓肿时，建议进行全身炎症反应综合征（systemic inflammatory response syndrome，SIRS）的评估，以及时发现并排除脓毒症或坏死性筋膜炎等严重并发症的风险。

（二）外阴上皮非瘤变

外阴上皮内非瘤病变是一种常见的外阴皮肤病变。患者通常会出现外阴皮肤的瘙痒、疼痛和颜色改变等症状。

1. 外阴慢性单纯性苔藓　外阴慢性单纯性苔藓（vulvar lichen simplex chronicus，VLSC）是一种发生在外阴的慢性、复发性炎症性疾病，全年龄段人群均可发病，以育龄期女性多见。主要表现为长期搔抓或摩擦导致的皮肤局部增厚和色素变化，形成特有的苔藓样斑块。分为两类：原发性，常与特应性皮炎相关且与患者的过敏体质有关；继发性，常见于硬化性苔藓、扁平苔藓或其他外阴皮肤疾病之后的改变。

VLSC 的具体发病原因尚不完全明确，但众多研究表明它可能与一系列相关因素有关，包括心理压力和精神状态的变化，导致大脑皮质兴奋与抑制功能失调，以及皮肤神经功能障碍；局部的环境刺激可能为促发因素，如持续的热量、汗液、摩擦，以及不适合的衣物；与过敏体质相关的个人或家族史，如季节性过敏、哮喘或儿童期湿疹，以及其他皮肤病如念珠菌感染和接触性皮炎等。长期的搔抓行为可以导致局部皮肤增厚和色素变化，形成痒 - 抓循环，加剧症状。研究提示，维 A 酸受体 α 在皮肤的增生和分化中起着关键作用，病变组织中维 A 酸受体 α 含量的减少可能与 VLSC 的发展有关。

患者表现为外阴区域的难以忍受的剧烈瘙痒，促使患者进行搔抓且进一步加重皮损，形成持续的痒 - 抓循环。在体征方面，皮损主要累及大阴唇、阴唇间沟、阴蒂包皮和阴唇后联合等部位，病变范围可为孤立、局部改变，亦表现为对称性、广泛的改变。早期病变皮肤可能呈现暗红色或粉红色，伴有棘层细胞增生和表皮细胞的过度角化，随后可能转变为白色。在病程后期，由于真皮浅层纤维化，皮肤增厚、色素沉着并且皮肤纹理进一步加重，形成苔藓样的皮肤改变，表现为皮肤增厚、皮纹加深和多角形扁平丘疹融合成的苔藓样斑块。此外，长期搔抓可导致皮肤皲裂、脱屑，看起来像皮革样增厚。

组织病理学表现为特征性的皮肤改变，包括表皮层的过度角化或角化不全，以及棘层的不规则增厚，导致上皮组织的增厚和伸展，并可能引起钉突的变形。真皮层常显示出淋巴细胞和浆细胞的炎症浸润，提示持续的炎症反应。这些病理特征揭示了皮肤结构和功能的显著异常以及苔藓样皮肤斑块的形成。

治疗目的是去除诱发因素，治疗原发病，减轻炎症，消除痒 - 抓循环，修复外阴屏障功能。

2. 外阴硬化性苔藓　外阴硬化性苔藓（vulvar lichen sclerosus，VLS）是一种进展性、皮肤萎缩变薄、色度减退呈白色病变为主要特征的慢性皮肤疾病，病变累及外阴、会阴和肛周。

外阴硬化性苔藓男女均可发生，男女患者比例为 1∶10，VLS 发病率在不同人群中呈双峰分布，以青春期前的幼女和绝经后的女性最为常见，特别是绝经后女性。尽管其确切的病因尚不清楚，但目前的证据表明，VLS 可能与自身免疫性疾病的发生率增加有关，并且在患者中观察到较高的甲状腺异常、斑秃、白癜风和恶性贫血等情况。此外，遗传因素也被认为在这种疾病的发生中发挥作用，特别是在那些有家族病史的患者中。其他可能的相关因素包括炎症、内分泌、新陈代谢、局部神经血管、感染以及环境因素。

VLS 在临床上的表现多样，其中最常见的症状是由局部末梢神经纤维炎症引起的外阴区域的瘙痒和烧灼感，但不具有特异性。痒 - 抓循环进而使外阴皮肤表现出抓痕和皮肤增厚。局部结构的变化还可能引起性交疼痛、里急后重和排尿困难等症状。在幼女中，VLS 最常见的症状包括瘙痒，出现在大约 70% 的病例中；其次是排尿困难（43%）、肛门瘙痒（16%）和便秘（11%）。尽管 7% 的幼女患者可能无明显症状，但在体格检查中可见典型的病变。幼女患者的 VLS 可能表现为生殖器出血、瘀斑和出血性病变，有时可能被误诊为性侵犯。值得注意的是，性侵犯本身也可能是 VLS 的一个诱发因素，这与创伤后发生的 Koebner 现象相似，即 VLS 在性侵犯后可能发生。

在成年女性中，VLS 的症状可能较慢性单纯性苔藓轻微，但晚期可能会引起性交困难。而在幼女中，尽管瘙痒症状可能不明显，她们可能会在排尿或排便后感到外阴或肛周不适。

VLS 的病变主要影响外阴、会阴及肛周，常以对称性分布的瓷白色斑块为特征。病程的早期可能表现为白色的多边形扁平丘疹，这些丘疹随后可融合并呈现出紫癜样的外观，边界清晰。随着疾病的进展，皮肤可能会变得更白、更薄，并出现皱缩，看上去像"雪茄纸"或羊皮纸，常伴有皲裂或脱皮（图 7-1）。进一步的发展会导致外阴解剖结构的异常，如阴蒂萎缩和粘连、小阴唇消失，以及阴道口挛缩狭窄。在幼女中，VLS 可能导致皮肤象牙白色、糜烂、紫癜、角化过度、苔藓样变化、萎缩，以及外阴解剖结构异常，诸如小疱和小阴唇消失（图 7-2）。VLS 不累及阴道，但会导致外阴结构的显著变化，如皮肤的上皮萎缩、角化、瘀斑，以及阴蒂的包埋等。

少部分儿童至青春期患者可自然缓解，大部分 VLS 患者需要治疗，特别是出现症状的患者，需要持续控制病情的发展。治疗的目标是控制临床症状，预防疾病进展，维护外阴功能，改善长期预后和生活质量。治疗原则：多点活检以排除外阴前癌病变和癌变，确诊后尽早开始治疗并进行长期管理

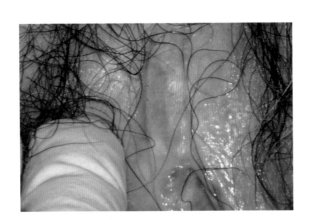

图 7-1　外阴硬化性苔藓（红色箭头）

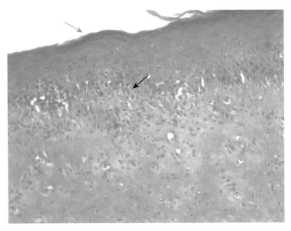

图 7-2　外阴硬化性苔藓：外阴表皮萎缩变薄（蓝色箭头），真皮表皮交界处炎症、真皮水肿（黑色箭头）

（三）外阴肿瘤

外阴肿瘤的病理类型见表 7-1。

表 7-1　2020 WHO 外阴肿瘤病理类型

上皮性肿瘤	鳞状细胞增生病	
	尖锐湿疣	
	低度鳞状上皮内病变	外阴鳞状上皮内瘤变，1 级
	高度鳞状上皮内病变	外阴鳞状上皮内瘤变，2 级
		外阴鳞状上皮内瘤变，3 级
	分化型外阴鳞状上皮内瘤变（VIN）	分化型外生性外阴鳞状上皮内病变
		伴有变异分化的外阴棘皮增生症
	与 HPV 相关的鳞状细胞癌	
	与 HPV 无关的鳞状细胞癌	
	鳞状细胞癌，未特指	

续表

	基底细胞癌，未特指	
	乳头状汗腺瘤	
	软骨样腺瘤，未特指	
	纤维腺瘤，未特指	
	叶状肿瘤，未特指	叶状肿瘤，良性
		叶状肿瘤，交界性
		叶状肿瘤，恶性
	外阴乳腺样腺体的腺癌	
巴氏腺病变	巴氏腺囊肿	
	腺瘤，未特指	
	腺肌瘤，未特指	
	鳞状细胞癌，未特指	
	腺样囊性癌	
	低分化癌，未特指	
	腺鳞癌	
	未特指的神经内分泌肿瘤	
	神经内分泌癌	
	肌上皮癌	
	上皮-肌上皮癌	
	与 HPV 相关的鳞状细胞癌	
	佩吉特病，乳腺外	
	汗腺腺癌	大汗腺腺癌
		小汗腺腺癌
		毛孔性癌，未特指
		腺样囊性癌
	肠型腺癌	
生殖细胞肿瘤	生殖细胞肿瘤，未特指	
	卵黄囊肿瘤，未特指	

1. 外阴良性肿瘤　外阴良性肿瘤是指发生于外阴区的、非恶性的肿瘤。这些肿瘤可能源自任何构成外阴的组织，包括皮肤、黏膜、腺体以及结缔组织。良性外阴肿瘤通常发展缓慢，并且与恶性肿瘤相比，较少侵犯周围组织，无远处转移。

乳头状汗腺瘤（papillary hidradenoma）是一种以分支和相互连接的上皮及间质组织为特征的良性肿瘤。其具体的病因尚不清楚，可能源自外阴区域胚胎来源的乳腺样汗腺组织。该肿瘤最常见于中老年女性的外阴部位，极少见于儿童。通常分布在小阴唇、会阴及肛门周围区域，表现为实性的红色或红棕色结节，表面可能有囊性变，病灶与周围组织边界清晰且活动度良好。治疗方式为手术切除。乳头状汗腺瘤的预后通常是良好的，但如果未能完全切除，有可能在原位复发，且极少数情况下会发展成低级别的汗腺癌。

纤维腺瘤（fibroadenoma）是一种少见的良性的环状双相上皮间质瘤。外阴的纤维腺瘤可能源自生殖器区域的胚胎来源乳腺样汗腺，显示出与乳房肿瘤类似的特征。外阴纤维腺瘤主要发生在处于生育年龄的女性，偶尔发生在青春期前的女孩中。病灶主要发生在阴蒂间沟。表现为皮下结节，与皮下深部组织不粘连，妊娠期间可能会增大。病灶完全切除后极少复发。

2. 外阴上皮内病变　外阴上皮内瘤变（vulvar intraepithelial neoplasia，VIN）是一种局限于外阴皮肤和黏膜的上皮内病变，近年来其发病率明显上升，尤其在年轻妇女中增多。大约 50% 的患者伴有其他部位的上皮内病变，但 38% 的病变可自行消退，仅有 2% ~ 4% 可能进展为浸润性癌症。60 岁以上的患者或免疫系统受抑制的年轻患者可能更容易发展为浸润性癌症，因此需要密切监测和治疗。

VIN 的分类经历了多次演进。最初，1986 年和 2004 年的 ISSVD 分类将 VIN 视为外阴鳞状细胞癌（VSCC）的前期病变，分为普通型 VIN（HPV 感染相关）和分化型 VIN（differentiated vulvar intraepithelial neoplasia，dVIN；与 HPV 无关）。随后，根据与 HPV 的关联性，2020 年的第 5 版 WHO 女性生殖器官肿瘤分类将外阴病变进一步细分为 HPV 相关的鳞状上皮内病变（LSIL 和 HSIL）和非 HPV 相关的鳞状上皮内病变，后者包括 dVIN、分化型外生性外阴上皮内病变（differentiated exophytic vulvar intraepithelial lesion，DEVIL）和伴分化改变的外阴棘皮病（vulvar acanthosis with altered differentiation，VAAD）。外阴 HSIL 和 dVIN 均伴有较高的癌变风险，因此被认为是 VSCC 的癌前病变。

外阴 HSIL 的发病主要与持续感染高危型 HPV 有关，其 HPV 阳性率高达 86.2%，超过 70% 的患者伴 HPV16 型感染，其次是 HPV33 和 HPV18 感染。此外，吸烟和免疫抑制增加了外阴 HSIL 的患病风险。dVIN 的确切病因尚未完全明确，研究发现一些因素包括基底细胞中的 *TP53*、*PIK3CA*、*ARID2*、*HRAS*、*NOTCH1*、*CDKN2A*、*BRAF* 以及 *PPP2R1A* 等基因突变影响细胞的正常调控及生长，可能与其发病相关，特别是 *TP53* 基因，70% ~ 90% 的 dVIN 患者存在 *TP53* 基因突变，被认为是 dVIN 疾病进展的重要诱发因素。此外，氧化损伤、局部免疫失衡以及外阴阴道微生物失调等因素也可能与 dVIN 的发展有关。

外阴 LSIL 包括一些与 HPV 感染相关的病变，无明显特异性症状，部分患者伴随外阴的瘙痒、烧灼或疼痛，部分患者无明显不适感。通常表现为外阴皮肤或黏膜上的小而不规则的扁平丘疹、斑点、斑片或斑块，表面光滑或粗糙，一般具有清晰的边界（图 7-3）。单纯的 HPV 感染可能无肉眼可见的明显病变，只有在外阴取材并进行检测时发现 HPV 感染，或者在局部应用醋酸后出现不典型的白色区域。

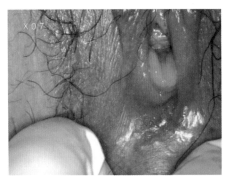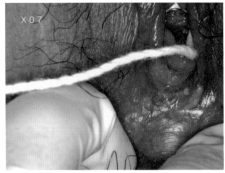

图 7-3　外阴后联合黏膜慢性炎，伴 VIN Ⅰ 级。右图为局部应用醋酸后的表现

外阴 HSIL 及 dVIN 的临床表现缺乏特性。约 60% 的患者可能伴有瘙痒、疼痛或出血等不适感，尤其是固定性、反复发作的瘙痒，也有一些患者没有明显症状，在妇科检查或者阴道镜检查时偶然被发现。其妇科检查表现多种多样，可在外阴任何皮肤及黏膜处发生。其特征是外阴上存在大小不一、形状各异、不规则、不对称和多色的病变，典型表现常呈隆起状丘疹、边界清晰、表面角化、质地粗糙的多色病变（图 7-4，图 7-5）。dVIN 可能呈现为单个病变、广泛的色素减

退区域，或者具有不规则形状的白色或红色斑块，也可能出现隆起的结节、溃疡或异常的角化病变。这些病变的表面往往不平整，边界也可能模糊不清。

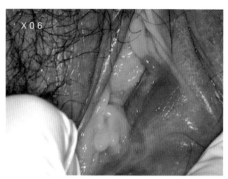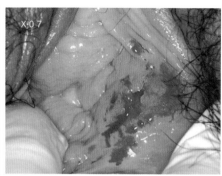

图 7-4 外阴 HSIL。右图为局部应用醋酸后的表现

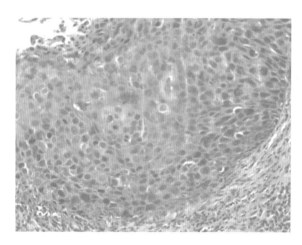

图 7-5 外阴 HSIL

病理检查是诊断外阴癌前病变的金标准。对于可疑的外阴病变，尤其是外阴的多灶性色素性病灶、隆起样丘疹、表面呈现角化、粗糙或溃疡的高度可疑病变，出现合并子宫颈、阴道或肛周上皮内病变、治疗无效或复发的外阴湿疣（尤其是绝经后的情况）、质地硬、固定性病变，伴有持续性瘙痒或疼痛，或最近出现特征性变化的病变，均应进行单点或多点活检。对于非典型病变，在治疗后，如果外阴瘙痒、疼痛或出血等临床症状没有缓解，或者慢性皮肤病变没有得到有效控制，也应考虑进行活检取材。

外阴 HSIL 的治疗应该根据个体情况进行制订，治疗原则包括预防癌变、保留正常解剖结构、缓解临床症状、维持生活质量和性功能。外阴 HSIL 使用物理治疗（CO_2 激光、局部光动力治疗）、药物治疗（外阴局部免疫调节剂和抗病毒制剂）时，应充分排除外阴浸润癌的可能，需要注意的是，药物治疗一般是超药物说明书应用，应当充分告知患者并签署知情同意书。dVIN 的主要治疗方法通常是手术切除。

3. 外阴佩吉特病 外阴佩吉特（Paget）病是一种皮肤原位腺癌，源于受累上皮中具有汗腺样特征性表现的瘤细胞，并具有潜在的恶性倾向，一些病例可能伴局部浸润和淋巴结转移。外阴 Paget 病的发病率很低，浸润性外阴 Paget 病仅占外阴恶性肿瘤的 1% ～ 2%。

外阴 Paget 病的发病原因尚不明确，多发生于绝经后女性，常见于 60 ～ 70 岁的老年女性。其临床表现主要为外阴瘙痒、局部疼痛或灼热感，不具有特异性，此外，5% ～ 15% 的患者在确诊前并没有明显的症状。典型的外阴 Paget 病表现为外阴皮肤的红斑或湿疹状变化，边界清晰，可能伴有渗出、结痂、溃疡、色素脱失或色素沉着，病灶多为孤立性存在，也可同时出现多个病灶，累及单侧或双侧外阴，当病灶较大时甚至扩展到整个会阴、臀部和耻骨联合（图 7-6，图 7-7）。值得注意的是，症状出现和最终的临床诊断之间常常存在较长时间的延迟，平均时间大约为 2 年，有必要提高临床医生对外阴 Paget 病的认知。

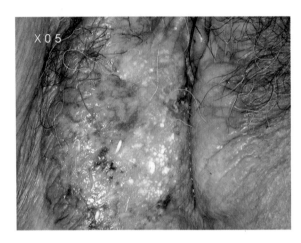

图 7-6　外阴 Paget 病

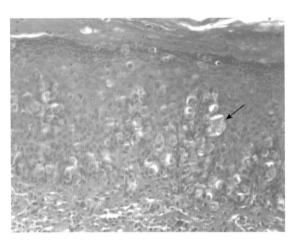

图 7-7　外阴 Paget 病
基底层或全层中见 Paget 细胞（黑色箭头），呈单个或小群分散在表皮层内，偶尔形成腺样结构

外阴 Paget 病的初步诊断主要依赖于患者的病史、体格检查和辅助检查，病理学诊断为金标准。外阴 Paget 病的临床表现不典型，易与炎症性皮肤病、外阴鳞状上皮内瘤变、湿疹及苔藓样硬化混淆，患者可能会多次使用皮质类固醇和抗真菌类药物等局部治疗，因而对于局部药物治疗后症状无好转或严重怀疑外阴病变的患者，应积极进行活检以明确诊断。

外阴 Paget 病的治疗主要包括手术治疗，确保有足够的阴性切缘。对于有潜在浸润性病变的患者，可能需要进行扩大性外阴切除术以及淋巴结切除。

4. 外阴癌　外阴癌占妇科恶性肿瘤的 5% ~ 8%，诊断的中位年龄为 68 岁。导致外阴恶性肿瘤发生发展的风险因素包括年龄增长、人乳头瘤病毒（HPV）感染、吸烟、影响外阴的炎症状况以及免疫缺陷。多数外阴癌在诊断时为早期。大约 90% 的外阴癌组织学类型是鳞状细胞癌。此外，还存在一些更罕见的外阴癌组织学类型，如黑色素瘤、巴氏腺腺癌、寻常疣癌、基底细胞癌和肉瘤。本节主要讲述外阴鳞状细胞癌和黑色素瘤。

（1）外阴鳞状细胞癌（vulvar squamous cell carcinoma, VSCC）：外阴鳞状细胞癌是外阴恶性

肿瘤中最常见的亚型，2020 年 WHO 将 VSCC 分为 HPV 感染相关型和非 HPV 感染相关型。HPV 相关的 VSCC 通常发生在年轻患者，与典型的外阴鳞状上皮内病变（VIN）相关，病灶呈多灶性分布，并可与下生殖道其他部位的鳞状上皮内病变同时存在。非 HPV 相关的 VSCC 分为两大主要类别：与 TP53 突变相关与与 p53 野生型相关。异常的 p53、非 HPV 相关的 VSCC 通常与 dVIN 相关，病灶呈单灶性分布，发病人群的年龄较大。与 HPV 无关的 VSCC 的预后较 HPV 相关的 VSCC 差。

HPV 感染导致的外阴癌占 30% ~ 69% 不等。在 HPV 阳性病例中，78.1% 是 HPV16，其次为 HPV33，在 VIN 发病人群也观察到类似的趋势。此外，VIN 通常在年轻患者中被诊断出（中位年龄为 45 ~ 50 岁），而外阴癌通常在年龄较大的患者中被诊断出（中位年龄为 65 ~ 70 岁）。考虑大多数与 HPV 相关的外阴癌与 HPV16 相关，因此，当前的 HPV 疫苗接种项目可能会降低未来外阴癌的发病率。

外阴癌的临床表现呈多样性，大多数外阴癌病灶位于大阴唇，其他的部位包括小阴唇、阴蒂、耻骨、会阴。HPV 相关的肿瘤病灶为多灶性且常伴发宫颈上皮内病变。非 HPV 相关肿瘤患者中，外阴癌通常表现为位于大阴唇或小阴唇上的单个肿块或溃疡。尽管许多病例可能没有症状，但瘙痒、疼痛、刺激是常见症状，外阴出血或分泌物也时有发生。大多数患者表现为早期局部病变。

外阴癌诊断的金标准为病理诊断，病理诊断的难点之一为浸润深度的判定。目前，FIGO 提出的浸润深度是从最深的相邻非浸润性病变或非浸润性绒毛嵴的基底膜到最深的浸润点的距离。既往的方法使用的是从最浅的相邻真皮乳头到最深的浸润点的距离。外阴癌的临床分期采用 2021 年 FIGO 的标准（表 7-2），综合结合肿瘤大小、浸润深度、淋巴结状态以及远处转移情况，实现准确的临床分期，对于确定治疗方案和预后评估至关重要。

表 7-2　外阴癌的 FIGO 分期（2021 年）

FIGO 分期	肿瘤范围	详细说明
Ⅰ 期	肿瘤局限于外阴	
Ⅰ A 期	病变 ≤ 2 cm 且间质浸润 ≤ 1.0 mm①	肿瘤较小，浸润较浅
Ⅰ B 期	病变 > 2 cm 或间质浸润 > 1.0 mm①	肿瘤较大或浸润较深
Ⅱ 期	任何大小的肿瘤蔓延到邻近会阴结构，且淋巴结阴性	包括下 1/3 尿道、下 1/3 阴道和下 1/3 肛门
Ⅲ 期	任何大小的肿瘤蔓延到邻近的会阴结构的上部，或存在任何数量的不固定、无溃疡形成的淋巴结转移	—
Ⅲ A 期	任何大小的肿瘤蔓延到上 2/3 尿道、上 2/3 阴道、膀胱黏膜、直肠黏膜或区域淋巴结转移 ≤ 5 mm	
Ⅲ B 期	区域淋巴结②转移 > 5 mm	
Ⅲ C 期	区域淋巴结②转移且扩散到淋巴结包膜外	
Ⅳ 期	任何大小的肿瘤固定于骨质，或固定的、溃疡形成的淋巴结转移，或远处转移	
Ⅳ A 期	肿瘤固定于骨盆，或固定的或溃疡形成的区域淋巴结②转移	较严重的局部侵犯
Ⅳ B 期	远处转移	包含脏器如肺、骨

注：① 浸润深度是指从最深的、邻近的、发育不良的、无肿瘤的网状嵴（或最近的、发育不良的网状钉）的基底膜到浸润最深的点之间的测量深度；②区域淋巴结指腹股沟和股淋巴结。

外阴癌的转移方式以直接浸润、淋巴转移较常见，经血行播散主要见于晚期患者。随着癌灶逐渐增大，沿皮肤及邻近黏膜直接浸润至尿道、阴道、肛门等邻近器官，晚期可累及膀胱、直肠等。癌细胞通常沿淋巴管扩散，汇入腹股沟浅淋巴结，进入腹股沟深淋巴结、髂外淋巴结、闭孔淋巴结和髂内淋巴结，最终转移至腹主动脉旁淋巴结及左锁骨下淋巴结。肿瘤一般转移至同侧淋巴结转移，阴蒂处癌灶位于中间，常向两侧转移并可绕过腹股沟浅淋巴结直接至腹股沟深淋巴结，外阴后部可避开腹股沟浅层淋巴结而直接转移至盆腔淋巴结。累及尿道、阴道、直肠、膀胱的病灶可直接转移至盆腔淋巴结。晚期患者可经血行播散至肺、骨等。

淋巴结转移被认为是影响外阴癌最重要的预后因素，淋巴结包膜外扩散与较差的预后相关；可能预测复发和（或）生存的因素还包括病灶浸润深度、病理学阴性边缘距离、肿瘤厚度和淋巴脉管间隙浸润的存在。

早期外阴癌以手术治疗为主，局部晚期肿瘤手术结合放疗，针对晚期、转移性肿瘤推荐全身系统治疗和姑息、对症支持治疗相结合的综合治疗。外阴癌的手术分期包括完整切除外阴原发肿瘤和腹股沟淋巴结，必要时切除增大的盆腔淋巴结。外阴原发肿瘤切除术式根据原发灶的大小及浸润范围而定，需要确保手术切缘距离病灶至少 1 cm。根据肿瘤累及部位行单侧或双侧腹股沟或股淋巴结切除术，或者前哨淋巴结活检术。腹股沟或股淋巴结切除术的范围通常包括上至腹股沟韧带，内至股三角，深至深筋膜，旨在确保彻底治疗病变并评估淋巴结是否受到侵犯。手术范围和方式可能会因个体情况和病变的特点而有所不同。

（2）外阴恶性黑色素瘤（malignant melanoma of the vulva）：外阴恶性黑色素瘤是一种较为罕见的肿瘤，占外阴原发恶性肿瘤的 2% ~ 4%。发病人群主要是 65 ~ 75 岁的女性。病灶常累及小阴唇、阴蒂周围。根据累及的部位不同分为皮肤型外阴恶性黑色素瘤及黏膜型外阴阴道恶性黑色素瘤。患者常伴有外阴瘙痒、出血，以及色素沉着范围的增加。肿瘤表现为伴有色素沉着的痣样或结节状占位，肿瘤的颜色通常为棕褐色或蓝黑色，有时伴溃疡。需要通过肿瘤的活组织病理检查明确诊断。其生长速度快，局部侵袭性强，远处转移的潜力也大，因此预后较外阴鳞状细胞癌差。

二、阴道疾病

阴道疾病是指在女性的生殖器官——阴道中发生的不同种类的健康问题。常见的阴道疾病包括但不限于阴道炎、阴道干涩、阴道紧缩等。

（一）阴道微生态系统

阴道是一个复杂的微生态体系，是存在于女性阴道的微生物群落、阴道解剖结构、局部免疫及机体内分泌调节相互作用的环境。健康女性阴道内寄居的微生物多达 50 余种，如普雷沃氏菌、阴道阿托波菌、乳杆菌等，在维持阴道生态平衡中，乳杆菌、阴道 pH 及雌激素起重要作用。阴道微生态系统的平衡状态对于维护女性的阴道和生殖健康至关重要。

乳杆菌（lactobacilli）是阴道微生物中最主要的成分，为革兰氏阳性杆菌，微需氧生长，但在厌氧环境下生长更好。乳杆菌通过分解糖类产生乳酸维持女性阴道环境酸性环境（pH 4.5 左右），此外，乳杆菌能够产生过氧化氢和细菌素，有助于抑制和防止其他有害微生物的过度生长和繁殖；乳杆菌还通过竞争黏附机制阻止致病性微生物黏附于阴道上皮细胞，并刺激免疫系统维持阴道微生态平衡。

阴道微生态的平衡是动态变化且微妙的，许多因素都可能扰乱这种平衡，导致乳杆菌减少，致病微生物增多，形成阴道菌群失调。这些因素包括但不限于激素水平的改变（如更年期、月经周期、妊娠等）、抗生素的使用、不卫生的性行为、阴部洗涤习惯、经期卫生习惯、内裤的材质与清洗方式等。阴道菌群失调会导致致病性微生物的生长，从而导致各类阴道疾病，如细菌性阴道病、念珠菌性阴道炎、阴道毛滴虫病等。微生态失衡不仅会导致阴道分泌物异常、瘙痒、疼痛等不适症状，甚至可能引发盆腔炎症、宫颈病变、不孕等问题。

因此，阴道微生态的健康与平衡是维护女性生殖健康以及预防妇科疾病的重要工作之一。在诊疗阴道疾病的时候，除了症状的缓解，复苏和维护阴道微生态的平衡与健康也是治疗的重要环节。治疗方式包含针对性使用抗生素、抗真菌药、激素药物，辅以益生菌以及调节饮食、生活习惯等非药物手段，以达到最理想的治疗效果。

（二）滴虫性阴道炎

滴虫性阴道炎现称为阴道毛滴虫病（trichomoniasis），是由一种名为阴道毛滴虫（*Trichomonas vaginalis*）的单细胞寄生虫引起的性传播感染性阴道炎，同时也是最常见的非病毒性性传播疾病（sexually transmitted disease，STD）。此外，阴道毛滴虫感染可通过直接传播（例如阴道分娩）或间接传播（通过污染物）导致。阴道毛滴虫常还感染泌尿道和其他生殖道部位。

大多数（70% ～ 85%）阴道毛滴虫病患者有轻微生殖道症状或无症状。症状包括阴道分泌物增多伴异味，分泌物呈黄绿色，外阴瘙痒、灼热感、疼痛、刺激感；妇科检查可见外阴阴道红斑、黄灰色或绿色的泡沫状阴道分泌物，2% 的患者有特异性的草莓样宫颈表现。

目前已知的唯一有效的抗阴道毛滴虫药物为硝基咪唑类药物，最常使用的有甲硝唑和替硝唑。由于阴道毛滴虫在感染阴道的同时还感染泌尿道，故推荐全身用药。由于阴道毛滴虫病是STD，因此患者的性伴侣必须同时接受治疗，并在治愈前避免性行为。

（三）外阴阴道假丝酵母菌病

外阴阴道假丝酵母菌病（vulvovaginal candidiasis，VVC）也常称为念珠菌性阴道炎，是由假丝酵母菌引起的常见的外阴阴道炎。VVC 的致病菌中 80% ～ 90% 的病原体为白假丝酵母菌，10% ～ 20% 为光滑假丝酵母菌、近平滑假丝酵母菌、热带假丝酵母菌等其他酵母菌。白假丝酵母菌为条件致病菌，但在某些特定情况下，如免疫系统功能低下、长期使用广谱抗生素或激素类药物、妊娠、糖尿病、血液疾病等，机体对假丝酵母菌的防御能力降低，这就可能导致假丝酵母菌在阴道内过度繁殖，从而引发炎症反应。

VVC 的症状主要有明显的外阴阴道瘙痒，严重者坐卧不安，难以忍受，患者还伴有灼痛、尿痛、性交痛等，阴道分泌物显著增多，阴道分泌物由脱落的上皮细胞、菌丝体、酵母菌和假菌丝构成，故呈白色豆腐渣样或稠厚凝乳状。妇科检查可见外阴红肿，阴道黏膜充血、水肿、疹样、脱屑等。对于免疫功能正常的患者，此病一般不会影响更深的肌层以及其他器官。

VVC 的诊断主要依赖于临床症状以及阴道分泌物的显微镜检查、培养等实验室检验。通过10% KOH 悬滴法进行镜检，可检测到 70% ～ 80% 的菌丝阳性率，使用革兰氏染色法进行涂片检查，可发现 70% ～ 80% 的菌丝阳性率；对于症状明显、多次镜检为阴性或复发性 VVC 者，应采用培养法诊断，同时进行药物敏感试验。

根据其发生频率、临床表现、真菌种类、宿主情况，VV 根据发生的频率、真菌种类、患者情况、临床表现可分为单纯性 VVC 及复杂性 VVC 两类，其分类根据 2012 年中华医学会妇产科学分会感染协作组制定的 VVC 标准（表 7-3），评分 ≥ 7 分为重度 VVC，< 7 分为轻、中度VVC。

表 7-3　VVC 标准（中华医学会妇产科学分会感染协作组、2012 年）

评分项目	0分	1分	2分	3分
瘙痒	无	偶有发作，可被忽略	能引起重视	持续发作，坐立不安
疼痛	无	轻	中	重

续表

评分项目	0分	1分	2分	3分
阴道黏膜充血、水肿	无	轻	中	重
外阴抓痕、皲裂、糜烂	无	/	/	重
分泌物量	无	较正常增多	量多，无溢出	量多，有溢出

首选局部用药，明显改善清洁卫生及环境，避免过度用药，维持正常的阴道酸碱度和微生态。根据症状程度一般选择抗真菌药物阴道局部用药，如咪康唑栓剂或克霉唑栓剂、制霉菌素栓剂。对于不能耐受局部用药或者未婚女性可选择口服抗真菌药。此外，应当积极消除病因，正确地清洁外阴，避免过度冲洗，维持干燥卫生，并尽快更换潮湿的内裤，都可以预防并降低 VVC 的发生率。此外，复发性外阴阴道假丝酵母菌病（recurrent vulvovaginal candidiasis，RVVC）是临床的治疗难点，多数患者的复发机制不明确，RVVC 指 1 年内有症状的 VVC 发作大于等于 4 次者，占 VVC 的 5%，针对该类患者，抗真菌药物治疗前应积极寻找并去除诱因，同时行真菌培养及药物敏感试验以针对性使用抗真菌药。性伴侣一般无需治疗，RVVC 患者的性伴侣应当同时检查并予以相关治疗。

（四）细菌性阴道病

细菌性阴道病（bacterial vaginosis，BV）是一种非常常见的妇科疾病，是由于阴道内正常菌群失调，正常存在的乳杆菌数量减少，而厌氧菌增多所引发的一种阴道内微生态失衡导致的混合感染。

乳杆菌是阴道内正常存在的有益细菌，通过产生乳酸将阴道环境维持在酸性（pH < 4.5），防止其他有害细菌过度繁殖。但在一些特定情况下，如免疫功能低下、抗生素过度使用、不良卫生习惯等，乳杆菌数量可能会下降，阴道 pH 升高，从而为一些厌氧菌如动弯杆菌、加德纳菌等提供了生存、繁殖的机会，其生长导致 pH 进一步升高，厌氧菌生长过程中产生的胺类物质（尸胺、腐胺、三甲胺）促使阴道分泌物增多并伴臭味，有机酸以及一些酶类（唾液酸酶、黏多糖酶等）的增加破坏宿主的防御机制，使微生物进入上生殖道，引起炎症发生。

BV 的症状可以包括阴道分泌物增多并伴鱼腥臭味，分泌物呈白色或灰色稀薄分泌物增多等。但许多 BV 患者可能并无明显症状。虽然 BV 本身严重性不高，但如果不进行治疗，可能会导致更严重的妇科问题，如盆腔炎性疾病（PID）、早产、产后感染等。BV 的诊断需要专业的医疗人员进行阴道分泌物的检查。主要根据微生物学检查（如涂片检查）和临床症状。

治疗 BV 通常需要抗厌氧菌的抗生素，以恢复阴道内乳杆菌和厌氧菌的平衡。常用药物包括口服或阴道用的甲硝唑和克林霉素。在治疗期间和治疗后尽量避免性行为，并注意保持阴道清洁干燥，有利于恢复阴道内的正常菌群。

（五）萎缩性阴道炎

萎缩性阴道炎（atrophic vaginitis）是由于雌激素水平降低而导致阴道和外阴上皮萎缩，乳杆菌生长受限，其他病原体过度增殖导致阴道炎症，常见的病原体为需氧菌、厌氧菌或两者的混合感染，常发生在绝经后的女性。

雌激素可维持阴道壁的厚度、弹性、湿润，保持良好的血液流动性和正常的阴道 pH，维持阴道的正常结构。当进入更年期后或人工绝经的女性，雌激素水平会显著下降，时间长会导致阴道壁逐渐变薄、失水，阴道环境的自然防护力下降，从而更容易发生感染和炎症。

萎缩性阴道炎的症状包括阴道瘙痒、刺激感或烧灼感，阴道分泌物呈淡黄色稀薄状，症状重者呈脓血性分泌物，妇科检查可见阴道黏膜萎缩、上皮皱襞消失、黏膜充血伴小出血点。

萎缩性阴道炎的治疗原则为补充雌激素，增加阴道抵抗力，使用抗生素抑制细菌生长。雌激素可以经阴道使用（如阴道药膏、片剂），也可以口服全身给药。

（六）婴幼儿外阴阴道炎

婴幼儿阴道炎（infantile vaginitis）多为由大肠埃希菌、金黄色葡萄球菌、链球菌等引起的阴道炎，多与外阴炎并存，常见于 5 岁以下儿童。其发生与新生儿皮肤的保护层较薄、阴道的生理防御能力相对较弱、皮肤黏膜抵抗力差、洗浴不当、照顾不慎、换尿布不及时等一系列因素有关。

婴幼儿期阴道炎的症状与成年人阴道炎的症状相似，常见阴道分泌物异常，可能为黄色、绿色或带有脓性，并伴有异味。妇科检查可见外阴及阴道口黏膜充血水肿伴脓性阴道分泌物流出，病变严重者可伴小阴唇粘连，应当详细询问其母以采集病史，还需要注意检查排除阴道异物及肿瘤。

一旦患病，应及时就医找出病因并对症治疗。应当注意婴儿的卫生清洁，保持外阴清洁、干燥，针对性地使用抗生素治疗，有阴道异物者及时去除异物，松解小阴唇的粘连，恢复解剖结构。

（邱丽华　王玉湘　刘从容）

第二节　子宫疾病

一、子宫颈炎症

（一）急性子宫颈炎

1. 病因和发病机制　子宫颈炎症包括子宫颈阴道部炎症和子宫颈管黏膜炎症。子宫颈阴道部鳞状上皮与阴道鳞状上皮相延续，引起阴道炎症的病原体均可引起子宫颈阴道部炎症（此部分内容详见阴道炎症章节）。子宫颈管炎症可分为急性子宫颈炎（acute cervicitis）和慢性子宫颈炎（chronic cervicitis）。临床常见的子宫颈炎是急性子宫颈黏膜炎，若急性子宫颈炎症未经及时诊治或病原体持续存在，可导致慢性子宫颈炎症。急性子宫颈炎可由多种病原体感染引起，可由淋病奈瑟菌及沙眼衣原体等性传播疾病病原体引起，也可由细菌性阴道病病原体、生殖支原体感染引起，也有部分患者的病原体不清楚。非感染性因素如物理、化学、机械刺激也可引起急性子宫颈炎。

2. 临床病理特征　急性子宫颈炎为子宫颈发生的急性炎症，表现为局部充血、水肿，上皮变性、坏死，黏膜、黏膜下组织、腺体周围可见大量中性粒细胞浸润，腺腔中可有脓性分泌物。

3. 诊断与治疗　根据病史、体征和分泌物检查不难诊断急性子宫颈炎。急性子宫颈炎表现为大部分患者无症状，有症状者主要表现为阴道分泌物增多，呈黏液脓性，可刺激外阴引起瘙痒及灼热感，可出现月经间期出血、性交后出血等症状，若合并尿路感染，出现尿路刺激征，妇科检查见子宫颈充血、水肿、黏膜外翻，有黏液脓性分泌物附着，甚至从子宫颈管流出，子宫颈管黏膜质脆，容易诱发出血。若为淋病奈瑟菌感染，因尿道旁腺、前庭大腺受累，尿道口、阴道口黏膜可见充血、水肿、多量脓性分泌物。治疗主要为抗生素药物。对未明确病原体的首选经验性治疗；对于明确病原体的，应选择针对病原体的抗生素。对于病原体为性传播疾病病原体的，也

小测试7-1：
案例题

应同时对其性伴侣进行治疗。

（二）慢性子宫颈炎

1. **病因和发病机制** 慢性子宫颈炎是育龄期女性最常见的妇科疾病，多由急性子宫颈炎症迁延而来，也可为病原体持续感染所致，病原体与急性子宫颈炎相似。慢性子宫颈炎表现为子宫颈间质内有大量淋巴细胞、浆细胞等慢性炎细胞浸润，可伴有宫颈腺上皮及间质的增生和鳞状上皮化生。

2. **临床病理特征** 慢性子宫颈炎可以分为以下几种类型（表7-4）。

(1) 慢性子宫颈管黏膜炎：由于子宫颈管黏膜皱襞较多，感染后容易形成持续性子宫颈黏膜炎，表现为子宫颈管黏液增多及脓性分泌物，反复发作。主要表现为白细胞增多，镜下可见子宫颈黏膜充血水肿，间质内有淋巴细胞、浆细胞和单核细胞等慢性炎性细胞浸润。子宫颈腺上皮可伴有增生及鳞状上皮化生。

(2) 子宫颈息肉（cervical polyp）：是子宫颈管腺体和间质的局限性增生，并向子宫颈外口突出形成息肉。检查子宫颈息通常为单个，也可为多个，红色，质软而脆，呈舌型，可有蒂，蒂宽窄不一，根部可附在子宫颈外口，也可在子宫颈管。光镜下见息肉表面被覆高柱状上皮，间质水肿、血管丰富以及慢性炎细胞浸润。

(3) 子宫颈肥大：慢性炎症长期刺激导致腺体及间质增生，此外，子宫颈深部的腺囊肿均可使子宫颈呈不同程度的肥大，硬度增加。

表 7-4 慢性子宫颈炎的分类

项目	慢性子宫颈管黏膜炎	子宫颈息肉	子宫颈肥大
肉眼观	宫颈管表面光滑，子宫颈管黏液增多及脓性分泌物	宫颈外口见红色、质软而脆，呈舌型，可有蒂，蒂宽窄不一的息肉可为一个或多个，根部可附在子宫颈外口，也可在子宫颈管	子宫颈呈不同程度肥大，硬度增加
镜下观	病变局限于宫颈管黏膜及黏膜下组织，子宫颈黏膜充血水肿，间质内有淋巴细胞、浆细胞和单核细胞等慢性炎细胞浸润	息肉表面被覆高柱状上皮，间质水肿、血管丰富以及慢性炎细胞浸润	腺体及间质增生

3. **诊断和治疗** 慢性子宫颈炎需要与子宫颈柱状上皮异位、子宫颈鳞状上皮内病变、子宫颈腺囊肿、子宫颈恶性肿瘤相鉴别。慢性子宫颈炎临床上主要表现为白带增多。镜下，子宫颈黏膜充血水肿，间质内有淋巴细胞、浆细胞和单核细胞等慢性炎细胞浸润。对持续子宫颈管黏膜炎症，需了解有无沙眼衣原体及淋病奈瑟菌的再次感染、性伴侣是否已进行治疗、阴道微生物群失调是否持续存在，针对病因给予治疗。对病原体不清者，尚无有效治疗方法；对子宫颈呈糜烂样改变、有接触性出血且反复药物治疗无效者，可试用物理治疗；对子宫颈息肉行息肉摘除术，术后将切除息肉送组织学检查；对于子宫颈肥大，一般无需治疗。

二、子宫颈上皮内瘤变和子宫颈癌

在全球范围内，宫颈癌是女性第四大常见癌症，具有长期慢性的致病过程，致病原因复杂，可能是遗传因素及外界环境综合影响的结果。子宫颈上皮内瘤变和子宫颈癌与 HPV 感染、多个性伴侣、吸烟、性生活过早（＜16 岁）、性传播疾病、经济状况低下、口服避孕药和免疫抑制等因素相关。其中，HPV 感染是外界环境的主要致病风险因素。

框 7-1　宫颈癌的公共卫生意义

宫颈癌在全球女性癌症中位列第四，其发病率和死亡率在低收入和中等收入国家尤为突出。2020 年，全球新增宫颈癌病例约 60.4 万例，死亡 34.2 万例，其中约 90% 的死亡发生在低收入和中等收入国家。宫颈癌发病率和死亡率最高的是撒哈拉以南非洲、中美洲和东南亚。宫颈癌负担的区域差异与 HPV 疫苗接种、筛查和治疗服务的可获得性不足，以及社会经济因素（如性别偏见和贫困）密切相关。在那些因为癌症而失去母亲的儿童中，有 20% 与宫颈癌有关。所有国家都承诺将消除宫颈癌作为公共卫生问题。世界卫生组织的全球战略将消除定义为将每年新发病例数降低至每 10 万女性中 4 例或更少。

（一）HPV 感染及发病机制

1. HPV 的基本特性　人乳头瘤病毒（human papilloma virus，HPV）属于乳头瘤病毒科家族，可以感染人体的皮肤、食管、生殖道黏膜的上皮细胞。HPV 病毒呈二十面体形态，直径 50～55 nm，分子量为 5×10^6 Da，无外膜，表面有衣壳蛋白包裹，内为环状的 DNA 双链，长度约为 8000 bp。HPV 家族庞大，成员众多，目前发现有超过 200 种亚型的 HPV 病毒可以感染人类。不同 HPV 亚型与宫颈癌发生的相关性有差异，根据致癌程度不同，可以分为高危型（16、18、31、33 型等共 13 种）、可能高危型（5、26、53、66 型等共 14 种）及低危型（6、11、42、44 型等）。其中，HPV16 和 18 亚型是最常见的两种致癌亚型。

病毒基因组可以分为三个区域：早期编码区 E 区，包含与病毒复制相关的基因 E1、E2、E4、E5、E6 和 E7；晚期编码区 L 区，编码主要（L1）和次要（L2）衣壳蛋白；非编码区（non-coding region，NCR），也称为长控制区（long control region，LCR），位于 L1 和 E6 的可读框（open reading frame，ORF）之间，其中包含了大多数参与病毒 DNA 复制和转录的调控元件，包括复制起始区（图 7-8）。

2. HPV 感染对子宫颈上皮细胞的作用　HPV 主要感染皮肤黏膜破损处暴露的基底层干细胞，感染有两种形式：繁殖性感染和流产性感染。大多数感染表现为繁殖性感染。低危型及某些高危型 HPV E6、E7 基因表达水平较低，E4、L1、L2 呈高水平表达，通过刺激上皮细胞重新进入细胞周期，进行基因组扩增及病毒组装，这种形式为一过性感染，往往在感染后 2 年内自发消退。而一些高危型 HPV 发生流产性的持续感染并最终进展为恶性肿瘤。因此，宫颈癌是 HPV 感染事件中的少见情况。

3. 发病机制　HPV 致癌过程主要有以下三个关键步骤。

（1）病毒的 DNA 整合到宿主基因组中：L1 蛋白可以促进 HPV 与皮肤黏膜的基底膜结合。二者结合后，病毒衣壳的构象变化，进而导致衣壳解体，病毒基因组释放。HPV 自身不表达聚合酶，不能自我复制，但 E1 蛋白能促进宿主染色体的 DNA 断裂，从而促进病毒整合，并能吸引拓扑异构酶Ⅰ、DNA 聚合酶 α、复制蛋白 A 等病毒复制所必需的蛋白质。病毒与宿主细胞相互作用，诱导细胞进入 S 期，获取 DNA 聚合酶等，在此过程中会造成 DNA 复制的应激压力，从而出现细胞染色体数量和结构的不稳定，是驱动肿瘤形成的开始。

（2）E2 基因功能丧失：整合后 HPV 的 DNA 发生破坏，其中 E2 可读框区是整合发生频率最高的区域，因此往往会导致 E2 基因功能丧失，E2 负性调控 E6、E7 转录活性的功能随之受损，致使 E6、E7 表达增加。

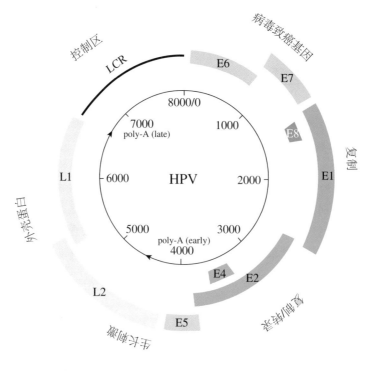

图 7-8　HPV 基因组模式图

（3）E6、E7 基因过表达：E6 和 E7 基因产物是致癌的关键蛋白，E6 蛋白可以与机体最重要的抑癌因子之一 *P53* 相结合，抑制 *P53* 的功能，促进其降解，导致 DNA 损伤修复功能失调，基因的不稳定性增加。E7 蛋白能够与视网膜母细胞瘤基因（retinoblastoma，RB）的产物 pRb 结合，导致 pRb 磷酸化，细胞周期失控，在 DNA 受损条件下仍能向 S 期进展，细胞不断增殖，使突变基因得以积累。此外，E6 和 E7 蛋白还具有其他促使肿瘤发生的途径，如能帮助免疫逃逸，促进 HPV 的感染和持久性等。

随着细胞的分化成熟，病毒会逐步完成组装并释放出来。病毒释放常常在分化的细胞变性后出现，导致挖空细胞（koilocyte）（图 7-9）的形成。koilocyte 一词来源于希腊语 koillos（腔），指的是以显著胞浆空晕和固缩核为特征的细胞病变。挖空细胞增多是 HPV 感染的标志，具体机制目前尚不清楚，但细胞质空泡化有助于病毒的释放，而挖空细胞最终走向凋亡。

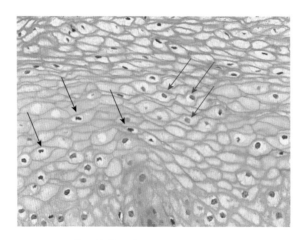

图 7-9　宫颈鳞状上皮感染 HPV 后出现挖空细胞

黑箭头示挖空细胞；红箭头示正常细胞

4. 传播与预防　HPV 通过直接接触传播，主要通过性行为，也可通过间接接触传播，如接触感染者的私人物品，如内衣、毛巾、浴缸等。相对少见的传播方式包括医源性感染及母婴垂直传播。目前预防 HPV 最有效的方法仍是接种疫苗。目前有包括二价、四价、九价三种 HPV 疫苗可用，能够预防最常见的与癌症和生殖器疣相关的 HPV 类型。世界卫生组织建议在青少年时期接种 HPV 疫苗，以提供最佳的保护效果。采取安全性行为，如使用避孕套和限制性伴侣的数量，可以减少 HPV 的传播风险。

（二）子宫颈上皮内瘤变

1. 定义及病理生理特征　子宫颈上皮内瘤变（cervical intraepithelial neoplasia，CIN）是指宫颈的鳞状上皮出现成熟异常及形态改变，如细胞可见大小形态不同、极性紊乱，细胞核增大深染、分裂象增多、核质比增大，但病变局限于上皮细胞内，尚未突破基底膜。CIN 是一组与浸润性宫颈癌密切相关的一组子宫颈病变，包括宫颈非典型增生和宫颈原位癌，反映了宫颈癌发生发展的连续过程，即由宫颈非典型增生（轻→中→重）→原位癌→浸润癌的一系列病理变化。根据细胞异型程度及上皮累及范围，CIN 分为三个级别：CIN Ⅰ 级（相当于极轻度和轻度非典型增生）指异型细胞局限于上皮的下 1/3；CIN Ⅱ 级（相当于中度非典型增生）指异型细胞累及上皮层的下 1/3 ~ 2/3；CIN Ⅲ 级（相当于重度非典型增生和原位癌）指增生的异型细胞超过全层的 2/3，包含原位癌。子宫颈原位癌（carcinoma *in situ*）是指异型增生的细胞累及子宫颈黏膜上皮全层，但病变局限于上皮层内，未突破基膜。原位癌的细胞可由表面沿基底膜通过宫颈腺口蔓延至子宫颈腺体内，取代部分或全部腺上皮，但仍未突破腺体的基底膜，称为原位癌累及腺体，仍然属于原位癌的范畴（图 7-10）。

CIN Ⅰ 级常见于低危型 HPV 感染；而 CIN Ⅱ 级及 CIN Ⅲ 级则多见于高危型 HPV 基因与鳞状上皮细胞基因的整合。从 CIN Ⅰ 级到 CIN Ⅲ 级的过渡，呈现出逐级演化的趋势，而非完全独立的病变阶段。子宫颈上皮内瘤变 CIN Ⅰ 级并非都会进展为 CIN Ⅱ 级、CIN Ⅲ 级乃至浸润性癌症。在接受适当的治疗后，绝大多数 CIN Ⅰ 级病例可以被逆转或治愈。其进展到 CIN Ⅲ 级和浸润性癌症的可能性及所需时间，与瘤变的程度密切相关。病变级别越高，转化为更严重病变的概率也越大，且所需时间更短。约有一半的 CIN Ⅰ 级病例能够自然消退，而大约 10% 的 CIN Ⅰ 级在 10 年以上的时间里通过 CIN Ⅱ 级进展为 CIN Ⅲ 级，仅有不到 2% 的 CIN Ⅰ 级最终会发展为浸润性癌症。与此同时，CIN Ⅲ 级在 10 年内发展为浸润性癌症的风险高达 20%。

为了减小诊断差异，WHO 女性生殖器肿瘤分类（2014 年）建议采用与细胞学分类相同的二级分类法（即 LSIL 和 HSIL）。根据细胞成熟度、异型性和分裂象的特征，SIL 可分为低级别鳞状上皮内病变（low-grade squamous intraepithelial lesion，LSIL）和高级别鳞状上皮内病变（high-grade squamous intraepithelial lesion，HSIL）。LSIL 相当于 CIN Ⅰ 级，HSIL 包括 CIN Ⅲ 级和大部分 CIN Ⅱ 级。CIN Ⅱ 级用 p16 免疫组化染色后阴性者按 LSIL 处理，阳性者按 HSIL 处理。二级分类法简便实用，不仅反映了 HPV 相关病变的生物学过程，同时有利于提高病理诊断的可重复性，能更好地指导临床处理及判断预后。

2. 临床诊断　在临床诊断中，患者往往没有表现出特殊的症状。在少数情况下，可能会在性行为后或妇科检查之后出现接触性出血，或者出现阴道分泌物增多，有时伴有异味，但这些症状并不具有特异性。为了准确诊断宫颈病变，临床上通常采用一套经典的三阶梯式筛查方法，包括子宫颈细胞学检查、阴道镜检查和子宫颈活组织病理学检查。子宫颈细胞学检查虽具有高特异性，但敏感性较低，建议有性生活后 3 年开始进行，并定期复查，同时进行 HPV 检测，特别是在细胞学结果表明 ASCUS 且 HPV 高危型检测为阳性时，应进一步进行阴道镜检查。阴道镜检查是在初步筛查发现异常情况时进行的，包括细胞学 ASCUS 伴 HPV 检测阳性、细胞学 LSIL 及以上或 HPV16/18 型阳性。子宫颈活组织病理学检查被视为确诊子宫颈鳞状上皮内病变的"金标

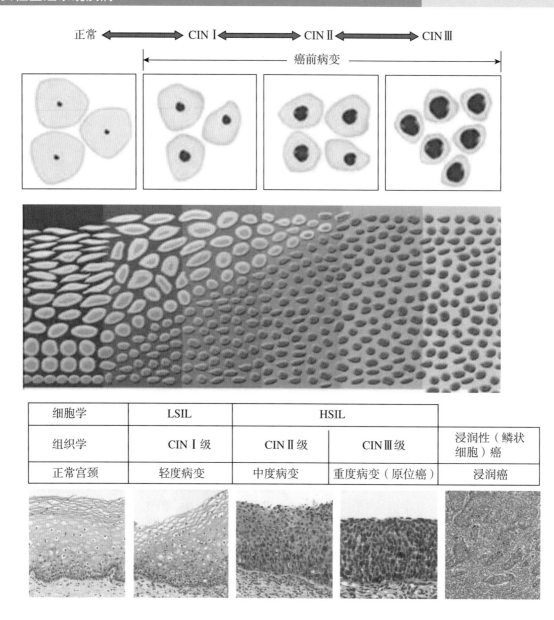

图 7-10　宫颈鳞状上皮前驱病变及鳞状细胞癌的演进过程

准"，适用于任何肉眼可疑病变或阴道镜下诊断为高级别病变的情况。这一系列筛查和检查方法构成了宫颈癌筛查的基础，旨在通过专业的医学手段在患者出现临床症状前发现并诊断病变。

框 7-2　醋白试验及卢戈碘试验的原理

　　醋酸试验的原理是使蛋白质凝固变性，呈现白色，正常宫颈鳞状上皮涂上醋酸后不变色，而鳞状上皮内病变因鳞状上皮增生，细胞数量及层次变多，同时 HPV 合成多量的衣壳蛋白，因此滴加醋酸后会呈现白色。卢戈碘试验的原理是碘遇糖原呈棕色，正常上皮因糖原丰富呈现棕色，而鳞状上皮内病变因糖原少而呈红色或淡黄色。因此，醋酸和碘液的染色能在一定程度上帮助判断病变性质和部位，多在阴道镜检查宫颈病变时使用。

3. 治疗及预后　约 60% 的 CIN Ⅰ 级病变会自然消退，可采取观察和随访的策略。约 20%

的 CIN Ⅱ级病变会发展为 CIN Ⅲ级，5% 会发展为浸润性癌症，因此所有 CIN Ⅱ和 CIN Ⅲ级病变均需接受治疗。对于阴道镜检查结果满意的 CIN Ⅱ级病变，可采用物理治疗方法或子宫颈锥切术；而阴道镜检查结果不满意的 CIN Ⅱ级和所有 CIN Ⅲ级病变通常采用子宫颈锥切术治疗，包括宫颈环形电切术（loop electrosurgical excision procedure of cervix，LEEP）和冷刀锥切术。对于经子宫颈锥切术确诊、年龄较大、无生育需求、合并有其他妇科良性疾病手术指征的 CIN Ⅲ级患者，也可以考虑进行子宫全切术（图 7-11）。

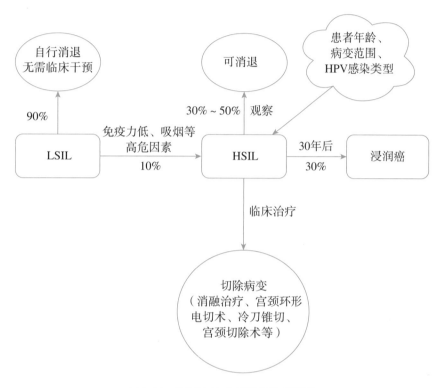

图 7-11　宫颈上皮内瘤变的治疗原则

（三）子宫颈癌

子宫颈癌（cervical cancer）目前是世界范围内女性第三大常见的恶性肿瘤，每年有近 53 万新发病例及 28 万死亡病例。由于宫颈癌筛查及人乳头瘤病毒（HPV）疫苗接种工作的开展和治疗关卡的提前，目前发达国家宫颈癌的发病率和死亡率明显下降，但是在发展中国家依旧是造成女性死亡的主要原因之一。在中国育龄期女性中，宫颈癌是第二大常见的恶性肿瘤，位于因癌症死亡的第三位。

框 7-3　促进宫颈癌发生的其他因素

除 HPV 病毒感染以外，还发现其他因素也能促进宫颈癌的发生。例如，宿主基因发生的体细胞突变在宫颈癌发生过程中也会起到重要的作用，目前发现在宫颈鳞状细胞癌中的常见突变基因是 *EP300*、*FBXW7*、*PIK3CA* 等，宫颈腺癌的常见突变基因是 *PIK3CA*、*ELF3*、*KRAS* 等。此外，DNA 的甲基化也是肿瘤发生过程中常见的表观遗传异常，病毒和宿主基因的甲基化水平与宫颈病变的恶性程度呈明显正相关性。

1．病理分型与分类

（1）肉眼观：可分为四型。

1）糜烂型：病变处黏膜潮红、呈颗粒状，质脆，触之易出血。在组织学上多属原位癌和早期浸润癌。

2）外生菜花型：这是最常见的类型，癌组织向子宫颈表面生长，呈乳头状或菜花样突起，质地脆弱，易于出血，表面常可见坏死和溃疡形成。该类型的癌症常累及阴道。

3）内生浸润型：癌组织向子宫颈深部浸润，子宫颈可逐渐肥大且硬化，但因子宫颈表面常较光滑或只显示柱状上皮异位，临床检查容易漏诊。该类型的癌症常累及宫旁组织。

4）溃疡型：当外生型或内生型癌组织继续发展并合并感染坏死时，组织脱落后形成溃疡或空洞，类似火山口状。

（2）组织病理分型

1）子宫颈鳞状细胞癌：占子宫颈癌的75%～80%，浸润性鳞状细胞癌的病理形态学特征表现为肿瘤细胞呈巢团状、片状浸润性生长，周围间质破坏，可见显著的促纤维结缔组织增生性反应或炎症水肿性间质。病灶大多累及子宫颈鳞状上皮和柱状上皮交界处，即移行带（transformation zone）（详见第三章），或来源于宫颈内膜化生的鳞状上皮。

依据其进展过程，分为早期浸润癌和浸润癌。早期浸润癌或微小浸润性鳞状细胞癌（microinvasive squamous cell carcinoma）指癌细胞突破基底膜，向固有膜间质内浸润，在固有膜内形成一些不规则的癌细胞巢或条索，但浸润深度不超过基底膜下 5 mm 且浸润宽度不超过 7 mm 者。早期浸润癌肉眼一般不能判断，只有在显微镜下才能确诊。浸润癌（invasive carcinoma）指癌组织向间质内浸润性生长，浸润深度超过基底膜下 5 mm 或浸润宽度超过 7 mm 者。

按癌细胞分化程度分为两型：角化型鳞癌和非角化型鳞癌。角化型通常对应高分化鳞癌，细胞体积较大，有明显的角化和细胞间桥，细胞异型性较小，核分裂现象少或无。非角化型则相当于中到低分化鳞癌，细胞体积大或小，可能有单个细胞角化但无角化珠，细胞间桥不明显，细胞异型性通常较明显，核分裂象较多。

2）子宫颈腺癌：近年子宫颈腺癌的发生率有上升趋势，占子宫颈癌的20%～25%。子宫颈腺癌（cervical adenocarcinoma）肉眼观类型和鳞癌无明显区别；显微镜下表现为肿瘤性腺体浸润宫颈间质，除具有细胞异型性外，还有明显的结构异型性：腺体结构复杂程度超过 AIS，可见分支乳头、筛状等结构，常出现发育不良的畸形腺体（图 7-12）。主要分为以下几类。

A．普通型宫颈腺癌：作为最常见的亚型，占宫颈腺癌总数的90%左右。肿瘤源自子宫颈管的柱状黏液细胞，间质中偶尔可见黏液池，但肿瘤细胞内很少有明显的黏液。细胞胞浆呈双嗜性或嗜酸性。显微镜下观察，腺体结构复杂，呈筛状和乳头状，腺上皮细胞增生，形成多层结构，核异型性明显，核分裂频繁。该亚型大多数呈高 - 中分化。

B．黏液性腺癌：这一亚型的特点是细胞内含有明显的黏液，可细分为胃型、肠型、印戒细胞样和非特指型。其中，高分化的胃型腺癌，也称为微偏腺癌（minimal deviation adenocarcinoma，MDA），尽管分化程度高，但其预后在所有宫颈腺癌中最差，5 年生存率仅为普通宫颈腺癌的一半。

C．其他少见类型：包括腺鳞癌、腺样基底细胞癌、绒毛状管状腺癌、内膜样癌等上皮性癌，以及神经内分泌肿瘤和间叶性肿瘤等。

根据肿瘤细胞的分化程度，可分为高分化（Ⅰ级）、中分化（Ⅱ级）、低分化（Ⅲ级）。这种分级可能为化疗和放疗的预后提供信息。高分化的肿瘤细胞可见明显的角化珠及细胞间桥，胞浆丰富、粉染，中低分化者细胞角化的特征消失，细胞多形性明显，核分裂象多见，并常可见坏死。子宫颈腺癌对放疗和化学药物疗法均不敏感，预后较差。

2．转移途径　主要转移途径包括直接蔓延和淋巴转移，而血行转移则相对罕见。

（1）直接蔓延：这是最常见的转移方式，癌组织向邻近的器官和组织扩散。通常会向下侵犯

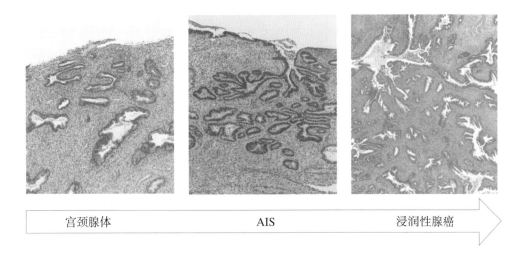

| 宫颈腺体 | AIS | 浸润性腺癌 |

图 7-12　宫颈腺上皮前驱病变及腺癌的演进过程

阴道壁，很少向上侵及宫腔。向两侧扩散时，可能会累及主韧带、子宫颈旁和阴道旁组织，直至骨盆壁。当癌灶压迫或侵犯输尿管时，可能导致输尿管阻塞和肾积水。在晚期，癌细胞可以向前或向后蔓延，侵犯膀胱或直肠。

（2）淋巴转移：癌灶侵入淋巴管并形成瘤栓，随着淋巴液的流动进入局部淋巴结。淋巴转移的一级组包括子宫旁、闭孔、髂内、髂外、髂总和骶前淋巴结；二级组则包括腹股沟深浅淋巴结和腹主动脉旁淋巴结。

（3）血行转移：在宫颈癌中，血行转移相对较少见，但在晚期病例中，癌细胞可能通过血液转移到肺、肝或骨骼等远处器官。

3. 临床分期　子宫颈癌国际妇产科联盟（FIGO）分期标准一直被全球广泛接受，现在临床上也往往采用 FIGO 的临床分期标准，进一步强调了局部肿瘤大小、淋巴结转移对预后的影响，为指导临床实践提供更好的依据。TNM 分期是美国癌症联合会（American Joint Committee on Cancer，AJCC）的分期标准。TNM 分期对肿瘤大小、淋巴结转移部位及转移瘤大小、远处转移做了更详细的描述，更有利于治疗选择，尤其是淋巴结转移的判定对临床治疗决策有重要的指导作用。正确理解与应用好 FIGO 分期和 AJCC TNM 分期是目前指导子宫颈癌治疗的重要依据（表 7-5）。

表 7-5　子宫颈癌 FIGO 2018 年分期与 TNM 分期对应比较

TNM 分期 （第 9 版）	FIGO 分期 （2018）	分期标准与描述
Tx		原发肿瘤无法评估
T0		无原发肿瘤证据
T1	I	癌灶严格局限于子宫颈（扩散至宫体，不予考虑）
T1a	I A	仅在显微镜下诊断的浸润癌，所测量的最大浸润深度 ≤ 5 mm
T1al	I A1	所测量间质浸润深度 ≤ 3 mm
T1a2	I A2	所测量间质浸润深度 > 3 mm，≤ 5 mm
T1b	I B	所测量的最大浸润深度 > 5 mm 的浸润癌（病变范围超过 I A 期），病灶仍局限在子宫颈
T1b1	I B1	间质浸润深度 > 5 mm，病灶最大径线 ≤ 2 cm 的浸润癌
T1b2	I B2	病灶最大径线 > 2 cm 而 ≤ 4 cm 的浸润癌
T1b3	I B3	病灶最大径线 > 4 cm 的浸润癌

续表

TNM 分期 （第 9 版）	FIGO 分期 （2018）	分期标准与描述
T2	Ⅱ	子宫颈癌侵犯超出子宫，但未扩散到阴道下 1/3 或骨盆壁
T2a	ⅡA	累及阴道上 2/3，无宫旁浸润
T2a1	ⅡA1	癌灶最大径线 ≤ 4 cm
T2a2	ⅡA2	癌灶最大径线 > 4 cm
T2b	ⅡB	有宫旁浸润，但未达骨盆壁
T3	Ⅲ	癌累及阴道下 1/3 和（或）扩散到骨盆壁和（或）导致肾积水或无功能肾和（或）累及盆腔和（或）腹主动脉旁淋巴结
T3a	ⅢA	癌累及阴道下 1/3，未扩散到骨盆壁
T3b	ⅢB	扩散到骨盆壁和（或）肾积水或无功能肾（除外明确其他原因所致）
T4	ⅣA	活检证实侵犯膀胱或直肠黏膜或肿瘤扩散至邻近器官（泡状水肿不分为Ⅳ期）
Nx		区域淋巴结转移无法评估
N0		无区域淋巴结转移
N0（i+）		区域淋巴结中的孤立肿瘤细胞最大径 ≤ 0.2 mm 或单个淋巴结横截面中的单个肿瘤细胞或肿瘤细胞簇 ≤ 200 个
	ⅢC	盆腔和（或）腹主动脉旁淋巴结受累，无论肿瘤的大小与范围，采用 r（影像学）与 p（病理证据）标记
N1	ⅢC1	只有盆腔淋巴结转移
N1mi	ⅢC1	盆腔区域淋巴结转移（最大径 > 0.2 mm，但 ≤ 2.0 mm）
N1a	ⅢC1	盆腔区域淋巴结转移（最大径 ≥ 2.0 mm）
N2	ⅢC2	腹主动脉旁淋巴结转移
N2mi	ⅢC2	腹主动脉旁区域淋巴结转移（最大径 > 0.2 mm，但 ≤ 2.0 mm），含或不含盆腔淋巴结转移
N2a	ⅢC2	腹主动脉旁区域淋巴结转移（最大径 > 2.0 mm），含或不含盆腔淋巴结转移
M0		无远处转移
cM1	ⅣB	远处转移（包括腹股沟淋巴结转移，腹腔内病灶，肺、肝或骨转移；不包括盆腔或主动脉旁淋巴结或阴道转移）
pM1	ⅣB	病理确诊的远处转移（包括腹股沟淋巴结转移，腹腔内病灶，肺、肝或骨转移；不包括盆腔或主动脉旁淋巴结或阴道转移）

4. 临床诊断与治疗

（1）临床表现：浸润性鳞癌患者可能会出现接触性出血、阴道排液、盆腔疼痛等，疾病进展到晚期还可能侵及周围脏器如膀胱、直肠等，出现血尿、直肠阴道瘘等临床症状。肉眼下病变可表现为外生性、乳头状或息肉状生长，也可为内生性、溃疡性病变。微小浸润性鳞状细胞癌在肉眼观察下无明显异常，或表现为类似子宫颈柱状上皮异位的情况。切面肿瘤组织色红，质地较硬，与周围组织界限不清楚。

浸润性宫颈腺癌与鳞癌的临床表现相似，当癌细胞向管壁浸润扩散，或者从子宫颈管内向子宫颈外口方向突出生长时，这类癌常常会侵犯到宫旁组织。当病灶向子宫颈管内部生长时，子宫颈的外观可能看起来正常，但由于子宫颈管的膨大，会导致子宫颈呈桶状。由于正常的宫颈腺体位于宫颈管内，位置深，是宫颈癌筛查的盲区，因此常难以早期发现，多在 SIL 病变患者的活检标本中偶然发现，因此腺上皮病变的发病率呈上升趋势。

（2）诊断与治疗：早期病例的诊断应采用子宫颈细胞学检查和（或）HPV 检测、阴道镜检查、子宫颈活组织检查的三阶梯程序，确诊依据为组织学诊断。子宫颈有明显病灶者，可直接在癌灶取材。对子宫颈活检为 HSIL 但不能除外浸润癌者或活检为可疑微小浸润癌需要测量肿瘤范围或除外进展期浸润癌者，需行子宫颈锥切术。切除组织应作连续病理切片（24 ~ 36 张）检查（图7-13）。

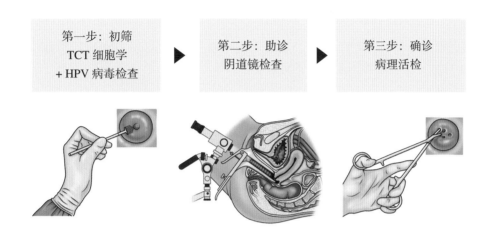

图 7-13　子宫颈癌诊断的三阶梯程序

确诊后根据具体情况选择胸部 X 线或 CT 平扫、静脉肾盂造影、膀胱镜检查、直肠镜检查、超声检查及盆腔或腹腔增强 CT 或磁共振成像、PET-CT 等影像学检查。

根据临床分期、患者年龄、生育要求、全身情况、医疗技术水平及设备条件等，综合考虑制定适当的个体化治疗方案。采用手术和放疗为主、化疗为辅的综合治疗。与 SIL 不同的是，一部分 AIS 呈多病灶、跳跃性分布的特点，故对无生育需求的患者，建议直接进行子宫切除术，对有生育要求者进行宫颈锥切时也应适当扩大切除范围，尽量保证完整切除病灶，并在术后进行严格长期的随诊。

宫颈癌的预后与临床期别、病理类型等密切相关。期别越晚，预后越差。宫颈的大多数鳞癌为 HPV 相关性的，少数为非 HPV 相关性的，后者常与 *TP53* 基因异常有关。这类患者一般年龄偏大，预后较 HPV 相关性鳞癌差。宫颈腺癌预后一般比鳞癌差，但现阶段腺癌的临床处理方式同鳞癌基本一致。

三、子宫平滑肌肿瘤

子宫平滑肌性肿瘤是子宫最常见的间叶性肿瘤。目前基本按 Bell 等 1994 年提出的诊断标准分良性、恶性潜能未定（在形态上判定良恶性困难，在生物学行为上具有低度恶性潜能）和恶性三大类。

（一）子宫平滑肌瘤

子宫平滑肌瘤（myoma of uterus）由平滑肌和结缔组织组成，是生殖器官中最常见的良性肿瘤，多见于 30 ~ 40 岁女性。大多数患者无症状，因此临床报道发病率远低于肌瘤真实发病率；部分患者可有月经过多、盆腔疼痛等症状。多数肿瘤在绝经期后可逐渐萎缩。发病有一定的遗传倾向，雌激素可促进其生长。

1. **病因学**　子宫肌瘤的起源和生长是一个多步骤的过程，关于它的机制仍所知很少。目前认为从子宫肌层细胞到肌瘤形成的转化过程可能涉及正常子宫肌层的体细胞突变和性激素及局部生长因子间复杂的相互作用。肌瘤增殖是无性繁殖的扩大，这可能是雌激素、孕激素和局部生长因子间复杂相互作用的结果，这种致体细胞突变的因素还不清楚。临床上关于子宫肌瘤的种种现象有其规律性，如青春期前极少发生肌瘤、肌瘤随妊娠而长大、随绝经后而缩小等。人们普遍认为雌激素的作用可促进平滑肌瘤的生长，但作为肌瘤生长的促进因素，雌激素与孕激素占有同等重要的地位。

2. **子宫肌瘤的分类**（图7-14）　子宫平滑肌瘤一般多发，可发生在子宫任何部位，各种类型的肌瘤可发生在同一子宫，称为多发性子宫肌瘤。

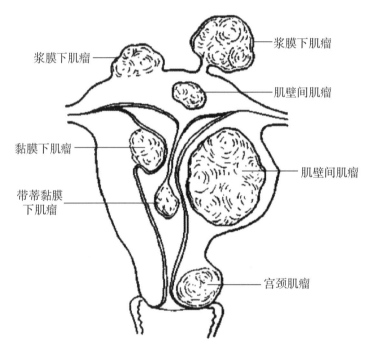

图 7-14　子宫肌瘤的分类

（1）按肌瘤所在子宫部位不同：子宫体肌瘤分为宫体肌瘤（约90%）和宫颈肌瘤（约8%），少数肌瘤同时存在于宫颈与宫体（约2%）。

（2）按肌瘤与子宫肌壁的关系：分为3类。

1）肌壁间肌瘤（intramural myoma）：占60% ~ 70%，肌瘤位于子宫肌壁间，周围均被肌层包围。

2）浆膜下肌瘤（subserous myoma）：约占20%，肌瘤向子宫浆膜面生长，并突出于子宫表面，肌瘤表面仅由子宫浆膜覆盖。若瘤体继续向浆膜面生长，仅有一蒂与子宫相连，称为带蒂浆膜下肌瘤，营养由蒂部血管供应。若血供不足，肌瘤可变性坏死。若蒂扭转断裂，肌瘤脱落形成游离性肌瘤。若肌瘤位于子宫体侧壁向宫旁生长，突出于阔韧带两叶之间，则称为阔韧带肌瘤。

3）黏膜下肌瘤（submucous myoma）：占10% ~ 15%。肌瘤向宫腔方向生长，突出于宫腔。

3. **病理变化**　肉眼观，子宫肌瘤是实性肿瘤，体积差异很大，小者仅镜下可见，大者直径可超过30 cm。肿瘤边界清楚但无包膜，切面灰白、实性、质韧，呈编织状或漩涡状（图7-15），有时可出现水肿、黏液变性、红色变性或钙化。

镜下观，肿瘤边界清楚，瘤细胞与正常子宫平滑肌细胞相似，由交错、束状排列的梭形细胞构成。肿瘤细胞胞质红染，核呈长杆状，两端钝圆，核分裂象少见（图7-16）。

子宫肌瘤的分类

免疫组化可见平滑肌瘤表达肌源性的标志物，如 desmin、h-caldesmon、SMMHC（平滑肌肌球蛋白重链）等，还表达催产素受体、ER、PR 等。分子遗传学研究发现，*MED12* 突变、*HMGA1/HMGA2* 基因重排等是子宫平滑肌瘤常见、相互排斥的分子事件。

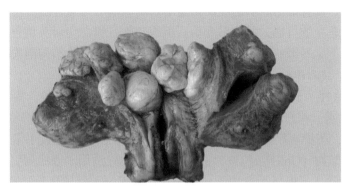

图 7-15 子宫平滑肌瘤（多发）

多个肿瘤结节，界限清楚，切面灰白质韧，编织状

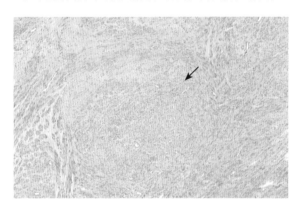

遗传病相关子宫平滑肌瘤

图 7-16 子宫平滑肌瘤

肿瘤呈束状或漩涡状排列，瘤细胞呈梭形（箭头所示）

4. 肌瘤变性　肌瘤变性主要由于各种原因导致肌瘤失去原有的典型结构，多与子宫肌瘤局部血液供给不足有关，与临床症状无明显关系。常见的变性如下。

（1）玻璃样变性（hyaline degeneration）：又称透明变性，最常见。肌瘤剖面漩涡状结构消失，由均匀透明样物质取代，镜下见病变区肌细胞消失，为均匀透明无结构区。

（2）囊性变（cystic degeneration）：子宫肌瘤玻璃样变性继续发展，肌细胞坏死液化即可发生囊性变，此时子宫肌瘤变软，很难与妊娠子宫或卵巢囊肿相区别。肌瘤内出现大小不等的囊腔，其间被结缔组织相隔，数个囊腔也可融合成大囊腔，腔内含清亮无色液体，也可凝固成胶冻状。镜下见囊腔为玻璃样变的肌瘤组织构成，内壁无上皮覆盖。

（3）红色变性（red degeneration）：多见于妊娠期或产褥期，为肌瘤的一种特殊类型坏死，发生机制不清，可能与肌瘤内小血管退行性变引起血栓及溶血、血红蛋白渗入肌纤维间有关。患者可有剧烈腹痛伴恶心、呕吐、发热，白细胞计数升高，检查发现肌瘤增大、压痛。肌瘤剖面为暗红色，如半熟的牛肉，质软，漩涡状结构消失。镜检见组织高度水肿，假包膜内大静脉及瘤体内小静脉血栓形成，广泛出血伴溶血，肌细胞减少，细胞核常溶解消失，并有较多脂肪小球沉积。

（4）脂肪变性（fatty degeneration）：一般病灶较小，少数可见到脂肪小颗粒，主要为肌瘤细胞内脂肪颗粒增多。镜下见肌细胞内有空泡，脂肪染色阳性，其发生原因可能是肌瘤间质化生为脂肪组织，也可能是脂肪组织浸润。肌瘤内全部变为黄色脂肪时称脂肪瘤，但极罕见。

（5）钙化（calcification）：多见于蒂部细小、血供不足的浆膜下肌瘤以及绝经后妇女的肌瘤，常在脂肪变性后进一步分解成甘油三酯，再与钙盐结合，沉积在肌瘤内。X 线摄片可清楚看到钙化阴影，镜下可见钙化区为层状沉积，呈圆形，有深蓝色微细颗粒。

（6）肉瘤样变（sarcomatous change）：较少见，仅为 0.4% ~ 0.8%，多见于绝经后子宫肌瘤伴疼痛和出血的患者。没有证据表明绝经前快速增长的肌瘤有肉瘤样变的可能，但若绝经后妇女肌瘤增大，仍应警惕恶变的可能。肌瘤恶变后，组织变软且脆，切面灰黄色，似生鱼肉状，与周围组织界限不清。镜下见平滑肌细胞增生活跃，排列紊乱，漩涡状结构消失，细胞有异型性，核分裂象易见（> 10 个 /10 HPF），并可出现肿瘤细胞凝固性坏死。

5．临床诊断与治疗　子宫肌瘤的临床诊断和治疗需考虑患者年龄、症状、生育要求以及肌瘤的类型、大小和数量。对于无症状肌瘤，尤其是接近绝经期的妇女，通常不需要治疗，可每 3 ~ 6 个月随访监测。药物治疗适合症状轻微、接近绝经年龄或不适宜手术的患者，包括使用促性腺激素释放激素类似物（GnRH-a）和米非司酮。手术治疗适用于因肌瘤引起的严重症状或不孕等问题，包括肌瘤切除术（保留生育功能）和子宫切除术（不保留生育功能）。其他非主流治疗方法，如子宫动脉栓塞术、高能聚焦超声和子宫内膜切除术，适用于无法耐受或不愿接受手术的患者。治疗选择应基于个体化考虑，包括症状的严重程度、生育愿望以及潜在的风险和并发症。

（二）子宫肉瘤

子宫肉瘤少见，占女性生殖系统肿瘤的 1%，恶性程度高，预后较差，好发于围绝经期妇女，一般大于 50 岁。子宫平滑肌肉瘤是平滑肌起源的恶性间叶源性肿瘤，5 年总生存率仅为 15% ~ 25%，因乳腺癌而行他莫昔芬治疗者发病率升高。

1．病理变化

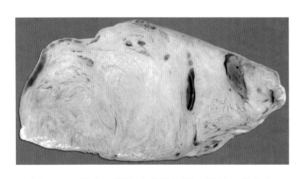

图 7-17　子宫平滑肌肉瘤的切面，局灶可见出血

（1）大体观：子宫平滑肌肉瘤一般单发，可位于子宫肌壁间、黏膜下或浆膜下。肿瘤体积一般较大，大于 10 cm。切面质软，常可见出血、坏死（图 7-17）。

（2）镜下观：见肿瘤细胞呈交错或无规律的束状排列，由梭形细胞构成，胞浆嗜酸性。细胞核的多形性显著，有时可见多核瘤巨细胞，核分裂象活跃（≥ 10 个 /0.24 mm²），并可见病理性核分裂象（图 7-18）。约 1/3 的病例可见肿瘤性坏死。

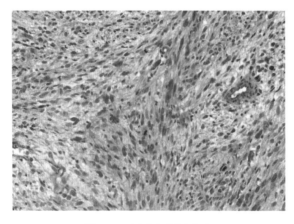

图 7-18　子宫平滑肌肉瘤

肿瘤细胞呈交错或无规律的束状排列，由梭形细胞构成，胞浆嗜酸性。细胞核具有明显多形性，可见多核瘤巨细胞，核分裂象活跃

（3）免疫组化：平滑肌肉瘤具有多种分子异常，包括染色体的拷贝数和结构的改变，但这些分子改变都不能作为平滑肌肉瘤的诊断标准。目前，平滑肌肉瘤的诊断主要依赖于组织形态学和免疫组化，分子遗传学改变尚未被用于临床诊断。子宫平滑肌肉瘤最常见的突变基因包括 *TP53*（约占 30%）、*ATRX*（约占 25%）和 *MED12*（约占 20%）。

2. 组织发生及病理分类 根据不同的组织发生来源，分为单一间叶来源和混合性上皮间叶来源。

（1）子宫平滑肌肉瘤（leiomyosarcoma，LMS）：是子宫肉瘤中最常见的一种，占子宫肉瘤的 16% ～ 75%。分为原发性和继发性两种。

原发性平滑肌肉瘤是指由具有平滑肌分化的细胞组成的恶性肿瘤，是子宫最常见的恶性间叶性肿瘤，发自子宫肌层或肌壁间血管壁的平滑肌组织，此种肉瘤呈弥漫性生长，与子宫壁之间无明显界限，无包膜。

继发性平滑肌肉瘤为原已存在的平滑肌瘤恶变，很少见。肌瘤恶变常自肌瘤中心部分开始，向周围扩展，直到整个肌瘤发展为肉瘤，可侵及包膜。通常肿瘤的体积较大，切面为均匀一致的黄色或红色结构，呈鱼肉状或豆渣样。镜下平滑肌肉瘤细胞呈梭形，大小不一致，形态各异，排列紊乱，有核异型性，染色质深，核仁明显，细胞质呈碱性，有时有巨细胞出现。核分裂象 > 10 个 /10 HPF，有凝固性坏死。子宫平滑肌肉瘤易发生血行转移，如肺转移。继发性平滑肌肉瘤的预后比原发性好。

（2）子宫内膜间质肉瘤（endometrial stromal sarcoma，ESS）：来自子宫内膜间质细胞，占子宫肉瘤的 10% ～ 23%，多见于绝经后女性。按照核分裂象、血管侵袭及预后情况分为三种类型。

1）低级别子宫内膜间质肉瘤：大体见肿瘤呈息肉状或结节状，突向宫腔或侵及肌层，但边界欠清。镜下见子宫内膜间质细胞侵入肌层肌束间，细胞形态大小一致，无明显的不典型和多形性，核分裂象一般 < 10 个 /10 HPF，无坏死或坏死不明显。有向宫旁组织转移倾向，较少发生淋巴及肺转移。复发迟，平均在初始治疗后 5 年复发。

2）高级别子宫内膜间质肉瘤：大体见宫壁有多发性息肉状赘生物，侵入宫腔。镜下见肿瘤细胞缺乏一致性，具有渗透样浸润性生长方式，肿瘤细胞大，核异型明显，核分裂象通常 > 10 个 /10 HPF。易发生子宫外转移，预后差。

3）未分化子宫肉瘤：大体见侵入宫腔内息肉状肿块，伴有出血坏死。肿瘤细胞分化程度差，细胞大小不一致，核异型性明显，核分裂活跃，多伴脉管侵犯。恶性度高，预后差。

（3）混合型同源米勒管肉瘤：主要是癌肉瘤，含腺癌及肉瘤两种成分，来自子宫平滑肌及纤维组织。此类肉瘤较异源性肉瘤多见，发生年龄为 21 ～ 84 岁。大体易被误认为是子宫黏膜下肌瘤。显微镜检查有癌及肉瘤两种成分，其中有一种较特殊的为**腺肉瘤**（adenosarcoma），指含有良性腺上皮成分及肉瘤样间叶成分的恶性肿瘤。多见于绝经后妇女，也可见于青春期或育龄期女性，恶性程度相对较低。腺肉瘤呈息肉样生长，突入宫腔，约 1/4 的病例侵犯肌层，切面常呈灰红色，伴出血坏死，可见小囊腔，镜下可见被间质挤压呈裂隙状的腺上皮成分，周围间叶细胞排列密集，细胞轻度异型性，核分裂不活跃（2 ～ 4 个 /10 HPF）。

（4）混合型异源米勒管肉瘤：又称恶性中胚叶混合瘤（malignant mesodermal mixed tumour），多见于绝经后妇女，平均年龄为 59 ～ 64 岁。肿瘤中有癌及肉瘤两种成分，但肉瘤为子宫异源成分，如横纹肌、骨、软骨、脂肪等组织。预后与肿瘤内是否含异源性成分无关，多与肿瘤浸润深度和血管淋巴管内瘤栓有关。侵及深肌层的肿瘤常有盆腔和主动脉旁淋巴结转移。肿瘤可呈息肉状生长，常为多发性，也可侵入肌层。显微镜检查癌组织以腺癌多见，少数为鳞癌，甚至可见到角化珠。

（5）其他子宫肉瘤：横纹肌肉瘤、葡萄状肉瘤等，预后均极差。

3. 临床诊断及治疗 子宫肉瘤转移途径包括血行播散、直接蔓延及淋巴转移。其早期症状无特异性，如阴道不规则流血、腹痛、腹部包块，以及压迫膀胱或直肠引起的尿频、尿急等，因此早期临床诊断较为困难。晚期患者可能出现全身消瘦、贫血、低热或远处转移的症状。体征上，子宫增大且外形不规则，宫颈口可能有易出血的息肉或肌瘤样肿块。由于子宫肉瘤的临床表现与子宫肌瘤及其他恶性肿瘤相似，术前诊断依赖于阴道彩色多普勒超声、盆腔磁共振成像和诊断性刮宫等辅助检查，最终需通过组织学检查确诊。

治疗原则上以手术为主，早期患者通常进行筋膜外子宫及双侧附件切除术。术前如怀疑肉瘤，应避免使用子宫粉碎器。淋巴结切除的必要性尚存在争议。根据肿瘤的分期和病理类型，术后可能需要辅以化疗或放疗以提高疗效。对于中晚期患者，应考虑手术、放疗和化疗的综合治疗。低级别子宫内膜间质肉瘤在孕激素受体高表达的情况下，大剂量孕激素治疗可能有效。

预后方面，子宫肉瘤复发率高，总体预后较差，5 年生存率在 20% 左右。预后因素包括肉瘤类型、恶性程度、肿瘤分期、是否转移及治疗方法等。继发性子宫平滑肌肉瘤和低级别子宫内膜间质肉瘤的预后相对较好，而高级别子宫内膜间质肉瘤和未分化子宫肉瘤的预后则较差。

四、子宫内膜病变

（一）子宫内膜增生

1. 定义　子宫是雌、孕激素的靶器官之一。生育期女性的子宫内膜在雌、孕激素的作用下，发生周期性增殖、分泌及剥脱改变。当雌、孕激素水平失衡、特别是在无孕激素拮抗的雌激素作用下，子宫内膜腺体、间质增生致比例改变，称为子宫内膜增生（endometrial hyperplasia），是一种非生理性、非侵袭性的内膜增生。

2. 分类　根据细胞形态和腺体结构增生和分化程度的不同，可以分为以下三类（表 7-6）。

表 7-6　子宫内膜增生的分类

	单纯性增生	复杂性增生	非典型增生
腺体与间质的比例	内膜腺体数量增加，腺体与间质的比例大于 1:1、小于 3:1	内膜腺体增生显著，腺体与间质的比例大于 3:1	内膜腺体数量增加，腺体与间质比例大于 1:1
细胞异型性	衬覆腺体的上皮为单层或假复层，细胞呈柱状，无异型性	腺体结构复杂且不规则，可出现背靠背现象，但无细胞异型性	腺体上皮细胞伴有异型性，细胞极性紊乱
进展	约 1% 的子宫内膜单纯性增生可进展为子宫内膜腺癌。	约 3% 可发展为腺癌	约 1/3 的患者在 5 年内可发展为腺癌

（1）单纯性增生（simple hyperplasia）：以往称为腺囊性增生，子宫内膜腺体数量增加，腺体与间质的比例大于 1:1、小于 3:1，腺体形态和排列与增生期子宫内膜相似。部分腺体可扩张成小囊。衬覆腺体的上皮为单层或假复层，细胞呈柱状，无异型性。约 1% 的子宫内膜单纯性增生可进展为子宫内膜腺癌。

（2）复杂性增生（complex hyperplasia）：以往称为腺瘤性增生，腺体增生显著，腺体与间质的比例大于 3:1，腺体结构复杂且不规则，可出现背靠背现象，但无细胞异型性。约 3% 可发展为腺癌。

（3）非典型增生（atypical hyperplasia）：子宫内膜在单纯性或复杂性增生的基础上，腺体上皮细胞伴有异型性，细胞极性紊乱，体积增大，核浆比增加，核染色质浓聚，核仁醒目，可见多少不等的核分裂象。非典型增生有时和子宫内膜癌较难鉴别，需借助准确测量病变范围（是否超过 2 mm）或判断有无子宫内膜间质浸润来确诊。约 1/3 的患者在 5 年内可发展为腺癌。

根据有无细胞非典型性增生，世界卫生组织（WHO）在 2014 年将分为子宫内膜增生不伴非典型性和子宫内膜非典型增生。

（1）子宫内膜增生不伴非典型性（endometrial hyperplasia without atypia）：如果子宫内膜长期（数月至数年）处于无孕激素拮抗的雌激素作用下，例如多囊卵巢综合征、绝经后使用雌激素替代治疗、接受他莫昔芬治疗的乳腺癌患者（他莫昔芬虽然是乳腺癌细胞雌激素受体的拮抗剂，但对子宫内膜腺体的雌激素受体具有轻度激活作用），这些患者的子宫内膜会发生不伴细胞非典性的子宫内膜增生。腺体与间质比例＞1∶1，腺体不规则分支、出芽，密集、拥挤。但此时细胞形态仍类似于增殖期腺上皮（图 7-19）。此时的细胞遗传学通常并未发生显著变异，组织仅呈现出对持续性无拮抗性高雌激素水平刺激下的良性增生，恶变概率通常小于 5%。

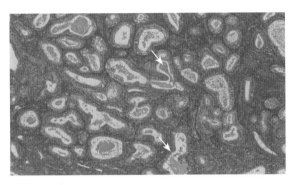

图 7-19 不伴细胞非典性的子宫内膜增生
增生的子宫内膜腺体密集排列，但细胞仍保持正常极向，细胞核呈杆状位于基底，类似于增殖期腺上皮

（2）子宫内膜非典型增生（endometrial hyperplasia with atypia）：在更长期（通常数年）的持续性无拮抗的雌激素作用下，子宫内膜腺上皮会发生遗传学变异，常见的有抑癌基因 *PTEN* 的突变或杂合性缺失（loss of heterozygosity，LOH），癌基因 *PIK3CA*、*K-ras*、*CTNNB1* 的突变等。上述遗传学变异使细胞出现异型性并获得克隆性增生和（或）生存优势，发展为子宫内膜样癌的潜能明显上升，因此被归入癌前病变。此时增生的腺体不但高度密集拥挤，细胞核增大、变圆，呈空泡状，核仁清晰，细胞核呈复层化、极向消失，而且与周围正常子宫内膜腺体形态明显不同，若病变范围超过 1 mm，则称为非典型性子宫内膜增生或子宫内膜样上皮内瘤变（endometrioid intraepithelial neoplasia，EIN）（图 7-20）。该类患者罹患子宫内膜癌的风险是正常人的 30～45 倍；实际上，30%～40% 的病例在非典型增生的周围即可检见子宫内膜癌。

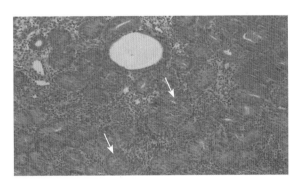

图 7-20 非典型性子宫内膜增生 / 子宫内膜样上皮内瘤变
增生的子宫内膜腺体密集排列，细胞核复层化、增大、变圆，与残存的正常腺体显著不同

3. 诊断和治疗 根据临床表现结合影像学检查可做出初步诊断，子宫细胞学检查、宫腔镜

检查及宫腔镜下的子宫内膜活检可确诊。异常子宫出血是子宫内膜增生最常见的临床表现，绝经前患者主要表现为月经周期频率、规律性、经量和经期的改变，以及月经间期出血；绝经患者表现为绝经后出血。对于不伴非典型性的子宫内膜增生尤其是那些存在明确的、可逆的危险因素的病例，可以考虑只进行观察和定期的组织学随访，以确定内膜增生状态得到了缓解。随访过程中症状未缓解或存在异常出血症状推荐使用孕激素治疗。对于无生育要求的围绝经期女性，也可以考虑行子宫切除。对于非典型性的子宫内膜增生，期待观察期间存在病变持续甚至进展的风险，故并不作为首选方案。孕激素是子宫内膜增生不伴非典型性药物治疗的首选药物。常用药物有左炔诺孕酮宫内缓释系统、口服孕激素包括复方口服避孕药、芳香酶抑制剂、促性腺激素释放激素激动剂等。对于药物治疗无效者也可根据患者具体情况选择手术切除子宫治疗。

左炔诺孕酮宫内缓释系统

（二）子宫内膜癌

案例 7-2

　　女，35 岁。已婚，育有一男孩，体健。近 1 年来月经量增多、周期不规律，行经阴道彩超示子宫内膜增厚且回声不均，遂预约 1 周后刮宫，但几天后患者因父亲行结肠癌根治术需要照顾而申请延后刮宫。患者大伯已因结肠癌去世。1 个月后患者刮宫结果示子宫内膜癌。

　　问题：

　　1. 结合患者的病史及家族史，推测该患者子宫内膜癌的分子分型是哪一种类型？

　　2. 如果该患者检出错配修复基因的胚系突变并已行全子宫和双侧附件切除术及盆腔淋巴结清扫术，后续还应做些什么？

　　1. 子宫内膜癌概述　子宫内膜癌（endometrial carcinoma）是发生于子宫内膜的一组恶性上皮性肿瘤，绝大部分由子宫内膜腺上皮起源的腺癌组成。子宫内膜癌和宫颈癌、卵巢癌是女性生殖系统的三大恶性肿瘤。

　　子宫内膜癌的发病率在欧美位居女性生殖系统恶性肿瘤的榜首；在我国仅次于宫颈癌，在北京、上海等发达城市，已超越宫颈癌位居第一位，而且呈逐年上升的趋势。子宫内膜癌发病的中位年龄是 63 岁，但自 1990 年至今，50 岁以下的患者占比持续性升高。同时，子宫内膜癌的死亡率近年来也有升高的趋势。

　　2. 子宫内膜癌的发病相关因素　子宫内膜癌的病因和发病机制多样，最常见的高危因素可能是无孕激素拮抗的雌激素长期刺激，子宫内膜腺体相继发生良性增生、非典型增生并最终癌变。临床上可见于无排卵性疾病（多囊卵巢综合征等）、分泌雌激素的肿瘤（颗粒细胞瘤、卵泡膜细胞瘤等性索间质肿瘤），另外也见于长期服用他莫昔芬的乳腺癌患者。研究发现子宫内膜癌患者常合并肥胖、高血压、糖尿病、不孕症等疾病，其内在关联和机制还有待进一步研究。另外，有小部分子宫内膜癌的发生与激素刺激无关，还有 5% ~ 10% 的子宫内膜癌与遗传综合征相关，其中最常见的是林奇综合征（Lynch syndrome），也被称为遗传性非息肉性结直肠癌综合征（hereditary non-polyposis colorectal cancer syndrome）。这是一种常染色体显性遗传病，由错配修复基因的胚系突变引起。患者一般比较年轻，最常罹患的肿瘤即为子宫内膜癌和结直肠癌。

　　3. 子宫内膜癌的病理特征

　　（1）肉眼特征：大体上子宫内膜癌分为局限型和弥漫型。局限型多位于宫底或宫体，少数情况下也可见于子宫下段，癌呈息肉样或菜花样外生性生长，部分肿瘤同时向肌层浸润性生长。弥漫型则表现为子宫内膜弥漫性增厚、表面呈粗糙的颗粒状，常伴有出血、坏死，部分肿瘤也可侵犯子宫肌层。

（2）镜下特征：子宫内膜癌在显微镜下的形态学表现多种多样，据此进行的分型称为组织学分型，是最早应用于临床的分型。

子宫内膜癌组织学分型包括内膜样癌、浆液性癌、透明细胞癌、癌肉瘤、去 / 未分化癌和中肾样癌等。其中，子宫内膜样癌是最常见的组织学亚型，肿瘤形成腺样、筛状、乳头状甚至实性结构，肿瘤细胞类似增殖期子宫内膜，呈高柱状，细胞核呈杆状或椭圆形、假复层排列，核分裂较为活跃；根据实性成分的占比又分为高分化（实性成分占比＜ 5%）（图 7-21）、中分化（实性成分占比 5% ～ 50%）和低分化（实性成分占比＞ 50%）子宫内膜样癌。

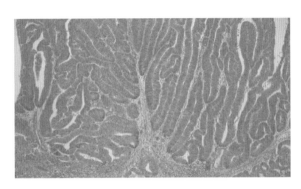

图 7-21　高分化子宫内膜样癌
肿瘤性腺体高度密集、拥挤，正常子宫内膜间质消失。细胞核呈高柱状、复层化

浆液性癌是第二常见的组织学亚型，肿瘤多形成乳头状结构，也可见裂隙样腺腔或实性结构，肿瘤细胞常呈簇状脱落至腺腔内；细胞核浆比增大，异型性明显，多形性突出，常见瘤巨细胞，有大而显著的"樱桃红"核仁，核分裂活跃（图 7-22），并常见肿瘤性坏死。

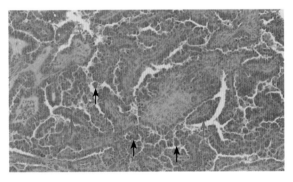

图 7-22　子宫内膜浆液性癌
肿瘤形成乳头状（红色箭头）、簇状结构（黑色箭头），细胞异型性显著，核仁明显，核分裂活跃

透明细胞癌较为少见，约占子宫内膜癌的 5%，其组织学形态较为复杂，可形成管囊状、乳头状和实性结构，且三种结构往往同时存在；癌细胞呈立方形或鞋钉样，胞浆透亮或嗜酸，细胞核圆形、淡染，可见嗜酸性红核仁；大部分肿瘤核分裂不活跃，也可见到灶状坏死。

癌肉瘤比较罕见，仅占子宫内膜癌的 5%，好发于老年女性。癌肉瘤是由高级别癌和肉瘤构成的双相分化的恶性肿瘤，部分癌肉瘤的发生与他莫昔芬治疗或放疗相关。癌肉瘤大体上多呈巨大的息肉样肿块突向宫腔。镜下恶性上皮性成分一般以腺癌为代表，最常见的类型是浆液性癌，也可以是内膜样癌或其他类型；肉瘤成分多为非特异性肉瘤，如纤维肉瘤，肉瘤细胞异型性显著，多呈梭形、束状排列，与腺癌成分分界明显；也可以是同源性肉瘤（如平滑肌肉瘤或子宫内膜间质肉瘤）或异源性肉瘤（横纹肌肉瘤、骨肉瘤和软骨肉瘤等）。

4. 子宫内膜癌的临床病理分型 1983 年，Bokhman 医生发现内分泌和代谢紊乱对子宫内膜癌的生物学行为及预后具有重大影响，随后被应用于临床并指导治疗和预后。子宫内膜癌的"Bokhman 二元论"分型对应的病理组织学分型及各自的临床特点详见表 7-7。

表 7-7　子宫内膜癌的 Bokhman 二元论分型

	Ⅰ型癌	Ⅱ型癌
占比	约 65%	约 35%
代谢紊乱	肥胖、高脂血症等	不伴有或不明确
高雌激素水平	存在	缺乏
背景病变	子宫内膜增生症	子宫内膜萎缩
组织学亚型	内膜样癌	浆液性癌、透明细胞癌、癌肉瘤
肿瘤级别	G1，G2；分化好	G3；分化差
肿瘤浸润深度	表浅	较深，且可伴有淋巴结转移
生物学行为及预后	惰性，5 年生存率 85.6%	侵袭性，5 年生存率 58.8%

5. 子宫内膜癌的分子分型 在临床实践中，人们逐渐发现 Bokhman 分型具有很多局限性，已经无法适应精准治疗和遗传学综合征筛查的需要。2013 年，TCGA 研究项目（The Cancer Genome Atlas Research Network）利用组学和生物信息学技术整合了 373 例子宫内膜癌的基因组、转录组、蛋白质组和表观遗传学等特征后，将子宫内膜癌分为与患者预后高度相关的四种分子亚型。

（1）*POLE* 超突变（*POLE* ultramutated）亚型：该亚型约占子宫内膜癌的 7% ~ 12%，由于 *POLE*（DNA 聚合酶 Polε）外切酶结构域突变导致聚合酶校正功能丧失，因此 DNA 复制过程中产生了超高的突变频率（> 100 突变 /Mb）。这些超高频率的体细胞突变产生了大量肿瘤特异性新抗原，容易被免疫系统识别、攻击，所以该亚型是预后最好的子宫内膜癌，且对 PD-1/PD-L1 相关的免疫治疗反应良好。由于该亚型很少复发，单纯的手术治疗大多能达到治愈。2023 年更新的子宫内膜癌 FIGO 分期更是针对 POLE 亚型推出了分子分期，即把Ⅰ期和Ⅱ期具有 *POLE* 致病性突变的子宫内膜样癌全部降期至Ⅰ A 期。需要强调的是，肿瘤细胞合成大量新抗原使得细胞形态多变、异型性显著等特点容易导致过诊断为高级别子宫内膜癌，从而导致过度治疗。因此，通过一代测序或二代测序检测 *POLE* 基因有无致病性突变，对子宫内膜癌进行精准诊断和恰当治疗的分流非常必要。

（2）MSI/ 高突变（microsatellite instability hypermutated，MSI-H）亚型：该亚型约占子宫内膜癌的 30%，由 DNA 错配修复缺陷导致。DNA 错配修复机器主要由两对蛋白（MLH1 和 PMS2，MSH2 和 MSH6）组成，其中任何一种蛋白出现问题，均可导致 DNA 复制过程中出现较高的突变频率（> 10 突变 /Mb），从而表现为高度微卫星不稳定（MSI-H，high microsatellite instability）。大部分 MSI/ 高突变亚型子宫内膜癌是由 MLH1 甲基化所致，1/3 是错配修复基因胚系突变（即 Lynch 综合征）的结果。在临床工作中，精准鉴别 MLH1 甲基化和 Lynch 综合征不但具有重要的预后意义，有利于预防次发性结直肠癌和其他 Lynch 综合征相关性癌，而且有利于肿瘤综合征的筛查工作。与 *POLE* 超突变亚型相似，MSI/ 高突变亚型的子宫内膜癌同样可以表现为较明显的异型性和淋巴细胞浸润，并对 PD-1/PD-L1 相关的免疫治疗反应良好。该亚型子宫内膜癌的整体预后差于 *POLE* 超突变亚型，但好于高拷贝浆液样亚型，其中 MLH1 甲基化者的预后差于错配修复基因胚系突变者。需要强调的是，该亚型子宫内膜癌的预后同样与组织学分化程度无关。

（3）高拷贝浆液样（copy-number high/serous-like，CN-H）亚型：该亚型占子宫内膜癌的15% ~ 20%，相较于其他 3 种亚型，该亚型具有最高的体细胞拷贝数变异（somatic copy number alteration，SCNA）和最高的 *TP53* 突变率（> 90%）。此外，该亚型还可检测到原癌基因 *MYC*、*ERBB2* 和 *CCNE1* 的扩增，特别是 *ERBB2* 的扩增率高达 20%，针对 *HER2* 的靶向治疗为患者提供了更多的选择。该亚型具有高度侵袭的生物学行为，以及很高的复发率、转移率，是预后最差的亚型，主要由经典组织学分型的浆液性癌构成。新版 FIGO 分期对伴有任意深度肌层浸润并局限于子宫的该亚型病例均进行了升期处理，即均升期为 ⅡC 期。手术辅以放化疗和相关靶向治疗可以延长生存期。

p53 蛋白的免疫组化着色模式与 *TP53* 基因状态的对应关系

（4）低拷贝内膜样（copy-number low/endometrioid，CN-L）亚型：不具备以上 3 种分子特征的子宫内膜癌被归入该亚型，占子宫内膜癌的 40% 左右。研究发现，该亚型肿瘤除了常发生 *PTEN*、*PIK3CA*、*KRAS* 等基因突变外，14% ~ 44% 的病例可检测到 *CTNNB1* 第 3 外显子的突变，该突变与高复发率相关。该亚型患者多患有肥胖、高血压和（或）代谢紊乱相关的疾病，如糖尿病、高脂血症、多囊卵巢综合征等。患者常有使用了未包含孕激素的雌激素替代疗法、合并某些产生雌激素的肿瘤，如卵巢颗粒细胞瘤等。该亚型主要由经典组织学分型的高 - 中分化内膜样癌组成，大部分病例表达雌、孕激素受体，对孕激素治疗反应较好。该亚型整体预后居中。

框 7-4　子宫内膜癌的 WHO 分子分型

正文中介绍的子宫内膜癌 TCGA 分子分型需要整合肿瘤的基因组、转录组、蛋白质组和表观遗传学等多组学特征，需要具备相关资质的实验室提供支撑，但大部分医院的实验室难以达到上述要求。现有的研究发现应用一代测序检测 *POLE* 基因致病性突变，应用免疫组化检测 MLH1、PMS2、MSH2、MSH6 四个错配修复蛋白的表达情况，应用免疫组化间接反映 *TP53* 基因的突变情况，基本能达到与 TCGA 子宫内膜癌分子分型相当的准确性，满足临床治疗和预测预后的要求。因此第 5 版女性生殖系统肿瘤的 WHO 分类采用了这种简易的分子分型，即 *POLE* 突变亚型（*POLE* 基因检出致病性突变）、MMRd 亚型（MLH1、PMS2、MSH2、MSH6 四个错配修复蛋白中有一个或一组表达缺陷）、p53 异常型（p53 免疫组化染色表现为弥漫强阳性或全阴性或胞浆着色，以上三种表达模式均提示 *TP53* 基因突变）及 NSMP 亚型（缺少上述三种特异性改变的子宫内膜癌）。

6. 子宫内膜癌的 FIGO 分期　近十余年来，随着研究的深入，不但在子宫内膜癌的组织病理学领域取得了长足进展，发现了一些新的组织学亚型，并对各种组织学亚型及其各自独特的生物学行为有了深入的认识；更重要的是，随着 2013 年子宫内膜癌 TCGA 分子分型的提出，对子宫内膜癌的生物学行为和预后有了更加精准的判断，从而促成了 2023 年新版子宫内膜癌 FIGO 分期的诞生，并相应更新了治疗原则，避免了过度治疗或治疗不足等问题。新版 FIGO 分期（表 7-8，表 7-9）分期更加精细，不但强调了侵袭性和非侵袭性组织学亚型生物学行为的不同，为低危性子宫 - 卵巢同步癌设立了 ⅠA3 分期，新增了 LVSI 的分层，对淋巴结分期更加细致，而且提出了分子分期的概念，将发生了 *POLE* 基因致病性突变且局限于宫体的子宫内膜癌一律降期为分子分期的 ⅠA 期，即 ⅠAmPOLEmut 期，无论其是否伴有宫颈侵犯或伴有 LVSI，也不论其为何种组织学类型；而对发生了 *TP53* 基因突变且局限于宫体的子宫内膜癌，则一律升期为分子分期的 ⅡC 期，即 ⅡCmp53abn 期，无论其是否伴有宫颈侵犯或伴有 LVSI，也不论其为何种组织学类型。

表 7-8　2023 年子宫内膜癌 FIGO 分期

Ⅰ期	局限于子宫体和卵巢	
ⅠA	非侵袭性组织学亚型，浸润深度＜ 1/2 子宫肌层，不伴或仅伴局灶性 LVSI	
	ⅠA1	非侵袭性组织学亚型，局限于内膜息肉或内膜
	ⅠA2	非侵袭性组织学亚型，侵犯肌层但＜ 1/2，不伴或仅伴局灶性 LVSI
	ⅠA3	低级别内膜样癌局限于子宫和卵巢
ⅠB	非侵袭性组织学亚型，浸润深度≥ 1/2 子宫肌层，不伴或仅伴局灶性 LVSI	
ⅠC	侵袭性组织学亚型，局限于内膜息肉或内膜	
Ⅱ期	宫颈间质侵犯，大量脉管内癌栓，侵袭性组织学亚型伴肌层浸润	
ⅡA	非侵袭性组织学亚型侵犯宫颈间质	
ⅡB	非侵袭性组织学亚型出现大量 LVSI	
ⅡC	侵袭性组织学亚型伴肌层浸润	
Ⅲ期	任意组织学亚型的局部或区域性扩散	
ⅢA	直接蔓延或转移至子宫浆膜和（或）附件	
	ⅢA1	侵及卵巢或输卵管（除外ⅠA3）
	ⅢA2	累及子宫浆膜下层或浆膜
ⅢB	直接蔓延或转移至阴道和（或）宫旁组织或盆腔腹膜	
	ⅢB1	直接蔓延或转移至阴道和（或）宫旁组织
	ⅢB2	转移至盆腔腹膜
ⅢC	转移至盆腔和（或）腹主动脉旁淋巴结	
	ⅢC1	转移至盆腔淋巴结
	ⅢC1i	微转移
	ⅢC1ii	宏转移
	ⅢC2	转移至腹主动脉旁淋巴结
	ⅢC2i	微转移
	ⅢC2ii	宏转移
Ⅳ期	侵及膀胱黏膜和（或）肠黏膜和（或）发生远处转移	
ⅣA	侵犯膀胱黏膜和（或）肠黏膜	
ⅣB	盆腔外腹腔腹膜的转移	
ⅣC	远处转移，包括任何腹腔外或肾血管之上的腹腔淋巴结、肺、肝、脑、骨等转移	

表 7-9　2023 年子宫内膜癌 FIGO 分期——分子分期

分期命名	早期（Ⅰ和Ⅱ期）子宫内膜癌的分子改变
ⅠAmPOLEmut 期	POLEmut 子宫内膜癌，局限于宫体，伴或不伴宫颈侵犯，不计 LVSI 或组织学分型
ⅡCmp53abn 期	P53abn 子宫内膜癌，局限于宫体，任意肌层浸润，伴或不伴宫颈侵犯，不计 LVSI 或组织学分型

　　7．子宫内膜癌的转移及播散　　子宫内膜癌初期即可出现阴道异常出血，患者往往能及时就诊，因此大部分子宫内膜癌局限于内膜内或仅有浅肌层浸润，若未能及时治疗，子宫内膜癌可继续通过直接蔓延的方式侵及深肌层或累及宫颈；若侵透肌层，则可导致肿瘤组织播散至盆腹腔；

有时肿瘤组织也可通过输卵管播散并种植于盆腹膜及脏器表面；子宫内膜癌还可通过淋巴管转移至盆腔淋巴道、腹主动脉旁淋巴结，甚至远隔淋巴结；晚期也可发生血道转移至肺、肝和骨等。

8. 子宫内膜癌的临床表现及诊断　子宫内膜癌患者最常见的临床症状是阴道异常出血，如绝经后阴道出血，绝经前则可表现为月经周期紊乱、经期延长、出血量增多等症状；部分患者可出现阴道排液，多为血性液体或浆液性、黏液性分泌物，若合并感染，则呈脓性并伴有恶臭；还有部分患者表现为下腹疼痛，特别是当癌肿累及并堵塞宫颈内口导致宫腔积脓时。

妇科查体，早期患者可无异常体征，但进展期患者可出现子宫体积增大、形状不规则、压痛或子宫固定等征象。

经阴道 B 超可以发现子宫内膜增厚、回声不均匀，宫腔占位，甚至宫腔线消失、肌层内不均质回声等现象；彩色多普勒超声还可通过检测血流信号提供信息。盆腔磁共振成像（MRI）则能提供更加精准的影像学信息，例如有无肌层浸润及浸润深度、有无宫颈受累等信息。

实验室检查，如检测血清 CA125 水平可能反映肿瘤子宫外转移情况，或可以用于评估疗效、监测复发。

子宫内膜癌的确切诊断还需通过分段诊刮或在宫腔镜直视下精准取材、行病理检查，最终获得组织学分型及分子分型。

9. 子宫内膜癌的治疗　子宫内膜癌传统的治疗方法包括手术、放疗、化疗和激素治疗等。原则上根据肿瘤分期和组织学类型，并结合患者的年龄、身体状况等制定适合患者的个体化治疗方案。一般来说，早期患者多以手术治疗为主，术后根据是否伴有高危因素决定是否增加辅助治疗。影响子宫内膜癌预后的高危因素包括侵袭性组织学亚型、肿瘤体积大、深肌层浸润、大量脉管内癌栓、宫颈受累和淋巴结转移等。而新版 FIGO 分期则指出分子分型，特别是 *POLE* 突变亚型和高拷贝浆液样亚型，对预后有着重要的影响，需要据此调整治疗方案。

（1）手术治疗：为首选治疗方案。手术除了切除病变子宫及转移性病灶，还可明确病变范围、确定肿瘤分期，为下一步治疗提供信息。术前可根据影像学提供的可能病变范围并结合刮宫的病理诊断结果选择腹腔镜手术或开腹手术。切除脏器前应先留取盆腹腔冲洗液行细胞学检查，然后全面探查腹腔，对可疑病变取材送病理组织学检查并行相关免疫组化和分子检测。

对 I 期患者通常行筋膜外全子宫及双侧附件切除术。对下述具有高危因素之一的患者即应行盆腔淋巴结切除及腹主动脉旁淋巴结活检：①侵袭性组织学亚型，包括浆液性癌、透明细胞癌、去 / 未分化癌、癌肉瘤、中肾样癌及高级别 /G3 子宫内膜样癌等；②深肌层浸润，可送术中冰冻病理明确癌浸润深度；③肿瘤累及宫腔面积＞50%；④术中可疑淋巴结转移。对 II 期患者通常行改良的广泛子宫切除、双侧附件切除、盆腔淋巴结切除及腹主动脉旁淋巴结取样。III 期和 IV 期患者肿瘤累及范围通常较为广泛，手术原则是尽可能切除所有肉眼可见的病灶，即行肿瘤减灭术。

（2）放疗：分为腔内照射和体外照射两种。前者多用后装治疗机腔内照射，高能放射源为 ^{60} 钴 60 或 ^{137} 铯；后者常用 ^{60} 钴或直线加速器。单纯放疗一般仅用于有手术禁忌证或无法手术切除的晚期患者。放疗联合手术是 I 期伴高危因素和 II 期子宫内膜癌最主要的术后辅助治疗，可降低局部复发，延长无瘤生存期。研究发现术后辅助放疗可能使 G3 子宫内膜样癌、发生深肌层浸润或淋巴结转移的患者获益。对于 III 期和 IV 期患者，联合应用手术和放化疗可提高疗效。

（3）化疗：主要用于晚期或复发性子宫内膜癌患者，也可用于具有复发高危因素的患者以减少远处转移的可能性。常用的化疗药物有顺铂、紫杉醇、多柔比星、环磷酰胺等。可单独使用，也可联合孕激素或靶向药物使用。

（4）孕激素治疗：以前主要用于晚期或复发性子宫内膜癌患者，现在也是要求保育的极早期子宫内膜癌患者的首选治疗措施。通常采用大剂量高效孕激素，如醋酸甲羟孕酮、甲地孕酮等进行长期治疗，并且每治疗 3 个月应刮宫送病理检查以评估疗效。目前研究发现，低拷贝内膜样分子亚型的子宫内膜样癌对孕激素治疗反应最佳。

（5）免疫治疗：肿瘤细胞上的免疫球蛋白样分子 PD-L1（programmed cell death-ligand 1，细胞程序化死亡配体 1）可与免疫细胞上的分子 PD-1（programmed death 1，程序化死亡分子）结合、降低免疫细胞的活性，从而阻断免疫细胞对肿瘤细胞的攻击，肿瘤细胞由此得以生存。PD-1/PD-L1 抑制剂则可阻断这一免疫逃逸的过程，重建免疫防御机制。免疫疗法已经应用于多种恶性肿瘤的治疗，包括子宫内膜癌，特别是具有错配修复缺陷表型的子宫内膜样癌，并取得了较好的疗效。

（6）靶向治疗：针对肿瘤细胞中异常激活的信号通路的靶向治疗近些年也取得了可喜的效果。某些子宫内膜癌已检出 *HER2* 过表达，KRAS、PI3K/AKT 等通路的异常激活，因此，具有上述通路异常激活的复发性或晚期患者可尝试靶向治疗。

10. 子宫内膜癌的预后　子宫内膜癌的预后与多种因素相关，主要包括肿瘤的组织学类型、分子分型和分期，另外，患者的全身情况和治疗方案的选择也会不同程度地影响预后。

五、子宫内膜异位症

子宫内膜异位症是指子宫内膜样组织 [子宫内膜腺体和（或）间质] 在宫腔和子宫肌层以外的部位生长。据研究统计，6% ~ 10% 的育龄期女性罹患子宫内膜异位症，该疾病不但严重影响了患者的生活质量，还损害了女性的生育力，甚至可能导致恶性肿瘤的发生。

（一）病因及发病机制

关于子宫内膜异位症的来源，目前有多个学说。最为大家理解和接受的是"经血逆流的种植学说"，由 Sampson 医生于 1927 年提出，即月经期剥脱的子宫内膜组织通过输卵管逆流至盆腹腔，像种子一样在腹膜（土壤）生长。腹腔镜证实确实有 90% 的女性经期发生了经血逆流入腹腔的现象，但最终仅有约 10% 女性罹患子宫内膜异位症，这提示单纯的"经血逆流学说"不能完美解释子宫内膜异位症的发生。近来，郎景和院士提出子宫内膜异位症的发生是由异常的在位内膜引起，即内异症患者的在位内膜已经发生了某些改变，使其获得了异常的黏附、侵袭和血管形成等能力，从而使得逆流入腹腔的子宫内膜组织在腹膜定植并继续生长。郎院士"在位内膜决定论"的提出是对"经血逆流学说"的补充和升华，也为后续治疗提供了思路，即治疗源头性病变——在位内膜——可能是重要的突破口。Meyer 医生于 1919 年提出的"体腔上皮化生理论"，即卵巢表面上皮、腹腔上皮等间皮组织在受到各种刺激后可被激活而化生为子宫内膜组织、继而形成子宫内膜异位症，可解释远隔部位和男性发生的子宫内膜异位症，但目前缺乏相关实验证据。另外，还有"胚胎残余学说"提出胚胎发育过程中少量 Mullerian 源性组织残留在盆腹腔，后在激素的作用下发育成子宫内膜组织并形成子宫内膜异位症病灶。

多种因素参与到子宫内膜异位症的发生过程中，但具体发病机制还有待进一步研究、阐明。目前已知因素有如下几点。

1. 遗传因素　子宫内膜异位症发病具有"家族聚集性"，患者的一级亲属罹患该病的可能性比普通人群高 3 ~ 15 倍，且症状更严重。

2. 激素异常　子宫内膜异位症是一种激素依赖性疾病。有研究发现患者内异症病灶中雌激素水平高于正常人；还有研究发现内异症病灶雌激素受体（ER）表达水平升高，因此对雌激素刺激更加敏感；而孕激素受体（PR）在表观遗传学的调控下表达水平降低、最终导致孕激素抵抗。

3. 异常免疫反应　与正常人相比，子宫内膜异位症患者更容易合并自身免疫性疾病。有研究显示，子宫内膜异位症患者的免疫监视和免疫排斥机制缺陷，不能清除逆流的经血，从而使得逆流的子宫内膜组织有机会种植下来并继续生长。另外，炎症反应和代谢异常等可能也参与了子宫内膜异位症的发生。

（二）临床及病理特征

子宫内膜异位症的临床表现多种多样，最常表现为慢性盆腔痛、月经过多、不孕、痛经和腹部包块，另外，还可表现为便秘、排尿困难等消化系统、泌尿系统症状，甚至可发生抑郁等神经精神障碍。影像学对诊断卵巢子宫内膜异位症比较有帮助，但对其他类型的子宫内膜异位症诊断率较低；患者的血清 CA125 可有轻度升高，但同样既不敏感也不特异。因此，子宫内膜异位症的最终确诊依赖手术和病理诊断。

子宫内膜异位症最常发生于盆腹腔，根据发病部位的不同，分为表浅子宫内膜异位症、卵巢子宫内膜异位症和深部浸润性子宫内膜异位症。表浅子宫内膜异位症主要发生于盆腹膜表面或脏器表面，根据发病时间长短，表现为红色、褐色或白色的斑片状、囊泡状或息肉样病损。卵巢子宫内膜异位症多表现为囊肿型，囊壁因纤维化程度不同而厚薄不一，囊内黏稠的陈旧性血液呈咖啡色，因此常被成为"巧克力囊肿"。深部浸润性子宫内膜异位症则是异位的子宫内膜组织沿着疏松的结缔组织浸润性生长至纤维或肌性组织内，如宫骶韧带、直肠阴道隔、肠壁形成实性结节，浸润深度往往大于 5 mm。

子宫内膜异位症显微镜下的典型形态：多由子宫内膜样腺体和间质组成，但有些病变由于存在时间较长，反复多次的出血、含铁血黄素沉积、巨噬细胞吞噬反应及纤维化等继发改变可能会掩盖典型的组织学表现，这时需要认真观察，寻找子宫内膜组织的蛛丝马迹，并充分结合临床及术中所见做出正确诊断。

约 1% 的子宫内膜异位症，尤其是卵巢子宫内膜异位症（图 7-23）在异常微环境中可发生基因突变的累积，继而发生肿瘤，例如子宫内膜样肿瘤、透明细胞肿瘤和浆黏液性肿瘤。除了上述上皮性肿瘤，子宫内膜异位症还可发生低级别子宫内膜间质肉瘤和腺肉瘤。

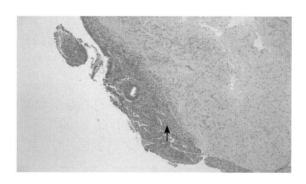

图 7-23　卵巢子宫内膜异位性囊肿

囊肿壁可见子宫内膜腺体（红色箭头）及间质（黑色箭头），其内可见出血，并伴有慢性炎症细胞浸润及间质纤维化

▎六、子宫腺肌症

子宫腺肌症表现为良性子宫内膜组织浸润子宫肌层，产生弥漫增大的子宫，显微镜下表现为内膜腺体和间质被增生肥大的平滑肌包绕。腺肌症常见于生育年龄后期女性，因缺乏特异性临床症状，先前确诊需依赖手术和病理诊断，因此难以评估其准确发病率；近年来随着影像诊断的进展，显示腺肌症在普通人群中的发病率占 20% 左右。

（一）病因及发病机制

多种因素参与了腺肌症的发生与发展，但具体发病机制还待进一步研究。目前比较流行的两个学说分别是"损伤与修复假说"和"干细胞化生假说"。

1. 损伤与修复假说　子宫内膜层与肌层直接相接，缺少黏膜下层的保护，这是子宫内膜容易入侵肌层的解剖学基础；而各种机械性损伤如刮宫、剖宫产等，炎症性损伤如子宫内膜炎，或激素紊乱如高泌乳素引起的肌层异常蠕动等均可导致与子宫内膜基底层交界处的浅肌层发生损伤，在后续修复过程中产生的高水平雌激素导致肌层持续性异常蠕动，同时会激活子宫内膜，促进其入侵子宫肌层。这种恶性循环导致腺肌症持续发展和加重。

2. 原位干细胞化生假说　该学说认为胚胎发育过程中残留在子宫肌层的多潜能干细胞分别分化成子宫内膜腺上皮和间质细胞，从而在肌层形成原发的腺肌症病灶。但最近一项研究发现，腺肌症病灶的腺上皮和在位子宫内膜的腺上皮均携带相同的 *KRAS* 基因突变，高度提示腺肌症成分来源于在位子宫内膜，而非原位干细胞化生，但需要更多的实验数据验证。

（二）临床及病理特征

尽管近 1/3 的腺肌症患者没有显著不适，但大部分患者会出现痛经、月经过多、慢性盆腔痛、不孕或流产等临床表现。由于这些临床表现没有特异性，且腺肌症也常与子宫内膜异位症、子宫肌瘤等具有相似症状的疾病伴发，因此腺肌症的诊断还需要结合影像学或病理检查。

根据腺肌症累及范围的大小，可分为弥漫性腺肌症和局限性腺肌症。前者可见腺肌症病灶广泛分布于子宫肌层并刺激周围平滑肌显著增生，使得整个肌层弥漫增厚，子宫体积增大呈球形；后者腺肌症病灶多位于子宫后壁，同样引起平滑肌反应性增生，形成局限性结节状病灶，又称为"腺肌瘤"。典型的腺肌症病灶肉眼观呈蓝紫色小结节，周围平滑肌束则增生呈编织状、质地粗糙，称为"毛巾征"。显微镜下可见腺肌症病灶由形态温和的子宫内膜腺体和间质构成，岛状散在分布于子宫肌层（图 7-24）。由于正常情况下，子宫内膜与肌层的交界处就是波浪状起伏不平的，因此当子宫内膜轻度内陷于肌层时，不足以诊断为腺肌症；只有当肌层中子宫内膜岛距离交界处大于 2.5 mm 以上时，才可以诊断为腺肌症。

腺肌症恶变率远低于子宫内膜异位症，偶有个案报道在腺肌症基础上发生子宫内膜癌或腺肉瘤。

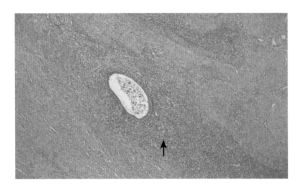

图 7-24　子宫腺肌症
子宫肌层内可见岛状分布的良性子宫内膜腺体（红色箭头）和间质（黑色箭头）

（张曜耀　王玉湘　刘从容）

第三节　卵巢肿瘤

案例 7-3

女，26 岁。因腹部围度增加来就诊。自诉一直在尝试减肥，并感觉除了腹部以外的部位都取得了成功。除了这次计划的减重外，她否认有任何其他症状。体格检查时，腹部柔软无压痛，触诊有异常波动感。腹部 CT 显示左附件区有一个 22 cm 的囊实性包块。

问题：

1. 该患者最可能的诊断是什么？
2. 应与哪些疾病相鉴别？
3. 针对该患者，下一步应进行的诊疗方案是什么？

案例 7-3 解析

一、概述

（一）组织学分类

卵巢肿瘤的主要组织学类型为上皮 - 间叶性肿瘤、生殖细胞肿瘤、性索间质肿瘤以及转移性肿瘤。WHO 进一步将卵巢肿瘤细分为 14 大类，其中浆液性肿瘤、黏液性肿瘤、子宫内膜样肿瘤、透明细胞肿瘤、浆液黏液性肿瘤、Brenner 肿瘤和其他类型癌均属于上皮性肿瘤（表 7-10，图 7-25）。

表 7-10　WHO 卵巢肿瘤组织学分类（2020）

组织学分类	形态学编码	组织学分类	形态学编码
浆液性肿瘤		黏液性癌	8480/3
浆液性囊腺瘤，非特指	8441/0		
浆液性表面乳头状瘤	8461/0	**子宫内膜样肿瘤**	
浆液性腺纤维瘤，非特指	9014/0	子宫内膜样囊腺瘤，非特指	8380/0
浆液性囊腺纤维瘤，非特指	9014/0	子宫内膜样腺纤维瘤，非特指	8381/0
交界性浆液性肿瘤，非特指	8442/1	交界性子宫内膜样肿瘤	8380/1
交界性浆液性肿瘤 - 微乳头亚型	8460/2	子宫内膜样癌，非特指	8380/3
低级别非浸润性浆液性癌	8460/2	浆黏液性癌	8474/3
低级别浆液性癌	8460/3		
高级别浆液性癌	8461/3	**透明细胞肿瘤**	
		透明细胞囊腺瘤	8443/0
		透明细胞囊腺纤维瘤	8313/0
黏液性肿瘤		交界性透明细胞肿瘤	8313/1
黏液性囊腺瘤，非特指	8470/0	透明细胞癌，非特指	8310/3
黏液性腺纤维瘤，非特指	9015/0		
交界性黏液性肿瘤	8472/1		

续表

组织学分类	形态学编码	组织学分类	形态学编码
性索间质肿瘤		**浆黏液性肿瘤**	
纯间质肿瘤		浆黏液性囊腺瘤	8474/0
纤维瘤，非特指	8810/0	浆黏液性腺纤维瘤	9014/0
细胞型纤维瘤	8810/1	交界性浆黏液性肿瘤	8474/1
卵泡膜细胞瘤，非特指	8600/0		
黄素化卵泡膜细胞瘤	8601/0	**Brenner 瘤**	
硬化间质瘤	8602/0	Brenner 瘤，非特指	9000/0
微囊性间质瘤	8590/0	交界性 Brenner 瘤	9000/1
印戒间质瘤	8590/0	恶性 Brenner 瘤	9000/3
Leydig 细胞瘤，非特指	8650/0		
类固醇细胞瘤，非特指	8670/0	**其他类型癌**	
恶性类固醇细胞瘤	8670/3	中肾样腺癌	9111/3*
纤维肉瘤，非特指	8810/3	未分化癌，非特指	8020/3
		去分化癌	8020/3
纯性索肿瘤		癌肉瘤，非特指	8980/3
成人型颗粒细胞瘤	8620/3	混合细胞腺癌	8323/3
幼年型颗粒细胞瘤	8622/1		
Sertoli 细胞瘤，非特指	8640/1	**间叶性肿瘤**	
环管状性索瘤	8623/1	低级别子宫内膜间质肉瘤	8931/3
		高级别子宫内膜间质肉瘤	8930/3
混合性性索间质瘤		平滑肌瘤，非特指	8890/0
Sertoli-Leydig 细胞瘤，非特指	8631/1	平滑肌肉瘤，非特指	8890/3
高分化	8631/0	恶性潜能未定平滑肌肿瘤	8897/1
中分化	8631/1	黏液瘤，非特指	8840/0
低分化	8631/3		
网状	8633/1	**混合性上皮性和间叶性肿瘤**	
性索间质瘤，非特指	8590/1	腺肉瘤	8933/3
卵巢两性母细胞瘤	8632/1		
		单胚层畸胎瘤及与皮样囊肿有关的体细胞肿瘤	
生殖细胞肿瘤			
成熟畸胎瘤	9080/0	卵巢甲状腺肿，非特指	9090/0
未成熟畸胎瘤，非特指	9080/3	恶性卵巢甲状腺肿	9090/3
无性细胞瘤	9060/3	甲状腺肿类癌	9091/1
卵黄囊瘤，非特指	9071/3	畸胎瘤伴恶性转化	9084/3
胚胎癌，非特指	9070/3	囊性畸胎瘤，非特指	9080/0
绒毛膜癌，非特指	9100/3		
混合型生殖细胞肿瘤	9085/3	**生殖细胞 - 性索间质瘤**	

续表

组织学分类	形态学编码	组织学分类	形态学编码
性母细胞瘤	9073/1	**瘤样病变**	
分割型性母细胞瘤		滤泡囊肿	
未分化性腺组织		黄体囊肿	
混合性生殖细胞 - 性索间质瘤，非特指	8594/1	巨大孤立性黄素化滤泡囊肿	
		高反应性黄素化	8610/0
杂类肿瘤		妊娠黄体瘤	
卵巢网腺瘤	9110/0	间质增生及卵泡膜细胞增生	
卵巢网腺癌	9110/3	纤维瘤病和卵巢重度水肿	
Wolffian 肿瘤	9110/1	Leydig 细胞增生	
实性假乳头状瘤	8452/1		
小细胞癌 - 高钙血症型	8044/3	**卵巢转移性肿瘤**	
小细胞癌 - 大细胞亚型			
肾母细胞瘤	8960/3		

形态学编码采用国际肿瘤疾病分类（International Classification of Diseases for Oncology，ICD-O-3.2）。编号 /0 表示良性肿瘤；编号 /1 表示非特异性、交界性或生物学行为未定；编号 /2 表示原位癌以及Ⅲ级上皮内瘤变；编号 /3 表示恶性肿瘤（原发部位）。此分类为之前 WHO 卵巢肿瘤组织学分类（2014）的改良版，相关的改变表明对疾病的进一步认识。编码于 2020 年 6 月由 IARC/WHO 委员批准用于 ICD-O

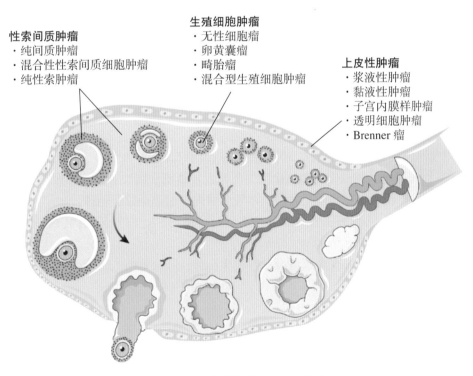

图 7-25　卵巢肿瘤的组织学分类

（二）卵巢恶性肿瘤分期及转移途径

1. 恶性肿瘤分期　卵巢恶性肿瘤按照国际妇产科联合会（FIGO）分期系统进行分期（表 7-11）。

表 7-11 卵巢癌、输卵管癌及腹膜癌手术 - 病理分期（FIGO，2014 年）

I 期	肿瘤局限在卵巢、输卵管
I A	肿瘤局限在一侧卵巢、输卵管，包膜完整，卵巢和输卵管表面无肿瘤；腹水或腹腔冲洗液无肿瘤细胞
I B	肿瘤局限在双侧卵巢、输卵管，包膜完整，卵巢和输卵管表面无肿瘤；腹水或腹腔冲洗液无肿瘤细胞
I C	肿瘤局限在一侧或双侧卵巢、输卵管，合并以下特征：
I C1	肿瘤术中破裂
I C2	肿瘤术前破裂或卵巢、输卵管表面有肿瘤
I C3	腹水或腹腔冲洗液有恶性肿瘤细胞
II 期	肿瘤累及一侧或双侧卵巢或输卵管并有盆腔内扩散（在骨盆入口平面以下）或原发性腹膜癌
II A	肿瘤蔓延或种植到子宫和（或）输卵管和（或）卵巢
II B	肿瘤蔓延至其他盆腔内组织
III 期	肿瘤累及一侧或双侧卵巢、输卵管或原发性腹膜癌，伴有细胞学或组织学证实的盆腔外腹膜转移或证实存在腹膜后淋巴结转移
III A1	仅有腹膜后淋巴结阳性（细胞学或组织学证实）
III A1（ i ）	淋巴结转移灶最大直径 ≤ 10 mm
III A1（ ii ）	淋巴结转移灶最大直径 > 10 mm
III A2	显微镜下盆腔外腹膜受累，伴或不伴腹膜后阳性淋巴结
III B	肉眼盆腔外腹膜转移，病灶最大直径 ≤ 2 cm，伴或不伴腹膜后阳性淋巴结
III C	肉眼盆腔外腹膜转移，病灶最大直径 > 2 cm，伴或不伴腹膜后阳性淋巴结（包括肿瘤蔓延至肝包膜和脾，但未转移到脏器实质）
IV 期	超出腹腔外的远处转移
IV A	胸腔积液中发现癌细胞
IV B	腹腔外器官实质转移（包括肝实质转移、腹股沟淋巴结和腹腔外淋巴结转移）

2. 转移途径 卵巢恶性肿瘤的主要转移途径包括以下几种。

（1）直接蔓延和种植：卵巢癌的转移途径主要是直接蔓延和腹腔种植。肿瘤穿破包膜，直接种植在邻近器官，并广泛种植在腹膜及大网膜，甚至横膈，引起全腹腔转移。

（2）淋巴转移：可由卵巢淋巴管向上至腹主动脉旁淋巴结，向外至髂内、髂外及髂总淋巴结；也可经圆韧带至腹股沟淋巴结。

（3）血性转移：发生较少，晚期癌可经血行转移至肺、肝、骨骼、脑等。

（三）临床表现及并发症

1. 临床表现 卵巢在盆腔深处，卵巢病变处于早期时常无特异的临床症状。

（1）卵巢良性肿瘤：生长缓慢，小者无明显症状，不易被发现，多因查体或其他原因在 B 超检查时意外发现。当肿瘤长到一定大小可出现一些非特异的临床症状，包括下腹不适感或下坠感、异物感、腹胀感；具有内分泌功能的肿瘤可伴有月经紊乱或其他内分泌症状。肿瘤过大时可出现压迫症状，如下肢水肿、排尿困难、尿潴留、排便不畅等。当合并有破裂、扭转、出血、感染等并发症时可出现疼痛。进行妇科检查时，可在一侧附件区扪及囊性或实性、边界清楚、能与子宫分开的肿物，蒂长者活动度很大。卵巢良性肿瘤一般无腹水产生（卵巢纤维瘤除外），移动性浊音阴性。

（2）卵巢恶性肿瘤：早期无特异的临床症状，其症状的轻重与肿瘤大小、部位、侵犯邻近器官程度相关。随着病变的进展，常见的临床症状包括以下几种：①腹胀：多由于腹水、盆腔包块增大以及胃肠道压迫造成的腹围进行性增大引起。②腹痛：可能由于肿瘤迅速生长导致瘤内出血或者肿瘤破裂、肿瘤扭转等原因引起急性腹痛；或因肿瘤体积增大牵拉包膜而产生慢性腹部闷痛感。③食欲下降：由肿瘤压迫胃肠道或者胃肠道转移引起，也可能由肿瘤或者机体分泌的体液因子引起。④尿频：由肿瘤压迫膀胱引起。⑤便血：肿瘤侵犯胃肠道，尤其是直肠黏膜受累明显时。⑥胸闷、憋气：由胸腔积液引起。⑦肠梗阻：肿瘤压迫肠道或者发生肠系膜浸润，表现为恶心、呕吐、排气及排便消失。⑧绝经后阴道出血：部分恶性肿瘤具有分泌雌激素的功能。

2. 并发症　卵巢良性肿瘤的并发症主要包括以下方面。

（1）蒂扭转：发生率约为10%。某些肿瘤具有表面光滑、活动度大、带蒂、有一定重量并且重心具有偏心性的特点，容易发生扭转。其中，最常发生蒂扭转的是成熟性畸胎瘤，其次是卵巢纤维瘤，而其他类型的卵巢良性肿瘤罕有发生蒂扭转的情况。临床表现为一侧下腹急性、剧烈的腹痛，常伴有恶心、呕吐，肿瘤坏死后疼痛缓解。一经确诊，应当立即急诊手术。

（2）破裂：卵巢肿瘤发生破裂的概率较低，不超过3%。破裂分为外伤性（腹部受到挤压或外伤等因素）和自发性（自瘤壁薄弱部位破出）。破口小，内容物流出少，仅有轻微腹痛；破口大，内容物流出多，出现明显下腹痛、压痛和腹肌紧张。可能发生囊肿破裂的情况主要有：多房性的黏液性囊腺瘤因生长较快，其外周的某个房发生破裂；有外生乳头的浆液性囊腺瘤出现感染、发生破裂；成熟畸胎瘤扭转时间长，形成坏死、感染、破裂；偶有卵巢纤维瘤囊性变者发生破裂。

（3）感染：多发生在蒂扭转或破裂之后，并不多见。主要表现为腹膜炎的刺激症状，如发热、腹痛、肿块及腹部压痛、反跳痛、腹肌紧张及白细胞升高等。

（4）恶变：卵巢良性肿瘤可能发生恶变，早期可无明显症状，容易被忽视。当发现患者双侧都有肿瘤且生长迅速，或超声发现囊肿内部有实体成分或血流信号，都表示有恶性的可能，需要及时手术明确诊断。

（5）卵巢良性肿瘤导致的功能性改变：卵巢的间质细胞具有分泌激素的功能，从而使患者产生雄激素或雌激素过高的表现。卵巢纤维瘤患者可能出现月经紊乱；成熟畸胎瘤中，部分绝经后的肥胖患者可能会出现男性化表现；卵巢黏液性囊腺瘤患者也可有男性化或雌激素过多的表现。

（6）腹水形成：最典型的是卵巢纤维瘤所合并的Meigs综合征，其发生率为2%～5.4%，可同时合并有胸腔积液产生，肿瘤摘除后胸腔积液、腹水可迅速消失。部分黏液性囊腺瘤也可合并腹水。

（四）诊断与治疗

1. 诊断　详细了解患者的基本情况，如年龄、月经及生育情况、有无临床症状、肿瘤生长情况、家族史等，联合妇科检查，有助于初步判断卵巢肿瘤的性质和种类（表7-12）。

表7-12　卵巢良性肿瘤与恶性肿瘤的鉴别

	卵巢良性肿瘤	卵巢恶性肿瘤
生长速度	缓慢	迅速
肿块部位	多为单侧	多为双侧
肿块性质	囊性，光滑，边界规则，活动	实性或囊实性，不规则，固定
腹水	仅见于卵巢纤维瘤	常有腹水，可能发现恶性细胞
一般情况	良好	可有消瘦、恶病质
阴道后穹隆触诊	光滑	实性结节或肿块，无痛

（1）细胞学和组织病理学检查：大多数卵巢恶性肿瘤合并腹水，晚期患者可能合并胸腔积液，行腹腔或胸腔积液细胞学检查对确定分期及选择治疗方法有一定意义。组织病理学是诊断的金标准。对于临床高度可疑为晚期卵巢癌的患者，腹腔镜探查活检术不但可以获得组织标本，还可以观察腹盆腔内肿瘤转移分布的情况，评价是否可能实现满意的减瘤手术。

（2）影像学检查：①超声：可排除其他原因的盆腔肿块，也可以清楚显示肿瘤内部结构，有助于评估恶性肿瘤的特征，如双侧病变、多房囊肿、实性区域、乳头状突起、转移、腹水和血流增加。②CT：可观察病变内微小脂肪、钙化，有助于对卵巢生殖细胞来源肿瘤的检出；腹盆腔CT扫描对于评价肿瘤的范围及腹膜转移有重要价值，可辅助临床分期；上皮性卵巢癌原发灶的CT影像多表现为盆腔或下腹部不规则形或分叶状囊实性肿瘤，囊壁及囊内间隔薄厚不一，可伴结节状、乳头状突起，实性部分形态不规则、密度不均匀，增强扫描呈不均匀强化。腹水及腹膜、网膜转移在卵巢癌中常见，CT影像可表现为网膜区扁平样、饼状软组织肿块，密度不均，边缘不规则，界线不清；腹膜转移表现为腹腔内、肝、脾、结肠等脏器表面不规则软组织结节及肿块等。但CT对于早期卵巢癌、卵巢形态未发生显著改变者敏感性较低。③MRI：软组织分辨率高，其多参数、动态增强扫描可显示病变的组织成分性质和血流动力学特点，对于脂肪、出血等成分的观察具有优势，其鉴别卵巢良恶性肿瘤的准确度可达到83%～91%；MRI有助于确定盆腔肿块起源，并辅助CT进行卵巢癌的术前分期。卵巢癌原发灶的MRI影像特点与CT相似，以囊实性肿块、不规则囊壁及分隔、乳头结节及不均匀强化为主要特点，但MRI扫描范围有限，且对运动引起的位移敏感，因此对腹膜转移和大量腹水患者显示效果不如CT，可作为腹盆腔CT的有效补充。④PET-CT：治疗前PET-CT显像有助于卵巢癌良恶性的鉴别诊断，有利于发现隐匿的转移灶，使分期更准确；PET-CT同步增强CT扫描有利于小病灶的检出。由于价格较高，主要用于常规影像学检查诊断分期不明确、有可能影响治疗方案、治疗后评价疗效或复发后确定转移范围等情况。⑤SPECT：有助于卵巢癌骨转移的诊断，全身骨显像提示骨可疑转移时，对可疑部位可增加断层融合显像或MRI、CT等检查进一步验证。

（3）肿瘤标志物检查：多种肿瘤标志物与卵巢肿瘤相关，特别是与卵巢恶性肿瘤关系密切。通过测定肿瘤标志物，可以为卵巢恶性肿瘤的诊断提供重要依据，并作为治疗效果的评价指标和随诊指标。①糖类抗原125（CA125）：是最常用的卵巢癌肿瘤标志物，尤其是浆液性癌的首选肿瘤标志物。CA125的阳性率与肿瘤分期、组织学类型有关，晚期、浆液性癌患者的阳性率显著高于早期、非浆液性癌患者（早期卵巢癌的阳性率为43.5%～65.7%，晚期卵巢癌的阳性率为84.1%～92.4%）。②人附睾蛋白4（HE4）：对卵巢癌的诊断特异性（90%～95%）高于CA125（76.6%～86.5%）。HE4水平不受月经周期及绝经状态的影响，在绝经前人群中，其诊断卵巢癌的特异性（88.4%～96.8%）优于CA125（63.3%～85.7%）。HE4单独检测的特异性和阳性预测值较高，联合CA125检测则具有更高灵敏度，并显著提高阴性预测值和诊断准确率。利用CA125和HE4的检测值建立的卵巢恶性肿瘤风险计算法（risk of ovarian mglignancy algorithm, ROMA）可辅助评估卵巢癌风险，鉴别卵巢良恶性肿瘤，并监测卵巢癌患者的治疗效果和疾病进展。③糖类抗原19-9（CA19-9）和癌胚抗原（CEA）：可作为卵巢上皮性肿瘤标志物，升高常见于胃肠道转移性卵巢癌；此外，CA19-9升高还可见于未成熟或成熟畸胎瘤、黏液性卵巢癌或某些交界性肿瘤。④甲胎蛋白（AFP）：是卵巢内胚窦瘤（卵黄囊瘤）及含有内胚窦瘤成分的生殖细胞肿瘤标志物，升高可见于卵黄囊瘤、胚胎癌和未成熟畸胎瘤。⑤人绒毛膜促性腺激素（β-hCG）：是卵巢原发性绒癌的特异性标志物。⑥神经元特异性烯醇化酶（NSE）：在未成熟畸胎瘤或伴有神经内分泌分化的肿瘤中均可升高。⑦性激素：具有旁分泌功能的颗粒细胞瘤、卵泡膜细胞瘤、少部分浆液性、黏液性或Brenner瘤可分泌一定量的雌激素。上述所有肿瘤标志物虽然具有较高的敏感性，但也存在一定的局限性，不能完全区分卵巢的良、恶性肿瘤。

（4）胃肠镜检查：在盆腔肿块患者中需排除胃肠道原发肿瘤卵巢转移者，尤其相对年轻、血清 CEA 升高显著的患者需行胃肠镜检查，排除胃肠道转移性肿瘤。

（5）腹腔镜检查：对于部分盆腔包块、腹水患者需排除盆腔炎性包块或结核性腹膜炎时，可行腹腔镜探查活检。

2. 治疗　对于已经确诊的卵巢肿瘤，应尽早手术，以明确诊断。对于单房、CA125 正常、囊性、B 超显示无血流、囊肿直径不足 5 cm 的非生理性包块，也可密切观察，但需要充分交代病情及风险，并有条件进行密切随诊。对于卵巢癌，目前的治疗原则是早期争取治愈，晚期控制复发，延长生存期。治疗方式为以手术为主的综合治疗，包括化疗、免疫治疗和靶向治疗等。一经发现，不论肿瘤期别早晚，都应考虑手术，且肿瘤细胞的转移扩散不构成手术切除的禁忌证。对于局限于卵巢的早期疾病，可行全面分期手术。在疾病晚期需行肿瘤细胞减灭术，去除所有肉眼可见的病灶。在特定的晚期病例中，初次手术前的新辅助化疗可以降低手术并发症发病率，并有更高的概率实现满意的肿瘤细胞减灭术。年轻的早期患者可考虑保留生育功能的手术。

二、卵巢上皮性肿瘤

卵巢上皮性肿瘤是最常见的卵巢肿瘤，占原发性卵巢肿瘤的 50% ～ 70%。多见于中老年女性，较少发生于青春期前女孩和婴幼儿。根据组织学和生物学行为特征，卵巢上皮性肿瘤分为良性、交界性和恶性。卵巢上皮性癌发展迅速，不易早期诊断，治疗困难，死亡率高。

（一）发病相关因素

卵巢上皮性肿瘤的确切病因仍在调查研究中。近年来，越来越多的证据显示卵巢上皮性癌的组织学起源具有多样性，且多数证据表明高级别浆液性卵巢癌起源于输卵管上皮发生的前驱病变 / 原位癌。根据临床病理和分子遗传学特征，二元论将卵巢上皮性癌分为 I 型和 II 型。I 型癌生长缓慢，预后较好，临床分期大多是 I 期。组织学类型主要包括低级别浆液性癌、低级别子宫内膜样癌、黏液性癌及透明细胞癌，并且以 *KRAS*、*BRAF*、*PIK3CA*、*ERBB2*、*CTNNB1* 和 *PTEN* 的基因突变以及高度微卫星不稳定性为分子遗传学特征。II 型癌生长迅速，预后不良。组织学类型主要包括高级别浆液性癌、高级别子宫内膜样癌和癌肉瘤等其他类型卵巢肿瘤，大多以 *TP53* 基因突变为主要分子遗传学特征。

遗传和家族因素是已确定的高危因素。20% ～ 25% 的卵巢上皮性癌患者具有家族史，10% ～ 15% 的患者携有 *BRCA1* 和 *BRCA2* 基因的胚系突变，属于常染色体显性遗传性疾病。遗传性卵巢癌综合征（hereditary ovarian carcinoma syndrome，HOCS）与三种遗传性肿瘤综合征有关，其中最常见的是遗传性乳腺癌 - 卵巢癌综合征（hereditary breast ovarian carcinoma，HBOC），另外两种是林奇综合征（Lynch syndrome，LS）和遗传性位点特异性卵巢癌（hereditary site specific ovarian carcinoma，HSSOC）。建议对遗传学高风险个体进行基因检测和遗传风险评估。

流行病学调查还发现了其他可能与卵巢癌发生有关的因素，包括月经初潮年龄较小、绝经年龄较晚、初次分娩年龄大于 35 岁或未生育、使用激素替代疗法，以及持续促排卵刺激，可能导致卵巢表面上皮不断损伤并修复，增加了细胞突变从而引发癌变的可能性。多次妊娠、哺乳以及口服避孕药可能具有保护作用。另外，吸烟和肥胖与卵巢癌的患病风险增加有关，其中，肥胖与年轻人群罹患卵巢癌明显相关。

遗传咨询

（二）病理

卵巢上皮性肿瘤的组织学类型主要包括以下方面。

1. 浆液性肿瘤（serous tumor）

（1）浆液性囊腺瘤（serous cystadenoma）：约占卵巢良性肿瘤的 25%，在初次手术未完全清除的情况下极易复发。多为单侧、囊性。肿瘤体积较大，直径大于 1 cm。肿瘤表面光滑、壁薄，囊内充满淡黄色或清亮液体。镜下囊壁为纤维结缔组织，内衬细胞为扁平单层或复层，主要由输卵管浆液性上皮分化的立方上皮和输卵管纤毛细胞分化的柱状上皮构成。伴有明显的纤维性间质细胞成分者称为浆液性腺纤维瘤或囊腺纤维瘤。当仅在小灶区域出现上皮细胞的轻至中度非典型性现象（细胞核质比略增大、细胞为 2～3 复层或簇状），达到交界性浆液性肿瘤的标准，但总面积小于上皮总量的 10% 时，可定义为浆液性囊腺瘤伴有局灶性上皮增生。

（2）浆液性交界性肿瘤（serous borderline tumor）：是一种非浸润性、低级别、增生性浆液性上皮性肿瘤。发病年龄范围广，中位年龄为 50 岁。约 1/3 为双侧，常大于 5 cm，常见 KRAS 和 BRAF 基因突变。囊壁粗糙不平或可见乳头，40%～70% 累及卵巢表面，镜下可见大量不规则的、多级分支状乳头，最终变成脱落的上皮簇。乳头被覆假复层或复层立方 - 纤毛柱状细胞，核中度增大，深染，核分裂象 ＜ 1 个 /HPF，间质可见砂粒体。部分肿瘤可见高度 / 宽度之比 ≥ 5∶1 的微乳头直接从大的、纤维化乳头上发散出来，无复杂分支，无间质，常融合形成筛状，至少 1 个微乳头 / 筛状结构区域最大径 ＞ 5 mm 时符合"交界性浆液性肿瘤 - 微乳头亚型"诊断。

（3）浆液性癌（serous carcinoma）：约占卵巢恶性肿瘤的 40%，是卵巢癌最常见的组织学类型。体积常较大，实性成分为主，切面呈灰白色，腔内充满质脆的乳头，多有出血、坏死。根据临床病理特征，可分为高级别浆液性癌和低级别浆液性癌，虽然二者均主要起源于输卵管上皮，在形态上也具有一定的交叉性，但由于发病机制显著不同，二者在病理形态、生物标志物、治疗和临床转归上显著不同（表 7-13），将二者进行明确的鉴别诊断具有重要的临床意义。

表 7-13　卵巢高级别浆液性癌和低级别浆液性癌的鉴别

临床病理特征	低级别浆液性癌	高级别浆液性癌
分类归属	Ⅰ 型卵巢癌	Ⅱ 型卵巢癌
占比	10%～15% 的卵巢上皮性癌	60%～70% 的卵巢上皮性癌
发病机制	多由卵巢交界性浆液性肿瘤恶变而来 常见 KRAS、NRAS、BRAF、USP9X 和 EIF1AX 基因突变	多由输卵管的浆液性上皮内癌进展而来，并种植于卵巢 几乎所有肿瘤均具有 TP53 基因突变和复杂的拷贝数变异 40% 具有同源重组修复缺陷，其中 20% 由 BRCA1/2 突变所致
肉眼	常为双侧，呈乳头状生长 通常与输卵管清晰分离 可有腹膜腔受累	通常单侧，肿瘤体积大、外生、囊实性、常见大面积坏死 输卵管通常被包裹于肿瘤内，在输卵管伞端偶可见结节状肿物 常广泛累及腹膜腔
组织学	可见小巢状、腺样、乳头、微乳头和内翻性乳头等多种生长方式 与交界性浆液性肿瘤的主要鉴别点是出现间质浸润	通常为实性、乳头状、迷路样、腺样或筛状 具有同源重组修复缺陷的肿瘤表现为实性、内膜样或移行细胞样生长方式
细胞学	轻 - 中度核异型性，偶见小核仁，核最大径相差 3 倍以内 核分裂象 3～5 个 /10 HPF 坏死罕见	核大具有显著异型性，核最大径相差 3 倍以上，可见多核细胞 核分裂象 ＞ 12 个 /10 HPF，可见病理性核分裂象 坏死常见

续表

临床病理特征	低级别浆液性癌	高级别浆液性癌
免疫组化标志物	野生型 *TP53* 表达模式 阳性细胞数通常小于80%，染色信号强弱不等 肿瘤细胞 *p16* 斑驳阳性	突变型 *TP53* 表达模式：① 80%以上的细胞核弥漫强阳性，提示错义突变；②正常细胞阳性，但所有肿瘤细胞完全阴性；③或者胞浆弥漫阳性但核阴性/弱阳性，提示无义或移码突变 >50%的肿瘤细胞 *p16* 弥漫阳性

2. 黏液性肿瘤（mucinous tumor）

（1）黏液性囊腺瘤（mucinous cystadenoma）：占卵巢良性肿瘤的20%。多为单侧，体积较大，有时可能充满腹腔，表面光滑，呈灰白色。切面通常为多房，囊腔内充满胶冻样黏液，囊内很少有乳头生长。镜下囊壁为纤维结缔组织，内衬类似宫颈或胃肠道上皮的单层黏液柱状细胞。半数以上病例可检出 *KRAS* 基因突变。卵巢黏液性肿瘤的突出特征是体积较大，如果切除不全或者囊内容物破裂外溢，则容易复发，或因肿瘤细胞种植入腹腔内并且分泌黏液，大量胶冻状物质在腹膜表面积聚，形成类似于卵巢癌转移的腹膜假黏液瘤（pseudomyxoma peritonei）。

（2）黏液性交界性肿瘤（mucinous borderline tumor）：体积较大，表面光滑。切面常为多房，囊壁增厚，呈少许实质性并且有乳头状突出，乳头细小、质软。镜下见被覆的胃肠型上皮呈复层排列，但不超过3层，可见乳头状结构。细胞轻度-中度异型，细胞核变大、有少量核分裂。

（3）黏液性癌（mucinous adenocarcinoma）：占卵巢上皮癌的3%～4%。体积巨大，直径多数>10 cm，单侧，表面光滑，囊实性。黏液腺癌具有两种特征性浸润模式：膨胀性和毁损性浸润。膨胀性浸润多见于原发性黏液腺癌，在显微镜下常可同时观察到良性黏液性囊腺瘤、交界性黏液性囊腺瘤以及黏液腺癌的高度复杂结构，腺体之间彼此拥挤排列、间质较少。毁损性间质浸润在转移性黏液腺癌更为常见，表现为伴有恶性细胞学特征的不规则腺体、细胞巢和单个细胞浸润间质，常有促结缔组织增生。由于原发性黏液腺癌大多起源于畸胎瘤中的消化道黏膜成分，常具有消化道黏膜上皮的形态和免疫表型。因此，原发性和转移性黏液腺癌的鉴别是卵巢黏液腺癌的病理诊断难点，需要结合病史、影像学及分子遗传学检测综合分析。

3. 子宫内膜样肿瘤（endometrioid tumor） 占卵巢上皮性肿瘤的6%～8%。良性肿瘤较少见，多为单房，表面光滑。切面可见大小不等的囊腔，囊壁为致密结缔组织，少数有乳头状突起。囊内被覆单层立方或矮柱状上皮，局灶伴有鳞状细胞化生。上皮下常为内膜样间质，间质内可见吞噬含铁血黄素的巨噬细胞。交界性肿瘤大多为单侧发病，肿瘤体积大小不一，平均直径10 cm 坏死少见。囊内可见乳头状生长或拥挤的、背靠背的子宫内膜样腺体，形成细胞间桥或筛状结构，细胞伴轻或中度异型性，通常呈复层化，类似于子宫内膜非典型增生。

子宫内膜样癌（endometrioid adenocarcinoma）占卵巢恶性肿瘤的10%～24%。总体预后好于高级别浆液性癌，10年生存率60%～70%；但部分高级别子宫内膜样癌在形态学和分子学特征上均难以与高级别浆液性癌区分，预后相对较差。85%～90%来源于子宫内膜异位症，一小部分来源于内膜样腺纤维瘤或交界性内膜样腺纤维瘤。常见 *CTNNB1*、*PIK3CA*、*PTEN*、*KRAS* 和 *ARID1A* 基因突变，偶见 *POLE* 基因外切酶功能域突变、错配修复功能缺陷和 *TP53* 基因突变。

多达42%的子宫内膜样癌患者合并有卵巢或盆腔子宫内膜异位。肿瘤通常为单侧、表面光滑。切面呈囊实性或囊内息肉状，可见出血坏死。肿瘤性腺体呈膨胀性生长，呈背靠背排列，相互融合，形成筛状或者复杂密集的乳头，上皮常伴有分泌性改变或鳞状分化，少数肿瘤呈明显的间质浸润，伴促结缔组织增生性或炎症性间质反应。大多数子宫内膜样癌是高分化，呈低级别核。低分化内膜样癌以实性为主，伴局灶微腺样区域，有明显的出血和（或）坏死。

有时子宫内膜样癌会同时出现类似浆液性分化的矮立方上皮并伴有比较明显的宫颈型黏液

上皮的分化，过去曾将此种形态独立命名为"卵巢浆黏液性癌"。但最新研究认为上述为内膜样癌的一种形态亚型，因此已经取消"卵巢浆黏液性癌"，而统一纳入了"子宫内模样癌"。

约1/4子宫内膜样癌患者同时伴有子宫体的内膜样癌（子宫 - 卵巢同步性内膜样癌）或子宫内膜增生。子宫 - 卵巢同步性内膜样癌具有克隆性，目前认为均是由子宫原发的内膜样癌转移至卵巢。但因部分病例是通过输卵管发生的惰性转移，故如同时符合以下条件，则属于低危组，可不行化疗：低级别内膜样癌、侵及子宫浅肌层、仅累及一侧卵巢而无其他部位受累、无脉管内瘤栓。

4. 透明细胞肿瘤（clear cell tumor）　良性透明细胞瘤十分罕见。交界性透明细胞肿瘤表现为 1 ～ 3 层的多角形靴钉状上皮细胞衬覆的囊腔，细胞核有异型性但无间质浸润，但通常合并透明细胞癌，需全面取材仔细寻找恶变灶。透明细胞癌占卵巢癌的 5% ～ 11%，其中 50% ～ 74% 的患者伴有子宫内膜异位性囊肿，常见 *ARIAD1*、*PIK3CA* 和 *PTEN* 基因突变，偶见 *TERT* 启动子甲基化和 *KRAS*、*TP53* 基因突变及错配修复功能缺陷。约 10% 的透明细胞癌合并高钙血症。

透明细胞癌通常表现为单侧性，平均直径约 15 cm，厚壁单囊或多囊结构，囊腔内常见实性乳头、结节突入囊腔，伴局灶出血、坏死。囊液呈现水样或黏液样，合并子宫内膜异位症时伴有巧克力样褐色囊液。显微镜下，肿瘤呈乳头、管囊、实性或混合性结构。乳头和管囊状结构衬覆大量"靴钉样"细胞，实性区的肿瘤细胞为多角形。乳头一般较规则、较小，伴透明变性的纤维血管轴心，可见嗜酸性小体。透明细胞的胞质内含有丰富的糖原，局灶可见细胞核增大深染，但核分裂象较少见。透明细胞癌确诊时通常为早期，预后相对较好，但晚期患者常在短期内出现耐药复发。

5. Brenner 瘤（Brenner tumor）　发病率较低，占卵巢肿瘤的 1.5% ～ 2.5%，组织起源尚未明确。多数患者为良性，单侧，体积较小（直径＜ 5 cm），肿瘤表面光滑，质硬，切面呈现灰白色漩涡或编织状，常位于卵巢髓质近卵巢门处，镜下显示为移行细胞样细胞组成的卵圆形或不规则细胞巢，位于纤维瘤样间质内。恶性 Brenner 瘤体积较大，5% ～ 14% 为双侧病变，肿瘤为实性或囊性，常伴有附壁结节及钙化。肿瘤由恶性移行细胞样细胞形成的不规则细胞团块组成，罕见病例形态类似鳞状细胞癌。肿瘤内的囊性区域被覆多层上皮，核深染、多形性，核分裂活性明显。肿瘤间为致密的纤维状间质，浸润性癌巢周围可见促结缔组织增生性间质反应。

（三）治疗

1. 良性肿瘤　对于较小的囊性肿物，可作短期观察，2 ～ 3 个月后进行超声复查。明确诊断为卵巢良性肿瘤，应进行手术治疗。术中肉眼观察肿瘤良、恶性，可疑恶性者应立即进行冰冻病理学检查。根据患者年龄、生育情况和肿瘤性质等确定手术范围，包括囊肿剥除、附件切除或全子宫联合单侧或双侧附件切除手术。年轻（＜ 45 岁）、单侧肿瘤应行患侧卵巢囊肿剥除或卵巢切除术，尽可能保留正常卵巢组织和对侧正常卵巢；双侧肿瘤行囊肿剥除术时，也应尽量保留正常卵巢组织。手术可通过腹腔镜或开腹进行，肿瘤体积过大或不排除恶性时，倾向于开腹手术，尽可能完整地取出肿瘤，防止囊肿破裂而使瘤细胞种植于腹腔。

2. 交界性肿瘤　手术是卵巢交界性肿瘤最主要的治疗方式。对于无生育要求的患者，手术方法参照卵巢癌。淋巴结清扫术可能提高手术病理分期，但不影响总体生存期，其是否行腹膜后淋巴结系统性切除需慎重。对于希望保留生育功能的年轻（＜ 45 岁）女性，可以通过患侧卵巢切除术进行治疗，但需要长期且仔细随访。复发的卵巢交界性肿瘤一般仍保持原病理形态，仍可切除，预后较好。手术后一般不选择辅助性化疗，但对于分期比较晚、广泛种植在卵巢内外的患者，可按低级别浆液性癌的标准进行化疗。

3. 恶性肿瘤　治疗原则以手术为主，辅以化疗、靶向治疗等综合治疗方法。早期患者可行全面分期手术，术后根据病理组织学检查来确定是否需要辅助化疗。晚期患者经评估若能实现满意的肿瘤细胞减灭术，则行手术和术后辅助化疗；反之，可先行新辅助化疗 2 ～ 4 个周期，一般不超过 4 个周期，经评估可以满意减瘤再行手术，术后继续辅以化疗。化疗结束后评估达到完全或部分缓解者，根据基因检测结果予以相应的靶向药物维持治疗。

（1）手术治疗：是卵巢上皮癌的主要治疗方式，初次手术的彻底性与预后密切相关。符合 FIGO Ⅰ 期和 Ⅱ A 期的卵巢癌应行全面确定分期的手术，包括：行腹部纵切口；留腹水或腹腔冲洗液检查癌细胞；仔细检查盆、腹腔，对可疑腹膜和易转移部位作随机盲检；全子宫、双侧附件切除（卵巢动静脉高位结扎）；大网膜切除术；怀疑或确诊黏液性癌的患者须切除外观异常的阑尾，外观正常的阑尾不需切除；腹主动脉旁和盆腔淋巴结切除。

对于年轻且渴望生育的患者，必须在患者和家属充分知情并且同意密切随访的前提下保留生育功能，谨慎选择手术方式且须严格满足以下条件方可施行：①患者年轻（＜ 40 岁），渴望生育；②Ⅰ A 期；③细胞分化好（G1）；④对侧卵巢外观正常，活检阴性；⑤具备随诊条件。手术方式为全面确定分期的手术基础上进行患侧附件切除（适用于Ⅰ A 期和Ⅰ C 期患者），或是双侧附件切除（适用于Ⅰ B 期患者）。完成生育后根据情况考虑切除子宫和对侧附件。

对 FIGO Ⅱ B 期以上的晚期患者应行肿瘤细胞减灭术，手术应尽可能切除原发和转移灶，使残留病灶直径≤ 1 cm，最好无肉眼残留（满意的肿瘤细胞减灭术）。手术范围应视能否满意切除肿瘤而定，必要时应行部分脏器切除术，包括肠管、膀胱和脾等。对于部分有手术禁忌因素或无法达到满意减瘤的 FIGO Ⅲ C 期及Ⅳ期患者，可以在获得明确的组织学诊断后行新辅助化疗，然后进行中间肿瘤细胞减灭术。

（2）化学药物治疗：除经过分期手术的Ⅰ A 期和Ⅰ B 期低级别浆液性癌及 G1 子宫内膜样癌不需要化疗，Ⅰ A 期~Ⅰ C1 期透明细胞癌、Ⅰ C 期黏液性癌、Ⅰ C 期低级别浆液性癌和 G1 子宫内膜样癌可选择化疗或观察外，其他患者术后均需辅助化疗。铂类药物顺铂和卡铂是目前主要的治疗药物。主要的不良反应有骨髓抑制、神经毒性和肾毒性。目前，卡铂由于不良反应较小，已在很大程度上取代了顺铂，并且常与另一种有效药物紫杉醇联合使用，是公认的首选一线方案（表 7-14）。

表 7-14　卵巢上皮性癌常用化疗方案

药物	剂量和方案	疗程间隔
紫杉醇 卡铂	紫杉醇 175 mg/m^2，＞ 3 h 静脉滴注； 卡铂（AUC 5 ~ 6），＞ 1 h 静脉滴注	3 周
紫杉醇 卡铂 贝伐珠单抗	紫杉醇 175 mg/m^2，＞ 3 h 静脉滴注； 卡铂（AUC 5 ~ 6），＞ 1 h 静脉滴注； 贝伐珠单抗 7.5 ~ 15 mg/kg	每隔 3 周一次，共 5 ~ 6 个疗程。后续贝伐珠单抗单药维持 12 个疗程
紫杉醇 卡铂	第 1 日紫杉醇 80 mg/m^2，＞ 3 h 静脉滴注，随后卡铂（AUC 5 ~ 6），＞ 1 h 静脉滴注； 第 8 日和第 15 日紫杉醇 80 mg/m^2，＞ 3 h 静脉滴注	3 周，共 6 个疗程
紫杉醇 卡铂	紫杉醇 60 mg/m^2，＞ 3 h 静脉滴注； 卡铂（AUC 2），＞ 1 h 静脉滴注	1 周，共 18 个疗程。多用于年老患者和一般状态不良患者
多西紫杉醇 卡铂	多西紫杉醇 60 ~ 75 mg/m^2，＞ 3 h 静脉滴注； 卡铂（AUC 5 ~ 6），＞ 1 h 静脉滴注	3 周
多柔比星脂质体 卡铂	多柔比星脂质体 30 mg/m^2，＞ 3 h 静脉滴注； 卡铂（AUC 5），＞ 1 h 静脉滴注	4 周
紫杉醇 顺铂	第 1 日紫杉醇 135 mg/m^2，＞ 24 h 静脉滴注；第 2 日顺铂 75 ~ 100 mg/m^2 腹腔注射； 第 8 日紫杉醇 60 mg/m^2 腹腔注射	3 周，共 6 个疗程

AUC（area under the curve）指曲线下面积，根据患者的肌酐清除率计算卡铂剂量

（3）维持治疗：指在完成既定的化疗周期数，肿瘤得到最大限度缓解后，继续施行治疗来使患者保持受益的治疗方法。目前采用的靶向药物包括以下两大类。

1）抗血管生成药物：贝伐珠单抗（bevacizumab）是血管内皮生长因子抑制剂，可以提高无进展生存期，但不能提高总生存期。用于初次化疗的联合用药和维持治疗。只在Ⅳ期、不可手术的Ⅲ期及Ⅲ期术后残余病灶 > 1 cm 的高危患者中有生存获益，特别是合并腹水的患者。

2）多腺苷二磷酸核糖聚合酶 [poly（ADP-ribose）polymerase，PARP] 抑制剂：可以延长无进展生存期。作为初始治疗后的一线维持治疗，对铂类敏感复发性卵巢癌的维持治疗均有效。一线维持治疗中，有胚系或者体系 *BRCA* 基因突变的患者获益更大。

4. 复发性卵巢癌 经过手术联合化疗的初始治疗，大部分患者仍会复发，且预后很差，治疗时应优先考虑患者的生活质量。化疗是治疗复发的主要手段。在初次治疗结束 6 个月和 12 个月后复发的铂类敏感患者，如果肿瘤评估为可满意切除，考虑再次施行减瘤术，并在术后接受以卡铂为基础的联合治疗，达到部分或完全缓解后用 PARP 抑制剂进行维持治疗；对于铂类耐药复发的患者，缺少有效的治疗方法，应选用二线药物，包括吉西他滨、多柔比星脂质体、拓扑替康、依托泊苷等，但它们的反应率只有 20% ~ 30%，预后最差。

（四）预后

影响卵巢肿瘤患者预后的因素包括年龄、肿瘤分期与组织学类型、分化程度、肿瘤细胞减灭术后残留病灶的大小等。

由于难以早期诊断以及对于耐药复发卵巢癌缺乏有效的治疗，卵巢上皮癌的总体预后较差。卵巢上皮癌一线铂类联合紫杉醇类化疗的有效率达到 80% 以上，其中一半以上可达到肿瘤完全缓解，但仍有 50% ~ 70% 患者复发，平均复发时间 16 ~ 18 个月。Ⅰ期患者的 5 年生存率可达 89%，Ⅱ期约 66%，Ⅲ期患者的 5 年生存率为 34%，Ⅳ期仅约 18%，多数患者死于肿瘤复发耐药。

卵巢癌易复发且复发高峰期为术后 2 ~ 3 年，应终生定期随访。治疗结束后的前 2 年每 3 个月复查一次；之后 3 年每 3 ~ 6 个月复查一次；5 年之后每年复查 1 次。复查时注意询问患者有无不适症状，多数患者复发时缺乏典型的症状，而妇科检查有助于早期发现阴道残端及盆腔内的复发。应定期监测患者血清肿瘤标志物，在初诊时发现有升高的标志物都应进行复查，上皮癌最常用的是 CA125，此外还有 CA19-9、CEA 等。影像学检查在卵巢恶性肿瘤的随访检测中不可缺少，由于卵巢癌易复发于盆腹腔，腹盆腔超声检查可作为首选影像学检查。

（五）预防

筛查：至今尚无有效的筛查策略。目前主要采用阴道彩超联合血清 CA125 测定对高风险人群进行筛查。阴道彩超对卵巢肿块较敏感，但对于区分卵巢恶性肿瘤和良性肿瘤不够准确。单独进行 CA125 测定缺乏敏感性和特异性，所以该联合筛查的价值有待进一步验证。

预防性手术：对携带 *BRCA* 基因有害突变的卵巢癌高风险人群进行管理或密切随访，最有效的方法是输卵管切除术，推荐年龄是 35 ~ 40 岁，可降低 80% 的患病风险。预防性双侧卵巢切除术可以通过腹腔镜进行，但其确切的有效性需作进一步研究。

三、卵巢性索间质肿瘤

卵巢性索间质肿瘤（ovarian sex cord stromal tumor，SCST）是一类起源于原始性腺中的性索及间质组织中的良性或恶性肿瘤，占卵巢肿瘤的 5%，是卵巢肿瘤主要亚型中最少见的一种。在胚胎发育过程中，性索组织在男性发育为睾丸曲细精管的支持细胞，而在女性发育为卵巢的颗粒细胞；特殊间叶组织则分别演化为男性的睾丸间质细胞和女性卵巢的卵泡膜细胞。卵巢性索间质肿瘤即是由间质细胞（如纤维瘤、卵泡膜细胞瘤、间质细胞瘤等）、性索（如睾丸支持细胞瘤、颗粒细胞瘤）或两者兼有（如 Sertoli-Leydig 细胞瘤、两性母细胞瘤）发展而来，它们仍保留了原来各自的分化特性。有些卵巢性索间质肿瘤会产生类固醇激素，尤其是雄激素或雌激素，因此可能会出现男性化或雌激素过多的体征。

与上皮细胞瘤和生殖细胞瘤相比，卵巢性索间质肿瘤较少见。卵巢良性性索间质肿瘤在卵巢良性肿瘤中的占比小于 4%，卵巢恶性性索间质肿瘤在卵巢恶性肿瘤中的占比小于 8%。与卵巢上皮恶性肿瘤相比，大多数恶性性索间质肿瘤患者诊断时处于早期。组织学一般为低级别，淋巴结转移罕见，预后良好。但有一些肿瘤也会具有侵袭性，导致患者死亡。

（一）纯间质肿瘤

纯间质肿瘤起源于卵巢间质的间充质细胞，病理类型分为常见的纤维瘤、卵泡膜细胞瘤、硬化间质瘤和较为罕见的微囊性间质瘤、印戒间质瘤、Leydig 细胞瘤、类固醇细胞瘤、黄素化卵泡膜细胞瘤。该节主要介绍纤维瘤、卵泡膜细胞瘤和硬化间质瘤。

1. 纤维瘤 最常见的良性实性肿瘤，占卵巢肿瘤的 2% ~ 5%，主要见于绝经后的女性。纤维瘤来源于卵巢非特异性间质，由成纤维细胞和多数不等的胶原构成，常发生在单侧，中等大小，表面光滑或结节状，切面呈灰白色，实性，坚硬。显微镜下肿瘤表现为由梭形成纤维细胞及纤维细胞构成，呈束状或漩涡状排列，胶原纤维丰富，细胞胞浆稀少、核梭形或卵圆形，核分裂象罕见。在遗传学特征上，常见 12 号染色体多体。约 10% 的病例肿瘤细胞非常丰富而胶原稀少，称为富细胞型纤维瘤。纤维瘤的临床诊断超声通常为单侧高回声或低回声肿块，偶见钙化或囊性变性。少数病例可能发生双侧病变伴有痣样基底细胞癌综合征（Gorlin 综合征），没有雌激素或雄激素升高表现。10% ~ 15% 的患者因肿瘤分泌的生物活性物质而出现副肿瘤综合征，导致间皮细胞的渗出增加，产生大量腹水或胸腔积液，称梅格斯综合征（Meigs 综合征）。纤维瘤的治疗方法应按照良性卵巢肿瘤原则处理，单侧肿瘤应行卵巢肿瘤剔除术或患侧附件切除术，双侧肿瘤者应行双侧卵巢肿瘤剔除术。绝经后的妇女可考虑行全子宫及双侧附件切除术。腹水和胸腔积液通常会随着肿块的切除而消失。

2. 卵泡膜细胞瘤 占所有卵巢肿瘤的 0.5% ~ 1%，属于良性实性肿瘤，多见于中年女性。卵泡膜细胞瘤多发于单侧，圆形、卵圆形或分叶状，表面有光泽的纤维包膜，切面呈灰白色，实性。显微镜下肿瘤由成片的卵泡膜细胞组成，核卵圆形至圆形，轻微或无异型性，核分裂象少见。细胞质呈淡灰红色，边界不清，偶见含有丰富脂质。常见透明斑块，可见局灶钙化。许多卵泡膜细胞瘤有类似于纤维瘤的区域，可归类为纤维卵泡膜细胞瘤。卵泡膜细胞瘤的临床诊断超声为单侧实性肿物，直径最大可达 40 cm，腹水少见。该肿瘤具有内分泌功能，可分泌过多的雌激素导致假性性早熟、阴道出血或绝经后出血。约 15% 的病例伴有子宫内膜增生，20% 的病例伴有子宫内膜癌。对于年轻有生育要求的患者，卵泡膜细胞瘤的首选治疗方案为单侧输卵管卵巢切除术加子宫内膜取样。绝经后女性可行经腹全子宫切除术和双附件切除术。

3. 硬化间质瘤 是由上皮样细胞和梭形细胞混合组成的细胞结节，被水肿和胶原化的间质所分隔形成的一类良性肿瘤，约占性索间质瘤的 5%，常见于 14 ~ 29 岁年轻女性。硬化间质瘤绝大多数发生在单侧卵巢，直径平均为 11 cm，边界清楚，切面呈黄色至白色、实性。显微镜下观察硬化间质瘤由上皮样细胞和梭形细胞形成假小叶，上皮样细胞胞浆透明、嗜酸性或空泡状，水肿区、胶原或偶见的黏液样间质将细胞丰富区分隔成结节状，结节以及间质内有丰富的、扩张的薄壁血管。硬化间质瘤的临床表现为异常的子宫出血或与卵巢肿块相关的症状，激素症状很少见，但已报道有男性化和性早熟的现象。

（二）混合性性索间质细胞肿瘤

混合性性索间质细胞肿瘤病理类型分为 Sertoli-Leydig 细胞瘤、性索间质肿瘤（非特指）和卵巢两性母细胞瘤。主要为 Sertoli-Leydig 细胞瘤，较罕见，多发生在 40 岁以下妇女。肿瘤单侧居多，通常较小，可局限在卵巢门区或皮质区，切面呈灰白色伴囊性变、实性。显微镜下观察肿瘤见不同分化程度的支持细胞及间质细胞，根据分化程度分为高分化、中分化、低分化和网状型。高分化亚型由纤维间质环绕的中空或实性小管构成；小管结构内覆支持细胞，间质内可见睾丸间质细胞（Leydig 细胞）。在中分化或低分化亚型中，可观察到致密的细胞区域伴核分裂计数增加。网状亚型的特征是不规则分支状、狭长、裂隙样小管和囊腔构成的网状结构，伴有乳头状或息肉样突起，类似睾丸网和卵巢网。临床表现为超过三分之一的患者伴有血清雄激素升高，出现男性化体征，包括多毛症、男性型脱发、月经异常、阴蒂肥大和声音低沉等。雌激素效应相对少见。高分化肿瘤均表现为良性，而中分化、低分化、异源性成分肿瘤分别有 11%、59% 和 19% 出现恶性行为。

（三）纯性索肿瘤

纯性索肿瘤起源于原始的性索细胞，主要有以下组织学类型。

1. 颗粒细胞瘤　起源于排卵前晚期卵泡正常增殖的颗粒细胞，是最常见的有恶性潜能的卵巢性索间质肿瘤，在所有卵巢恶性肿瘤中占 2%～5%，在恶性性索间质肿瘤中占 90%。根据临床体征和组织病理学特征的不同分为成人型颗粒细胞瘤（95%）和幼年型颗粒细胞瘤（5%）。成人型颗粒细胞瘤存在于围绝经期和绝经后妇女中，发病人群主要为 50～55 岁妇女。肿瘤多为单侧，切面组织脆而软，伴出血坏死灶。显微镜下肿瘤细胞呈圆形或卵圆形，围绕中央空腔呈小簇状或菊形团样排列，被称为 Call-Exner 小体。临床表现呈分隔的囊性或实性肿块，超过一半的患者出现雌激素过多的症状，阴道异常出血，也可导致子宫内膜增生和子宫内膜癌。幼年型颗粒细胞瘤通常见于 30 岁以下的女性，平均年龄为 13 岁。显微镜下肿瘤呈结节状或弥漫生长，大多数含有形状不一、大小不等的滤泡。滤泡内含有嗜碱性分泌物，滤泡周围和实性区域的细胞含有丰富的嗜酸性胞质，核圆形，无核沟，核分裂象常见。临床表现肿瘤多为单侧，阴道出血，月经不调和假性性早熟。卵巢颗粒细胞瘤的治疗方法是全子宫切除术和双附件切除术。对于局限于卵巢的年轻患者，保留生育功能的单侧附件切除是可行的。然而，如果不做子宫切除术，则应谨慎进行宫腔镜检查和子宫内膜取样，以排除子宫内膜增生症。

2. Sertoli 细胞瘤　较为罕见，由卵巢 Sertoli 细胞增生形成，多见于育龄妇女，有时在儿童。临床表现为单侧实性肿物，可伴有数个囊性区域，约 50% 可产生功能性激素，常见雌激素过多相关症状。肿瘤直径平均约 8 cm，呈黄色或褐色，实性，少数囊实性。显微镜下可见密集排列的中空小管或实性小管，伴少量或无 Leydig 细胞。

3. 环管状性索瘤　是一种较为罕见的良性肿瘤，占性索间质肿瘤的 1.4%，平均年龄 22.6 岁。肿瘤较小，直径约为 5 cm，切面呈灰黄或粉红，实性，可有出血、坏死、囊性变，少见钙化。显微镜下，肿瘤以简单和复杂环状小管为特征。该肿瘤主要有两种临床类型，一种与 Peutz-Jeghers 综合征有关，另一种为散发性。与 Peutz-Jeghers 综合征相关的环状小管性索肿瘤大多是良性的、双侧或多灶性的；散发性环状小管性索肿瘤通常单侧、较大，可能具有恶性潜能。临床表现为几乎所有患者都有雌激素过多的体征或症状。

四、卵巢生殖细胞肿瘤

卵巢生殖细胞肿瘤是起源于胚胎性腺的原始生殖细胞，是第二大常见的卵巢肿瘤（20%～40%），发病率仅次于上皮性肿瘤。这类肿瘤好发于年轻女性和儿童，青春期前患者占 60% ～ 90%，绝经后患者仅占 4%。卵巢生殖细胞肿瘤包括多种类型，其中仅少数组织类型为良性，如成熟畸胎瘤（mature teratoma）等；多数类型为恶性肿瘤，如无性细胞瘤（dysgerminoma）、卵黄囊瘤（yolk sac tumor，YST）、未成熟畸胎瘤（immature teratoma）等。

（一）病理

1. 无性细胞瘤　起源于卵巢原始生殖细胞，肿瘤细胞无特异性分化，相当于睾丸的精原细胞瘤，属中度恶性肿瘤，较为罕见，占卵巢恶性肿瘤的 1% ～ 2%，多见于青春期及生育期女性。常为单侧性，且右侧多于左侧，仅 10% ～ 17% 为双侧性，这与未成熟畸胎瘤及卵黄囊瘤均为单侧性不同。可伴血清乳酸脱氢酶（lactate dehydrogenase，LD/LDH）升高。

肿瘤切面灰白、实性、质韧，表面光滑，包膜完整，如出现钙化则提示伴有性腺母细胞瘤；伴出血坏死则可能混有其他原始生殖细胞肿瘤。显微镜下见肿瘤细胞较大，均匀一致，呈圆形或多边形，胞质丰富且透明，核居中，大而圆，核膜清楚，伴有一个或多个核仁，核分裂象易见。瘤细胞呈巢状、条索状或弥漫性分布，巢团被纤维间质分隔，常伴有淋巴细胞浸润，少数病例可见多核巨细胞和肉芽肿。大多数具有等臂染色体 12p（i12p），25% ～ 50% 具有 *KIT* 基因突变。

2. 卵黄囊瘤　是一种原始生殖细胞肿瘤，显示多种独特的生长方式，体现了胚外内胚层的分化（第二卵黄囊和尿囊）或胚体内胚层的分化（肠、肝和间充质）。这类肿瘤较为罕见，占卵巢生殖细胞肿瘤的 10% ～ 15%，在卵巢恶性肿瘤中仅占 1%。常见于年轻女性及儿童，是儿童最常见的生殖细胞肿瘤。

卵黄囊瘤恶性程度高，生长迅速且易早期转移。多为单侧性，圆形或卵圆形，较大的包裹性肿瘤，实性、切面部分囊性，组织质脆，多有出血坏死区，呈灰红色或灰黄色，易破裂。镜下见由微囊、疏松的黏液样基质和迷路样裂隙构成特征性的网状结构，内衬扁平、立方上皮细胞，细胞有非典型性，具有大的泡状核，核仁显著，可见 S-D 小体、透明（嗜酸）小体、多泡卵黄囊及肝样结构。

3. 畸胎瘤　肿瘤由两个或三个胚层组织构成，偶见含一个胚层成分。多数为成熟性畸胎瘤，少数为未成熟畸胎瘤；多数囊性，少数实性。肿瘤的良、恶性及恶性程度取决于组织分化成熟的程度，而非取决于肿瘤质地。

（1）成熟畸胎瘤：其中囊性肿瘤又称皮样囊肿（dermoid cyst），属良性肿瘤，占卵巢肿瘤的 10% ～ 20%、生殖细胞肿瘤的 85% ～ 97%、畸胎瘤的 95% 以上。好发于生殖年龄，多为单侧，双侧占 10% ～ 17%。中等大小，呈圆形或卵圆形，表面光滑，壁薄质韧。多为单房，腔内充满油脂和毛发，有时可见牙齿或骨质。囊壁内层为复层鳞状上皮，壁上常有小丘样隆起向腔内突出，称"头节"。镜下可见来源于二胚层或三胚层的成熟组织杂乱无章排列：外胚层衍生物包括鳞状上皮及其附属器结构，以及脑组织（如胶质、室管膜小管和小脑），是最丰富的肿瘤成分。中胚层衍生物可见骨、软骨、平滑肌和脂肪组织。内胚层衍生物较少见，例如胃肠和呼吸 / 支气管上皮、甲状腺和唾液腺。肿瘤可含外、中、内胚层组织。偶见向单一胚层分化，形成高度特异性畸胎瘤，如卵巢甲状腺肿（struma ovarii），分泌甲状腺激素，可引起甲状腺功能亢进相关症状。成熟囊性畸胎瘤恶变率为 2%，多见于绝经后女性；"头节"的上皮组织易恶变，最常见的是鳞状细胞癌，预后差。

（2）未成熟畸胎瘤：属恶性肿瘤，占卵巢畸胎瘤的 1% ～ 3%。肿瘤常包括 2 ～ 3 个胚层，由未成熟胚胎组织和数量不等的成熟组织构成，主要为原始神经组织。多见于年轻女性，平均年龄小于 20 岁。肿瘤最常见实性，可有囊性区域。镜下可见 3 个胚层的未成熟和成熟组织，但诊断依据是否存在幼稚神经外胚层组织或原始神经管，表现为神经上皮呈菊形团排列或原始神经管，常内衬拥挤的嗜碱性细胞，核深染，核分裂象多见。根据任一张切片中未成熟神经上皮出现的低倍视野数量，可将未成熟畸胎瘤分为Ⅰ、Ⅱ、Ⅲ级。目前两级分类系统更常用，即低级别（Ⅰ级）和高级别（Ⅱ、Ⅲ级）。该肿瘤的复发及转移率均高，但临床上复发后再次手术可见未成熟肿瘤组织向成熟转化的"逆转现象"。

4. 混合型生殖细胞肿瘤　是一类起源于胚胎性腺，并含有至少两种不同的恶性生殖细胞肿瘤成分的原始生殖细胞肿瘤，占卵巢生殖细胞肿瘤的1%～4%，临床上极少见，且恶性程度较高，预后较差。混合型生殖细胞瘤会以不同形式出现，其中最常见的是无性细胞瘤伴发卵黄囊瘤。

（二）诊断

卵巢生殖细胞肿瘤的主要病理类型是无性细胞瘤、卵黄囊瘤、未成熟畸胎瘤、成熟畸胎瘤和混合性生殖细胞肿瘤等，主要根据其形态特点进行诊断。值得注意的是，卵黄囊瘤和未成熟畸胎瘤多有血清甲胎蛋白（AFP）的明显升高，其中未成熟畸胎瘤患者血清AFP水平一般比卵黄囊瘤低。此外，未成熟畸胎瘤亦可出现血清神经元特异性烯醇化酶（neuron specific enolase，NSE）及人绒毛膜促性腺激素β（human chorionic gonadotrophin，β-hCG）的升高。血清鳞状细胞癌相关抗原（squamous cell carcinoma antigen，SCCA/SCC）升高多见于成熟性畸胎瘤鳞癌变，升高水平与肿瘤扩散和转移相关。血清乳酸脱氢酶升高常见于无性细胞瘤。

（三）治疗

1. 良性肿瘤　单侧肿瘤应行卵巢肿瘤剥除术或患侧附件切除术；双侧肿瘤应行卵巢肿瘤剥除术；围绝经期妇女可考虑行全子宫及双附件切除术。

2. 恶性肿瘤

（1）手术治疗：由于绝大部分恶性生殖细胞肿瘤患者是年轻且希望保留生育功能的女性，常为单侧卵巢发病，即使复发也很少累及对侧卵巢和子宫，更为重要的是卵巢恶性生殖细胞肿瘤对化疗十分敏感，因此，手术的基本原则是无论期别早晚，只要对侧卵巢和子宫未受肿瘤累及，均可行保留生育功能的手术，即仅行单侧卵巢输卵管切除，同时行全面分期手术。无生育要求的患者则常规行全面分期手术或肿瘤细胞减灭术。儿童、青少年和年轻成人（≤25岁）患者手术范围与成人不同，早期患者不需切除淋巴结，大网膜仅需活检。对于复发者，仍主张积极手术。

（2）化学治疗：恶性生殖细胞肿瘤对化疗十分敏感。根据肿瘤分期、类型和肿瘤标志物的水平，术后可采用3～6个疗程的联合化疗。常用化疗方案见表7-15。

（3）放射治疗：为手术和化疗的辅助治疗。无性细胞瘤对放疗最敏感，但放疗会对生育功能造成不可逆的影响，而无性细胞瘤多发于年轻患者，要求保留生育功能，故极少应用。放疗仅用于治疗复发的无性细胞瘤，仍能取得较好的疗效。

表7-15　卵巢恶性生殖细胞肿瘤的常用化疗方案

药物	剂量和方法	疗程间隔
顺铂	20 mg/(m²·d)，静滴，第1～5日	3周，低危患者共3个疗程，中、高危患者共4个疗程
依托泊苷	100 mg/(m²·d)，静滴，第1～5日	
博来霉素	30 000 IU/d，静滴或肌内注射，分别在第1、8、15日	
依托泊苷	120 mg/m²，静滴，第1、2、3日	4周，共3～4个疗程
卡铂	400 mg/m²，第1日	

（四）随访

需严密随访患者有无盆腔复发或保留的对侧卵巢增大。通常以盆腔检查为主，必要时可结合超声检查。对怀疑复发者或其他可能的患者，可行二次探查术评估疾病进展，以发现隐匿性病灶。

五、卵巢转移性肿瘤

卵巢转移性肿瘤是由其他部位的原发性肿瘤转移到卵巢而形成的继发性肿瘤，占卵巢恶性肿瘤的 10% ~ 25%。任何部位的原发性肿瘤都有可能转移到卵巢，其中来源于乳腺、消化道、生殖道、泌尿道等的恶性肿瘤较常见。

库肯勃瘤（Krukenberg tumor）是一种常见的卵巢转移性肿瘤，占所有卵巢转移性肿瘤的 30% ~ 40%，多来源于胃肠道，其中超过 70% 来源于胃部。库肯勃瘤症状相对隐匿，常发生于绝经前女性。肿瘤通常双侧性，中等大小，多保持卵巢原状或呈肾形。肿瘤一般无粘连，切面呈实性，胶质样。镜下以印戒细胞为特征，细胞浆内含有黏液滴，将细胞核挤至细胞一侧，故也称为印戒细胞癌（signet-ring cell carcinoma）。肿瘤细胞分化差，细胞间缺乏黏附性，恶性程度高。

对于肿瘤从胃肠道转移到卵巢的机制仍存在争议，现在较认可的为以下三种途径：①种植转移：这是最早出现的观点，可能基于腹水是库肯勃瘤患者的常见症状，认为原发灶肿瘤细胞可突破浆膜层并脱落到腹腔或腹腔积液中，借助肠蠕动和（或）腹水种植于卵巢表面而浸润生长。②血行转移：有些胃部肿瘤的卵巢转移并未累及卵巢被膜，这表明存在其他的转移方式。由于库肯勃瘤患者发病年龄较卵巢原位囊肿患者小，常见双侧转移，且同其卵巢部位血管突然增加相关，因此被认为胃部的肿瘤细胞可能经过血液转移到卵巢。③淋巴转移：原发病灶肿瘤细胞可以通过腹膜后淋巴系统转移至卵巢，发展为继发性卵巢癌。这三种转移方式可能共存，导致胃部肿瘤的卵巢转移。

卵巢转移性肿瘤在临床常表现为双侧实性或囊实性包块。卵巢转移性肿瘤在初期并无症状，而在发展到一定大小后表现出来的临床症状也缺乏特异性，通常有盆腔肿块，部分患者也有月经紊乱、男性化等妇科疾病的症状。由于卵巢转移性肿瘤的治疗方式和卵巢原发肿瘤不同，因此准确诊断转移性肿瘤及其原发位置对患者的治疗起到重要作用。现阶段，两者的鉴别主要通过临床病史、影像学、病理以及免疫组织化学染色分析。

对于卵巢转移性肿瘤，尚缺乏明确有效的治疗手段，其主要原则为考虑原发肿瘤的部位和治疗情况，有效缓解和控制继发性症状。如原发病灶已经切除且没有其他转移和复发迹象，并且卵巢转移病灶局限于盆腔，可采用卵巢原发性肿瘤的手术治疗方法，尽可能清除盆腔转移灶，术后应依据原发肿瘤性质进行辅助治疗。库肯勃瘤患者预后极差，术后化疗和放疗的有效性不确定。

框 7-5　腹腔热灌注化疗

妇科肿瘤有发生腹膜播散的倾向，特别是卵巢癌、子宫内膜癌和特殊类型子宫颈癌（包括子宫颈胃型腺癌和子宫颈黏液性腺癌）。腹腔热灌注化疗（hyperthermic intraperitoneal chemotherapy，HIPEC）是指通过将含化疗药物的灌注液加热到治疗温度、灌注到肿瘤患者的腹腔内并维持一定的时间，以预防和治疗腹腔内播散性肿瘤及其引起的恶性腹水的一种治疗技术。HIPEC 药物的作用除来自细胞毒性外，还取决于热效应。能够用于 HIPEC 的药物需要具备以下特点：①加热后理化性质稳定。②分子质量大，不易穿透腹膜屏障，能够维持稳定且较高的腹膜-血浆浓度比。③不需要通过肝代谢，可直接杀伤肿瘤细胞。④具有良好的组织渗透性。⑤热效应能够提高细胞毒性，即具有温热效应（thermal augmentation）。顺铂是 HIPEC 中疗效最确切、安全性数据最全面的药物，在临床实践中应用最为广泛。

小测试7-2：案例题

六、卵巢肿瘤患者的生育力保护保存

目前对于卵巢恶性肿瘤主要为手术治疗，并酌情进行术后化疗辅助治疗。肿瘤患者在接受抗肿瘤治疗后，约80%的患者面临生育能力下降问题。对于有生育需求的女性，因肿瘤治疗而丧失生育能力，对患者生活质量将造成严重影响。因此，对于儿童期、青春期及育龄期卵巢恶性肿瘤患者，尤其是符合保留生育功能指征的群体，应告知手术、化疗和放疗均可对卵巢功能造成不同程度的损伤。生育力的保存和保护是对育龄期有生育需求的卵巢肿瘤患者治疗必须考虑的因素，需要在治疗前谨慎评估并保护其生育能力。应协同妇科、生殖内分泌专科、不孕不育科以及其他相关专家，基于患者的病情、卵巢功能及其他生理状况，结合患者的生育需求和婚姻状况等伦理条件，评估治疗过程中的潜在风险。在此过程中，必须与患者或其合法代理人进行充分的沟通，以便共同制定适当的治疗方案，以达到生育力保护保存与良好肿瘤预后间的最佳平衡。

卵巢肿瘤保存生育功能的总体要求：①年龄小于40岁并有强烈的生育意愿。②无不孕、不育相关因素。③患者及家属充分了解保存生育功能潜在的肿瘤复发风险，具备密切随访的条件。④由指定的妇科肿瘤病理学专家对卵巢肿瘤组织病理进行综合分析并做出诊断。⑤与生殖内分泌专家沟通，必要时转诊生殖科评估。⑥建议进行肿瘤相关遗传咨询。⑦无保存生育功能治疗的禁忌证。

（一）卵巢肿瘤保存生育功能手术

保存生育功能手术方式包括：保留子宫，行单侧或双侧卵巢肿瘤切除术、单侧附件切除术联合或不联合对侧卵巢肿瘤切除术、双侧附件切除术的全面分期手术。

卵巢上皮性癌保存生育功能的治疗应限于有生育需求的早期患者，且基于保存生育功能的全面手术-病理分期。对于ⅠA或ⅠC期卵巢上皮癌，可行单侧附件切除＋全面分期手术，保留健侧附件和子宫，术中需对肿物行冰冻病理诊断及临床评估。对于临床判断为ⅠB期的患者，可行双附件切除＋全面分期手术，保留子宫。对于卵巢低级别癌，ⅠA和ⅠB期患者术后无需辅助化疗，ⅠC期患者术后需行辅助治疗，超过35岁患者保存生育功能治疗应持谨慎态度。对于卵巢高级别癌，保存生育功能仍有争议。

卵巢恶性生殖细胞肿瘤多为单侧，大部分对化疗高度敏感，并有敏感的肿瘤标志物作为随访监测指标，适合保存生育功能治疗。因此，推荐年轻且有生育需求的卵巢恶性生殖细胞肿瘤患者，无论早期还是晚期，均可行保存生育功能手术。早期卵巢恶性生殖细胞肿瘤常只累及单侧卵巢，推荐仅切除患侧附件，不建议对外观正常的对侧卵巢进行剖探或活检术，年轻女性（<25岁）、儿童及青少年无需淋巴结切除，术中仅切除可疑或肿大的淋巴结，对可疑大网膜行活检或切除。晚期患者应尽量切除肉眼可见病灶，保留正常子宫及卵巢组织。Ⅰ期透明细胞癌恶性程度高，保存生育功能应谨慎。除Ⅰ期无性细胞瘤和Ⅰ期G1未成熟畸胎瘤外，其他恶性生殖细胞肿瘤术后均需辅助化疗。

恶性卵巢性索间质肿瘤属于低度恶性潜能的肿瘤，单侧病变多见，确诊时多为早期。恶性性索间质肿瘤通常累及整个卵巢皮质，应行患侧附件切除术。由于部分恶性性索间质肿瘤分泌雌激素，可能导致子宫内膜异常增生，术前应进行子宫内膜评估。期别较晚的卵巢恶性性索间质肿瘤，需综合考虑年龄、病理类型、是否存在高危因素，方可实施保存生育功能手术的临床决策。

早期卵巢交界性肿瘤患者符合保存生育功能指征者可行保存生育功能手术。晚期交界性肿瘤患者术后复发率较高，再次或反复手术率高，由此造成的卵巢功能的进行性下降应使患者充分知情。微乳头亚型浆液性交界性肿瘤是一种特殊病理类型，易出现浸润性种植，复发率高，以及有一定的恶性转化率，应向患者充分告知，十分谨慎地推荐和实施保存生育力手术。术后复发患者，手术治疗仍是其主要治疗手段，若肿瘤局限且不伴浸润性种植的复发性交界性肿瘤，有生育要求者，可再次行保存生育力手术。保存生育功能手术复发率总体高于全面分期手术，因此，术中强调全面的盆腹腔探查，留取盆腹腔冲洗液行细胞学检查，切除所有肉眼可疑病灶并对腹膜进行多点活检，术中若对侧卵巢外观无异常，不推荐行卵巢剖探或活检术，以免造成不必要的卵巢储备功能下降或腹腔粘连。

（二）保存生育功能手术后的辅助治疗

化疗对于女性生育力影响的相关因素包括年龄、化疗药物种类及剂量等。规范化疗可以降低肿瘤复发与未控率。保存生育功能手术后化疗应尽量选择生殖毒性低、对卵巢功能影响小的药物。烷化剂尤其是环磷酰胺对卵泡和颗粒细胞的毒性作用最强，存在剂量依赖性，引起早发性卵巢功能不全和不孕症的风险最高。肿瘤治疗过程中使用促性腺激素释放激素激动剂（GnRH-a）对生育结局的益处仍存在争议。作为辅助治疗，不推荐 GnRH-a 作为卵巢组织冷冻、卵母细胞冷冻或胚胎冷冻的替代方案。化疗药物对卵巢功能有不同程度的损伤，需慎重考虑。

（三）卵巢肿瘤生育力保护及保存方案

成熟卵母细胞冻存是相对成熟的生育力保存方法之一，已广泛应用于辅助生殖技术的临床治疗，但是由于卵母细胞的特殊性，其对低温冻存耐受性差，成功率较胚胎冻存低。拟采用卵母细胞冻存的女性肿瘤患者，应知情告知，其冻存成功率可能低于非肿瘤女性。肿瘤患者成熟卵母细胞冻存的适应证：①青春期后未婚或已婚女性。②年龄＜40岁。③卵巢储备功能正常。④盆腔放疗或化疗前。肿瘤患者化疗或盆腔放疗会导致生殖细胞丢失，易影响生长中的卵泡，甚至有可能导致染色体损伤或畸变，因此，化疗或盆腔放疗后不推荐成熟卵母细胞冷冻保存。

未成熟卵母细胞体外成熟技术在女性生育力保存中属于一种新的生育力保存方法，无需促排卵或者仅需短暂促排卵，可以避免促排卵导致的卵巢过度刺激综合征。未成熟卵母细胞可在月经周期任何时间获取，对于单侧卵巢恶性肿瘤的患者和肿瘤治疗紧迫、无时间进行促排卵的患者可能是一种有效的选择。

胚胎冷冻及移植技术是一种成熟的生育力保存方法。对于成年已婚女性，胚胎冷冻是首选的生育力保存方法，也是目前妊娠率最高的方法。女性肿瘤患者胚胎冷冻适应证：①已婚女性。②年龄＜40岁。③卵巢储备功能正常。④盆腔放疗或化疗前。理论上对无体外受精禁忌证的已婚女性、卵巢肿瘤可推迟治疗者，可考虑行胚胎冷冻。由于肿瘤患者胚胎冷冻后活产的数据资料有限，且患者可能在使用胚胎之前死亡或离异，胚胎的处理还受伦理、法律及宗教的影响。因此，卵巢肿瘤患者选择胚胎冷冻需谨慎。应向患者告知胚胎冷冻保存后的妊娠成功率可能低于非癌症女性。

卵巢组织冷冻及移植是一种运用低温生物学原理冷冻保存卵巢组织的生育力保存方法，是青春期前患者生育力保存的唯一选择。肿瘤患者的卵巢组织冷冻与自体移植的应用中，需注意肿瘤细胞卵巢转移风险，如白血病、伯基特淋巴瘤、神经母细胞瘤和恶性卵巢肿瘤的卵巢转移风险较大，保留的卵巢组织是否存有癌细胞、移植后是否会出现肿瘤复发仍有争议。因此，卵巢恶性肿瘤患者需谨慎采用卵巢组织冷冻及移植。

（李　默　邱丽华　刘　岩　李从容）

第四节　妊娠相关疾病

一、流产

案例 7-4 解析

案例 7-4

女，29 岁。G0P0，停经 43 天，下腹痛伴阴道流血 3 小时。既往月经规律，周期 28 天。结婚半年，未避孕。1 天前自测尿 hCG 阳性。3 小时前劳累后出现下腹痛，休息后稍缓解。无发热、腹泻。阴道少量鲜红色流血。妇科检查：阴道通畅光滑，见少量鲜红色血性分泌物，宫口未开，有少量鲜红血迹，宫颈光滑、无赘生物。

问题：

1．目前诊断考虑什么？

2．为明确诊断，还需要做哪些检查？

3．初步诊断后患者的治疗原则是什么？有哪些可能的预后？

（一）流产概述

妊娠不足 28 周、胎儿体重不足 1000 g 而终止妊娠称为流产（abortion）。发生在妊娠 12 周前的流产，称为早期流产，而发生在妊娠 12 周及以后的，称为晚期流产。

（二）病因和病理

1．病因　包括胚胎因素、母体因素、父亲因素和环境因素。

（1）胚胎因素：胚胎染色体异常是流产最常见的原因。早期流产子代染色体异常发生率达 50%～60%。染色体异常分为数目异常和结构异常，前者发生率高，后者发生率低。夫妇任何一方有染色体异常均可传至子代。

（2）母体因素：包括母体全身性疾病如严重感染、高热、心力衰竭、血栓性疾病、TORCH 感染；生殖器异常如子宫畸形（双子宫、单角子宫、纵隔子宫等）、子宫肌瘤、子宫腺肌病、宫腔粘连、宫颈内口松弛、内分泌异常如黄体功能不全、高催乳素血症、甲状腺功能减退等；免疫功能异常包括自身免疫功能异常的抗磷脂综合征、风湿免疫性疾病（如系统性红斑狼疮）、抗甲状腺抗体阳性的孕妇等以及同种免疫功能异常如夫妻人白细胞抗原相容性过大、自然杀伤细胞数量或活性异常等；易栓因素如遗传性和获得性易栓症；强烈应激与不良习惯如妊娠期严重的躯体或心理创伤刺激以及过量吸烟、酗酒、过量饮用咖啡等。

（3）父亲因素：男性因素在流产中的作用尚存争议。

（4）环境因素：砷、铅、甲醛、苯、氯丁二烯、氧化乙烯等化学物质以及放射线的过多接触。

2．病理

（1）早期流产：胚胎排出前多已死亡，伴有底蜕膜出血、周边组织坏死、胚胎绒毛分离，刺激子宫收缩，妊娠物多可排出，出血不多。少数排出不全或不能排出，导致出血量较多。

（2）晚期流产：多数胎儿排出前仍有胎心，流产时先有腹痛，继而排出胎儿、胎盘。也会出现在没有明显产兆情况下宫口开张、胎儿排出。也有部分不能自行排出，形成肉样胎块，或胎儿钙化后形成石胎。其他还可见压缩胎儿、纸样胎儿、浸软胎儿、脐带异常等病理表现。

（三）临床表现、分型

1. 临床表现　主要是停经后阴道流血和腹痛。

（1）停经：大部分自然流产患者有明显的停经史。但有时早期流产导致的阴道流血很难与月经异常鉴别，常无明显停经史。约半数流产时患者未认识到自己已经妊娠就发生了流产。对这些患者，应根据病史、血或尿 hCG 以及超声检查结果综合判断。

（2）阴道流血和腹痛：由于胚胎或胎儿死亡，绒毛与蜕膜剥离，血窦开放，出现阴道流血。而胚胎或胎儿及血液的刺激使子宫收缩，排出宫腔内容物，产生阵发性下腹疼痛。因此早期流产先有阴道流血，而后出现腹痛。晚期流产过程与早产及足月产相似：经过阵发性子宫收缩，排出胎儿及胎盘，同时出现阴道流血。

2. 临床分型　按自然流产发展的不同阶段，分为以下临床类型。

（1）先兆流产（threatened abortion）：停经后出现少量阴道流血，常为暗红色或血性白带，可伴轻微下腹痛或腰骶部胀痛；宫颈口未开，无妊娠物排出；子宫大小与停经时间相符。如症状加重，可能发展为难免流产。

（2）难免流产（inevitable abortion）：在先兆流产的基础上，阴道流血增多，腹痛加剧，或出现胎膜破裂。妇科检查见宫颈口已扩张，有时可见羊膜囊或胚胎组织堵塞于宫颈口内，子宫与停经时间相符或略小。此时流产不可避免。

（3）不全流产（incomplete abortion）：难免流产继续发展，部分妊娠物排出宫腔，尚有部分残留于宫腔内或嵌顿于宫颈口处，影响子宫收缩，导致阴道出血量多，甚至发生休克。妇科检查可见宫颈已扩张，宫颈口有妊娠物堵塞及持续性血液流出，子宫小于停经时间。

（4）完全流产（complete abortion）：妊娠物已完全排出，阴道流血逐渐停止，腹痛逐渐消失。妇科检查宫颈口已关闭，子宫接近正常大小。

自然流产的临床过程如图 7-26 简示。

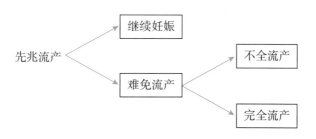

图 7-26　自然流产的临床过程简图

此外，流产还有 3 种特殊情况。

（1）稽留流产（missed abortion）：又称过期流产，指胚胎或胎儿已死亡，滞留在宫腔内未能及时自然排出者。表现为早孕反应消失，有先兆流产症状或无任何症状，子宫不再增大反而缩小。

（2）复发性流产（recurrent abortion）：将连续发生 2 次及以上，在妊娠 28 周之前的胎儿丢失定义为复发性流产。包括连续发生的生化妊娠。

（3）流产合并感染（septic abortion）：流产过程中，若阴道流血时间长，有组织残留于子宫腔内或非法堕胎，有可能引起宫腔感染，常为厌氧菌及需氧菌混合感染，严重感染可扩展至盆腔、腹腔甚至全身，并发盆腔炎、腹膜炎、败血症及感染性休克。

（四）诊断与处理

1. 诊断　诊断自然流产一般并不困难，根据病史及临床表现多能确诊，仅少数需行辅助检查，可采取超声检查，血、尿hCG测定来协助诊断。确诊自然流产后，还需确定其临床类型，决定相应的处理方法。

2. 治疗　应根据自然流产的不同类型进行相应处理。

（1）先兆流产：适当休息，禁止性生活。黄体功能不全者可肌内注射黄体酮或口服孕激素制剂；经治疗，若阴道流血停止，超声检查提示胚胎存活，可继续妊娠。若临床症状加重，超声检查发现胚胎发育不良，血hCG持续不升或下降，表明流产不可避免，应终止妊娠。

（2）难免流产：一旦确诊，应尽早使胚胎及胎盘组织完全排出。早期流产应及时行清宫术。晚期流产，子宫大、出血多时，可用缩宫素促进子宫收缩。当胎儿及胎盘排出后检查是否完全，必要时刮宫以清除宫腔内残留的妊娠物。

（3）不全流产：一经确诊，应尽快行刮宫术或钳刮术，清除宫腔内残留组织。阴道大量流血伴休克者，应同时输血输液，并给予抗生素预防感染。

（4）完全流产：流产症状消失，超声检查证实宫腔内无残留妊娠物。若无感染征象，无需特殊处理。

（5）稽留流产：处理较困难。胎盘组织机化，与子宫壁紧密粘连，致使刮宫困难。晚期流产稽留时间过长可能发生凝血功能障碍，导致弥散性血管内凝血（disseminated intravascular coagulation，DIC），造成严重出血。因而处理前应完善术前检查，做好输血准备。子宫 < 12 孕周者，可行刮宫术；子宫 ≥ 12 孕周者，可药物流产或静脉滴注缩宫素，促使胎儿、胎盘排出，必要时再行刮宫。

（6）复发性流产：可根据复发性流产的原因，进行相应治疗。

（7）流产合并感染：治疗原则为控制感染的同时尽快清除宫内残留物。

（张　丹）

二、早产

○ 案例 7-5

　　女，30岁。G1P1，停经29周，无明显诱因自觉下腹痛，伴少量阴道流血1天。既往产前检查未见异常。胎心监护提示：胎心130～155次/分，宫缩间隔时间5～6分钟，持续时间20秒。超声提示：孕母宫颈管"Y"形开放，闭合段长约1.5 cm。查体：生命体征平稳，腹壁柔软，无压痛及反跳痛，无肿块，可及宫缩。阴道检查：阴道内见少量鲜红色血性分泌物，宫口未开，宫颈光滑。

　　问题：

1. 该患者目前的诊断考虑什么？
2. 针对患者现在的情况，下一步应该如何处理？
3. 患者的治疗原则及所需药物治疗有哪些？

案例 7-5 解析

（一）概述

早产（preterm labor，PTL）是指妊娠满 28 周至不满 37 周的分娩终止者。根据胎龄，早产可分为超早产（不足 28 周）、极早产（28 至 32 周）和中晚期早产（32 ～ 37 周）。各国新生儿的早产率从 4% 到 16% 不等，与地域、种族和经济水平有关，我国早产发生率在 5% ～ 10%。早产时娩出的新生儿体重 1000 ～ 2499 h 称为早产儿，早产儿各器官发育不成熟，不仅增加新生儿短期的死亡风险，也会导致长期的神经发育障碍、心血管疾病、代谢紊乱等后遗症，严重影响患儿的健康。近年来随着我国早产的发生率增加，鉴于不同地区对早产的处理水平参差不齐，致围生儿结局相差较大，需要不断探索效果更佳、经济效益更优的早产防治措施。

（二）病因及发病机制

1. 病因　早产是一种由多种病理因素共同作用而导致的综合征。与遗传、感染、免疫失衡、功能性孕激素撤退、精神心理、高龄、环境污染、饮食结构、肥胖、吸烟、睡眠质量等诸多因素有关。根据早产的病因可分为自发性早产和医源性早产。

自发性早产约占 70%，与感染、未足月胎膜早破、宫颈管缩短、多胎妊娠、子宫畸形、羊水过多和吸烟等因素有关，并有家族遗传倾向。其中，感染、胎膜早破是主要的原因。宫内感染常伴胎膜早破、绒毛膜羊膜炎、泌尿生殖道感染。B 族链球菌、沙眼衣原体、支原体可导致下生殖道感染。细菌性阴道病、无症状性菌尿、急性肾盂肾炎等也会致使早产发生率增加。

医源性早产约占 30%，因妊娠合并症或并发症，为母儿安全需要提前终止妊娠。如妊娠期高血压疾病、前置胎盘、胎盘早剥、妊娠期肝内胆汁淤积症、妊娠合并心脏病、胎儿窘迫、瘢痕子宫及羊水过少等。

2. 发病机制　早产是多因素，包括神经内分泌、免疫炎症、遗传、微生物和微生态、精神心理、环境、机械刺激等引起的复杂病理综合征，各种因素可互为因果，引起级联反应，最终导致胎儿过早娩出。

（1）感染：约 40% 的早产可由感染引起，感染途径多为上行性感染，也可为血行途径。全身性感染、生殖道感染、羊膜腔内感染均可导致早产。细菌性阴道病时，厌氧菌（阴道加德纳菌、阴道奇异菌、巨球菌属等）大幅增加，细菌上行到达子宫，启动 Toll 样受体（Toll-like receptor，TLR）及其信号通路、脂多糖（lipopolysaccharide，LPS）及其下游转录因子等诱导炎症因子、前列腺素等产生和释放，随后这些介质可导致绒毛膜羊膜炎、子宫收缩和胎膜早破等一系列表现。

（2）免疫失衡：母胎系统内免疫耐受是维持妊娠的重要基础，在感染、应激、压力、代谢紊乱等刺激因素作用下，先天性及适应性免疫细胞大量激活、增殖，主要表现为巨噬细胞、自然杀伤细胞、T 型和 B 型淋巴细胞及各种细胞因子向母胎界面迁移、浸润，导致外周循环过度性免疫炎症反应，强化前列腺素作用，从而诱发分娩。

（3）内分泌的调节机制：孕激素通过多种途径维持妊娠，抑制子宫平滑肌收缩，保持子宫肌层的静息状态，抑制蜕膜前列腺素产生，抑制宫颈成熟。调节免疫耐受，减弱子宫体和子宫颈中免疫细胞的浸润和激活，抑制炎症级联反应。当孕激素下降或撤退后，发动分娩随之产生。针对这一病因采取孕酮补充策略可降低早产风险。

（4）子宫及宫颈异常：先天性子宫异常、子宫肌瘤、子宫内膜异位症、短宫颈等宫颈先天发育不全、宫颈功能不全等结构异常。

（5）其他：近年来，随着多组学和测序的应用，阴道内微生态失调、基因和甲基化等一系列母体分子特征被认为与早产的发生相关。精神心理异常可能通过神经内分泌、免疫等途径增加自发性早产风险。此外，研究认为松弛素、β- 内啡肽等抑制性激素的作用也在早产的发生中起到重要作用。

（三）临床表现

早产的临床表现主要为子宫收缩，可伴有阴道流血或血性分泌物，可由不规则宫缩进展为规则宫缩。与足月分娩的进程相似，临床上早产可分为先兆早产与早产临产两个阶段。

（四）诊断与处理

1. 诊断及鉴别诊断

（1）先兆早产是指有规则或不规则宫缩下伴有宫颈管进行性缩短，但经阴道超声测量宫颈管长度 ≤ 20 mm。

（2）早产临产是指在出现规则宫缩时伴有宫颈管进行性改变，宫颈扩张 1 cm 以上，宫颈容受 ≥ 80%。

（3）早产需与生理性子宫收缩相鉴别，生理性子宫收缩一般是无痛感且不规则并且不会伴有宫颈管缩短及宫口扩张等改变。

2. 处理

（1）早产的高危因素识别及预测

1）高危因素识别：识别早产的高危因素（表 7-16）对临床医师来说有助于尽早开启对高危人群的相关筛查，重视病史、有效筛查是制定后续诊疗方案、改善围生儿结局的重要前提。

表 7-16　早产的高危因素

因素类型	具体因素
母体因素	
生殖因素	早产史、流产史、妊娠间期过短、辅助生殖妊娠
多胎妊娠	
阴道出血	无症状性菌尿、牙周病、泌尿生殖道感染
遗传因素	
人口学特征	年龄、种族
生活方式	体力活动、体重及体重改变、吸烟及物质滥用、应激
宫颈和子宫因素	宫颈短、宫颈手术、子宫发育异常
胎儿因素	
胎儿生长受限	
先天性异常	

2）早产的预测

①经阴道超声宫颈长度测定：妊娠 24 周前宫颈管长度 ≤ 25 mm，或宫颈内口漏斗形成伴有宫颈管缩短，提示早产风险高。

②宫颈分泌物生化检测：胎儿纤连蛋白（fetal fibronectin，fFN）、磷酸化胰岛素样生长因子结合蛋白 1（phIGFBP-1）、胎盘 α 微球蛋白 1（PAMG-1）等。考虑单独使用阳性预测值低，建议与宫颈长度测量联合应用。

③其他：炎症因子如羊水中 IL-6、无创性胎儿血液检测 cfRNA 被认为与早产的发生相关，但目前这些指标缺乏临床大样本数据支持，尚未在临床应用。

（2）早产的治疗：治疗原则为母胎情况平稳，胎膜未破，尽量保胎延长孕周至 34 周。若胎膜已破，早产不可避免时，应设法提高早产儿存活率。

1）一般处理：对于宫缩频繁但无宫颈改变，适当减少活动以避免长时间站立；对于已有宫颈改变的先兆早产者可住院；已早产临产者，需注意治疗卧床休息。

2）促胎肺成熟：妊娠 < 35 周且预计 1 周内可能分娩者应使用糖皮质激素促进胎肺成熟，如果用药后超过 2 周仍有 < 34 周早产风险，可再使用 1 个疗程。常用方案：地塞米松注射液 6 mg 肌内注射，每 12 小时一次，共 4 次；倍他米松注射液 12 mg 肌内注射，24 小时后重复一次。紧急情况可以考虑使用单剂量的激素治疗。

3）宫缩抑制剂：先兆早产患者可通过抑制宫缩适当延长孕周。对于早产临产患者，宫缩抑制剂的使用目的是为胎儿脑保护、促胎肺成熟及宫内转运争取时间。常用的宫缩抑制剂如下。

①钙通道阻滞剂：选择性减少慢通道钙离子内流，抑制细胞内钙浓度抑制子宫收缩。常用药物为硝苯地平，常用方案：起始剂量为 20 mg，后每次 10 ~ 20 mg，每日 3 ~ 4 次，根据宫缩进行调整。用药期间检测孕妇心率及血压，已用硫酸镁者慎用，警惕血压急剧下降。

② β_2 肾上腺素受体激动剂：与子宫平滑肌细胞膜上的 β_2 受体结合，促使细胞内三磷腺苷合成环磷腺苷（cAMP）水平升高，降低细胞内钙离子浓度，阻止子宫肌收缩蛋白活性，抑制子宫平滑肌收缩。因可同时兴奋 β_1 受体，存在母胎心率增快、心肌耗氧量增加、血糖升高、水钠潴留、血钾降低等副作用，严重时会出现肺水肿、心力衰竭危及孕妇生命。合并心脏病、高血压、青光眼、未控制糖尿病及并发先兆子痫、明显产前出血等的孕妇慎用或禁用。常用药物为利托君。用药期间密切观察孕妇主诉及心率、血压、宫缩变化，限制静脉输液量（每日不超过 2 000 ml），以防肺水肿。长期用药需监测血钾、血糖、肝功能及超声心动图等。

③前列腺素合成酶抑制剂：抑制前列腺素合成酶，减少前列腺素合成或抑制前列腺素释放，从而抑制宫缩。因其可通过胎盘，大剂量长时间使用可使胎儿动脉导管提前关闭，导致肺动脉高压，且可出现肾血管收缩、抑制胎儿尿液形成、肾功能受损、羊水减少等严重副作用，故此类药物仅在妊娠 32 周前短暂使用。常用药物为吲哚美辛，初始剂量 50 ~ 100 mg，每 6 小时予 25 mg，维持 48 小时，可口服或经阴道、直肠给药。用药过程中需密切监测羊水量及胎儿动脉导管血流。

④阿托西班：缩宫素类似物通过竞争子宫平滑肌细胞膜上的缩宫素受体，抑制由缩宫素所诱发的子宫收缩，其副作用轻微，无明确禁忌证。欧洲围产医学会推荐阿托西班作为抗早产一线用药。

⑤硫酸镁：长期使用引起胎儿骨骼脱钙，用于早产治疗尚有争议。硫酸镁可降低妊娠 32 周前的早产儿脑瘫风险及严重程度，因此推荐妊娠 32 周早产者常规应用硫酸镁作为胎儿中枢神经系统保护剂。

4）控制感染：未足月胎膜早破、先兆早产及早产临产孕妇应做阴道分泌物细菌学检查（包括 B 族链球菌）。可做羊水感染指标相关检查。对于阳性结果应结合药敏结果及对胎儿影响选择抗生素，对胎膜早破的早产需要预防性使用抗生素。

5）终止妊娠时机：宫缩进行性加强，经过治疗无法控制；存在宫内感染；继续妊娠对母胎危害超过胎肺成熟对胎儿益处时需终止早产治疗。妊娠超过 34 周，如无母胎并发症，应停用宫缩抑制剂，顺其自然，继续监测母胎情况。

6）产时处理及分娩方式

①产时处理：应提前宫内转运至有条件救治早产儿的医院进行分娩，分娩镇痛以硬脊膜外阻滞麻醉相对安全，慎用对新生儿呼吸中枢有抑制作用的药物。不提倡常规会阴切开，也不支持使用没有指征的产钳助产，早产儿的晚断脐可能减少新生儿输血及脑室内出血的发生率。

②分娩方式的选择：应与孕妇及家属充分沟通，综合孕龄、胎方位、胎儿数以及胎心监护等情况进行合理判断。< 24 孕周者，因孕周过小，胎儿发育极不成熟，不良的围生儿结局并不取决于采用何种分娩方式，建议阴道分娩；≥ 24 孕周者，剖宫产对新生儿死亡、脑室内出血、呼

吸窘迫等不良结局没有保护作用，除非有胎儿窘迫证据，不推荐常规剖宫产。对臀位尤其是足先露者，应根据当地早产儿救治条件，权衡剖宫产利弊，因地制宜地选择分娩方式。

3. 预防

（1）加强围生保健：建围生保健卡，定期产前检查，及早发现高危因素并进行评估及处理。

（2）宫颈环扎术

1）预防性宫颈环扎术：以病史为指征，典型病史为 3 次及以上的妊娠中期自然流产史或早产史，一般建议于妊娠 12 ～ 14 周行手术。

2）紧急宫颈环扎术：以体格检查为指征，妊娠中期排除临产及胎盘早剥的前提下，体格检查发现宫口已开，甚至羊膜囊已脱出宫颈外口，除外感染、宫缩及其他禁忌证后进行手术。

3）应急性宫颈环扎术：以超声为指征，既往有晚期流产或早产史患者，本次妊娠为单胎，妊娠 24 周前超声检查宫颈长度 < 25 mm 行手术。

宫颈环扎术后，妊娠达 37 周可拆除环扎缝线，常用阴式宫颈环扎术，包括改良 McDonald 和 Shirodkar 术式。若妊娠前宫颈行部分或全部切除，或曾经做过规范的预防性环扎术仍失败者，可考虑妊娠前或妊娠早期行腹腔镜下宫颈环扎术。

（3）孕酮制剂：可预防自发性早产，一般用于单胎、妊娠中期短宫颈的孕妇，不管是否有晚期流产或早产史。推荐阴道用微粒化黄体酮栓或黄体酮凝胶，不推荐使用己酸 -17- 羟基孕酮。治疗从孕 16 ～ 24 周开始，根据高危因素可延续至孕 34 ～ 36 周。

（4）子宫颈托：认为子宫托通过改变宫颈管位置及分布子宫压力，作为炎症屏障而减少感染风险，研究认为对于妊娠中期宫颈缩短的宫颈功能不全患者有一定益处，但缺乏大样本临床研究数据。

目前预防早产的措施对于多胎妊娠尚缺乏充足的循证医学证据。

（罗　琼）

三、过期妊娠

（一）概述

1. 概念　过期妊娠（prolonged pregnancy）即平时月经规律的单胎妊娠孕周 ≥ 42 周仍未分娩，即从末次月经（last menstrual period，LMP）第 1 日至今 ≥ 294 日，或超过预产期 ≥ 14 日。过期妊娠与胎死宫内及围生期死亡率和发病率（例如产伤和胎粪吸入综合征）风险增加相关。欧洲和美国过期妊娠率波动于 0.5% ～ 10%。通过规范产检及适时终止妊娠可以使过期妊娠率明显减低。

2. 病因及发病机制

（1）病因：大多数过期妊娠未发现明确病因。但过期妊娠可能与以下因素有关：雌孕激素比例失调、胎儿畸形如无脑儿、胎儿肾上腺皮质激素分泌不足、遗传因素等。孕妇为初产妇、男性胎儿、孕妇超重或者肥胖、年龄偏大、孕妇的直系亲属为过期产更容易发生过期妊娠，另外，孕妇的种族 / 族裔在过期妊娠中存在差异性：非西班牙裔白种人的风险高于非西班牙裔黑种人、西班牙裔和亚裔。

（2）发病机制：目前，过期妊娠的具体病因尚未明确，然而，孕妇或胎儿的遗传因素已被认为是其潜在原因之一。1/3 ～ 1/2 的过期妊娠案例可以归咎于遗传因素对分娩启动的影响。值得注意的是，对于有过期妊娠病史的女性，其再次妊娠时发生过期妊娠的风险会显著增加。既往有一次过期妊娠史的女性其再发风险为 27%，既往有两次过期妊娠史的女性其再发风险为 39%。此外，双胎妊娠的研究也为遗传因素在过期妊娠中的作用提供了证据。研究显示，如果一对双胞胎姐妹中有一个曾经经历过过期妊娠，那么另一个姐妹遭遇过期妊娠的风险也会相应增加。这种关联在同卵双胞胎中比在异卵双胞胎中更为明显。

极少数情况下，过期妊娠与胎儿自身不能正常生成启动分娩的激素相关。胎盘硫酸酯酶缺乏症是一种罕见的 X 连锁隐性遗传疾病（如 X 染色体连锁鱼鳞病），由于胎盘硫酸酯酶活性缺陷导致雌三醇水平下降，可阻止自然分娩。无脑畸形可导致下丘脑缺如或发育不全，以及垂体和肾上腺发育不全，也会造成过期妊娠。然而，随着产前筛查及诊断手段的提高，该类患者往往在妊娠早期即终止妊娠或者引产，临床上极少见到此类胎儿导致的过期妊娠。

BMI 影响分娩时间的确切机制尚不清楚，但可能与雌二醇和孕酮的差异有关。

3. 临床表现　过期妊娠时主要有以下 4 个常见症状：①孕周 ≥ 42 周；②胎动较前减少；③宫高、腹围大于或者小于同孕周（巨大儿或者胎儿生长受限）；④超声提示羊水过少。

（1）胎盘：过期妊娠的胎盘病理通常有两种表现，第一种为胎盘功能正常，胎儿可继续缓慢生长，第二种为胎盘功能减退，胎盘病检为绒毛内血管床减少，间质内纤维素增多、钙化、绒毛上皮及血管基底膜增厚、血栓形成、梗死等。此种情况容易发生胎儿窘迫，甚至胎死宫内。

（2）羊水：正常妊娠 38 周后胎盘功能减退会导致羊水减少，过期妊娠下羊水迅速减少，脐带受压导致胎儿宫内缺氧甚至窒息，胎儿肛门括约肌松弛后排出胎便，致使羊水粪染。

（3）胎儿：①过期妊娠中部分患者胎盘功能正常，随着妊娠时间的增加，胎儿进一步发育，因此过期产儿往往比足月儿更大，甚至部分患儿发展为巨大儿（体重 ≥ 4 500 g：过期胎儿发生率为 2.5% ～ 10%）。巨大儿会导致母体的合并症增加，如母体产程异常、剖宫产率和阴道助产率增加，同时，产伤、产后出血等也会增加，而新生儿发生肩难产、代谢问题的概率增加。②胎儿过熟综合征：过期妊娠因胎盘功能减退，胎儿存在慢性宫内营养不良，过期产儿表现出特定的外貌表现，如新生儿的身体瘦长、指（趾）甲较长，并且体重低于相应胎龄。其皮肤干燥（胎脂减少或缺失），有胎粪污染，呈羊皮纸样并有脱皮（手掌及脚底尤为明显）；皮肤显得松弛（尤其是在大腿和臀部），有明显皮褶；胎毛稀少或缺如，而头发较多，新生儿睁眼、异常警觉，貌似"小老人"。这些新生儿可能出现与生长受限有关的并发症，包括低血糖、红细胞增多、围生期窒息、胎粪吸入和持续性肺高压，还可出现神经发育性并发症（如癫痫发作、脑性瘫痪）。③胎儿生长受限可与过期妊娠并存，在过期妊娠合并死胎的患者中约 1/4 合并胎儿生长受限。

4. 诊断及治疗　准确估计孕周对于诊断过期妊娠至关重要。根据末次月经等准确核实孕周并结合孕妇的临床表现、超声检查等可进行诊断。

（1）核实预产期（图 7-27）：若平素月经规律，月经周期为 28 ～ 30 天的孕妇孕周 ≥ 42 周仍未分娩，可诊断为过期妊娠。若平时月经周期不规律，则推算的预产期不可靠。因此应注意：①详细询问平时月经变异情况，有无服用避孕药等使排卵期推迟；②根据孕前基础体温升高的排卵期推算预产期，若排卵后 ≥ 280 天仍未分娩的可诊断为过期妊娠；③夫妇两地分居，应根据性交日期推算；④根据辅助生殖的日期（如人工授精的日期、胚胎植入的时间及孕囊的具体天数）推算孕周，根据开始出现早孕反应时间（孕 6 周出现）、胎动开始出现的时间（多数都在 16 周以后，有些甚至更长时间，可能 18 ～ 20 周以后）加以估计；⑤妊娠早期曾做妇科检查者，按当时子宫大小推算；⑥ B 超检查，早孕期测定孕囊直径、胎儿头臀长等推算预产期，相较仅根据月经期推算孕龄，早期超声评估预产期更准确，如果基于超声的预产期与基于末次月经的预产期相差超过 5 ～ 7 日，则根据妊娠 22^{+0} 周前的超声检查来确定预产期，如果基于超声的预产期与基于末次月经的预产期相差 5 ～ 7 日以内，则用末次月经来确定预产期；⑦子宫符合孕足月大小，宫颈已成熟，羊水量渐减少，孕妇体重不再增加或稍减轻，应视为过期妊娠。

7-13e
计算孕周的方法

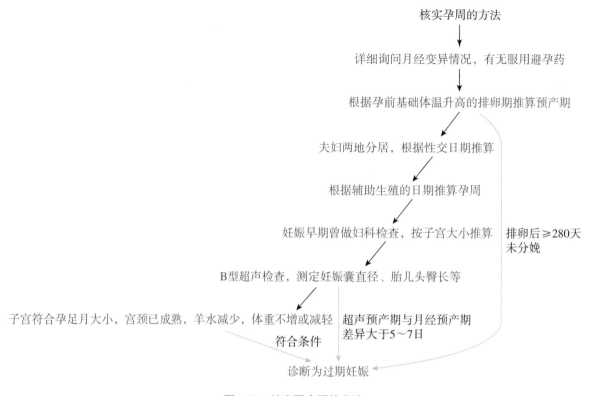

图 7-27　核实预产期的方法

（2）判断胎儿宫内情况

①自数胎动：因为每个胎儿的活动量各异，不同孕妇自我感觉的胎动数差异很大。一般认为12 小时内胎动累计数不得少于 10 次，故 12 小时内少于 10 次或逐日下降超过 50%，而又不能恢复，应视为胎盘功能不良、胎儿宫内缺氧。

②测定尿雌三醇与肌酐（E/C）比值：采用单次尿测定 E/C 比值。E/C 比值在正常情况下应大于 15，若 E/C 比值 < 10，则表明胎盘功能减退。

③胎心电子监护：推荐每周 2 次无应激试验（non-stress test，NST），NST 有反应型提示胎儿宫内情况良好或者正常，NST 无反应型需做缩宫素激惹试验（oxytocin challenge test，OCT），若多次反复出现胎心晚期减速者，提示胎儿有缺氧。亦可出现变异减速，这与羊水减少后脐带受压相关。

④超声监测：推荐每周 2 次胎儿彩超，注意胎动、胎儿肌张力、胎儿呼吸样运动及羊水量等。羊水深度直径 < 3 cm 提示胎盘功能不全，< 2 cm 提示胎盘功能不良。

（3）治疗：对于孕周 ≥ 41 周、无其他并发症（妊娠期高血压、妊娠期糖尿病、胎儿生长受限、羊水过少等）且孕妇骨盆正常、无头盆对称的单胎头位胎儿，可实施引产或期待治疗。期待治疗包括持续的胎儿评估，如果观察到孕周 ≥ 42 周仍未自发临产或胎儿评估结果异常，则予以干预。终止妊娠的方式需根据胎儿功能情况、胎儿大小、宫颈成熟度及孕妇意愿等综合评估。

①促宫颈成熟：直接引产时如果宫颈不成熟，则直接影响引产成功率及阴道分娩率。评估宫颈成熟度的主要方法仍为宫颈 Bishop 评分，一般认为宫颈评分 ≥ 7 分视为宫颈成熟，可直接引产（如缩宫素引产术），仅宫颈评分 ≤ 6 分，建议引产前先促宫颈成熟。常用的促宫颈成熟的方法包括：宫颈扩张球囊及 PGE$_2$ 阴道制剂，一项大型随机试验比较了球囊导管与阴道地诺前列酮在妊娠 ≥ 41^{+0} 周女性促宫颈成熟中的应用，结果显示，两组因胎儿状况不良的剖宫产率、孕妇并发症发生率和新生儿并发症发生率相近。

②引产术：宫颈 Bishop 评分 ≥ 7 分可直接行引产术，常选择缩宫素静滴引产。胎头衔接者，

可选择行人工破膜，破膜后观察 1 ~ 2 小时无规律宫缩者静滴缩宫素引产。人工破膜的优势在于可以诱发内源性前列腺素的释放，增加引产成功率。破膜后可以更加方便地观察羊水性状，可以放置头皮电极和宫内压力导管，以提供更精确的胎儿心率和宫缩监测数据，了解有无胎儿窘迫。但是缺点在于人工破膜后进一步减少羊水量，会增加脐带受压的可能性。

过期妊娠的循证证据

③产程处理：进入产程后，鼓励产妇选择左侧卧休息。有条件的医院建议进行持续胎心电子监护，持续观察胎心率及羊水情况，必要时可行胎儿头皮血 pH 测定，及早发现胎儿窘迫并进行处理。过期妊娠时常伴羊水粪染，分娩过程中可考虑行羊膜腔灌注，此方法可以稀释羊水以降低胎粪吸入综合征发生率，还可以治疗重复可变减速。

④剖宫产术：对于初产妇伴羊水粪染的过期妊娠，阴道分娩成功的可能性大幅降低，因此，需与此类患者及家属积极沟通，选择恰当的分娩方式。若患者无阴道试产意愿，或者怀疑头盆不称，则建议积极剖宫产终止妊娠，同时做好预防新生儿胎粪吸入综合征的措施，如新生儿娩出后肌张力低、反应差伴羊水黏稠性粪染，立即行气管插管行胎粪吸引。

5. 预防 预防过期妊娠的关键措施包括：定期产检监测母婴健康、维持健康的生活方式以及遵循医嘱适时分娩。医疗机构应通过有效的教育途径，提升孕妇对过期妊娠潜在风险的认识，并通过建立预警机制，实现风险早期识别和及时干预。个性化指导和强化心理支持对于降低焦虑和确保孕妇心理健康同样重要。以上措施的实施需要医疗保健服务提供者、孕妇本人及其家庭成员的积极参与和协作。通过这种多方位的综合干预，可以有效降低过期妊娠的发生率，从而保障母婴健康。

（肖　雪）

四、异位妊娠

案例 7-6

女，33 岁。0-0-1-0，停经 38 天，阴道流血 3 天，下腹痛 1 天。平素月经规律，周期 28 天。3 天前起出现阴道流血，量少于月经量，色鲜红。1 天前无诱因出现左下腹痛，有里急后重感，伴有恶心，无呕吐。尿 hCG 阳性。

问题：

1. 患者目前诊断考虑什么？
2. 为明确诊断，还应做哪些进一步检查？
3. 患者的治疗原则是什么？

案例 7-6 解析

（一）概述

受精卵在子宫体腔以外着床称为异位妊娠（ectopic pregnancy），俗称宫外孕（extrauterine pregnancy）。根据受精卵着床位置不同，异位妊娠最常见的是输卵管妊娠（占 95%），本节重点讲述。少见的还有宫颈妊娠、卵巢妊娠、腹腔妊娠、阔韧带妊娠。异位妊娠是妇产科常见的急腹症，发病率为 2% ~ 3%。

（二）病因与病理

1. 病因

（1）输卵管炎症：是输卵管妊娠的主要病因。因输卵管黏膜或输卵管周围的炎症，引起输卵管的结构破坏、蠕动减弱，影响受精卵运行。淋病奈瑟菌及沙眼衣原体感染常导致输卵管黏膜炎，流产和分娩后感染常引起输卵管周围炎。

（2）输卵管妊娠史或手术史：曾有输卵管妊娠史，再次异位妊娠的概率达 10%。因输卵管绝育或因不孕接受输卵管手术治疗者，再次输卵管妊娠的可能性也增加。

（3）输卵管发育不良或功能异常：因输卵管过长、肌层发育差、黏膜纤毛缺乏、输卵管憩室等输卵管发育不良，或输卵管蠕动、纤毛活动及上皮细胞分泌异常，可使输卵管妊娠发生的可能性增加。

（4）辅助生殖技术：近年由于辅助生殖技术的应用，输卵管妊娠发生率增加，甚至可能出现宫内、宫外同时妊娠的复合妊娠的发生。

（5）避孕失败：包括使用宫内节育器、口服紧急避孕药避孕失败，发生输卵管妊娠的机会增加。

（6）其他：子宫肌瘤、卵巢肿瘤压迫输卵管，影响输卵管的通畅性，以及输卵管子宫内膜异位症，都会增加输卵管妊娠的可能。

2. 病理

（1）输卵管妊娠的结局：输卵管因其管腔狭小、管壁薄且缺乏黏膜下组织，受精卵很快穿过黏膜上皮接近或进入肌层，常发生以下结局：①输卵管妊娠破裂；②输卵管妊娠流产；③输卵管妊娠胚胎停止发育并吸收；④陈旧性异位妊娠；⑤继发性腹腔妊娠；⑥持续性异位妊娠。

（2）子宫的变化：输卵管妊娠使甾体激素分泌增加，月经停止来潮，子宫增大、变软，但与孕周不符。子宫内膜出现蜕膜反应，但蜕膜下海绵层及血管系统发育较差。如蜕膜剥离排出，可见三角形蜕膜管型，但不见绒毛。

（三）临床表现与分类

1. 临床表现 与受精卵着床部位、是否流产或破裂以及出血量多少和时间长短等有关。典型的临床表现包括停经、腹痛及阴道流血。

（1）症状

1）停经：输卵管壶腹部及峡部妊娠一般 6～8 周，间质部妊娠停经时间较长。也有约 25% 的患者无明显停经史，误把不规则阴道流血当作月经。

2）腹痛：95% 的患者出现腹痛。输卵管妊娠流产或破裂前，胚胎在输卵管内逐渐增大，导致输卵管痉挛或逆蠕动，患侧出现下腹部隐痛或酸胀感。当发生输卵管流产或破裂时，突感患侧下腹部撕裂样疼痛，常伴恶心、呕吐。可出现肛门坠胀感（里急后重）。出血多时可引起全腹痛，当血液刺激横膈，可出现肩胛部放射痛。

3）阴道流血：占 60%～80%。常表现为短暂停经后不规则阴道流血，量少，点滴状，色暗红或深褐色。部分患者阴道流血较多，似月经量。阴道流血表面胚胎受损或已死亡。

4）昏厥与休克：由于腹腔内急性出血及剧烈腹痛，轻者出现晕厥，重者出现失血性休克。休克程度取决于内出血速度和出血量，与阴道流血量不成比例。

（2）体征

1）一般情况：可出现面色苍白、脉搏快而细弱、心率增快和血压下降等休克表现。

2）腹部检查：下腹明显压痛、反跳痛，以患侧为著，轻度肌紧张。出血多时，可见腹膨隆，移动性浊音阳性。

　　3）妇科检查：阴道少量血液，后穹窿饱满、触痛。宫颈举痛或摇摆痛。子宫略增大、变软，内出血多时子宫有漂浮感。子宫一侧或其后方可触及肿块，其大小、形状、质地常有变化，边界不清，触痛明显。

　　2. 分类　根据受精卵着床的部位，异位妊娠分为输卵管妊娠、卵巢妊娠、腹腔妊娠、宫颈妊娠、宫内宫外同时妊娠、剖宫产瘢痕妊娠、子宫残角妊娠。输卵管妊娠占异位妊娠的95%，以壶腹部妊娠最多见，约占78%，其次为峡部、伞部，间质部妊娠较少见。

（四）诊断与处理

　　1. 诊断　输卵管妊娠未发生流产或破裂时，诊断较困难。需采用下列辅助检查方能确诊。如输卵管妊娠发生流产或破裂，诊断多无困难。

　　（1）超声检查：超声检查对异位妊娠诊断必不可少，有助于明确异位妊娠的部位、大小，经阴道超声检查较腹部超声检查准确性高。

　　（2）hCG测定：异位妊娠体内hCG水平较宫内妊娠低，超过99%的异位妊娠患者hCG阳性，除非极少数陈旧性异位妊娠可表现为阴性结果。

　　（3）血清孕酮测定：血清孕酮对预测异位妊娠意义不大。

　　（4）腹腔镜检查：可以作为异位妊娠的诊断和治疗方案。

　　（5）经阴道后穹窿穿刺：是简单可靠的诊断方法，适用于疑有腹腔内出血的患者。

　　（6）诊断性刮宫：很少应用，适用于与不能存活的宫内妊娠的鉴别和超声检查不能确定妊娠部位者。

　　2. 治疗　异位妊娠的治疗包括手术治疗、药物治疗和期待治疗。

　　（1）手术治疗：可分为保守性手术和根治手术。保守性手术适用于有生育要求的年轻妇女，特别是对侧输卵管已切除或有明显病变者。根治性手术手术切除患侧输卵管，并酌情处理对侧输卵管。

　　（2）药物治疗：采用化学药物治疗，主要适用于病情稳定的输卵管妊娠患者及保守性手术后发生持续性异位妊娠者。

　　（3）期待治疗：适用于病情稳定、血清hCG水平较低（< 1500 U/L）且呈下降趋势者。

（张　丹　刘　岩）

五、剖宫产瘢痕部位妊娠

（一）概述

　　剖宫产瘢痕部位妊娠（caesarean scar pregnancy，CSP）指受精卵着床于前次剖宫产子宫切口瘢痕处的一种异位妊娠，是一个限时定义，仅限于早孕期，为剖宫产的远期并发症之一，近年来发病呈上升趋势。由于CSP可以造成清宫手术中及术后难以控制的大出血、子宫破裂、周围器官损伤，甚至切除子宫等，严重威胁妇女的生殖健康甚至生命，已引起临床上的高度重视。

（二）病因与病理

　　1. 病因　病因至今尚未阐明，可能是由于剖宫产术后子宫切口愈合不良，瘢痕宽大，或者炎症导致瘢痕部位有微小裂孔，当受精卵抵达瘢痕处时，通过微小的裂孔进入子宫肌层而着床。

　　2. 病理　囊胚在剖宫产瘢痕处着床后，常发生底蜕膜缺损，滋养细胞可侵入子宫肌层，导致绒毛与子宫肌层粘连、植入甚至穿透宫壁。CSP 有两种不同的妊娠结局，一是孕卵向子宫峡部或宫腔内发展继续妊娠，个别形成低置或前置胎盘，有可能生长或活产，但胎盘植入的机会大幅增加；二是孕囊从瘢痕处向肌层内深入种植，形成早期妊娠绒毛植入，在妊娠早期就可能发生出血。肉眼可见子宫肌层通常明显变薄，胎盘碎片或剥离面可见肌纤维黏附，显微镜下底蜕膜部分或完全缺失，胎盘绒毛直接黏附（胎盘粘连）或插入平滑肌细胞之间（胎盘植入），有些病例甚至穿透子宫浆膜（胎盘穿透）。

（三）临床表现与分类

1. 临床表现 CSP 早孕期无特异性的临床表现，可有类似先兆流产的表现，如阴道少量流血、轻微下腹痛等。临床上常被误诊为宫颈妊娠、难免流产或不全流产，有时也被误诊为正常早孕而行人工流产，导致大出血或流产后反复出血。

2. 分类 根据超声检查显示的着床于子宫前壁瘢痕处的孕囊的生长方向以及子宫前壁孕囊与膀胱间子宫肌层的厚度进行分型。内生型胚胎若向宫腔方向生长发展为宫内活胎，甚至足月分娩，但有前置胎盘和胎盘植入的风险；外生型向膀胱方向生长可发展为凶险性前置胎盘，甚至子宫破裂。

（四）诊断与处理

1. 诊断 CSP 的诊断方法首选超声检查，特别是经阴道和经腹超声联合使用，不仅可以帮助定位孕囊，更有利于明确孕囊与子宫前壁下段肌层及膀胱的关系。典型的超声表现为：①宫腔内、子宫颈管内空虚，未见孕囊；②孕囊着床于子宫前壁下段肌层（相当于前次剖宫产子宫切口部位），部分孕囊内可见胎芽或胎心搏动；③子宫前壁肌层连续性中断，孕囊与膀胱之间的子宫肌层明显变薄，甚至消失；④彩色多普勒血流显像显示孕囊周边高速低阻血流信号。

2. 治疗 由于预后凶险，一旦确诊多建议终止妊娠。治疗方法包括药物和（或）手术治疗。甲氨蝶呤是首选的药物，手术方法包括超声监视下清宫术、宫腔镜下 CSP 妊娠物清除术等。子宫动脉栓塞术是重要的辅助治疗手段。

（张润驹 刘 岩）

▎六、妊娠滋养细胞疾病

◐ 案例 7-7

女，45 岁。以前月经一直很规律，最近 2 个月不明原因未来月经，以为自己进入更年期，开始月经不规律，并没有在意，突然出现阴道流血伴恶心呕吐，终于引起重视。B超发现子宫呈妊娠 12 周大小，无孕囊，宫腔内充满不均质密集状或短条状回声，呈"落雪状"，hCG 达 12 万 IU/L。医生考虑"葡萄胎"。为她做了清宫和病理检查，清宫术后病理提示：完全性水泡状胎块，伴滋养细胞轻度增生。奇怪的是术后第一次复查 hCG 为 2 100 IU/L，之后 hCG 不降反升，3 周后突然出现咳嗽、咯血等症状，查肺部 CT 提示两肺纹理清晰，右肺中下叶见多发结节灶，最大直径 1 cm。

问题：

1. 患者清宫后根据病理诊断为完全性葡萄胎，后如何诊断为"滋养细胞肿瘤"？

2. 患者开始为"葡萄胎"，后发展为"滋养细胞肿瘤"，为何会出现咯血等症状？后续如何治疗？

妊娠滋养细胞疾病（gestational trophoblastic disease，GTD）是一组来源于胎盘滋养细胞的疾病，包括良性的葡萄胎及恶性滋养细胞疾病等。根据世界卫生组织 2020 年女性生殖系统肿瘤病理学分类标准（第 5 版），GTD 在组织学上可分为：① 葡萄胎，包括完全性葡萄胎、部分性葡萄胎和侵蚀性葡萄胎 / 转移性葡萄胎。② 妊娠滋养细胞肿瘤（gestational trophoblastic neoplasia，GTN），包括绒癌、胎盘部位滋养细胞肿瘤（placental site trophoblastic tumor，PSTT）、上皮样滋养细胞肿瘤（epithelioid trophoblastic tumor，ETT）和混合性滋养细胞肿瘤。③ 肿瘤样病变（tumor-like lesions），包括超常胎盘部位反应和胎盘部位结节 / 斑块。④ 异常（非葡萄胎）绒毛病变。虽然 WHO 分类将侵蚀性葡萄胎列为交界性或生物学行为不确定肿瘤，但在临床上仍将其归类于恶性肿瘤，并与绒癌合称为 GTN。由于 GTN 独特的组织学来源及生物学行为，使其成为最早可以通过化疗治愈的实体肿瘤。

（一）妊娠滋养细胞的发育与分化

妊娠初期的滋养层由囊胚外细胞团分化而来，在胚泡的早期植入、胎盘形成、胎盘成熟、维持妊娠、免疫监视、内分泌调节以及胎盘娩出过程中发挥重要作用。根据解剖学部位，滋养细胞可分为绒毛滋养细胞和绒毛外滋养细胞，前者可再分为细胞滋养细胞（cytotrophoblast）和合体滋养细胞（syncytiotrophoblast），后者又称为中间型滋养细胞（intermediate trophoblast）。

细胞滋养细胞位于细胞柱和绒毛内侧，具有干细胞特征和分裂活性，可分化为合体滋养细胞和中间型滋养细胞。前者位于绒毛表面即细胞滋养细胞层之外，是由细胞滋养细胞分化、融合而成的完全成熟的细胞，不具有分裂活性，能产生大量的胎盘激素。后者的形态和激素分泌特征介于细胞滋养细胞和合体滋养细胞之间，根据所在部位分为位于细胞柱的绒毛中间型滋养细胞、位于胎盘植入部位的胎盘部位中间型滋养细胞和位于平滑绒毛膜的绒毛膜（上皮样）中间型滋养细胞。

（二）葡萄胎

葡萄胎是以胚胎发育异常、胎盘绒毛水肿增大伴滋养细胞增生为特征的异常妊娠。根据肉眼标本及显微镜下所见特点、染色体核型分析、细胞遗传特性及临床表现，可将良性葡萄胎分为完全性葡萄胎及部分性葡萄胎两种类型。

1. 完全性葡萄胎病理　完全性葡萄胎又称完全性水泡状胎块（complete hydatidiform mole，CHM），是一种不伴有胚胎发育的、以滋养细胞增生和绒毛水肿为特征的非瘤性、胎盘异常增生性疾病，在遗传学水平上，大多数病例为父源性双雄二倍体。根据父源基因组来源于单个或两个精子，CHM 可再分为纯合型或杂合型，杂合型 CHM 进展为 GTN 的危险度高于纯合型 CHM。

发育充分的 CHM 标本包含大量的血性组织及肉眼可辨认的、增大水肿的绒毛，形成大小不等的半透明水泡，未见正常胎盘及可辨别的胎儿成分。显微镜下可见弥漫性绒毛水肿和显著的滋养细胞增生。绒毛间质高度水肿，伴水池形成，仅在淡蓝色、黏液样基质中存在稀疏的梭形细胞，并伴有大量的凋亡小体（核碎裂），缺乏胎儿型有核红细胞。大多数绒毛周围可见非极性、弥漫性滋养细胞增生，常环绕水肿绒毛或在绒毛之间连接成桥。各型滋养细胞均可增生，且常伴有细胞非典型性。整个标本中无胎儿成分及羊膜、卵黄囊等非绒毛胎盘结构。极早期完全性葡萄胎是指妊娠 12 周之前被排出的 CHM，绒毛水肿不明显或仅有少量肉眼可见的异常绒毛。显微镜下，绒毛形态类似于胎盘形成过程中早期幼稚状态的绒毛，淡蓝色黏液样基质中含有星芒状至圆形的成纤维细胞，滋养细胞增生和绒毛间质水肿均不明显，缺乏滋养细胞包涵体，可见呈退行性改变的毛细血管。使用 p57 蛋白免疫组化染色和 *STR* 基因分型可以辅助鉴别 CHM 与其他水肿性胎盘疾病。

2. 部分性葡萄胎病理　部分性葡萄胎又称部分性水泡状胎块（partial hydatidiform mole，

PHM），是一种绒毛大小和水肿程度不等、伴有轻度及局灶性滋养细胞增生的葡萄胎，大多数病例具有双雄单雌三倍体的遗传学特征。

PHM 标本与正常的绒毛组织相似，偶尔可见葡萄状囊泡。根据流产时的孕龄，或者清宫之前胎死宫内的时间，可能见到孕囊、胎儿成分或相对完整的胎儿。胎儿可呈现各种发育异常、宫内发育迟缓或死后自溶等变化。显微镜下，PHM 表现为两种形态的绒毛：一种为大的、高度水肿的不规则绒毛，另一种为小的、外形正常或纤维化的绒毛，两者混杂分布，后者常含有胎儿血管和有核红细胞。绒毛形状不规则呈扇贝形，常可见到滋养细胞内陷形成的圆形或椭圆形假包涵体。滋养细胞环绕绒毛呈轻至中度非极性增生，无明显异型性。合体滋养细胞呈"指状"或"芽状"突起，胞浆内可见明显的空泡。

完全性葡萄胎的主要临床表现包括停经后阴道流血，子宫异常增大、变软，妊娠呕吐，先兆子痫征象，甲状腺功能亢进，腹痛，卵巢黄素化囊肿。部分性葡萄胎常表现为停经后阴道流血，有时与不全流产或过期流产过程相似，其他症状较少，程度也比完全性葡萄胎轻。临床诊断为葡萄胎时，应进一步进行血 β-hCG 定量测定和胸部 X 线片或肺 CT 检查，后者可以排除转移，同时为随访奠定基础。葡萄胎一经临床诊断，应尽快予以 B 超引导下清宫术，不推荐药物流产。大多数葡萄胎可经清宫治愈，但仍有部分病例可发展为 GTN。完全性葡萄胎恶变率约为 20%。血 β-hCG $> 1 \times 10^6$ IU/L、子宫体积明显大于停经月份或并发黄素化囊肿（尤其是直径 > 6 cm）时，恶变率可高达 40% ～ 50%，且随着年龄增加，恶变率也将升高，年龄超过 40 岁时，恶变率可达 37%，而超过 50 岁时，可高达 56%。重复性葡萄胎患者，恶变机会也增加 3 ～ 4 倍。对于有恶变高危因素的葡萄胎患者，如果规律随访困难，可以给予预防性化疗。葡萄胎排出后，应每周检测血 hCG 或 β-hCG，滴度应呈对数下降，一般在 8 ～ 12 周恢复正常。正常后继续随访血 β-hCG 3 ～ 4 次，之后每个月监测血 β-hCG 1 次，至少持续 6 个月。

（三）妊娠滋养细胞肿瘤

妊娠滋养细胞肿瘤 60% 继发于葡萄胎妊娠，30% 继发于流产，10% 继发于足月妊娠或异位妊娠，其中侵蚀性葡萄胎（invasive mole）全部继发于葡萄胎妊娠，绒癌（choriocarcinoma）可继发于葡萄胎妊娠，也可继发于非葡萄胎妊娠。侵蚀性葡萄胎恶性程度低于绒癌，预后较好。绒癌恶性程度极高，发生转移早而广泛，在化疗药物问世以前，其死亡率高达 90% 以上，但随着诊断技术及化疗的发展，预后已得到极大的改善。

侵蚀性葡萄胎病理：侵袭性葡萄胎是指浸润子宫肌壁和（或）血管的完全性或部分性葡萄胎。肉眼表现为累及子宫内膜表面至子宫肌层的浸润性、出血性病变。病变通常局限于子宫，但可浸润子宫全层导致子宫穿孔或累及阔韧带。有时肉眼可见水肿的葡萄胎绒毛。显微镜下，可见葡萄胎组织直接侵犯子宫肌层或侵入血管，葡萄胎绒毛与肌层之间无蜕膜成分。继发于 CHM 的病例通常具有弥漫性的水泡和显著增生的滋养细胞等典型特征，有时滋养细胞异型性较明显，甚至类似绒毛膜癌。

绒癌的病理：绒癌是由三种形态的滋养细胞（细胞滋养细胞、合体滋养细胞和中间型滋养细胞）增生形成的恶性滋养细胞肿瘤，不形成绒毛结构，具有高度侵袭性。肉眼可见肿瘤组织巨大，呈破坏性生长，在子宫肌层形成单个或多个暗红色肿块，中央广泛出血，伴不同程度坏死，侵入子宫肌层深处可导致穿孔。宫外转移常表现为界限清楚的出血性病变。部分病例可见大量的出血或血块，仅在边缘区有少量肿瘤。显微镜下，肿瘤呈弥漫浸润性生长，或表现为浸润肌层的实性肿瘤。绒癌缺乏绒毛结构，也没有真正的间质和血管，以广泛坏死和出血为主要特征。肿瘤性单核滋养细胞呈片状或索状结构，由多核的合体滋养细胞环绕，形成特征性的双相生长方式。较大的单核细胞含有丰富的双染或嗜伊红胞浆，类似种植部位中间型滋养细胞。细胞多形性和核异型性十分明显，形态怪异，常见大量核分裂象和脉管内瘤栓。肿瘤细胞均表达细胞角蛋白，细胞增殖指数通常＞90%。

无转移滋养细胞肿瘤的临床表现为阴道流血、子宫复旧不全或不均匀性增大、卵巢黄素化囊肿、腹痛以及假孕症状。转移性滋养细胞肿瘤可以同时出现原发灶和继发灶症状，继发灶症状与转移部位密切相关，如阴道转移瘤破裂可发生阴道大出血；若发生肺转移，可出现咯血、胸痛及憋气等症状；若发生脑转移，可表现为头痛、呕吐、抽搐、偏瘫甚至昏迷等。长期阴道流血者可发生严重贫血，甚至恶病质。根据葡萄胎排空后或流产、足月分娩、异位妊娠后出现阴道流血和（或）转移灶及其相应症状和体征，应考虑滋养细胞肿瘤的可能，结合 hCG 测定、超声检查、胸部 X 线片以及 CT 和磁共振检查，滋养细胞肿瘤的临床诊断可以确立。有组织学证据时应根据组织学作出诊断，但是组织学证据对滋养细胞肿瘤的诊断不是必需的。治疗原则以化疗为主，辅以手术和放疗等其他治疗手段。治疗方案的选择根据 FIGO 分期、预后评分、年龄、对生育的要求和经济情况等综合考虑，实施分层或个体化治疗。

（四）胎盘部位滋养细胞肿瘤

胎盘部位滋养细胞肿瘤（placental site trophoblastic tumor，PSTT）指起源于胎盘种植部位的一种特殊类型的滋养细胞肿瘤。临床罕见，占妊娠滋养细胞肿瘤的 1%～2%。多数不发生转移，预后良好。病理：肿瘤大体表现为子宫内膜及肌层局限的、结节性或息肉样肿物，与周围肌层分界清楚。肿瘤平均最大径 5 cm，可导致宫腔增大、变形。切面实性、肉质，浅褐色至浅黄色，可见局灶性出血、坏死及深肌层浸润，少数病例出现穿透性浸润甚至扩散至阔韧带和附件。显微镜下，肿瘤侵及子宫肌层，中间型滋养细胞呈单个、小团、索状及片状分布，浸润并分隔周围平滑肌细胞。瘤细胞呈多边形或圆形，以单核细胞为主，也可见双核、多核细胞。细胞核深染，常伴有核沟、核内假包涵体及明显的核仁，可见不同程度的核异型性和核分裂象。镜下常见大面积出血，可见局灶或广泛的肿瘤性坏死。PSTT 的重要特征是细胞外的纤维素沉积和肿瘤细胞侵入、替代血管壁，取代血管壁平滑肌细胞，仅余原有的内皮细胞，但仍可维持整个血管结构不坍塌。

常见症状为闭经后不规则阴道流血或月经过多。体征为子宫均匀性或不规则增大。仅少数病例发生子宫外转移，一旦转移，预后不良。由于 PSTT 症状、体征不典型，容易误诊。确诊靠组织学诊断，可通过刮宫标本作出诊断，但多数情况下需靠手术切除的子宫标本才能确诊。对于PSTT，手术是首选的治疗，原则是切除一切病灶，手术范围为全子宫及双侧附件切除。年轻妇女若病灶局限于子宫、卵巢外观正常，可保留卵巢。有高危因素的患者术后应给予辅助化疗。

（五）上皮样滋养细胞肿瘤

上皮样滋养细胞肿瘤（epithelioid trophoblastic tumor，ETT）是一种来源于绒毛膜羊膜型中间滋养细胞的较为罕见的恶性肿瘤。ETT 常与前次妊娠史有关，多数继发于前次正常妊娠，而继发于 GTN 的 ETT 患者非常罕见。病理：肿瘤最大径＜5 cm，呈实性的、界限清晰的多发结节或囊性出血性病灶，可侵及宫颈或子宫肌壁深层，也可突出于宫腔或局限于肌层内。半数 ETT 发生于子宫下段或宫颈，切面可见棕褐色实性区，伴不同程度的出血、坏死。显微镜下，肿瘤以结节性、膨胀性方式生长，伴清晰的推挤性边界。中间型滋养细胞形成巢状结构，被广泛的坏死、嗜酸性玻璃样基质或细胞碎片所包围，类似鳞癌的角化物。广泛的肿瘤坏死区域被滋养细胞岛环绕，形成典型的地图样分布，坏死周围可见营养不良性钙化。肿瘤细胞巢中的小血管常被玻璃样坏死组织包绕，管壁偶见纤维蛋白样物质沉积，但血管结构仍保持正常。肿瘤细胞中等大小，多角形，形态相对一致，胞浆丰富、透明、嗜酸或颗粒状。细胞核增大，呈轻 - 中度异型性，核膜不规则，可见明显的小核仁，偶见散在多核巨细胞。ETT 主要表现为阴道不规则出血，当合并器官转移时可出现其他症状，肺部是最常见的子宫外转移部位，超过 50% 的肺转移患者会出现呼吸道症状。ETT 常伴有 β-hCG 轻度升高，有报道称约 90% 的患者在初次接诊时 β-hCG 均不高于 2 500 IU/L。影像学证据对 ETT 的鉴别诊断有一定价值，但特异性不高。其中，超声检查是临床上怀疑 GTN 时首先应进行的常规影像学检查。大部分典型病例可以通过常规病理确诊，但化疗后患者不典型的肿瘤细胞形态会影响病理诊断的准确性，此时免疫组织化学证据有助于同其他 GTN 的鉴别。不同地区对 ETT 治疗的差异较大且尚未达成共识，需要根据肿瘤分期及距前次妊娠间隔采取手术或手术加化疗的方案。

（张润驹　刘　岩）

七、妊娠期高血压疾病

案例 7-8

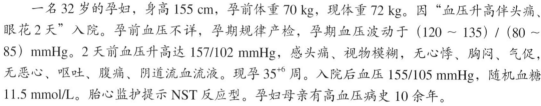

一名 32 岁的孕妇，身高 155 cm，孕前体重 70 kg，现体重 72 kg。因"血压升高伴头痛、眼花 2 天"入院。孕前血压不详，孕期规律产检，孕期血压波动于（120 ～ 135）/（80 ～ 85）mmHg。2 天前血压升高达 157/102 mmHg，感头痛、视物模糊，无心悸、胸闷、气促，无恶心、呕吐、腹痛、阴道流血流液。现孕 35^{+6} 周。入院后血压 155/105 mmHg，随机血糖 11.5 mmol/L。胎心监护提示 NST 反应型。孕妇母亲有高血压病史 10 余年。

问题：

1. 该孕妇可能发生了哪些妊娠相关疾病？
2. 该孕妇存在哪些患妊娠期高血压疾病的危险因素？

（一）概述

1. 概念　妊娠期高血压疾病（hypertensive disorder of pregnancy，HDP）涵盖一系列与妊娠相结合的高血压病症，其患病率为 5% ～ 12%。HDP 病种包括 5 类：妊娠期高血压（gestational hypertension）、先兆子痫（preeclampsia）、子痫（eclampsia），以及慢性高血压并发先兆子痫（chronic hypertension with superimposed preeclampsia）和妊娠合并慢性高血压（chronic hypertension）。HDP 对母婴健康具有严重影响，可能引发一系列严重的并发症，如胎儿生长受限、胎盘早剥、抽搐、弥散性血管内凝血、全身多器官损伤等，是孕产妇死亡的主要原因之一。

2. 分类及定义　妊娠期高血压疾病的分类与定义见表 7-17。

表 7-17　妊娠期高血压疾病的分类与定义

疾病分类	定义
妊娠期高血压	妊娠 20 周后发现血压收缩压 ≥ 140 mmHg 和（或）舒张压 ≥ 90 mmHg，不伴蛋白尿，产后 12 周后血压恢复正常
先兆子痫	在妊娠期高血压的基础上，出现蛋白尿；或是尿蛋白阴性，但伴有以下任一器官损害：心、肺、肝、肾、血液系统、消化系统、神经系统以及胎盘 - 胎儿受累的表现
子痫	在先兆子痫的基础上，发生其他原因不能解释的抽搐
慢性高血压并发先兆子痫	妊娠 20 周前发现高血压，但无蛋白尿，妊娠 20 周后发现蛋白尿；或妊娠 20 周前发现高血压，且有蛋白尿，妊娠 20 周后尿蛋白定量明显增加；或妊娠 20 周后出现血压进一步升高等重度先兆子痫的任一表现
妊娠合并慢性高血压	妊娠 20 周前发现高血压，妊娠期无明显加重；或妊娠 20 周后发现高血压，持续至产后 12 周以后

妊娠期高血压、先兆子痫和子痫与慢性高血压在发病机制及临床处理上均不同，本节重点阐述前三种疾病。

（二）先兆子痫－子痫

先兆子痫-子痫是妊娠期特有的疾病，通常在妊娠 20 周出现。它是一种动态性疾病，有可能会连续发展。因此，"轻度"先兆子痫仅是一种诊断状态，而不是分类，因为任何程度的先兆子痫都可能带来严重的不良预后。伴有严重症状（severe feature）的先兆子痫则被归类为"重度"先兆子痫，以引起临床的重视（表 7-18）。

表 7-18 重度先兆子痫的诊断标准
在先兆子痫基础上出现下述任一表现，均考虑重度先兆子痫。

血压进一步升高	血压持续升高不可控制：收缩压 ≥ 160 mmHg 和（或）舒张压 ≥ 110 mmHg
神经系统	持续性头痛、视觉障碍或其他中枢神经系统异常表现
心	心力衰竭；低蛋白血症伴腹水、胸腔积液或心包积液
肝	持续性上腹部疼痛及肝包膜下血肿或肝破裂表现 或转氨酶水平异常：血丙氨酸转氨酶（ALT）或天冬氨酸转氨酶（AST）水平升高大于正常范围 2 倍以上
肺	肺水肿
肾	肾功能受损：尿蛋白定量 > 2.0 g/24 h；少尿（24 h 尿量 < 400 ml，或每小时尿量 < 17 ml），或血肌酐水平 > 106 μmol/L（2 倍以上）
血液系统	血液系统异常：血小板计数呈持续性下降并低于 100×10^9/L；微血管内溶血，表现有贫血、血乳酸脱氢酶（LDH）水平升高或黄疸
胎盘-胎儿受累	胎儿生长受限或羊水过少、胎死宫内、胎盘早剥等

1. 先兆子痫

（1）诊断：诊断的依据主要包括病史、临床表现以及辅助检查。由于这种疾病的临床表现具有多样性，需要密切关注是否存在多脏器损伤。

1）需要先充分了解病史，包括患者在妊娠前是否有高血压、肾病、糖尿病、系统性红斑狼疮、血栓性疾病等。同时，还需要询问患者是否有妊娠期高血压疾病家族史，并了解患者在此次妊娠后出现的高血压、蛋白尿、头痛、视物模糊、上腹痛、少尿等症状的时间和严重程度。

2）对于高血压的诊断，需在同一手臂上进行至少两次测量，如果收缩压大于 140 mmHg 和（或）舒张压大于 90 mmHg，则被定义为高血压。然而，如果血压较基础血压升高 30/15 mmHg，但未超过 140/90 mmHg，则不被视为诊断依据，但需要密切观察。对于首次发现血压升高的患者，在 4 小时或更长时间后复测血压。对于收缩压大于 160 mmHg 和（或）舒张压大于 110 mmHg 的严重高血压患者，密切观察血压，以便观察病情并进行治疗指导。为确保血压测量的准确性，应使用合适型号的袖带（袖带长度应该是上臂围的 1.5 倍）。

3）对于尿蛋白的检测，高危孕妇每次产检都应进行，尿蛋白检查应选用中段尿，对于可疑的先兆子痫孕妇需要监测 24 小时尿蛋白定量。尿蛋白的诊断标准有 2 个：①尿蛋白 20.3 g/24 h；②尿蛋白定性大于（+）。随机尿蛋白定性不准确，只有在定量方法不可用时才考虑使用。需要注意避免分泌物或羊水污染尿液。另外，泌尿系统感染、严重贫血、心力衰竭和难产也可能导致蛋白尿。

4）应进行以下常规检查：血常规、尿常规、肝功能、肾功能、尿酸、凝血功能、心电图、电子胎心监护、超声检查胎儿、胎盘和羊水等。视病情发展、诊治需要，应酌情增加以下有关检查项目：眼底检查，超声等影像学检查，肝、胆、胰、脾、肾等脏器检查，电解质、动脉血气分析、心脏彩超及心功能检查，脐动脉血流、子宫动脉等多普勒超声血流监测，头颅 CT 或磁共振检查，有条件的单位可检查自身免疫性疾病相关指标。

（2）鉴别诊断：妊娠期高血压和先兆子痫主要需要与慢性肾炎进行鉴别。妊娠期间出现急性肾炎的情况较少见。若妊娠前已存在慢性肾炎的患者，妊娠期间常常会发现蛋白尿，严重者可发现管型以及肾功能损伤，伴随持续性血压升高，眼底可有肾炎性视网膜病变。隐匿型肾炎较难鉴别，需要仔细询问相关病史，并进行进一步的肾小球及肾小管功能检查。此外，本病还需与妊娠合并慢性高血压进行鉴别，后者在妊娠前已存在高血压疾病。

（3）病因及发病机制：至今，本病病因和发病机制尚未完全阐明。先兆子痫的发病是多因素、多机制及多通路所致，无法以"一元论"来解释，这显示了先兆子痫病因的异质性。有学者提出先兆子痫发病机制的"两阶段"学说。第一阶段为临床前期，即子宫螺旋动脉滋养细胞重塑障碍，导致胎盘缺血、缺氧释放多种胎盘因子；第二阶段胎盘因子进入母体血液循环，促进系统性炎症反应的激活及血管内皮损伤，引起先兆子痫 - 子痫多样化的临床表现。有关病因和发病机制的主要学说有以下几种。

1）子宫螺旋小动脉重塑不足：在正常妊娠期间，细胞营养层的细胞分化为绒毛滋养细胞和绒毛外滋养细胞（extravillous trophoblast，EVT）。EVT 由间质绒毛外滋养细胞（interstitial extravillous trophoblast，aEVT）和血管内绒毛外滋养层细胞（endovascular ex-travillous trophoblast，enEVT）组成。iEVT 负责侵入子宫内膜基质直至子宫肌层的内 1/3 处，而 enEVT 则浸入子宫螺旋小动脉并逐渐替换血管壁平滑肌细胞和内皮细胞，从而将动脉从高阻力低容量的血管转变为低阻力高容量的血管，以提高胎盘的血流量，确保母胎之间的物质交换和胎儿的正常发育。然而，在先兆子痫，绒毛外滋养细胞的侵入能力受损，引发胎盘浅着床和子宫螺旋动脉重塑严重不足的现象，从而导致先兆子痫的一系列症状。尽管如此，导致子宫螺旋小动脉重塑不足的机制尚待研究。

2）炎症免疫反应的过度激活：在先兆子痫，无论在母胎界面还是全身，都可以观察到炎症免疫反应的过度激活。当前的证据表明，母胎界面处于主导地位的天然免疫系统在先兆子痫的发病中起到关键作用。

3）血管内皮细胞的损伤：血管内皮细胞的损伤是先兆子痫的基本病理变化之一。它会导致血管扩张物质如一氧化氮和前列环素 I_2 的合成减少，而收缩血管物质如内皮素和血栓素 A_2 的合成增加，从而促进血管痉挛。此外，血管内皮损伤还可能激活血小板和凝血因子，加重先兆子痫的高凝状态。

4）遗传因素：先兆子痫患者具有家族病史，提示遗传因素可能与先兆子痫的发生有关。然而，遗传方式尚不明确。由于先兆子痫的异质性，特别是遗传和环境因素的交互作用，使得表型变得复杂。

5）营养缺乏：已经有多项研究发现营养因素如低白蛋白血症，钙、镁、锌、硒等的缺乏可能与先兆子痫的发生和发展有关，但是这些证据需要更多的临床研究进行进一步的证实。

（4）病理生理变化及对母儿的影响：基本的病理生理变化主要表现为全身小血管痉挛以及血管内皮的损伤，此变化导致全身各器官的灌注减少，对母儿造成危害，甚至可能致使母儿死亡。由于此病症表现为多器官和系统的损伤，因此有学者提出了先兆子痫 - 子痫综合征（preeclampsia-eclampsia syndrome）的概念。

1）脑部：脑血管痉挛和通透性增加导致脑水肿、充血、局部缺血、血栓形成和出血等。CT 检查显示，脑皮质呈现低密度区，且有相应的局部缺血和点状出血，这提示脑梗死，可能与昏迷以及视力下降、失明有关。大范围的脑水肿主要表现为感觉迟钝和思维混乱，部分患者可能出现昏迷，甚至脑疝。

2）肾：肾小球扩张，内皮细胞肿胀，纤维素沉积于内皮细胞。血浆蛋白从肾小球漏出形成蛋白尿。肾血流量和肾小球滤过量下降，导致血尿酸和肌酐水平升高。严重时，肾功能损伤可能导致少尿和肾衰竭。

3）肝：肝损伤常表现为血清转氨酶水平升高。肝的特征性损伤是门静脉周围出血，严重时可发生门静脉周围坏死和肝包膜下血肿，甚至肝破裂，危及母儿生命。

4）心血管：血管痉挛，血压升高，心肌收缩力下降，射血阻力（即心脏后负荷）增加，心输出量显著减少。心血管系统呈低排高阻状态，内皮细胞活化导致血管通透性增加，血管内液进入心肌细胞间质，此变化可能导致心肌缺血、间质水肿、心肌点状出血或坏死、肺水肿，严重时可能导致心力衰竭。

5）血液：由于全身小动脉痉挛，血管壁渗透性增加，血液浓缩，血细胞比容升高。当血细胞比容下降时，可能伴有贫血或红细胞受损或溶血。

6）内分泌及代谢：由于血管紧张素转换酶增加，晚期妊娠的盐皮质激素、去氧皮质酮升高可引起钠潴留，血浆胶体渗透压降低，细胞外液可能超过正常妊娠。但水肿与先兆子痫的严重程度及预后关系不大。通常，电解质水平与正常妊娠无明显差异。子痫抽搐后，可能出现乳酸性酸中毒及呼吸代偿性的二氧化碳丢失，可能导致血中碳酸盐浓度降低。

7）子宫胎盘血流灌注：由于子宫螺旋动脉重塑不足，胎盘灌注下降，螺旋动脉平均直径仅为正常孕妇的一半。加之伴有内皮损伤及胎盘血管急性动脉粥样硬化，可能导致胎盘功能下降，胎儿生长受限、宫内窘迫，若胎盘床血管破裂，可能导致胎盘早剥，严重时可能导致母儿死亡。

（5）预测与预防：预测先兆子痫对于预防和治疗、降低母婴死亡率具有重大意义。然而，现阶段尚未有特别有效、可靠且经济的预测手段。在进行首次产前检查时，应进行风险评估，并结合多项指标进行综合评估和预测，尤其需要考虑高风险因素。

流行病学调查发现，高风险因素包括：孕妇年龄超过40岁、有先兆子痫病史、抗磷脂抗体阳性、高血压、慢性肾炎、糖尿病或遗传性血栓形成倾向、首次产检时体重指数超过 35 kg/m^2、有先兆子痫家族史（母亲或姐妹）、本次为多胎妊娠、初次妊娠、妊娠间隔时间超过10年，以及早孕期收缩压超过 130 mmHg 或舒张压超过 80 mmHg。

在生化指标方面，主要考虑可溶性酪氨酸激酶 -1（sFlt-1）、胎盘生长因子（PLGF）、胎盘蛋白 13（PP13）以及可溶性内皮素（sEng）。这些生化指标结合高风险因素，对预测先兆子痫有一定的价值。

此外，孕 20 ～ 24 周进行的子宫动脉多普勒超声血流检测，可以通过观察子宫动脉搏动指数和阻力指数是否持续升高或是否出现病理波形，帮助预测先兆子痫的发生。

框 7-6　先兆子痫可能的预防策略

对于低风险人群，目前尚无有效的预防策略。但对于预测出的高风险人群，可能有效的预防措施包括：适度锻炼和休息，保持妊娠期的身体健康；合理摄取饮食，不推荐严格限制盐分，也不建议肥胖的孕妇限制热量摄入；低钙摄入（每日＜ 600 mg）的孕妇建议补钙，每日口服 1.5 ～ 2.0 g；具有适应证的孕妇可以考虑使用阿司匹林抗凝治疗，从妊娠的第 11 ～ 13 周开始，且不晚于妊娠 20 周，每晚睡前口服低剂量阿司匹林 100 ～ 150 mg，直至 36 周或至妊娠终止前 5 ～ 10 天停用。

（6）治疗：治疗的主要目标是控制疾病进展，延长孕期，以尽可能地确保母婴安全。治疗原则主要包括降压、解痉和镇静等，同时密切监测母婴状况，并在适当的时候终止妊娠，这被认为是最有效的处理措施。

1）评估和监测：先兆子痫的病情复杂，变化迅速，分娩及产后的生理变化以及各种不良刺激都可能引发病情变化。因此，密切评估和监测产前、产中和产后的病情是至关重要的，以便了解疾病的进展，及时进行合理的干预，避免不良的临床结局。评估和监测的内容和频率需根据病情的严重程度来确定。评估和监测的内容包括症状（血压，是否有头痛、视物模糊、胸闷、腹痛、胎动、阴道出血、尿量、体重变化等）和辅助检查（血常规、尿常规、随机尿蛋白/肌酐比率、24 小时尿蛋白定量、肝肾功能、凝血功能、电子胎心监护、产科超声检查、脐血流动脉、孕妇超声心动图等）。

2）一般处理：对于妊娠期高血压和先兆子痫患者，可在门诊进行治疗，而对于重度先兆子痫患者，应住院治疗。需要注意的是，患者应适当休息，保证足够的蛋白质和热量摄入，不建议限制食盐摄入，并保证充足的睡眠，必要时可睡前口服地西泮 2.5 ～ 5 mg。

3）降压：降压治疗的目的是预防子痫、心脑血管意外和胎盘早剥等严重母婴并发症。对于严重高血压 [收缩压 > 160 mmHg 和（或）舒张压 > 110 mmHg] 应立刻进行降压治疗；对于非严重高血压 [收缩压 > 150 mmHg 和（或）舒张压 > 100 mmHg] 建议进行降压治疗；对于较轻的高血压 [收缩压 140 ～ 150 mmHg 和（或）舒张压 90 ～ 100 mmHg] 则不建议治疗，但如果有并发症或脏器功能损伤，应考虑降压治疗。妊娠前已使用降压药的孕妇应继续降压治疗。

框 7-7　血压控制标准

目标血压应根据是否出现脏器功能损伤来确定。对于未并发脏器功能损伤者，收缩压应控制在 130 ～ 155 mmHg，舒张压应控制在 80 ～ 105 mmHg；对于并发脏器功能损伤者，收缩压应控制在 130 ～ 139 mmHg，舒张压应控制在 80 ～ 89 mmHg。在降压过程中需要保持血压下降的平稳，避免波动过大。为保护子宫胎盘血流灌注，血压不建议低于 130/80 mmHg，通常通过口服降压药进行治疗，若口服药物无法有效控制血压，可考虑静脉用药。妊娠期通常不使用利尿剂降压，以防止血液浓缩、有效循环血量减少和高凝倾向。不推荐使用阿替洛尔和哌唑嗪，禁止使用血管紧张素转换酶抑制剂（ACEI）和血管紧张素 I 受体阻滞药（ARB）。

常用的降压药物包括：

①拉贝洛尔（labetalol）：是一种 α、β 肾上腺素受体阻滞剂，能降低血压，而不会影响肾和胎盘的血流量，且能对抗血小板凝集，促进胎儿肺部成熟。此药效果显著且快速，不会导致血压过低或反射性心动过速。

②硝苯地平（nifedipine）：这是一种钙离子通道阻滞剂，能解除外周血管痉挛，使全身血管扩张，降低血压，由于其降压作用迅速，一般不主张舌下含服。

③硝酸甘油（nitroglycerin）：可同时扩张动脉和静脉，降低前后负荷，主要用于合并心力衰竭和急性冠脉综合征时高血压急症的降压治疗。

④硝普钠（sodium nitroprusside）：强效血管扩张剂，扩张周围血管使血压下降。由于药物能迅速通过胎盘进入胎儿体内，并保持较高浓度，其代谢产物（氰化物）对胎儿有毒性作用，不宜在妊娠期使用。分娩期或产后血压过高，使用其他降压药效果不佳时，才考虑使用。除以上药物外，孕期也可以考虑使用尼莫地平、尼卡地平、酚妥拉明、甲基多巴等降压药物。

4）解痉：硫酸镁是治疗子痫的一线药物，并且在预防重度先兆子痫发展为子痫方面具有关键作用。硫酸镁在预防子痫再次发作方面的效果优于地西泮、苯巴比妥以及冬眠合剂等镇静药物。除非存在硫酸镁使用禁忌证或其治疗效果不佳，否则不推荐使用地西泮和苯妥英钠等药物预防或治疗子痫。

①作用机制：主要通过以下方面实现。a. 抑制运动神经末梢释放乙酰胆碱，阻断神经 - 肌肉接头间的信息传导，使骨骼肌松弛；b. 刺激血管内皮细胞合成前列环素，抑制内皮素合成，降低机体对血管紧张素的反应，从而缓解血管痉挛状态；c. 通过阻断谷氨酸通道阻止钙离子内流，解除血管痉挛，减少血管内皮损伤；d. 提高孕妇和胎儿血红蛋白的亲和力，改善氧代谢。

②用药指征：a. 控制子痫抽搐及防止再次发作；b. 预防重度先兆子痫发展为子痫；c. 重度先兆子痫患者临产前用药，预防产时子痫或产后子痫发生。需要注意的是，硫酸镁不应作为降压药使用。

③用药原则：a. 预防和治疗子痫的硫酸镁用药方案相同；b. 分娩前未使用硫酸镁者，分娩过程中可使用硫酸镁，并持续至产后至少 24 ～ 48 小时；c. 注意保持硫酸镁血药浓度的稳定性。

④使用方案：负荷剂量硫酸镁 4 ～ 6 g，溶于 25% 葡萄糖液 20 ml 静推（15 ～ 20 分钟），或者溶于 5% 葡萄糖液 100 ml 快速静滴（15 ～ 20 分钟），维持剂量为硫酸镁 1 ～ 2 g/h 静滴。为了夜间更好地睡眠，可在睡眠前停用静脉给药，转为肌内注射。

⑤注意事项：有效治疗血清镁离子浓度为 1.8 ～ 3.0 mmol/L，超过 3.5 mmol/L 可能出现中毒症状。使用硫酸镁的必备条件包括：膝腱反射存在，呼吸频率 > 16 次 / 分，尿量 > 17 ml/h 或 > 400 ml/24 h，备有 10% 葡萄糖酸钙解毒剂。如出现镁离子中毒，应立即停用硫酸镁并静脉缓慢推注 10% 葡萄糖酸钙液 10 ml。若患者同时合并肾功能不全、心肌病、重症肌无力等，应慎用或减量使用硫酸镁。若条件许可，可在用药期间监测血清镁离子浓度。

5）镇静：镇静药物可以缓解孕产妇的精神紧张和焦虑症状，改善睡眠。当硫酸镁无效或存在禁忌证时，可以使用镇静药物预防和控制子痫。

①地西泮（diazepam）：该药物具有较强的镇静、抗惊厥和肌肉松弛作用，并对胎儿和新生儿的影响较小。

②冬眠药物：能广泛抑制神经系统，有助于解痉降压，控制子痫抽搐。冬眠合剂由哌替啶 100 mg、氯丙嗪 50 mg、异丙嗪 50 mg 组成，通常以 1/3 或 1/2 量肌内注射，或加入 5% 葡萄糖液 250 ml 内静脉缓慢滴注。由于氯丙嗪可使血压急剧下降，减少肾及子宫胎盘血供，导致胎儿缺氧，且对母儿肝有一定的损害，现仅用于硫酸镁治疗效果不佳者。

③苯巴比妥钠：具有良好的镇静、抗惊厥和控制抽搐作用，子痫发作时给予 0.1 g 肌内注射，预防子痫发作时给予每次 30 mg 口服，每日 3 次。由于该药可使胎儿呼吸抑制，分娩前 6 小时应慎用。

6）利尿：利尿剂不推荐常规使用，仅当患者出现全身水肿、肺水肿、脑水肿、肾功能不全、急性心力衰竭时，酌情使用呋塞米等快速利尿剂。甘露醇主要用于脑水肿，但对于存在心力衰竭的患者不宜使用。甘油果糖适用于肾功能受损的患者。对于严重低蛋白血症患者的腹水，可在补充白蛋白后再给予利尿剂。

7）促胎肺成熟：孕周小于 35 周的先兆子痫患者，若预计在 1 周内可能分娩，应给予糖皮质激素以促进胎肺成熟。

8）分娩时机和方式：对于先兆子痫患者，当经过积极治疗后母儿状况并无明显改善，或病情持续进展时，终止妊娠是唯一有效的治疗手段。

①终止妊娠的时机：妊娠期高血压和先兆子痫患者可以在治疗后考虑在 37 周终止妊娠。对于重度先兆子痫患者，若妊娠小于 24 周且经治疗后病情仍不稳定，建议终止妊娠。孕 24 ～ 28 周的患者，应根据母儿的病情以及所在地的医疗条件和医疗能力决定是否延续疗程。孕 28 ～ 34 周的患者，如果病情不稳定，并且经过 24 ～ 48 小时的积极治疗后病情仍然加重，应在促成胎肺成熟后考虑终止妊娠。如果病情稳定，可以考虑继续治疗，并建议提前转至具备较强早产儿治疗

能力的医疗机构。妊娠超过 34 周的患者，应考虑终止妊娠。

②终止妊娠的方式：在终止妊娠的方式上，除非存在产科剖宫产的明确指征，原则上应首选试产。但若无法在短时间内完成分娩，且存在病情加重的风险，应适当放宽剖宫产的指征。

③分娩期间注意事项：在分娩期间，应对自觉症状进行观察，监测血压并继续进行降压治疗，血压应控制在 160/110 mmHg 以下，并对胎心变化进行监测，同时积极预防产后出血，分娩过程中不应使用任何麦角新碱类药物。

9）产后处理：在产后管理中，妊娠期高血压可能持续到产后，或者在产后首次发现高血压、先兆子痫甚至子痫，此时称为产后高血压。虽然这并未被分类为妊娠期高血压疾病，但其重要性不容忽视。当血压持续达到或超过 150/100 mmHg 时，建议进行降压治疗，出现重度先兆子痫和子痫症状时，需要同时使用硫酸镁。

10）早发型重度先兆子痫的处理：在处理早发型重度先兆子痫的问题上，即发生在妊娠 34 周以前的重度先兆子痫，建议实施住院治疗，应用解痉和降压药物，并给予糖皮质激素以促使胎肺成熟。同时，需要严密监测母儿状况，并充分评估病情以确定是否存在严重脏器损害，并据此决定是否终止妊娠。在以下情况出现时，建议终止妊娠：患者持续出现不适症状或严重高血压；出现子痫、肺水肿、HELLP 综合征；出现严重肾功能不全或凝血功能障碍；胎盘早剥；孕周过小导致无法生存的胎儿；胎儿出现宫内窘迫。

2. 子痫　子痫是先兆子痫至子痫病程中的最严重阶段。在发病前，可能出现持续加重的严重表现，也可能在血压未升高或升高不显著，以及尿蛋白阴性的情况下发生。产前子痫的发生情况较多，而在产后 48 小时内发生的子痫约占 25%。子痫抽搐的快速进展是导致母婴死亡的主要原因，故应对此进行积极处理。

（1）临床表现：前驱症状短暂，表现为抽搐、面部充血、口吐白沫、深度昏迷。随后肌肉僵硬，迅速发展为典型的全身高张阵挛抽搐、有节律的肌肉收缩和紧张，持续 1～1.5 分钟。在此期间，患者无呼吸动作。之后，抽搐停止，呼吸恢复，但患者仍处于昏迷状态。最后，患者意识恢复但易激动、烦躁。

（2）诊断与鉴别诊断：子痫一般在先兆子痫的基础上发生抽搐，应与癫痫、脑炎、脑肿瘤、脑血管畸形破裂出血、糖尿病高渗状态昏迷、低血糖昏迷等病症进行鉴别。通过仔细询问病史和进行相关检查，通常能够做出准确的鉴别。

（3）治疗

1）对于子痫发作，应立即进行急诊处理，保持患者气道通畅，维持稳定的呼吸和循环功能，密切监测生命体征，并留置导尿管以便监测尿量。同时，应尽可能减少对患者的声、光等刺激，并预防患者坠地外伤或唇舌咬伤。

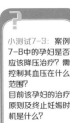

小测试7-3：案例 7-8中的孕妇是否应该降压治疗？需控制其血压在什么范围？
目前该孕妇的治疗原则及终止妊娠时机是什么？

2）在控制抽搐方面，首选的治疗药物为硫酸镁，它不仅能有效治疗子痫，还能预防子痫的复发。若患者存在硫酸镁使用禁忌证或硫酸镁治疗效果不佳时，可选择地西泮、苯妥英钠或冬眠合剂来控制抽搐。对于子痫患者，产后需继续使用硫酸镁 24～48 小时。

3）降低颅压的常用方法是使用 20% 甘露醇 250 ml 进行快速静脉滴注。

4）控制血压是治疗子痫的重要环节，因为脑血管意外是子痫患者死亡的最常见原因。当患者的收缩压持续大于 160 mmHg，或者舒张压大于 110 mmHg 时，应积极进行降压治疗，以预防脑血管并发症的发生。

5）对于存在缺氧和酸中毒的患者，可以通过面罩和气囊吸氧，并根据动脉血气 pH、二氧化碳分压、碳酸氢根浓度等指标，给予适量的 4% 碳酸氢钠进行酸中毒的纠正。

6）在抽搐得到控制后，应考虑终止妊娠。

（三）其他类型的高血压

除了妊娠期高血压、先兆子痫和子痫，妊娠期高血压疾病的范畴还包括妊娠合并慢性高血压以及慢性高压并发先兆子痫。本部分将主要讲述这两类高血压的评估和处理原则。

1. 妊娠合并慢性高血压

（1）评估与监测：患有慢性高血压的妊娠女性，其发生胎盘早剥、胎儿生长受限等母儿风险增加，且13% ~ 40%可能并发先兆子痫。因此，在孕期，对于这些患者，应加强母儿监测和评估。对于已知或可能患有慢性高血压的孕妇，应进行初步评估。若出现顽固性高血压、血钾水平低于3.0 mmol/L、血清肌酐水平高于97.2 μmol/L或有遗传性脏器疾病家族史，建议转诊至专科门诊。对于血压控制不佳的患者，应加强血压监测；对于可能有"白大衣高血压"的患者，应动态监测血压后再开始降压治疗。同时，应对胎儿的生长发育和宫内状况进行监测，及时发现并干预胎儿生长受限。

（2）治疗：治疗目标主要是控制高血压，以减少对母儿的风险，并尽可能延长妊娠时间。降压目标和降压药物的选择原则与先兆子痫相同；除非存在其他并发症，否则应在孕38 ~ 39周终止妊娠。

2. 慢性高血压并发先兆子痫

（1）评估与监测：慢性高血压患者容易发展为先兆子痫，这将给母儿带来更大的风险。因此，对慢性高血压患者应严密监测是否并发重度先兆子痫。一旦并发，应按照先兆子痫的管理原则进行处理。

（2）治疗：如果患者的母儿情况稳定，可在严密监测下持续妊娠至37周后终止妊娠；如果慢性高血压并发重度先兆子痫，应按照前述的重度先兆子痫的处理方案进行。

（肖　雪）

八、妊娠合并糖尿病

案例 7-9

女，28岁。孕期一直在规律产检。3周前患者晨起时突然感到一阵头昏、心悸，晕倒在家里，家人紧急将她送到医院后做了相关检查，查空腹血糖2.8 mmol/L，考虑是因为低血糖导致晕倒，饮食补充后好转。今天妊娠25周，按时到医院做75 g OGTT检查，空腹、服糖后1小时、服糖后2小时血糖水平分别为4.6 mmol/L、13.2 mmol/L、13.3 mmol/L，医生诊断为妊娠期糖尿病。

问题：

1. 该孕妇为什么会出现低血糖？
2. 妊娠期糖尿病的诊断标准是什么？

案例 7-9 解析

（一）妊娠期母体代谢变化

1. 概念　妊娠合并糖尿病有两种情况：一种是孕妇在孕前诊断为糖尿病，称为孕前糖尿病（pregestational diabetes mellitus，PGDM），又称为糖尿病合并妊娠；另一种是孕妇在妊娠前糖代谢是正常的，但在妊娠期间出现或确诊的糖尿病，称为妊娠期糖尿病（gestational diabetes mellitus，

GDM）。妊娠期糖尿病是妊娠合并糖尿病的主要类型，占90%以上，而孕前糖尿病不足10%。

2. **妊娠期母体代谢变化的特点**　妊娠期随着孕周增加，胎儿从母体获取血糖需求增加，导致母体血糖水平随着孕周增加而降低，妊娠早期空腹血糖下降约10%，这是由于：①胎儿生长所需能量增加，但无法利用脂肪和蛋白质作为能量，所需能量全部来自于母血葡萄糖。②妊娠期肾血浆流量及肾小球滤过率均增加，但肾小管对血糖的再吸收率不再增加，导致孕妇排尿中尿糖值增加，从而引起血糖降低。③空腹时孕妇清除葡萄糖的能力较非妊娠期增加。随着孕周增加，孕妇对胰岛素的敏感性降低，为满足需求，胰岛素分泌量会增加，对于胰岛素分泌受限的孕妇将会出现血糖升高，母体代谢包括糖代谢、脂肪代谢、蛋白质代谢等将会出现异常，对各个器官产生危害（表7-19，图7-28）。

表 7-19　妊娠期糖尿病母体代谢变化

代谢分类	代谢变化
糖代谢	妊娠期身体对胰岛素的敏感性下降，妊娠期激素（如人绒毛膜促性腺激素、雌激素、孕激素等）抑制了胰岛素的作用，导致胰岛素抵抗增加，使胰岛素不能充分发挥其降低血糖的作用，从而导致血糖升高
	为满足胰岛素抵抗的需求，胰岛素分泌量会增加，但可能由于胰岛细胞功能异常或者胰岛素分泌受到妊娠期激素的抑制所致，胰岛素分泌并不足以满足这一需求，从而使血糖升高
	妊娠期糖尿病患者的肝糖原合成能力增强，但利用糖原的能力减弱。这导致了肝糖原储备增加，同时在饥饿或运动时糖原释放不足，血糖就无法及时被调节
脂肪代谢	过多的游离脂肪酸进入血液，可能引起高血脂和胰岛素抵抗，进而加速糖尿病的发展。尤其是血中游离脂肪酸加速升高时血酮体过多积聚，应警惕发生酮症酸中毒
蛋白质代谢	妊娠期糖尿病患者体内蛋白质合成增加，分解减少，会导致血浆氨基酸水平升高
电解质代谢	因为糖代谢、脂肪代谢及蛋白质代谢异常，部分患者可能出现电解质代谢紊乱，如低钾、低钙等

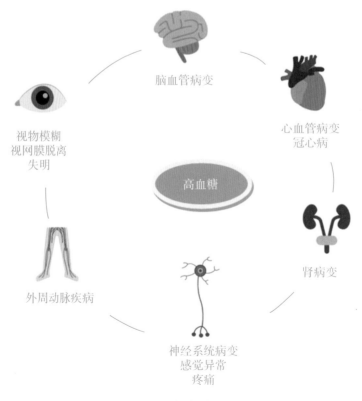

图 7-28　妊娠期糖尿病对孕妇各个器官的危害

（二）糖尿病对妊娠的影响

1. 对孕妇的影响

（1）自然流产及早产：高血糖可导致胚胎发育异常甚至死亡，自然流产的发生率达15%～30%。此外，如果糖尿病孕妇的血糖控制不佳，早产率也会明显增加，而早产儿的死亡率也相对较高。

（2）妊娠期高血压疾病：孕妇易并发妊娠期高血压疾病，其发生率较非糖尿病孕妇高2～4倍。当同时伴有微血管病变甚至合并肾病变时，妊娠期高血压及先兆子痫发病率超过50%。

（3）羊水过多：糖尿病孕妇羊水过多发生率较非糖尿病孕妇大10倍，可能导致一系列并发症，如胎膜早破、胎盘早剥及产后大出血。

（4）感染：糖尿病孕妇的抵抗力降低，容易发生感染，尤其是泌尿系感染最常见。并且感染后易发生酮症酸中毒，这是妊娠合并糖尿病最严重的并发症之一，可能导致孕妇脱水、代谢性酸中毒，甚至危及生命。

（5）分娩风险：高血糖可增加巨大儿发生率，进而增加分娩风险，如难产、产道损伤、产程延长、剖宫产率增高、产后大出血等。

（6）远期并发症：妊娠期糖尿病孕妇再次妊娠时复发率达33%～69%。远期患糖尿病的风险也明显增加，17%～63%的患者进展为2型糖尿病。

2. 对胎儿的影响

（1）巨大儿：由于母体的高血糖和高胰岛素血症状态，胎儿长期处于高血糖环境，刺激胎儿胰岛β细胞增生，产生大量胰岛素，促进蛋白质和脂肪合成，抑制脂肪分解，导致巨大儿的发生率增加。

（2）胎儿畸形：未控制的孕前糖尿病孕妇，胎儿严重畸形发生率为正常妊娠的7～10倍，这与受孕后最初数周高血糖水平密切相关，是围生儿死亡的重要原因。

（3）胎儿生长受限：母体高血糖环境可抑制胚胎发育，导致胎儿发育迟缓，若同时伴有微血管病变可影响胎盘血流循环，进而影响胎儿发育。

（4）流产和早产：母体高血糖环境可导致胚胎发育异常，最终导致流产或胚胎死亡。由于糖尿病孕妇多合并羊水过多、妊娠期高血压疾病等，常需提前终止妊娠，其早产率明显高于非糖尿病孕妇，发生率为10%～25%。

3. 对新生儿的影响

（1）新生儿呼吸窘迫综合征：由于孕妇的高血糖导致于胎儿肺成熟延迟，新生儿呼吸窘迫综合征的发病率增加。

（2）新生儿低血糖：新生儿出生后脱离母体的高血糖环境，但高胰岛素影响仍然存在，新生儿容易出现低血糖，如不及时补充糖分，可能会危及生命。

（3）其他：新生儿还可能出现低钙血症、低镁血症、高胆红素血症和红细胞增多症等问题。

框 7-8　妊娠期糖尿病的危害

一些回顾性和前瞻性观察研究清楚地表明，妊娠期糖尿病确实与孕妇和胎儿的不良结局有关。短期并发症包括先兆子痫、羊水过多、手术分娩、肩难产、产道撕裂、巨大儿、新生儿低血糖、黄疸，在一些未经治疗的 GDM 的研究中，新生儿围生期死亡率也明显增高。

对于孕妇而言，一项荟萃分析发现，与血糖正常妊娠的妇女相比，GDM 妇女患2型糖尿病的风险增加了7倍以上。此外，远期患代谢综合征和心血管、肾、肝和视网膜疾病的风险也增加。另外，利用模型模拟 GDM 的研究已经证明，GDM 母亲的后代在随后的妊娠期间发生高血糖、糖尿病、肥胖、心血管疾病和下丘脑结构变化的风险较正常人增加。

（三）临床表现

妊娠合并糖尿病患者的临床表现因人而异，部分患者可能没有任何明显的临床症状，只是在检查中发现，若患者出现多食、多饮、多尿"三多"症状，本次妊娠并发羊水过多或巨大儿，则应警惕合并糖尿病。

（四）诊断

1. 孕前糖尿病的诊断　在妊娠前已诊断的糖尿病，孕期比较容易确诊，对于妊娠前未进行血糖检测的孕妇，尤其是具有糖尿病高危因素者，首次产前检查应明确是否存在妊娠前糖尿病，达到以下任何一项标准都应诊断为孕前糖尿病，即空腹血糖 ≥ 7.0 mmol/L（126 mg/dl）；伴有典型的高血糖或高血糖危象症状，同时随机血糖 ≥ 11.1 mmol/L（200 mg/dl）；75 g 口服葡萄糖耐量试验（oral glucose tolerance test，OGTT）：服糖后 2 小时血糖 ≥ 11.1 mmol/L（孕早期不常规推荐进行该项检查）；糖化血红蛋白 ≥ 6.5%（不推荐妊娠期常规用该检查进行糖尿病筛查）（图 7-29）。

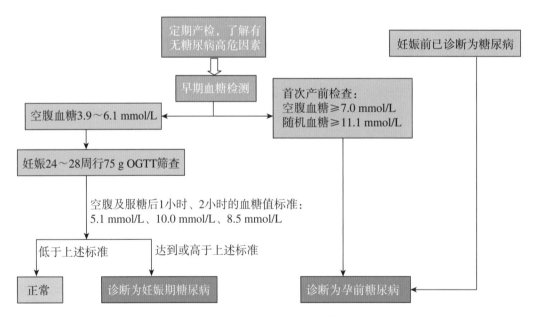

图 7-29　妊娠合并糖尿病诊断流程

2. 妊娠期糖尿病的诊断　妊娠期糖尿病的孕妇通常无明显自觉症状，早期产前检查空腹血糖可能正常，因此建议对所有尚未被诊断为 PGDM 或 GDM 的孕妇，在妊娠 24 ～ 28 周及 28 周后首次就诊时行 75 g OGTT（图 7-29）。75 g OGTT 检查空腹及服糖后 1 小时、2 小时的血糖值分别达到或超过 5.1 mmol/L（92 mg/dl）、10.0 mmol/L（180 mg/dl）、8.5 mmol/L（153 mg/dl）即诊断为 GDM。孕妇具有 GDM 高危因素（表 7-20）或者医疗资源缺乏地区，建议妊娠 24 ～ 28 周检查空腹血糖。空腹血糖 ≥ 5.1 mmol/L，可以直接诊断为 GDM，不必行 75 g OGTT。

表 7-20　妊娠期糖尿病的危险因素

高危因素

- 超重或肥胖［体重指数（BMI）≥ 25 kg·m⁻²］
- 高龄
- 糖尿病家族史
- 妊娠期糖尿病既往史
- 孕产次数多
- 多胎妊娠
- 巨大儿分娩史
- 多囊卵巢综合征
- 遗传因素
- 吸烟
- 环境和社会心理因素（有机物污染、抑郁症、焦虑症等）
- 孕前和孕期不健康的饮食和缺乏运动的生活方式

（五）妊娠合并糖尿病的分期

妊娠合并糖尿病的分期主要是根据孕妇发生糖尿病时的年龄、糖尿病病程长短以及是否合并血管并发症等因素进行的（表 7-21），这种分期有助于判断糖尿病病情的严重程度以及预后。

表 7-21　妊娠合并糖尿病的分期及分期标准

级别		诊断标准
A 级	A1 级	经饮食和运动控制后，空腹血糖 < 5.3 mmol/L，餐后 2 小时血糖 < 6.7 mmol/L
	A2 级	经饮食和运动控制后，空腹血糖 ≥ 5.3 mmol/L，餐后 2 小时血糖 ≥ 6.7 mmol/L，且需要应用胰岛素治疗
B 级		显性糖尿病，发病年龄在 20 岁以后，病程少于 10 年
C 级		发病年龄在 10 ~ 19 岁，或者病程在 10 ~ 19 年
D 级		10 岁前发病，或病程超过 20 年，或合并单纯性视网膜病
F 级		出现糖尿病性肾病
R 级		眼底检查有增生性视网膜病变或者玻璃体积血
H 级		并发冠状动脉粥样硬化性心脏病
T 级		有肾移植史

（六）糖尿病母儿监护

1. 孕期监护　对于妊娠合并糖尿病孕妇，孕期应密切监测血糖变化。孕前患糖尿病者需每周检查一次，直至妊娠第 10 周，以后每 2 周检查一次，妊娠 32 周以后应每周产前检查一次。妊娠期糖尿病患者主要依据病情程度需定期监测其血糖、胎儿发育等。除一般产前检查外，需进行以下监测：每 1 ~ 2 个月测定肾功能及糖化血红蛋白含量，同时进行眼底检查；同时监测孕妇血压、水肿、尿蛋白等情况；严密观察宫底高度变化，及时发现羊水过多或巨大儿；定期进行产前检查，包括超声检查、胎心监护等，以了解胎儿发育情况，及时发现并处理胎儿发育异常。

2. 孕期管理

（1）血糖控制标准：建议妊娠期糖尿病患者血糖应控制在空腹血糖不超过 5.3 mmol/L，餐后 2 小时血糖值不超过 6.7 mmol/L，夜间血糖值不超过 3.3 mmol/L。孕前糖尿病患者妊娠期空腹，夜间血糖值宜控制在 3.3 ～ 5.6 mmol/L，餐后峰值血糖控制在 5.6 ～ 7.1 mmol/L，糖化血红蛋白＜ 6.0%。

（2）治疗：诊断为妊娠合并糖尿病需要及时的医疗指导和治疗，主要包括饮食控制、体力活动和必要时的胰岛素治疗。首先，孕妇应控制饮食，避免高糖、高脂食物，增加膳食纤维的摄入。其次，孕妇应适当进行运动，以增加胰岛素的敏感性，降低血糖水平。多数患者经过饮食及运动治疗后，血糖能控制在满意范围，如果生活方式干预在 1 ～ 2 周内没有达到血糖治疗目标，建议考虑使用药物治疗，推荐先应用胰岛素作为一线药物用于控制血糖。胰岛素用量个体差异较大，目前采取长效胰岛素和超短效或短效胰岛素联用，三餐前注射超短效或短效胰岛素，睡前注射长效胰岛素，建议从小剂量开始，并根据血糖水平、孕期进展加以调整，以求将血糖控制在理想标准。

妊娠期糖尿病患者的饮食与运动

（3）分娩时机

1）无需胰岛素治疗而血糖控制达标的 GDM 孕妇，若无母儿并发症，在严密监测下可等待至预产期，到预产期仍未临产者，可引产终止妊娠。

2）PGDM 及需胰岛素治疗的 GDM 孕妇，若血糖控制良好且无母儿并发症，严密监测下，妊娠 39 周后可终止妊娠；血糖控制不满意或出现母儿并发症，应及时收入院观察，根据病情决定终止妊娠时机。

3）糖尿病伴微血管病变或既往有不良产史者，需严密监护，终止妊娠时机应个体化。

（4）分娩方式：妊娠合并糖尿病本身并不是剖宫产手术指征，对于血糖控制满意、胎儿发育正常、无其他母儿合并症及阴道分娩禁忌者，可充分评估分娩四要素，尽量阴道分娩，产程中加强母儿监护。但血糖控制不满意、胎儿偏大、既往死胎、死产者，应适当放宽剖宫产指征。对于糖尿病伴微血管病变及其他产科指征，如怀疑巨大儿、胎盘功能不良、胎位异常等，建议选择性剖宫产终止妊娠。

（5）分娩期处理

1）一般处理：确保孕妇有足够的休息，必要时使用镇静剂，提供适当的营养，严密监测血糖、尿糖、血酮体变化，及时调整胰岛素剂量，加强母儿监护。

2）阴道分娩：在临产期间，孕妇仍应遵循糖尿病饮食，以确保摄入适量的热量和营养，同时避免血糖的急剧升高。产程中一般应停用皮下注射胰岛素，孕前患有糖尿病的孕妇可能需要通过静脉输注 0.9% 氯化钠注射液加胰岛素来控制血糖，根据产程中测得的血糖值来调整静脉输液的速度和胰岛素的剂量，以保持血糖在安全范围内。

3）剖宫分娩：对于需要进行剖宫产手术的妊娠期糖尿病孕妇，手术当日应停止皮下注射所有胰岛素，密切监测血糖及尿酮体水平，根据孕妇的空腹血糖水平和日常胰岛素用量调整治疗方案，通过小剂量胰岛素持续静脉滴注来控制血糖。在手术过程中，按照每 3 ～ 4 g 葡萄糖加入 1 单位胰岛素的比例来配制葡萄糖注射液，同时以每小时静脉输入 2 ～ 3 单位胰岛素的速度进行持续静脉滴注，每 1 ～ 2 小时测 1 次血糖，以维持血糖在 6.7 ～ 10.0 mmol/L 的范围内。手术后，血糖监测的频率调整为每 2 ～ 4 小时测量一次，直到孕妇恢复饮食。

4）产后处理：大部分妊娠期糖尿病孕妇在分娩后不再需要使用胰岛素，但仍有少数患者可能需要继续治疗。对于这些患者，胰岛素的用量通常会减少到分娩前的 1/3 ～ 1/2，并根据产后的空腹血糖值进行进一步调整。产后 6 ～ 12 周，孕妇需要进行口服葡萄糖耐量试验（OGTT）检查，以评估糖代谢状态。如果结果仍然异常，可能是产前漏诊的糖尿病患者，需要进一步诊断和治疗。

5）新生儿处理：由于妊娠期糖尿病孕妇所生的新生儿存在较高的风险，无论出生时状况如何，都应被视为高危新生儿。新生儿出生时，留取脐血进行血糖监测。注意保温，提供充足的氧气，及时开奶，预防低血糖，开奶的同时定期给予葡萄糖液，以维持血糖在正常范围内。

（肖　雪）

九、妊娠期肝内胆汁淤积症

（一）概念

妊娠期肝内胆汁淤积症（intrahepatic cholestasis of pregnancy，ICP）是一种特发于妊娠中、晚期的疾病。通常表现为皮肤瘙痒和血清总胆汁酸（total bile acid，TBA）升高，但产后迅速消失或恢复正常。ICP 是一种良性疾病，但对围生儿有严重的不良影响，可导致早产、羊水粪染、难以预测的胎死宫内、新生儿窒息等，增加围生儿患病率和死亡率，也可导致先兆子痫，并增加剖宫产率。

（二）病因

目前尚不清楚，可能与女性激素、遗传、免疫及环境等多种因素有关。

1. 雌激素　ICP 多发生在高雌激素水平状态者，如妊娠晚期、多胎妊娠、卵巢过度刺激病史以及既往使用口服避孕药者。高雌激素水平可能与雌激素代谢异常及肝对妊娠期生理性增加的雌激素高敏感性有关。雌激素可使 Na^+-K^+-ATP 酶活性下降，导致胆汁酸代谢障碍；或使肝细胞膜中胆固醇与磷脂比例上升，胆汁流出受阻；或作用于肝细胞表面的雌激素受体，改变肝细胞蛋白质合成，导致胆汁回流增加。

2. 遗传和环境因素　流行病学研究发现，ICP 的发病率与季节有关，冬季高于夏季。此外，ICP 发病率也有显著的地域差别、家族聚集性和复发性，这些现象表明 ICP 可能与遗传和环境有一定关系。

（三）对母儿的影响

1. 对孕妇的影响　ICP 孕妇出现其他原因无法解释的皮肤瘙痒和肝功能异常。实验室检查以空腹血总胆汁酸水平升高为主，伴血清丙氨酸转氨酶和天冬氨酸转氨酶水平、轻中度升高。由于脂溶性维生素需要胆汁的存在才能被充分吸收，如果胆汁排出障碍，就会引起脂溶性维生素 K 的吸收减少，致使凝血功能异常，导致产后出血，也可发生糖、脂代谢紊乱。

2. 对胎儿、新生儿的影响　本病主要影响胎儿，由于胆汁酸毒性作用，围生儿发病率及死亡率均明显升高。可发生胎膜早破、胎儿宫内窘迫、自发性早产或羊水胎粪污染。此外，还包括胎儿生长受限、妊娠晚期不能预测的胎儿突然死亡、新生儿颅内出血、新生儿神经系统后遗症等风险。

（四）临床表现

1. 瘙痒　无皮肤损伤的瘙痒是 ICP 的首发症状。70% 以上的患者在妊娠晚期出现，少数在妊娠中期出现。瘙痒程度不一，常呈持续性、白昼性、夜间加剧。瘙痒一般始于手掌和脚掌或脐周，后逐渐向肢体近端延伸，甚至可发展到面部，但和血清 TBA 水平高低无关。瘙痒症状常出现在实验室检查异常结果之前，多于分娩后 24～48 小时缓解，少数在 48 小时以上。

2. 黄疸　10%～15% 的患者出现轻度黄疸，多于分娩后 1～2 周内消退。

3. 皮肤抓痕　ICP 不存在原发皮损，瘙痒皮肤出现条状抓痕，皮肤组织活检无异常。

4. 其他　少数孕妇出现上腹不适、恶心、呕吐、食欲缺乏、腹痛及轻度脂肪泻等。

若孕妇孕中晚期出现皮肤瘙痒伴抓痕、黄疸或消化道症状，临床医生应重视并对孕妇进行 ICP 的筛查。

（五）诊断

1. 临床表现　孕晚期出现其他原因无法解释的皮肤瘙痒，分娩后瘙痒症状迅速消失，少数人有黄疸等不适。

2. 实验室检查

（1）血清胆汁酸测定：血清总胆汁酸（TBA）是诊断ICP的最主要实验证据，也是监测治疗效果、预测围生儿结局的重要指标。ICP患者TBA空腹通常 ≥ 10 μmol/L 或非空腹TBA ≥ 19 μmol/L。

（2）肝功能测定：大多数ICP患者的门冬氨酸转氨酶（AST）、丙氨酸转氨酶（ALT）均有轻、中度升高，为正常水平的2 ~ 10倍，一般不超过1000 U/L；部分患者γ-谷氨酰胺转移酶（GGT）和血清胆红素也可升高，但很少超过85.5 μmol/L。肝功能多在分娩后4 ~ 6周恢复正常，不遗留肝损害。

（3）病毒学检查：ICP应与病毒感染相鉴别。需检查各类肝炎病毒、EB病毒及巨细胞病毒感染等。

（4）肝超声：ICP患者肝无特异性改变，不推荐常规进行影像学检查，但建议检查肝胆超声排除肝及胆囊基础疾病。

ICP的诊断是一个排除性诊断，虽然依据临床症状，即出现其他原因无法解释的皮肤瘙痒，以及实验室结果，比如空腹TBA ≥ 10 μmol/L 或非空腹TBA ≥ 19 μmol/L 很好判断，但是，确立诊断必须排除其他原因引起的皮肤瘙痒或者血清总胆汁酸升高等实验室异常。常规的肝胆系统超声是必要的。

3. ICP分度　ICP的合理分度有助于临床管理。常用指标包括血清总胆汁酸、肝酶水平、瘙痒程度以及是否合并其他异常。

（1）轻度：①TBA ≥ 10 ~ 39.9 μmol/L 或非空腹TBA ≥ 19 ~ 39.9 μmol/L；②主要症状为瘙痒，无其他明显症状。

（2）重度：①TBA ≥ 40 ~ 99.9 μmol/L；②胆红素＞正常值；③症状严重伴其他情况，如多胎妊娠、先兆子痫、妊娠期高血压疾病、复发性ICP、既往有因ICP的死胎或新生儿窒息死亡史。满足以上任何一项即为重度。

（3）极重度：TBA ≥ 100 μmol/L。

（六）鉴别诊断

皮肤瘙痒、肝功能异常和血清TBA升高都是非特异的临床表现，均可由多种原因引起，因此应该进行严格的病史询问和体格检查，并注意与非胆汁淤积所引起的瘙痒性疾病，如皮肤病、妊娠特异性皮炎、过敏反应、尿毒症性瘙痒等鉴别。妊娠早期应与妊娠剧吐、妊娠晚期应与病毒性肝炎、肝胆石症状、急性脂肪肝、先兆子痫和HELLP综合征等鉴别。

（七）治疗

ICP治疗目标是缓解瘙痒症状，改善肝功能，降低TBA水平，延长孕期，改善妊娠结局。

1. 一般处理　休息差者夜间可酌情给予镇静药物。每1 ~ 2周复查肝功能及胆汁酸水平直至分娩，了解病情及治疗情况，对程度特别严重者可适度缩短监测间隔。

2. 胎儿监测　通过胎动、电子胎心监护（EFM）及超声检查等密切监测胎儿情况。胎动是评估胎儿宫内状态最简便的方法，胎动减少、消失是胎儿宫内缺氧的危险信号，应立即就诊。孕32周起可每周检查NST，同时测定胎儿脐动脉血流收缩期与舒张期比值（S/D值）对预测围生儿预后有一定意义。

3. 降胆酸治疗　降低胆汁酸能减轻孕妇症状、改善胆汁淤积的生化指标和围生儿预后，常用药物如下。

（1）熊去氧胆酸（ursodeoxycholic acid，UDCA）：是治疗 ICP 的首选药物，可缓解瘙痒，降低血清学指标，延长孕周，改善母儿预后。常用剂量为每日 1 g 或 15 mg/（kg·d），分 3 ~ 4 次口服，产后即停用。

（2）S- 腺苷甲硫氨酸（S-adenosylmethionine，SAMe）：是治疗 ICP 的二线用药或联合治疗药物，可口服或静脉用药，用量为每日 1 g。

4. 辅助治疗

（1）促胎肺成熟：地塞米松可用于有早产风险的患者。

（2）改善瘙痒症状：炉甘石液、薄荷类、抗组胺药物对瘙痒有缓解作用。

（3）预防产后出血：当伴发明显的脂肪泻或凝血酶原时间延长时，可补充维生素 K，每日 5 ~ 10 mg，口服或肌内注射。

（4）护肝治疗：肝酶水平升高者，可加用护肝药物。

5. 产科处理　ICP 孕妇可能突发不可预测的胎死宫内，因此选择最佳的分娩方式和时机，获得良好的围生结局是 ICP 孕期管理的最终目的。ICP 终止妊娠的时机需考虑孕周、病情严重程度及治疗效果等综合判断。

（1）病情严重程度：对于早期发病、病程较长的重度 ICP，期待治疗的时间不宜过久。产前孕妇血清总胆汁酸水平 ≥ 40 μmol/L 是预测不良围生儿结局的良好指标。

（2）终止妊娠的时机：轻度 ICP 患者终止妊娠的时机在孕 38 ~ 39 周；重度 ICP 患者在孕 34 ~ 37 周，但需结合患者的治疗效果、胎儿状况及是否有其他合并症等综合评估。

（3）终止妊娠的方式：①阴道分娩：轻度 ICP、无产科和其他剖宫产指征、孕周 < 40 周者，可考虑阴道试产。产程中密切监测宫缩及胎心情况，做好新生儿复苏准备，若可疑胎儿窘迫，应适当放宽剖宫产指征。②剖宫产：重度 ICP、既往有 ICP 病史并存在与之相关的死胎死产及新生儿窒息或死亡病史、高度怀疑胎儿窘迫或存在其他阴道分娩禁忌证者，应行剖宫产终止妊娠。

（肖　雪　刘　岩）

十、妊娠合并心脏病

案例 7-10

　　女，36 岁。孕 32 周，家务劳动后自觉胸闷、气短，近 1 周夜间经常咳嗽、咳痰、不能平卧。查体：心率 116 次 / 分，心界向左扩大，心尖区闻及 3/6 级收缩期杂音，双肺底闻及湿啰音，双下肢水肿（+）。

　　问题：

　　1. 该患者的诊断是什么？

　　2. 进一步诊疗计划有哪些？

　　3. 若终止妊娠，产后处理无感染征象不必使用抗生素是否正确？

案例 7-10 解析

（一）概述

心血管疾病在妊娠妇女中占比 1%～4%，不断增加的患病率可能是肥胖、高血压和糖尿病的高发率引起的。根据国家卫生统计中心的数据，20 岁及以上的成年人中，几乎一半至少有一项心血管疾病的危险因素。另一个相关原因是生育年龄的推迟。此外，患有先天性心脏病的女性尝试妊娠的数量也在增加。因此，对临床医师而言，认识心脏病在妊娠妇女中的患病率和其影响，识别危险因素，了解常见的心血管疾病，对于临床医师做出管理建议并制定全面的妊娠计划、提供多学科管理是至关重要的。

随着孕周增加，孕妇的生理功能会发生很多变化来满足自身和胎儿需求。其中大部分变化在受孕后很快发生，并持续至妊娠晚期。健康年轻女性大多可耐受妊娠期心血管系统的生理变化，但对于已存在心脏功能异常或疾患的女性患者而言，该变化可能产生严重危害。

（二）病因及病理

1. 妊娠期血流动力学改变　妊娠期循环和呼吸系统正常的生理改变可对患心脏病的母亲及发育中的胎儿产生有害影响。血流动力学是指血压、心输出量和血管阻力之间的关系。妊娠相关血流动力学变化包括心输出量增加、血容量增加、体循环血管阻力（systemic vascular resistance，SVR）和血压下降以及心率小幅加快。主要的两个血流动力学改变是 SVR 下降和心输出量增加。

（1）血管阻力下降：妊娠早期的体循环血压通常下降，妊娠中期的体循环血压一般比基线水平低 10 mmHg，下降至平均 105/60 mmHg。此后，血压逐渐升高，在足月时接近非妊娠期水平。这种变化反映了 SVR 的降低。对于至多为中度二尖瓣或主动脉瓣关闭不全的患者，由于 SVR 状态较低，所以妊娠可良好耐受。血管阻力在早孕和中孕早期有所下降，下降幅度足以抵消心输出量升高的幅度，导致血压降低。

血管阻力降低可能对部分患者有益，后负荷的降低减少了心脏做功量。后负荷降低对心肌病、主动脉瓣关闭不全和二尖瓣关闭不全都有益处。有心内分流的患者，如果未妊娠时右心室和左心室压力几乎相等，妊娠后分流可能逆转，右向左分流可引起氧饱和度降低。

（2）心输出量增加：心输出量是心率和每搏输出量的乘积。心率和每搏输出量随着妊娠进展而增加，直到孕晚期。32 周后，每搏输出量下降，心输出量的维持越发依赖于心率的加快。心输出量在妊娠早、中期均上升，并在晚孕中期达到最大值。仰卧位时，妊娠晚期孕妇可能由于子宫压迫腔静脉而出现显著的低血压。正常妊娠时，下腔静脉受压会引起出汗、心动过速、恶心等症状，但很少导致严重并发症，有时也会出现胎心率减速，但常随着母体自发转变舒适的体位而恢复正常。右心室或左心室流出道明显梗阻如主动脉瓣狭窄的患者在仰卧位时可能由于心室充盈不良而出现严重失代偿。

临产、分娩及产后时血流动力学出现急剧变化是引起孕产妇心功能失代偿的高危时期。产程中出现的阵痛和焦虑本身就会引起心动过速。儿茶酚胺大量释放增加了后负荷。每次子宫收缩时有 400～500 ml 血液从子宫重新进入体循环。心率、血压和心输出量都随子宫收缩而增加，并且上升幅度随产程进展而加大。在正常临产和分娩期间，心输出量会出现显著波动。心输出量从第 1 产程开始进行性增加，有时会在第 2 产程后期增加 50%。产后，子宫的血液立刻汇入体循环。母体为了应答生理性输血（发生在下腔静脉压迫解除和当前收缩子宫的血液进入循环中时），分娩发生显著容量改变的可能性升高；产后出血可加重这些容量改变，心输出量高度依赖于充分前负荷的女性将难以耐受。

正常妊娠状态下，这种补偿机制对可能出现的产后出血起保护作用。但在妊娠合并心脏病的患者中，这种血液的急速回流可能增加肺动脉压并加剧肺充血。在产后的 2 周内，血管外液体动员入血，自体利尿启动及血管阻力增加，逐渐恢复到非妊娠状态。而二尖瓣狭窄患者在产后体液调整过程中常出现心功能失代偿。产褥期容量负荷增加及血管收缩会暴露母体的心肌病变。有些产妇在产后数天因呼吸困难及氧饱和度下降而返回急诊室就诊时才诊断为心脏病。

产后早期心输出量和每搏输出量分别增加 59% 和 71%，至少需要 3 个月才能逐渐恢复至孕前水平。血压在产后 3 ~ 6 日达峰，通常在产后 14 日恢复至基线水平。心率通常于产后 14 日恢复至基线水平。

对于心输出量相对固定的心脏病，如二尖瓣狭窄，提高心输出量则可能会导致肺充血，容量超负荷很难耐受并可能导致心力衰竭。如果患者有房间隔缺损，妊娠相关的循环血量增加使得肺循环血流量增加，甚至超过体循环的血流量。例如，如果在妊娠期间维持 3∶1 的分流比，肺血流量可高达 20 L/min，可能加重呼吸困难并降低氧饱和度。

许多心脏情况是由心率决定的。通过狭窄二尖瓣的血流量取决于舒张期持续时间的比例。心动过速减少左心室充盈和心输出量。冠状动脉血流也取决于舒张期的长短。主动脉瓣狭窄的患者心室壁张力加大，心肌需氧量也加大。心动过速减少舒张期的冠状动脉灌注时间，同时进一步增加心肌氧需求，由此引起的氧需求与供应失衡可能导致心肌缺血。复杂的先天性心脏病患者可出现严重的快速型心律失常。妊娠期心率加快可能与快速型心律失常的恶化有关。

（3）血容量增加：正常妊娠中，血容量自妊娠 12 ~ 14 周开始增加 30% ~ 50%，并于晚期妊娠的早至中期达到峰值。在妊娠初期，孕妇肾血流量和肾小球滤过率增加。滤过的钠离子增加约 50%。尽管这些生理变化会促进水钠排泄和血液浓缩，但是妊娠期血容量依然会增加 40% ~ 50%。体液潴留也有可能是因为血管阻力下降和血压降低而导致。其中，肾素-血管紧张素系统被激活，血浆醛固酮浓度升高。虽然这种解释简单明了，但实际机制可能更为复杂。

血容量增加导致血细胞比容下降，从而刺激造血。红细胞量从 18% 增加至 25%，这取决于个体铁储存的状态。母体出现的生理性贫血，即血细胞比容在 30% ~ 35%，通常不会加重妊娠合并心脏病的病情。

但更严重的贫血可能增加心脏做功量并诱发心动过速。铁缺乏引起的小细胞性贫血可能会对发绀型心脏病伴红细胞增多症的微循环灌注产生影响，这是因为小细胞性红细胞变形性差，可予适宜补充铁剂和叶酸。

同理，尽管血管内白蛋白量增加了 20%，但血清白蛋白浓度下降 22%。这导致血浆胶体渗透压下降 20%，达约 19 mmHg。正常妊娠时，组织间胶体渗透压同步降低以维持血管内液体平衡。然而，左室充盈压升高或肺血管完整性被破坏的患者，妊娠期会比非妊娠期更早出现肺水肿。

2. 血栓栓塞的风险 心脏病女性在妊娠期间发生血栓栓塞的风险升高。妊娠导致血栓栓塞风险升高的原因包括：增大的子宫压迫下腔静脉，右髂动脉压迫左髂总静脉，导致下肢静脉淤滞；血浆黄体酮水平升高，内皮生成的前列环素和一氧化氮增加，促进静脉血管扩张；维生素 K 依赖性凝血因子增加和游离 S 蛋白减少导致高凝状态。对于人工心脏瓣膜、房性心律失常、被动腔静脉肺动脉连接（Fontan 术）或既往血栓栓塞事件导致血栓形成风险升高的女性，应特别注意高凝状态的问题。

3. 围生期心肌病 围生期心肌病（peripartum cardiomyopathy，PPCM）亦称妊娠相关性心肌病（pregnancy-associated cardiomyopathy，PACM），是妊娠晚期或产褥期早期导致孕产妇发生心力衰竭的罕见病因。围生期心肌病（PPCM）死亡率高达 25% ~ 50%。死因通常是进行性的充血性心力衰竭、心律失常或血栓栓塞。有一半的患者在 6 个月内左心室的舒张功能改善，预后也很好。而左心室舒张功能未得到改善的患者在接下来的 4 ~ 5 年死亡率高达 85%。

目前，PPCM 的明确病因尚未确定，但已有几项确定的致病因素。

（1）血管生成失衡：小鼠和人体研究数据表明，PPCM 可能是 PGC-1α 缺乏引起全身血管生成失衡所致，PGC-1α 是促血管生成 VEGF 的关键调节因子。妊娠期高血压疾病也可能通过血管生成失衡来促进 PPCM 的发生，尤其是存在先兆子痫时。

（2）催乳素的作用：催乳素加工过程的变化可能参与了 PPCM 的发病机制。PRL 可能通过诱导内皮细胞 miRNA-146a 的表达，引起内皮损伤和心肌功能障碍。与健康产后女性或其他心肌病女性相比，PPCM 女性的 miRNA-146a 水平更高。故催乳素作为 PPCM 治疗靶点的潜在作用尚待探究。

（3）妊娠相关血流动力学改变：有假说认为，存在特定遗传和（或）其他生物学易感性的女性在妊娠期末或产后早期可能发生 PPCM，因为这时的心血管负荷更明显。

（4）遗传易感性：多项研究的证据表明，PPCM 可能是妊娠相关因素与遗传易感因素共同作用的结果。PPCM 存在家族聚集性，与无心肌病的对照者相比，PPCM 患者更常携带部分基因变异。

（5）免疫因素：炎症细胞因子可能参与心肌病和心衰的发生和进展。与对照组相比，PPCM 患者的 TNF-α 和 IL-6 水平升高。此外，细胞凋亡信号受体 Fas/Apo-1 和 CRP 与病情重相关。

（6）母体对胎儿抗原的免疫应答：关于母体免疫应答异常是否为 PPCM 的病因，现有数据不一致，不足以得出结论。有研究表明，母体对胎儿抗原（也称为胎儿微嵌合体）的免疫应答可导致 PPCM。胎儿细胞可逸入母体血液循环中，由于这些细胞中携带的父亲单体型免疫原性较弱而未被排斥并得以保留。这些细胞留在心肌组织内可触发病理性自身免疫应答。

（7）感染与环境因素：虽然部分研究者提出心肌炎可能是 PPCM 的病因，但心肌炎对 PPCM 的作用尚不确定。

（三）临床表现

1. 妊娠合并心脏病　许多患有心脏病的女性在妊娠前已经被诊断和治疗。例如既往有先天性心脏病手术史的孕妇可提供详细的病史信息，但某些病例可能只报告有心脏杂音或"缺损"。还有一些患者因妊娠期心脏负荷增加、出现症状才首次诊断心脏病。心脏病的典型症状是心悸、呼吸困难和胸痛。由于这些症状在正常妊娠时也可能会出现，因此需要仔细询问病史来判断症状严重程度是否与妊娠阶段相符合。对有其他原因怀疑潜在心脏疾患的，例如在风湿性心脏病高发区的原住居民，要特别关注相关症状。

收缩期杂音可在 80% 的孕妇中闻及，很可能是由于主动脉和肺动脉血流量增加导致。这种杂音通常是 1 级或 2 级，收缩中期出现，心脏底部最响，且不伴随其他异常体格检查结果。有杂音的患者可闻及生理性第二心音分裂。任何舒张期杂音和大于 3/6 级的收缩期杂音或放射到颈动脉的杂音应视为病理性。在疑似心脏病的妇女中需要仔细评估有无颈静脉搏动、周围性发绀或杵状指（趾）、肺部啰音。

2. 围生期心肌病

（1）发病时间：PPCM 较少发生于妊娠 36 周以前，常在产后 1 个月内发病。大多数 PPCM 在分娩后不久、出院后再入院期间确诊。妊娠期发病者与分娩后发病者的人口统计学、表现或院内结局无显著差异。其他心脏疾病（如缺血性心脏病、心脏瓣膜病或心肌病）可能在分娩前更早期发病，这与中期妊娠血流动力学负荷增加相符，不过也可能在妊娠晚期或分娩后发病。

（2）症状和体征：PPCM 的表现多变，且与心肌病引起的其他收缩性心力衰竭表现相似。最常见的主诉是呼吸困难，其他常见症状包括咳嗽、端坐呼吸、夜间阵发性呼吸困难、足水肿和咯血。由于其症状与正常妊娠表现相似，只是更明显，例如非特异性乏力、呼吸急促、足水肿，可能延误初始诊断。

体征包括颈静脉压升高、心尖搏动移位、S3、二尖瓣关闭不全杂音，可能出现体循环血栓栓塞或肺血栓栓塞的体征和症状。研究报道的血栓栓塞发生率不一。左心室射血分数 < 35% 的 PPCM 患者有发生左心室血栓的风险。

（四）诊断

1. 临床表现　正常妊娠的生理性变化可以表现出一些类似心脏病的症状和体征，如心悸、气短、疲劳、活动受限、妊娠中后期下肢水肿等。心脏听诊可闻及功能性收缩期心脏杂音。诊断妊娠合并心脏病时应注意鉴别有意义的诊断依据。更有可能提示妊娠合并心脏病的临床表现如表7-22所示。此外，心电图、胸片和超声心动图等检查可协助女性心功能评估。

表 7-22　妊娠合并心脏病的临床表现

妊娠期症状

　　进行性呼吸困难或呼吸暂停

　　夜间咳嗽

　　咯血

　　晕厥

　　胸痛

临床表现

　　发绀

　　杵状指（趾）

　　持续性颈静脉怒张

　　收缩期杂音 3/6 级或以上

　　舒张期杂音

　　心脏肿大

　　持续性心动过速和（或）心律失常

　　持续性第二心音分裂

　　肺动脉高压

2. 辅助检查

（1）心电图：由于妊娠晚期横膈升高，会发现平均 15° 的左旋偏差和下导联轻微 ST 段改变。房性期前收缩和室性期前收缩的发生相对频繁。

（2）胸片：X 线显示心脏显著增大，或个别心腔扩大。

（3）超声心动图：可对心脏结构和功能进行评估，正常妊娠引起的变化包括二尖瓣、三尖瓣轻度反流，左心房舒张末期扩张和左心室质量增加。

3. 心功能分级　纽约心脏协会（NYHA）依据患者生活能力状况，将心脏病患者心功能分为 4 级。

Ⅰ级：一般体力活动不受限制。

Ⅱ级：一般体力活动轻微受限，活动后出现疲劳、心悸、呼吸困难或心绞痛等不适症状。

Ⅲ级：一般体力活动明显受限，在休息时无不适，但在进行轻微日常活动时会出现疲劳、心悸、呼吸困难或心绞痛等不适症状。

Ⅳ级：一般体力活动严重受限，不能进行任何体力活动，休息时也可能出现心悸、呼吸困难等心力衰竭表现。

这样基于症状的分类只是一个粗略的指导，可能不能准确反映疾病的严重程度，而且在妊娠期间可能会突然出现不可预测的分类变化。

（五）处理

1. 综合管理 妊娠合并心脏病的管理需要产科专家、心脏病专家、麻醉医生和其他相关专家进行团队管理、定期随访、严密监测。通过适当的无创检查评估疾病严重程度和心功能状态。保证孕妇营养，但需避免体重过度增加，在有指征时采用适度限钠治疗方案。积极治疗感染、贫血、发热、甲状腺毒症等合并症。阵发性心律失常需采用适当药物或电复律治疗。对于慢性房颤、左心房过大、人工瓣膜或反复血栓栓塞需要抗凝治疗的患者，应从华法林改为皮下注射肝素。治疗充血性心力衰竭应卧床休息，使用洋地黄、利尿剂，并治疗已知的诱发因素。个别孕妇可能难以耐受妊娠期间的心血管变化，需要尽早确定并制定计划，尽量减少这些改变。美国妇产科医师协会（ACOG）强调了4种血流动力改变。

（1）在妊娠晚期，血容量和心输出量增加50%。

（2）围生期血容量和心输出量波动。

（3）全身血管阻力下降，在妊娠中期达到最低点，妊娠晚期为低于正常水平的20%。

（4）高凝状态，需要孕妇在妊娠前使用香豆素衍生物进行抗凝治疗。

此外，具体病变的性质和严重程度也会对预后和管理产生影响。

2. NYHA Ⅰ级和Ⅱ级疾病的处理 除极少数例外，NYHA Ⅰ级和大多数Ⅱ级疾病妇女在妊娠期间没有发病，应特别注意预防和早期识别心力衰竭。第一个警示信号可能是持续性肺底啰音，通常伴有夜间咳嗽。日常活动的耐受下降、劳累时呼吸困难加剧或咳嗽窒息发作，这些都是严重心力衰竭的症状。临床表现包括咯血、进行性水肿和心动过速。脓毒症是诱发心力衰竭的重要因素。此外，细菌性心内膜炎是瓣膜性心脏病的致命并发症。妊娠期女性需避免与有呼吸道感染的人群接触，建议接种肺炎球菌疫苗和流感疫苗。禁止吸烟，吸烟容易引起上呼吸道感染，且可能对心脏有影响。

（1）分娩：除非有剖宫产的产科指征，否则首选阴道分娩。引产也是安全的。对于某些女性，需要进行肺动脉插管以进行血流动力学监测。患有严重心脏病的产妇在分娩时应保持半侧卧位。在宫缩间歇采集生命体征。脉率增快大于100次/分或呼吸频率高于24次/分，特别是伴有呼吸困难时，表明可能即将要发生心力衰竭。如果有任何心脏失代偿的证据，则必须立即开始强化医疗管理。特别重要的是，分娩本身并不一定会改善产妇的状况。最危险的情况是需要紧急手术分娩，在紧急情况下，决定加速分娩必须考虑母体和胎儿的状况。为减轻焦虑、疼痛和产妇的压力，分娩时可提供硬膜外麻醉，使用出口产钳来缩短产程。

（2）产褥期：妊娠、临产或分娩期间很少或没有表现出心功能不全迹象的女性仍可能出现产后失代偿。因此，在产褥期进行持续细致的护理非常重要。对于患有心脏病的人来说，产后出血、贫血、感染和血栓栓塞是更严重的并发症，这些因素都可能单独或者联合导致产后心力衰竭。因此，对于心脏功能受损的患者，在临产和分娩期间以及产后需对母儿进行仔细的血流动力学监测。

3. NYHA Ⅲ级和Ⅳ级疾病的处理 NYHA Ⅲ级和Ⅳ级妇女需要考虑的是能否怀孕的问题。患有某些严重心脏病的妇女应考虑终止妊娠。如果继续妊娠，往往需要长期住院或卧床休息。通常建议在分娩时使用硬膜外镇痛。大多数情况下首选阴道分娩，剖宫产通常限于产科指征，并考虑具体的心脏病变、产妇整体状态、是否有经验丰富的麻醉人员和一般支持设施等。

（六）妊娠合并心脏病的种类及对妊娠的影响

1. 瓣膜型心脏病

（1）二尖瓣狭窄：风湿性心内膜炎导致3/4的二尖瓣狭窄病例。正常二尖瓣表面积为4.0 cm²。当二尖瓣狭窄缩小到小于2.5 cm²时，通常会出现症状。收缩的瓣膜会阻碍血液从左心房流向心室，最突出的症状是由于肺静脉高压和水肿引起的呼吸困难，疲劳、心悸、咳嗽和咯血也很常见。二尖瓣狭窄时，左心房扩张，左房压长期升高，可发生肺动脉高压。正常妊娠前负荷增加、心输出量增加等因素，可能会导致心输出量相对固定的女性发生心力衰竭伴肺水肿。1/4 的二尖瓣狭窄的女性在妊娠期间首次出现心力衰竭。

妊娠结局：二尖瓣狭窄的妊娠结局与瓣膜狭窄程度直接相关，二尖瓣面积 < 2 cm^2 时，出现并发症的风险增大，胎儿生长受限在二尖瓣面积小于 1.0 cm^2 的女性中更为常见。

管理：一般建议进行有限的体力活动，如果出现肺充血的症状，则需要进一步减少活动，限制钠的摄入，利尿，给予 β 受体阻滞药。如果新发房颤，给予维拉帕米 5 ~ 10 mg，或用电复律。对于慢性房颤，给予地高辛、β 受体阻滞剂或钙通道阻滞剂以减缓心室反应。肝素抗凝治疗适用于持续性房颤。对于二尖瓣狭窄的孕妇，分娩时压力大，疼痛、用力和焦虑会引起心动过速，并可能出现心率相关心力衰竭。硬膜外麻醉对于分娩是理想的，但需严格注意避免过量液体输入。对二尖瓣狭窄的孕妇，阴道分娩更可取，选择性引产也是合理的，但需要安排经验丰富的团队参加疾病管理。对于重度狭窄和慢性心力衰竭，肺动脉导管置入有助于指导治疗。

（2）二尖瓣关闭不全：当收缩期二尖瓣关闭不全时，就会出现一定程度的二尖瓣反流，最终导致左心室扩张和心肌肥厚。慢性二尖瓣反流的常见原因包括风湿热、二尖瓣脱垂或任何原因引起的左心室扩张，例如扩张型心肌病。二尖瓣赘生物在具有抗磷脂抗体的女性中相对常见。急性二尖瓣关闭不全是由腱索破裂、乳头肌梗死或感染性心内膜炎引起的小叶穿孔导致的。在非妊娠患者中，二尖瓣关闭不全的症状很少见，除非出现感染性心内膜炎，否则很少需要瓣膜置换术。同样，妊娠期间二尖瓣反流的耐受性良好，可能是因为全身血管阻力降低导致反流减少。妊娠期间很少发生心力衰竭，偶尔出现快速型心律失常则需要治疗。可能需要产时预防细菌性心内膜炎。

（3）主动脉狭窄：通常是一种衰老性疾病，如果 30 岁以下的女性发病，则很可能是由于先天性病变造成的。由于风湿性疾病发病率的下降，主动脉瓣狭窄本身已不太常见。狭窄使正常的主动脉口缩小 2 ~ 3 cm，产生射血阻力。典型的临床表现出现较晚，包括胸痛、晕厥、心力衰竭和心律失常猝死。出现劳力性胸痛后，预期寿命平均仅为 5 年，有症状的患者需要进行瓣膜置换术。临床上明显的主动脉瓣狭窄在妊娠期间并不常见。虽然轻度至中度的狭窄耐受性良好，但严重的狭窄会危及生命。对于无症状的主动脉瓣狭窄女性，除了密切观察外不需要治疗。对有症状妇女的处理包括严格限制活动和及时治疗感染。如果卧床休息后症状仍然存在，则必须考虑进行瓣膜置换术或使用体外循环的瓣膜切开术。在分娩过程中，使用硬膜外镇痛更理想，可以避免其他镇痛技术可能遇到的潜在低血压。血流动力学稳定的孕妇可在有产科指征情况下可使用产钳或胎吸。

2. 先天性心脏病　目前随着风湿性心脏病的减少，先天性心脏病成为妊娠期间大多数心脏病的病因。

（1）间隔缺损

1）房间隔缺损：继二尖瓣主动脉瓣病变，房间隔缺损是最常见的成人先天性心脏病变。除非孕期出现肺动脉高压，否则妊娠期间的耐受性良好，但这种情况很少见，因为孕期肺动脉压通常较低。如果出现充血性心力衰竭或心律失常，则需进行治疗。在缺损未修复的情况下，建议进行细菌性心内膜炎预防。由于有可能出现血液右向左分流，可能出现静脉血栓穿过间隔缺损并进入体循环，这可能会导致栓塞性脑卒中。

2）室间隔缺损：90% 的室间隔缺损会在儿童时期自行消失。室间隔缺损以膜部缺陷最为常见。缺损面积 < 1.25 cm^2 时，极少发生肺动脉高压和心力衰竭，一般能顺利度过妊娠和分娩。当缺损面积超过主动脉瓣口的有效尺寸时，症状会迅速进展。大多数儿童在发生肺动脉高压之前需接受手术修补。未能手术修补者易出现左心室衰竭和肺动脉高压，以及细菌性心内膜炎。轻至中度左向右分流，妊娠耐受性良好。然而，当肺动脉压达到全身水平时，会出现血流逆转或双向流动（艾森曼格综合征），此时孕产妇死亡率将达到 30% ~ 50%。因此，一般不建议妊娠。因为

未修复缺损的患者细菌性心内膜炎发生率高，通常需要抗菌药物预防感染，这些女性后代中有10% ～ 15% 的概率患有室间隔缺损。

3）房室间隔缺损：约占所有先天性心脏畸形的 3%，与非整倍体、艾森曼格综合征和其他畸形有关。其中一些女性能妊娠，但与单纯的间隔缺损相比，妊娠期并发症更常见。

（2）持续性动脉导管未闭：与其他分流的情况一样，妊娠结局与动脉导管未闭的管径大小有关。在儿童期可手术修复，但对于不进行修复的个体来说，50 岁以后的死亡率很高。对于未修复的动脉导管未闭，大量动脉血流向肺动脉，肺动脉高压使得血流逆转出现发绀和心力衰竭，若妊娠早期已有肺动脉高压或有右向左分流者，建议终止妊娠。分娩时血压突然下降（例如镇痛或出血）可能会导致致命的晕厥。因此，应尽可能避免低血压，一旦发生应积极治疗。对于未修复的动脉导管未闭，可能需要在分娩时进行细菌性心内膜炎的预防。动脉导管未闭的遗传率约为 4%。

（3）法洛四联症：当先天性心脏病病变导致血液从右向左分流经过肺毛细血管床时，就会出现发绀。妊娠期最常见的经典病变是法洛四联症。其特征是大的室间隔缺损、肺动脉瓣狭窄、右心室肥大以及从右心室和左心室接收血液的主动脉。分流的程度与全身血管阻力成反比。因此，在妊娠期间，当外周阻力下降时，分流就会增加，发绀就会恶化。经手术治疗后心功能Ⅰ ～ Ⅱ级的妇女，可在严密观察下继续妊娠。

（4）艾森曼格综合征：这是由任何心脏病变引起的继发性肺动脉高压，如先天性室间隔缺损、房间隔缺损、动脉导管未闭等持续存在，肺动脉高压进行性发展，使得右心系统压力持续增高，甚至超过左心系统压力，原来左向右分流转变为右向左分流而出现青紫。妊娠预后取决于肺动脉高压的严重程度。患有艾森曼格综合征的女性对低血压的耐受性较差，死亡原因通常是右心室衰竭伴心源性休克。

3．肺动脉高压 正常静息状态平均肺动脉压为 12 ～ 16 mmHg，肺动脉高压在非妊娠者中被定义为平均肺动脉压＞ 25 mmHg。Ⅰ类肺动脉高压表示影响肺小动脉的特定疾病，包括特发性或原发性肺动脉高压，以及那些继发于已知原因如结缔组织病的病患。Ⅱ类肺动脉高压较多见于孕妇，通常是继发于左心房、心室或瓣膜疾病引起的肺静脉高压。

（1）诊断：症状可能不明显，最常见的是劳力性呼吸困难。对于Ⅱ类肺动脉高压，通常还存在端坐呼吸和夜间呼吸困难。疾病进展会出现心绞痛和晕厥。胸片通常显示肺门动脉增大和周围纹理减弱。超声心动图和肺动脉导管可以协助诊断。

（2）预后：取决于病因和疾病严重程度。可使用肺血管扩张剂、钙通道阻滞剂、前列环素类似物或内皮素受体阻滞剂改善生活质量。前列环素类似物、依前列醇和曲前列尼尔可显著降低肺血管阻力，但必须通过肠外给药。

（3）妊娠期处理：孕产妇死亡率相当高，尤其是特发性肺动脉高压，但不是所有类型的肺动脉高压都同样危险。重度肺动脉高压患者禁止妊娠，尤其是具有肺动脉病变的患者（大多数为Ⅰ类）。其他原因肺动脉高压患者（Ⅱ类常见）的预后要好得多。轻度至中度肺动脉高压者能良好耐受妊娠、临产和分娩。有症状孕妇的治疗包括限制活动和妊娠后期避免仰卧位。利尿剂、补充氧气和血管扩张药是标准治疗方案，也有肺动脉血管扩张剂如依前列醇（前列环素）在单胎或双胎患者中使用的报道。需尤其注意临产和分娩的管理，当静脉回流和右心室充盈减少时，肺动脉高压孕妇面临的风险最大，也与大多数孕产妇死亡有关。为了避免低血压，要特别注意硬膜外镇痛诱导和防止分娩时失血。

4．其他心脏病

（1）围生期心肌病：目前，这种疾病是对围生期心力衰竭进行同期心脏评估后的排他性诊断。它与非妊娠成人的特发性扩张型心肌病相似。尽管围生期心肌病这一术语已被广泛使用，但很少有证据支持有一种特有的妊娠诱发心肌病。2019 年，欧洲心脏病学会（ESC）制定了新的诊断标准：①继发于左心室收缩功能障碍且 LVEF ＜ 45% 的心力衰竭。②发生在妊娠晚期或分娩后几个月内（主要是分娩后1个月）。③没有发现其他心力衰竭的原因。慢性高血压并发先兆子痫可能是妊娠期心力衰竭的最常见原因。在某些情况下，既往轻度高血压未被诊断出来，当并发先兆子痫时，可能会导致无法解释的围生期心力衰竭。肥胖是慢性高血压的常见辅助因素，它可以导致或促成潜在的心室肥厚。仅肥胖就与非妊娠个体心力衰竭风险加倍相关。无论导致心功能障碍的潜在病因是什么，发生围生期心力衰竭的女性通常都有产科并发症，这些并发症会导致或加速心力衰竭。例如，先兆子痫可能会导致产后心力衰竭。失血引起的急性贫血会放大心室功能受损的生理效应。感染和发热会增加心输出量和氧利用率。

（2）感染性心内膜炎：感染心脏内皮并产生沉积在瓣膜上的赘生物。感染性心内膜炎可累及自体瓣膜或人工瓣膜，并且可能与静脉药物滥用有关。接受过先天性心脏病矫正手术的儿童和成人面临的风险最大。大约一半受影响的成年人患有已知的先前存在的心脏病变。亚急性细菌性心内膜炎通常是由于低毒力细菌感染叠加在潜在的结构性病变上所致。这些通常是自体瓣膜感染。引起亚急性心内膜炎的微生物最常见的是草绿色链球菌或肠球菌。急性心内膜炎最常见的致病微生物是链球菌，尤其是草绿色链球菌，其次是金黄色葡萄球菌和肠球菌。在静脉注射药物滥用者中，金黄色葡萄球菌是主要的微生物。表皮葡萄球菌通常引起人工瓣膜感染。肺炎链球菌和淋病奈瑟菌有时可能引起急性暴发性疾病。

（3）心律失常

1）缓慢型心律失常：一些完全性心脏传导阻滞的妇女在临产和分娩过程中会出现晕厥，有时需要临时心脏起搏。佩戴永久性人工起搏器的女性通常能够很好地耐受妊娠。

2）快速型心律失常：快速型心律失常相对常见。最常见的是阵发性室上性心动过速，如果刺激迷走神经不能转复心律，可使用腺苷，然后使用钙通道阻滞药或β受体阻滞药物治疗。腺苷对于血流动力学稳定的孕妇进行心脏复律是安全有效的，但需注意已有报道称腺苷会导致胎儿心动过缓。

（罗　琼　刘　岩）

第五节　乳腺疾病

案例 7-11

　　女，48岁。既往身体健康。3年前单位组织的常规体检中B超发现右侧乳腺低回声结节，大小 2.5 cm ×1.5 cm，边界欠清，形态不规则，其内血流信号较丰富，并可探及斑点状强回声，符合 BI-RADS 4b 类，建议病理检查。穿刺活检病理结果显示：非特指型浸润性乳腺癌。遂入院行"右侧乳腺癌保乳手术加前哨淋巴结活检术"，术中冰冻回报乳腺各切缘均未见肿瘤，检见前哨淋巴结2枚，均未见癌转移。全身 PET-CT 检查亦未发现可疑远处转移灶。肿瘤 TNM 分期为 T2N0M0。术后行放化疗及内分泌治疗。3年来定期规律复查，未见肿瘤复发及转移征象。

案例 7-11 解析

　　问题：

　　1. 乳腺癌的组织学类型都有哪些？

　　2. 乳腺癌的转移途径都有哪些？什么是前哨淋巴结？

　　3. 从术后所行的治疗方式可否大致推测患者为乳腺癌的何种分子分型？

一、乳腺增生性病变

（一）乳腺导管增生

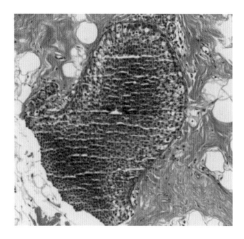

图 7-30　普通型导管增生

1. 普通型导管增生　普通型导管增生（usual ductal hyperplasia，UDH）在导管内增生性病变中最为常见，是以增生细胞呈流水样分布为特征的良性导管增生，同时增生细胞可排列成实性、窗孔或微乳头状（图 7-30），是乳腺癌的前驱病变。UDH 患者的长期随访结果显示，其发生浸润癌的风险为普通人群的 1.5 ~ 2 倍。UDH 的组成细胞不同程度地表达 ER，增殖指数低。高分子量 CK（如 CK5/6）通常呈特征性镶嵌状表达。

2. 非典型导管增生　非典型导管增生（atypical ductal hyperplasia，ADH）是一种局限于乳腺导管 - 小叶系统的上皮增生性病变，介于良恶性之间。以分布均匀、单一形态的上皮细胞增生为特征（图 7-31），其演变为浸润性癌的风险约为普通人群的 5 倍，病变范围相当小，被累及的导管范围合计 < 2 mm，一般临床体检不能触及肿块。X 线检查中，多发性微小钙化是 ADH 的最常见表现。

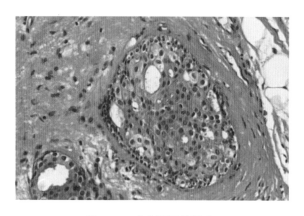

图 7-31　非典型导管增生

（二）硬化性腺病

硬化性腺病（sclerosing adenosis）是腺病的最常见类型，发生于终末导管小叶单位（terminal duct-lobular unit，TDLU）。主要特征为小叶中央或小叶间纤维组织增生使小叶腺泡受压而扭曲变形，一般无囊肿形成。影像学检查易和癌混淆。临床随访研究表明，硬化性腺病患者以后发生乳腺癌的风险可增加 1.5 ~ 2 倍。

肉眼观，灰白、质硬，与周围乳腺界限不清。镜下，每一终末导管的腺泡数目增加，小叶轮廓尚存。病灶部位纤维组织呈不等程度的增生，腺泡受压而扭曲（图 7-32）。在偶然情况下，腺泡明显受挤压，管腔消失，成为细胞条索，组织图像和浸润性癌相似。腺泡外层的肌上皮细胞明显可见，这是区别于浸润性癌的主要特征。

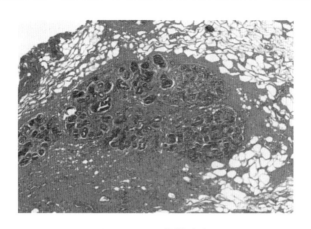

图 7-32 硬化性腺病

二、乳腺纤维腺瘤

（一）定义

纤维腺瘤（fibroadenoma）是一种常见的良性双相性肿瘤，表现为起源于终末导管小叶单位（TDLU）的界限清楚的乳腺肿块，以兼有上皮和间质成分的增生为特点。常见于小于 30 岁的育龄期女性。临床上表现为乳腺内无痛性、质韧、缓慢生长的结节，边界清晰，活动度好，一般直径小于 3 cm。纤维腺瘤可发生于乳腺内任何象限，大多为单发，少数情况下也可多发或双侧发生。

（二）病因及发病机制

16、18 和 21 号染色体数目异常在纤维腺瘤中已有报道，并有一例存在 17 号染色体短臂缺失。比较基因组杂交方法分析 20 例纤维腺瘤，并未发现 DNA 拷贝数的改变。纤维腺瘤的克隆性研究发现，尽管在间质增生的区域也可观察到提示间质进展的单克隆性，但上皮和间质都以多克隆性为主。纤维腺瘤的 DNA 甲基化频率不及叶状肿瘤。

（三）临床病理特征

1. 大体表现 纤维腺瘤大体上呈圆形或卵圆形、边界清楚的肿物，亦可呈分叶状，切面灰白或灰红色，质地较韧、呈漩涡状，可见裂隙状腔隙（图 7-33）。

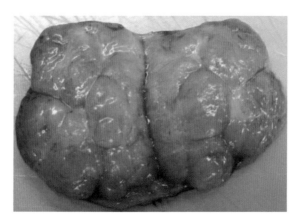

图 7-33 纤维腺瘤的大体表现

2. 组织学特点　组织学上纤维腺瘤为上皮和间叶双相分化的肿瘤，包括上皮和间叶两种成分，其中，间叶成分为真正的肿瘤成分。肿瘤界限清楚，可挤压周围乳腺组织形成纤维性包膜。显微镜下纤维腺瘤有两种生长方式，分别为管周型和管内型。管周型间质细胞围绕开放的小管状腺体生长；管内型间质细胞挤压腺体，使腺体形成狭长的裂隙状结构（图 7-34）。两种生长方式也可以在同一肿瘤中混合存在。间质细胞呈梭形，形态温和，密度不高，异型性不明显，核分裂象少见，偶尔可见到脂肪、平滑肌、软骨或骨化生。腺体呈双层结构，外层为肌上皮完整，内层为腺上皮，细胞良善，无异型性。

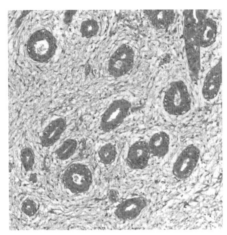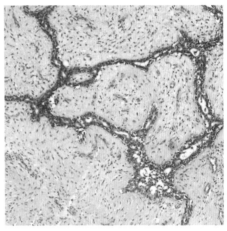

图 7-34　纤维腺瘤组织学
左图管周型，右图管内型

三、乳腺癌

（一）定义

乳腺癌（breast cancer）是起源于乳腺终末导管小叶单元的恶性上皮性肿瘤。其发病率和致死率均居女性恶性肿瘤之首，是女性生殖系统最常见的恶性肿瘤。

（二）病因及发病机制

乳腺癌的发生与多种因素相关，如激素、生育、饮食、遗传等。月经初潮早、绝经晚、外源性激素替代治疗、未生育或少生育、生育年龄晚、哺乳时间短、高脂高蛋白饮食、缺乏运动、肥胖等被认为是乳腺癌的高危因素。部分乳腺癌有家族遗传倾向，在我国乳腺癌患者中有 5%～10% 属于家族性乳腺癌。家族性乳腺癌的发生与致病基因的胚系突变有关，其中比较明确的致病基因是乳腺癌易感基因 1（breast cancer susceptibility gene 1，*BRCA1*）和乳腺癌易感基因 2（breast cancer susceptibility gene 2，*BRCA2*），其胚系突变占家族性乳腺癌的 15%～20%。

（三）组织学分型及病理特征

乳腺癌是一组异质性疾病，组织学上根据肿瘤是否突破基底膜将乳腺癌分为原位癌和浸润性癌。原位癌又分为导管原位癌（ductal carcinoma *in situ*，DCIS）和小叶原位癌（lobular carcinoma *in situ*，LCIS）；浸润性癌有多种组织学亚型，最常见的是非特指型浸润性癌，其次为浸润性小叶癌。

1. 原位癌　原位癌指未突破乳腺导管或腺泡的基底膜、局限于基底膜以内的乳腺癌，未发生间质浸润，未侵犯血管淋巴管，不具有远处转移的能力，预后极好。原位癌可成为浸润性癌的前驱病变，同时，原位癌患者发生浸润性癌的风险升高。

（1）导管原位癌：导管原位癌一般无明显临床症状，大多为影像学发现，可伴有钙化。组织学上表现为导管内具有异型性的乳腺上皮细胞显著增生（图7-35）。根据细胞异型性的大小，可分为低核级、中核级和高核级三个级别，细胞异型性越显著，核级越高。增生的细胞可形成不同的组织学结构，常见的有筛状型、实性型、微乳头型、乳头型。部分原位癌管腔中央可见坏死，称为粉刺型，尤见于高核级的原位癌。

（2）小叶原位癌：小叶原位癌一般既无显著的临床症状，亦无明显的影像学改变，常在因其他病灶进行的乳腺手术时偶然发现。可在一侧乳腺中多中心发生或累及双侧乳腺。增生的上皮细胞缺乏黏附性（由细胞表面黏附分子 E-cadherin 失活引起）。根据细胞的异型性和组织学结构特点，可分为经典型（肿瘤细胞异型性小、形态较一致）、多形性（肿瘤细胞具有显著多形性）和旺炽型（受累腺泡或导管显著扩张，介于其间的间质减少）。

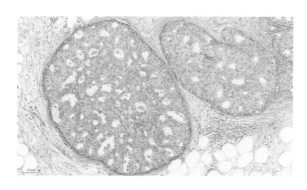

图 7-35　导管原位癌

2. 浸润性乳腺癌　突破基底膜进入间质中的乳腺癌，称为浸润性乳腺癌。浸润性乳腺癌可发生脉管侵犯，具有远处转移的能力，预后较差。临床上常为可触及的肿块或影像学发现的异常结节，可伴有皮肤皱缩、乳头下陷、乳头溢液甚至乳腺变形等表现。乳腺癌可发生于乳腺的任一象限，最常见于外上象限。

肉眼观，乳腺癌表现为乳腺内不规则的质硬肿物，与周围组织界限欠清，呈蟹足样或放射状向周围组织呈浸润性生长。组织学上，乳腺癌形态多样，根据其组织结构特征和细胞形态特点，可分为多种组织学亚型，如非特指型浸润性癌、小叶癌、小管癌、黏液癌、微乳头状癌等。

（1）非特指型浸润性癌（invasive breast carcinoma of no special type）：是乳腺癌最常见的组织学亚型。肿瘤细胞排列成不规则的条索状、腺管状或实性团巢，周围可伴或不伴原位癌。肿瘤细胞异型性明显，体积增大，核质比升高，具有多形性，可见核分裂象，甚至病理性核分裂象，有时可见坏死（图7-36）。

（2）浸润性小叶癌（invasive lobular carcinoma）：是第二常见的乳腺癌组织学亚型。缺乏黏附性的肿瘤细胞在间质中呈单个散在或单排排列。一般肿瘤细胞异型性较小，称为经典型小叶癌。有时肿瘤细胞异型性也可较明显，称为多形性小叶癌。有时肿瘤细胞可产生细胞内黏液，呈印戒细胞形态。与小叶原位癌相似，小叶癌细胞黏附性降低的主要原因为细胞表面黏附分子 E-cadherin 的失活（图7-37）。

浸润性乳腺癌的组织学分级：根据浸润性乳腺癌肿瘤细胞形成腺管的多少、细胞多形性程度以及核分裂象计数三方面特征，将其分为高、中、低分化三个级别。肿瘤细胞形成腺管越明显，细胞多形性越小，核分裂象越少，则分化越高，低分化则相反。组织学分级是乳腺癌预后判断的重要因素。

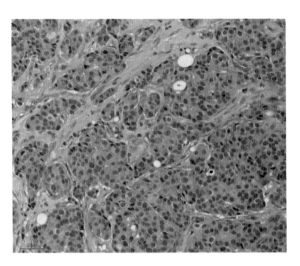

图 7-36　浸润性导管癌

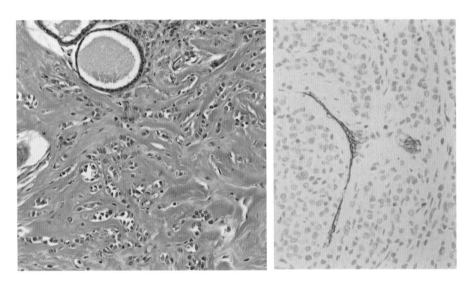

图 7-37　浸润性小叶癌
右图示肿瘤细胞 E-cadherin 免疫组化表达缺失

（四）分子分型

乳腺癌不但组织学形态多样，其分子改变也不尽相同。根据其分子特征可对乳腺癌进行分子分型，不同分子亚型的预后和治疗都有很大差异。乳腺癌的组织学亚型和分子分型之间既有一定的相关性，又不完全对应。

简化的分子分型，即根据乳腺癌雌激素受体（estrogen receptor，ER）、孕激素受体（progesterone receptor，PR）、人表皮生长因子受体 2（human epidermal growth factor receptor 2，HER2）和细胞增殖指数 Ki67 这四项标志物的免疫组织化学表达情况，将乳腺癌分为腔面 A 型、腔面 B 型、HER2 过表达型和三阴型（表 7-23）。雌、孕激素在乳腺癌的发生中起着至关重要的作用，大约 75% 的乳腺癌表达雌激素受体，雌、孕激素受体与其配体结合，启动下游信号通路，激活靶基因的转录，从而影响细胞的增殖和分化，促进乳腺癌的发生。激素受体阳性乳腺癌对雌激素抑制剂的内分泌治疗反应好，而雌激素受体阴性乳腺癌对内分泌治疗反应不佳。HER2 属于人类表皮生长因子受体酪氨酸激酶家族成员之一，与配体结合后激活下游信号通路，促进细胞增殖。HER2 状态对乳腺癌预后和治疗均有重要意义，HER2 阳性乳腺癌预后差，但可进行 HER2 抑制剂靶向治疗。Ki67 是一种与细胞增殖密切相关的核抗原，在细胞周期的 G1、S、G2 和 M 期表达，能够较准确地反映肿瘤的增殖情况，当 Ki67 指数较高时，提示肿瘤增殖活跃，恶性程度较高，预后较差。

表 7-23 基于免疫组化的乳腺癌分子分型

分子分型	标志物表达情况
腔面 A 型	ER 和 PR 阳性，HER2 阴性，Ki67 低表达
腔面 B 型	包含两种情况： ER 阳性，HER2 阴性，且至少满足任一条件：Ki67 高表达，PR 阴性或低表达 ER 阳性，HER2 过表达或基因扩增，任何状态的 Ki67，任何状态的 PR
HER2 过表达型	HER2 过表达或基因扩增，ER 和 PR 阴性
三阴型	ER 和 PR 阴性，HER2 阴性

（五）乳腺癌的扩散

1. 直接蔓延　乳腺癌可沿乳腺导管直接播散，侵犯相应的乳腺小叶。位于乳头下方导管的原位癌沿乳腺导管、输乳管蔓延至乳头和乳晕鳞状上皮，称为乳头佩吉特病（Paget disease）。乳腺癌在间质中侵袭性生长，向上侵犯表面皮肤，向下侵犯胸肌和胸壁。

2. 淋巴道转移　是乳腺癌最常见的转移方式。常转移至同侧腋窝淋巴结，可继续向远处转移至锁骨下淋巴结。位于乳腺内上象限的乳腺癌常转移至乳内动脉旁淋巴结。了解淋巴结转移情况对确定乳腺癌的分期至关重要。先前的手术常行同侧腋窝淋巴结清扫进行病理学检查以确定淋巴结转移情况，现在为了减少腋窝淋巴结清扫带来的术后不良反应，常先行前哨淋巴结活检术。前哨淋巴结指肿瘤发生淋巴道转移时所到达的第一站淋巴结，采用示踪剂标识找到前哨淋巴，对其进行病理检查，若前哨淋巴结无转移，则无需进一步行腋窝淋巴结清扫。

3. 血行转移　晚期乳腺癌可血行转移至肺、肝、脑、骨等器官系统。

乳腺癌是最常见的女性生殖系统恶性肿瘤，近年来随着分子病理学和肿瘤治疗手段的发展，乳腺癌患者的预后明显改善。但鉴于乳腺癌发生发展的复杂性、所涉及分子的多样性以及分子间错综复杂的相互关系，仍有许多未知领域等待探索。

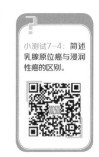

小测试7-4：简述乳腺原位癌与浸润性癌的区别。

（柳剑英　刘从容）

第六节　女性不孕

🌙 案例 7-12

女，32 岁。因未避孕未孕 3 年就诊。平素月经欠规律，$\dfrac{5 \sim 7}{30 \sim 60}$ 天，经量较少。体格检查：身高 162 cm，体重 80 kg，BMI 30 kg/m²，血压 115/78 mmHg，面部有轻微痤疮，腰腹部脂肪堆积明显。妇科检查：外阴发育正常，子宫、附件未及明显异常。妇科 B 超：子宫前位，大小 42 mm×34 mm×41 mm，内膜厚 0.8 cm，肌层回声均匀；右侧卵巢大小 35 mm×35 mm×27 mm，左侧卵巢大小 33 mm×32 mm×26 mm，其内均可见直径 2 ～ 9 mm 的卵泡数＞12 个，盆腔无积液。实验室检查结果：LH 7.5 mIU/ml，FSH 5.7 mIU/ml，PRL

案例 7-12 解析

19.3 ng/ml，P 0.55 ng/ml，E2 35.0 pg/ml，T 0.67 ng/ml。OGTT：糖耐量受损。甲状腺功能正常，肝、肾功能正常，血脂正常。

问题：

1. 患者的初步诊断是什么？诊断依据有哪些？
2. 患者还可以完善什么相关检查？
3. 患者的最佳治疗方式为何？

不孕症（infertility）指夫妻双方未采取避孕措施，有规律性生活至少 12 个月未能获得临床妊娠，是一种低生育力状态。其中，临床妊娠是指有妊娠的临床征象，并经超声检查证实存在 1 个或以上孕囊。异常的临床妊娠包括异位妊娠、胚胎停止发育、早期和晚期流产、死胎、早产、过期妊娠、死产，但不包括生化妊娠。不孕症根据女方、男方既往有无与配偶的临床妊娠史可分为原发性不孕和继发性不孕。

一、流行病学

不孕症发病率因国家、民族和地区的不同存在差别，我国不孕症发病率为 7% ~ 18%。据世界卫生组织预测，不孕不育将成为仅次于肿瘤和心脑血管病的第三大疾病。不孕症患者夫妇承受着来自心理、生理、家庭和社会的压力，应当给予积极处理。

二、病因

不孕的原因复杂，夫妇任何一方或双方异常均可导致不孕，另有部分夫妇以目前的诊断技术不能发现病因而归为不明原因不孕。不孕原因中女方因素占 40% ~ 50%，男方因素占 25% ~ 40%，不明原因占 10% ~ 30%。

（一）卵母细胞成熟障碍

卵母细胞成熟障碍是人类辅助生殖技术发展以来的新定义罕见疾病，其病因复杂，与机体状态、卵巢微环境变化及基因突变有关，表现为多次 IVF 超促排卵后取出的卵母细胞均未成熟，体外培养也不能获得成熟卵母细胞。患者临床表现为原发不孕，常规临床检查无异常，但 IVF 过程中无法获得可用的卵母细胞，从而无法获得子代。

依据卵母细胞阻滞的发育阶段并丧失成熟潜能，分为：①GV 期阻滞：能明显观察到生发泡的卵母细胞为 GV 期卵母细胞，GV 期卵母细胞完成生发泡破裂（germinal vesicle breakdown，GVBD）必须经历前期 I 向第一次减数分裂中期（中期 I）的转变，GV 期阻滞则无法完成转变。②M I 期阻滞：发生 GVBD、还未排出第一极体的体外培养的卵母细胞为 M I 期卵母细胞。处于 M I 期的卵母细胞正在经历中期 I 向第 1 次减数分裂后期（后期 I）、末期（末期 I）转变的过程，M I 期阻滞则无法完成转变。③M II 期阻滞：从卵母细胞排出第一极体直至停留在中期 II、等待受精的时期，称为 M II 期。在 M II 期，卵母细胞将经历从末期 I 进入第 2 次减数分裂前期（前期 II）、中期 II 的过程，M II 期阻滞则无法完成转变。④混合阻滞：临床经验表明，取卵日取出的卵母细胞很少阻滞于同一个时期，而常出现上述 3 类时期阻滞的混合，这类卵母细胞成熟障碍被称为混合阻滞，已报道的混合阻滞有 GV+M I、GV+M II、M I +M II、

GV+M Ⅰ +M Ⅱ期阻滞。

人类卵母细胞减数分裂调控机制复杂，部分卵母细胞成熟障碍原因通常认为与基因相关。目前已知的相关基因包括 *TUBB8/CDC20/TRIP13/PATL2/BTG4* 等影响卵母细胞发育的母源因子、*KHDC3L/NLRP2/NLRP5/NLRP7/PADI6/TLE6/OOEP* 等皮质下母源复合体（subcortical maternal complex，SCMC）、参与卵母细胞透明带形成的基因 *ZP1/ZP2/ZP3/ZP4* 和部分线粒体基因以及其他与女性不孕相关的基因，如 *WEE2/PANX1/REC114* 等。

目前，基因变异导致的卵母细胞成熟障碍患者，接受赠卵是较为理想的选择。未来能否通过基因编辑技术及外源性补充功能蛋白等技术帮助此类患者，需要进一步的研究和伦理讨论。

（二）排卵障碍

排卵障碍指内分泌紊乱或者异常引起的不规则或者无排卵，患者通常月经不规律或闭经，是导致女性不孕的主要因素之一。育龄期女性排卵障碍最常见的原因为多囊卵巢综合征（PCOS）、高催乳素血症、下丘脑 - 垂体功能障碍，以及其他可能导致排卵障碍的疾病（如抑郁症、过度劳累、过度减肥、药物等）。

1. 多囊卵巢综合征（PCOS）　PCOS 是一种以雄激素过高、稀发排卵或无排卵、卵巢多囊样改变为特征的疾病。病因至今尚不完全清楚，目前认为可能由多基因异常和一些环境因素的相互作用所致。PCOS 的遗传学背景较复杂，多个染色体位点基因突变与 PCOS 的发生相关，汉族女性 PCOS 发病与染色体 2p16.3、2p21 及 9q33.3 区域密切相关，PCOS 的致病基因包括高雄激素相关基因、胰岛素受体相关基因如 *FBN3*、*POMC*、*ACVR2A*、*FEM1B*、*SGTA* 基因，以及胆固醇侧链裂解酶 *11a* 基因与芳香化酶 *CYP19* 基因等。相关环境因素包括饮食结构、不同时期的激素暴露等。

2. 卵巢性闭经或月经失调　①早发性卵巢功能不全，主要由染色体和基因缺陷等遗传因素、自身免疫性因素、手术和放化疗等医源性因素引起；②特纳（Turner）综合征，45,X 及嵌合型染色体异常；③先天性性腺发育不全；④功能性卵巢肿瘤，异常分泌雌激素和雄激素的内分泌性肿瘤。

3. 垂体性闭经或月经失调　包括特发性高催乳素血症、垂体腺瘤、希恩（Sheehan）综合征、空蝶鞍综合征等。主要表现为促性腺激素释放激素分泌异常，以及 E_2（雌二醇）、FSH（卵泡刺激素）、LH（黄体生成素）水平极低。高催乳素血症（hyperprolactinemia，HPRL）为各种原因引起外周血清催乳素水平持续高于正常值的状态。催乳素腺瘤是临床上病理性 HPRL 最常见的原因。

4. 下丘脑 - 垂体功能障碍　①进食障碍性闭经；②过度肥胖或消瘦、过度运动；③特发性低促性腺激素型低性激素性闭经；④卡尔曼（Kallmann）综合征，伴有嗅觉缺失或减退的低促性腺激素型性腺功能减退症。

5. 其他内分泌疾病　包括肾上腺功能异常、甲状腺功能异常等。

（三）受精障碍

受精障碍（fertilization failure）是指受精后 16～18 h 内未能形成双原核的合子或者受精率低，包括完全受精失败（total fertilization failure，TFF）以及受精率低下（＜30%）。受精障碍在体外受精周期的发生率为 5%～10%，在 ICSI 周期的发生率为 2%～3%；受精障碍与多种因素相关。

1. 精子因素　在体外受精（*in vitro* fertilization，IVF）周期中，大多数完全受精失败是由男性精子缺陷导致。目前研究发现，精子异常导致完全受精失败的相关的遗传学因素主要包括以下三类：① *PLCZ1* 基因变异导致 PLCζ 蛋白缺失；② 圆头精子症相关的致病基因变异：*DPY19L2*、*SPATA16*、*PICK1* 和 *SPACA1* 等；③ 精子顶体形成相关基因变异：*ACTL9*、*ACTL7A* 和 *IQCN* 等。目前，卵胞质内单精子注射（intracytoplasmic sperm injection，ICSI）技术是临床中克服精子与卵母细胞融合缺陷的有效治疗方法。

2. 卵母细胞因素　卵母细胞激活是受精过程中的一个重要环节，会引发一系列细胞内钙离子（Ca^{2+}）振荡，伴随 Ca^{2+} 从内质网中释放，充当细胞内信使作用。当卵母细胞激活失败时，Ca^{2+} 释放模式缺陷，导致受精障碍。在 ICSI 周期中，卵母细胞激活失败是导致受精障碍的常见卵母细胞原因。此外，目前已发现的卵母细胞成熟过程相关的基因包括 *TLE6*、*WEE2*、*CDC20*、*NLRP5* 等参与导致受精障碍；卵巢储备功能下降也是导致受精障碍的危险因素之一。

（四）胚胎发育阻滞

即便成功受精，胚胎仍有很大概率在发育中停滞，造成不孕。据文献报道，我国育龄期女性发生一次自然流产的风险约为 10%。在一个辅助生殖周期，约 10% 的受精卵在卵裂阶段会停止发育。胚胎自身的因素以及母体环境或体外培养环境的影响均可引起胚胎发育停滞。

1. 胚胎自身因素

（1）染色体异常：疾病或衰老等原因引起卵母细胞质量下降，使得胚胎染色体出现异常，从而发育停滞。随着女性年龄的增长，尤其在 30 岁以后，卵母细胞的非整倍体率持续上升，从而导致胚胎的着床率下降。如除 13、18、21 和性染色体三体外，其他的染色体多倍体使得胚胎在妊娠早期就发生自然流产。

（2）合子基因组激活（zygotic genome activation，ZGA）异常：合子基因组激活是早期胚胎发育过程中的关键事件，人类胚胎中这一事件发生在 4 细胞到 8 细胞阶段。在此之前，胚胎的发育由母源遗传物质（包含 mRNA 和蛋白质等）调控，此后胚胎自身的基因组才开始转录和表达，同时完成卵源性 mRNA 降解。干扰 RNA 聚合酶 II 在小规模 ZGA 中的作用会引起大规模 ZGA 的异常，不充分和不及时的合子基因组激活及相关发育基因异常进一步导致胚胎发育阻滞。

（3）基因突变：目前已鉴定出多类与胚胎发育阻滞相关的基因，其中大部分通过影响母源效应基因和皮质下母体复合物（SCMC）的表达从而影响早期胚胎发育。如 *TUBB8* 是一种仅在卵母细胞和早期胚胎中表达的微管蛋白，是减数分裂过程中纺锤体的构成成分，其突变导致卵母细胞成熟障碍和卵裂期胚胎发育停滞；*BTG4* 介导了 ZGA 过程中母源 mRNA 的降解，保证基因组从母体到子代的过渡。表 7-24 列举了一些目前已有报道的基因。

表 7-24　胚胎发育阻滞相关基因

类别	基因	表型
母源效应基因（MEG）	*TUBB8*	卵母细胞成熟障碍，早期胚胎发育停滞
	CDC20	卵母细胞成熟障碍，早期胚胎发育停滞
	TRIP13	卵母细胞减数分裂停滞，异常合子卵裂
	BTG4	合子卵裂失败
皮质下母体复合物	*KHDC3L*	桑葚胚发育停滞，葡萄胎
	NLRP2	早期胚胎发育停滞
	NLRP5	早期胚胎发育停滞
	PADI6	早期胚胎发育停滞
	TLE6	无法发育成囊胚
细胞分裂和检查点基因	*MEI1*	早期胚胎发育停滞，复发性着床失败
	REC114	早期胚胎发育停滞
	FBXO43	早期胚胎发育停滞
	MOS	早期胚胎发育停滞

2. 环境因素　对于辅助生殖过程中体外培养的胚胎，其培养环境很难完全模拟宫内环境，除了培养液 pH、渗透压等的差异外，氧化应激也会对胚胎产生额外的伤害。同时，在成功植入子宫内膜后，母体的异常如自身免疫性疾病、感染等也会影响胚胎的宫内发育，从而引起发育停滞和流产。

（五）子宫因素

1. 子宫解剖异常　包括纵隔子宫、鞍状子宫、单角子宫和双子宫，均可引起不孕和流产。
2. 子宫颈因素　宫颈炎症及宫颈解剖结构异常，影响精子上游。
3. 子宫体病变　子宫内膜病变如子宫内膜炎、内膜息肉、结核、粘连，导致受精卵植入障碍；子宫黏膜下肌瘤和体积较大的肌壁间肌瘤等也可导致不孕。

（六）盆腔因素

1. 输卵管及周围病变　输卵管因素在原发性不孕中占 15%～20%，在继发性不孕中占 40%。目前尚无技术可以评估输卵管的蠕动功能，只能检查输卵管的外观以及通畅性。输卵管性不孕可因先天性输卵管发育异常导致，也可能与盆腔炎症以及外科手术引起的组织损伤、粘连密切相关。

（1）炎症：盆腔炎性疾病（pelvic inflammatory disease，PID）是引起输卵管疾病最主要的原因。PID 可能是自发形成的，也可能继发于流产、产后、宫内操作和盆腔手术。淋病奈瑟菌、结核分枝杆菌、沙眼衣原体等引起的盆腔炎症更易引起输卵管炎症。

（2）手术：下腹部手术是输卵管不孕的危险因素。大多数腹部和骨盆手术都会引起盆腔粘连，妇科手术、阑尾切除术、肠切除术和泌尿外科手术都可能增加输卵管疾病的风险。

（3）其他：先天性输卵管发育异常也是输卵管疾病的常见原因之一，通常合并泌尿系统发育异常。

2. 子宫内膜异位症　约占女方因素的 10%。典型的症状为痛经和不孕，引起不孕的机制不完全清楚，可能与免疫机制紊乱引起的排卵障碍、输卵管功能异常以及子宫内膜容受性改变等多个环节有关。

（七）男性因素所致不孕（详见第六章男性不育章节）

（八）不明原因不孕

经过不孕症常规诊断评估后，仍无法确定不孕病因的不孕状态，称为不明原因不孕（unexplained infertility，UI），占不孕症的 10%～30%。患者夫妇正常排卵，子宫输卵管通畅度正常，精液分析亦在正常范围。可能的病因包括隐性子宫输卵管因素、潜在的卵母细胞或精子异常、受精障碍、胚胎发育阻滞、反复胚胎种植失败、免疫性因素等，但应用目前的检测手段无法确诊。

三、检查与诊断

（一）病史采集

初诊时，应详细询问与不孕相关的病史。

现病史包括不孕年限、盆腹腔痛、低热、畏寒、白带异常、盆腔炎、附件炎、盆腔和（或）

腹腔手术史；近期心理、情绪、进食、过度运动史、泌乳、多毛、痤疮、体重改变史；近期辅助检查，治疗经过。

主要针对月经情况及相关的影响因素、婚育史、可能影响输卵管通畅度和盆腔环境的高危因素进行询问，初步判断是否存在排卵障碍或盆腔因素的可能。

（二）体格检查

体格检查包括全身检查和妇科检查。

1. **全身检查** 主要是指体格发育及营养状况，如身高、体重、体脂分布特征、嗅觉、第二性征、有无甲状腺肿大、皮肤改变（如多毛、痤疮、黑棘皮症等）等。

2. **妇科双合诊或三合诊检查** 应明确外阴发育、阴毛分布、阴蒂大小、阴道有无异常分泌物；子宫颈是否光滑，有无异常分泌物；子宫位置、大小、性状、质地、活动度；附件区有无增厚、包块和压痛；直肠子宫陷凹及宫骶韧带处有无结节和触痛；下腹有无包块、压痛和反跳痛。

（三）辅助检查

辅助检查需根据病史和体格检查的线索提示进行选择，包括盆腔超声检查、激素检测、输卵管通畅度检查和其他检查。

1. **盆腔超声检查** 应作为女性因素所致不孕症患者的常规检查，推荐使用经阴道超声。检查内容主要包括：

（1）子宫位置、大小、形态、子宫肌层的结构、子宫内膜的厚度和分型：①子宫形态或结构异常，提示子宫畸形和发育异常的可能。②子宫壁占位，如子宫肌瘤或子宫腺肌瘤等；占位的大小及与子宫腔的关系，子宫内膜线是否变形或移位，必要时可进行三维超声、MRI或宫腔镜检查。③子宫内膜形态异常或占位提示宫腔粘连、子宫内膜瘢痕化、子宫内膜息肉或黏膜下子宫肌瘤的可能。

（2）卵巢基础状态的评估：①测量卵巢的体积、双侧卵巢内直径 2～9 mm 的窦卵泡计数、优势卵泡数的直径。单侧或双侧卵巢窦卵泡数 ≥ 12 个为多囊卵巢的征象；双侧卵巢窦卵泡总数少于 5～7 个为卵巢功能减退征象，需要复查并结合其他指标综合判断。②确认卵巢内是否存在异常回声，如存在，则需报告其性质、大小、与邻近器官的关系。

（3）超声排卵监测：首次监测时间一般根据月经周期的规律确定，对于 28～30 天周期者可选择从第 10～12 天开始：①如无优势卵泡，则 1 周后复查。②如卵泡直径达 12 mm，可 3 天后复查。③如卵泡直径 14 mm，可 2 天后复查。④卵泡直径达 16 mm，可次日复查。⑤卵泡直径为 18～23 mm 时，可视为正常范围的成熟卵泡。正常卵泡的生长速度为 1～2 mm/d。⑥排卵后，原优势卵泡塌陷或消失，可能伴有少量盆腔积液。如果超过 2 个周期未见优势卵泡，或优势卵泡直径 < 18 mm 排卵，或成熟卵泡不破裂，可考虑排卵功能障碍，建议选择其他针对性辅助检查以明确病因。

（4）卵巢外有无异常回声及其性质、形状、大小：卵巢外的腊肠状或串珠状不规则无回声区、内部可见不完全分隔带状强回声提示输卵管积水的可能。盆腔积液或包裹性积液提示盆腔粘连的可能。此外，还需鉴别输卵管卵巢囊肿、盆腔输卵管脓肿。

2. **激素检测** 包括血促卵泡激素、黄体生成激素、催乳素、雌二醇、睾酮、孕酮和促甲状腺激素，各指标的临床意义不同。

（1）血清孕酮水平测定：对于月经不规则的不孕女性，可以在黄体中期（28 天月经周期的第 21 天）检测血清中孕酮水平以确定排卵和黄体功能。如血清孕酮超过 3.0 ng/ml，则提示本周期有排卵。

（2）基础内分泌激素检测：月经周期第 2～3 日测定促卵泡激素（FSH）、黄体生成素（LH）和雌二醇（E_2），可反映卵巢基础状态；促甲状腺激素（TSH）测定反映甲状腺功能，催乳激素

（PRL）、睾酮（T）测定了解有无高催乳激素及高雄激素引起的内分泌紊乱。此外，抗米勒管激素（anti-Müllerian hormone，AMH）逐渐广泛应用于卵巢储备评价，其与基础窦卵泡计数有很强的相关性。

①基础 FSH 反映卵巢窦卵泡储备水平，FSH > 12 U/L 提示卵巢功能减退，≥ 25 U/L 提示卵巢功能不全，≥ 40 U/L 提示卵巢功能衰竭。②基础 LH 随卵巢功能减退而逐渐升高，LH/FSH 比值 ≥ 2 提示 PCOS 的可能。③基础 E_2 水平一般不超过 80 pg/ml，基础 E_2 水平升高也提示卵巢功能减退，如 FSH、LH、E_2 均降低，需考虑低促性腺激素性排卵障碍；如 FSH、LH 升高，伴有 E_2 降低，需考虑高促性腺激素性排卵障碍。④PRL 影响因素较多，需排除后复查方可确诊。对于 PRL 异常升高者（≥ 100 μg/L）应建议进一步颅脑影像学检查。⑤睾酮略超过参考值上限一般考虑功能性改变，但如果超过本实验室正常值上限的 2 ~ 2.5 倍，则应注意排除卵巢或肾上腺分泌雄激素肿瘤、库欣（Cushing）综合征、先天性肾上腺皮质增生症等器质性病变。

3. 输卵管检查　输卵管通畅性受损是不孕症的主要病因，因此应作为重点排查项目。

（1）输卵管通液：经济适用，但准确性差，不能判断侧别，目前已较少使用。超声或宫腔镜下输卵管通液可以大大提高诊断的准确性。

（2）子宫输卵管造影：子宫输卵管 X 线造影作为输卵管通畅度的一线筛查，三维实时超声子宫输卵管造影一定条件下也可以作为诊断依据。子宫输卵管造影可以提示宫腔形态异常，如宫腔粘连、宫腔占位和子宫畸形等。输卵管走行僵直、显影中断、造影剂在输卵管内积聚或盆腔弥散欠佳，提示输卵管通畅度异常、梗阻和盆腔粘连的可能；造影剂在输卵管远端膨大积聚提示输卵管积水的可能。但需注意子宫输卵管造影属于侵入性操作，主要适用于通过男性精液常规分析、盆腔双合诊、排卵检测或治疗性诊断未能明确不孕症病因时的诊断，或拟行人工授精的不孕症患者。

4. 其他检查

（1）基础体温测定（basal body temperature，BBT）：基础体温测定可作为年轻、试孕阶段、月经失调的女性因素不孕症患者初步的自测方法，是一种方便、常用且无损伤性的自我监测方法。BBT 是测量机体静息状态下的体温，要求经 6 小时以上的充足睡眠，醒后未做任何活动之前测量。正常妇女排卵后血孕酮升高，其降解产物刺激下丘脑的体温调节中枢，使 BBT 上升，黄体期的体温较卵泡期高 0.3 ~ 0.5 ℃，称为双相型体温。一般认为双相型 BBT 为有排卵周期，单相型体温为无排卵周期。

（2）尿 LH 测定：排卵前 LH 峰的出现对于排卵的确定具有重要诊断意义。尿 LH 测定有较多的商品化试纸，操作简单，能有效测定排卵前 LH 激增，并与血 LH 的变化有较好的一致性，可以提示有效同房时间。

（3）腹腔镜或宫腔镜检查：腹腔镜不作为常规检查，主要适用于有阳性体征而影像学检查无法确定病因，或有其他适应证，或为确立原因不明不孕症诊断的患者。宫腔镜也不属于常规检查，而是用于影像学检查疑似或提示宫腔异常者以进一步明确诊断，可与宫腔粘连分解、息肉摘除等治疗同时进行。

（4）其他影像学检查：CT 或 MRI 检查适用于病史、体格检查和（或）基本辅助检查提示肿瘤或占位性病变等异常的患者，以进一步明确诊断。

四、治疗

恰当的治疗方案应充分估计到女性卵巢的生理年龄、治疗方案合理性和有效性。尽量采取自然、安全、合理有效的治疗方案。首先应改善生活方式，增强体质，对超重者应控制体重，对瘦弱者应纠正营养不良和贫血；摒弃不良生活习惯，戒烟、戒毒、不酗酒；掌握性知识，了解排卵规律，适时性交，性交频率适中，以增加受孕机会。不孕症的治疗应根据病因进行。

（一）治疗生殖道器质性病变

1. 输卵管因素所致不孕的治疗

（1）一般疗法：对男方精液指标正常，女方卵巢功能良好、不孕年限＜3年、生育要求不迫切的年轻患者先试行以抗炎治疗为主的保守治疗，必要时辅以中医药治疗。

（2）输卵管成形术：对输卵管不同部位阻塞或粘连者可行造口术、整形术、吻合术以及输卵管子宫移植术等，以达到输卵管再通目的。

2. 卵巢肿瘤　有内分泌功能的卵巢肿瘤可影响卵巢排卵；较大的卵巢肿瘤可造成输卵管扭曲，导致不孕。对性质不明的卵巢肿瘤倾向于手术探查，根据术中病理诊断决定手术方式，考虑保留患者的生育能力。

3. 子宫病变　子宫黏膜下肌瘤、内膜息肉、子宫纵隔、宫腔粘连等影响宫腔环境，干扰受精卵着床和胚胎发育，可行宫腔镜下切除、粘连分离或矫形手术。

4. 子宫内膜异位症　常致盆腔粘连、输卵管不通畅、子宫内膜对胚胎的容受性下降及明显的免疫性反应，影响妊娠各环节。进行腹腔镜诊断和治疗，对中重度病例术后辅以促性腺激素释放激素受体激动剂（GnRH-a）治疗3～6个周期；对复发性子宫内膜异位症和卵巢功能减退者，慎重手术；重症和复发者应考虑辅助生殖技术治疗。

5. 生殖系统结核　结核活动期应行抗结核治疗，用药期间应严格避孕。因盆腔结核多累及输卵管和子宫内膜，多数患者需借助辅助生殖技术妊娠。

（二）诱发排卵

对于大部分的排卵障碍，可行诱发排卵治疗，目前临床应用的促排卵药物主要有以下几种。

1. 来曲唑（letrozole，LE）　来曲唑是第三代芳香化酶抑制药，抑制雌激素的合成，反馈性诱导内源性促性腺激素（FSH、LH）分泌，促使卵泡生长。同时，来曲唑在卵巢组织中阻断雄激素向雌激素的转化，导致雄激素在卵巢局部富集并刺激多种生长因子的表达，这些生长因子可以提高卵巢对促性腺激素的反应性。

2. 枸橼酸氯米芬（clomiphene citrate，CC）　CC的结构与雌激素相似，能与雌激素受体结合，且结合受体的持续时间超过1周，远超雌激素的结合时间。反馈性诱导下丘脑分泌的促性腺激素释放激素和垂体分泌的促性腺激素（FSH、LH），刺激卵泡的生长发育。但应注意的是，CC适用于体内有一定雌激素水平者和下丘脑 - 垂体轴反馈机制健全的患者。雌激素循环水平非常低的患者通常表现出CC无反应，如下丘脑 - 垂体性腺轴缺陷，包括希恩综合征和卡尔曼综合征患者，这类患者不适宜用CC促排卵。

3. 外源性促性腺激素

（1）人绝经期促性腺激素（human menopausal gonadotropin，hMG）：又称尿促性素，从绝经妇女的尿液中提取，每支含LH和FSH各75 IU。于周期第2～3日起，每日或隔日肌注hMG 75～150 U，直至卵泡成熟。

（2）基因重组促卵泡素（recombinant FSH，rFSH）：药物纯度高，只有FSH活性，且活性稳定。

（3）绒促性素（human chorionic gonadotropin，hCG）：结构与LH极相似，常在促排卵周期卵泡成熟后一次性肌内注射5 000 U，模拟内源性LH峰值作用，诱导卵母细胞成熟和排卵发生。

（三）辅助生殖技术其衍生技术

1. 人工授精（artificial insemination，AI）　AI 是以非性交方式将精子置入女性生殖道内，使精子与卵母细胞自然结合。进行 AI 的前提是女性生殖功能基本正常。由于精液来源不同，AI 分为夫精人工授精（artificial insemination by husband，AIH）和供精人工授精（artificial insemination by donor，AID）。AIH 主要适用于宫颈因素、男方轻度少弱精子症、性功能障碍以及不明原因不孕。AID 主要适用于不可逆的无精症夫妇，以及男方有遗传疾病，或夫妻间特殊性血型或免疫不相容。AI 前需进行精子优选、获能处理，常用方法有上游法和 Percoll 梯度离心法。前法较简单，但精子回收率低，少弱精子症患者宜用后法。AI 虽然妊娠率较低，但操作简单、接近自然受精、费用低廉、并发症少，仍为解决不孕症的有效治疗方法。按国家法规，目前 AID 精子来源一律由国家卫生健康委员会认定的人类精子库提供。

目前临床上较常用的 AI 方法是宫腔内人工授精（intrauterine insemination，IUI），即将精液洗涤处理后去除死精子、白细胞和精浆，形态正常活力好的精子悬浮于 0.3 ~ 0.5 ml 液体中，在女方排卵期间通过导管经宫颈管注入子宫腔内。对于不明原因不孕，IUI 后临床妊娠率可达到10% 左右。

2. 体外受精 - 胚胎移植（IVF-ET）　IVF-ET 技术是将从母体卵巢取出的卵母细胞置于培养皿内，加入经优选诱导获能处理的精子，使精卵在体外受精，受精后继续培养 3 ~ 5 日，再将发育到卵裂期或囊胚期的胚胎移植回母体子宫腔内，着床发育成胎儿的全过程，俗称"试管婴儿"。20 世纪 70 年代，英国妇科医生 Steptoe 和生理学家 Edwards 开始专注于人类 IVF-ET 研究，终于在 1978 年 7 月 25 日在英国的奥尔德姆市医院诞生了第一例试管婴儿 Louis Brown。Edwards 因此也被公认为"试管婴儿之父"，获得了 2010 年诺贝尔生理学或医学奖。1988 年在北京大学第三医院，中国大陆首例试管婴儿诞生。

IVF 的适应证有：①输卵管堵塞；②子宫内膜异位症；③男性少弱精子症；④慢性盆腔炎所致盆腔粘连；⑤免疫性不育；⑥原因不明的不孕。

IVF-ET 过程较复杂，主要步骤有：

（1）药物促使多个卵泡发育：通过阴道超声和血清激素测定监测卵泡发育及调整促排卵药物剂量；当卵泡接近成熟时肌内注射人绒毛膜促性腺激素（hCG），促进卵母细胞的最后成熟。一般在注射 hCG 后 34 ~ 36 小时取卵。

（2）取卵：最初的取卵方式是自然周期利用腹腔镜取卵，这不仅要求严密的排卵监测和娴熟的取卵技术，而且对患者的创伤大，获卵率低，失败率高。目前均应用 B 超引导下经阴道穿刺取卵，吸出卵母细胞。这一方法创伤小，效率高，优于过去的腹腔镜取卵和 B 超引导经腹取卵。术前可使用少量镇静剂，或术中应用静脉麻醉。

（3）体外受精和胚胎培养：将取到的卵母细胞置入培养箱培养 4 ~ 8 小时，加入经过处理、已诱导获能的精子，受精后 16 ~ 18 小时观察受精情况。取卵后 72 小时受精卵通常可发育至6 ~ 10 细胞胚胎，也可以在体外培养 5 ~ 7 天至囊胚阶段。因在体外已淘汰了不能发育到囊胚的胚胎，所以移植囊胚可以明显提高妊娠率。实验室培养出优质胚胎是 IVF 成功的关键。

（4）胚胎移植：一般选择在取卵后的第 3 ~ 5 天进行，使用特殊的移植管在 B 超引导下将胚胎移入母体子宫腔。为了降低多胎妊娠，一般 35 岁以下的女性第一次 IVF 移植胚胎不超过 2 枚，囊胚移植提倡行单胚胎移植。胚胎形态如图 7-38 所示。

（5）黄体支持：促排卵时 GnRH 激动剂 / 拮抗剂和促性腺激素药物的使用，以及取卵导致的颗粒细胞丢失，妇女在取卵周期通常存在黄体功能不足，均需要应用黄体酮进行黄体支持。

（6）移植后随访：移植后 12 ~ 14 天查血 hCG 阳性，提示妊娠。移植后 28 ~ 30 天 B 超见宫内孕囊及胎心搏动，为临床妊娠。

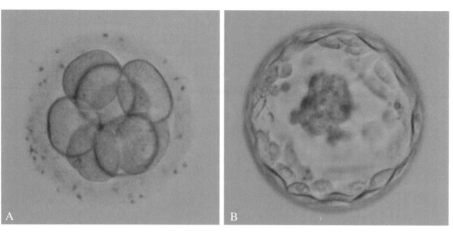

图 7-38　优质胚胎
A. 培养第 3 日的 8 细胞胚胎；B. 培养到第 5 日扩张的囊胚

3. 辅助生殖技术衍生技术　IVF-ET 技术在全世界的迅速发展，推动了一系列辅助生殖相关衍生技术的发展，包括配子和胚胎冷冻、卵胞质内单精子注射（ICSI）、囊胚培养、胚胎植入前遗传学检测（pre-implantation genetic testing，PGT）、卵母细胞体外成熟（*in vitro* maturation，IVM）、赠卵和代孕等。

（1）卵胞质内单精子注射（ICSI）：IVF-ET 主要适应人群为女性不孕症患者，常规体外受精方式对于男方严重少、弱、畸精子症所致不孕束手无策。1992 年，比利时的 Palermo 开创性地将精子直接注入卵母细胞质内，诞生了人类首例 ICSI 婴儿。该技术诞生后得到迅速普及，1996 年，我国首例 ICSI 婴儿在中山大学第一附属医院生殖中心诞生。ICSI 主要用于治疗重度少、弱、畸形精子症的男性不育患者，已成为治疗严重男性不育的最佳手段。主要步骤包括：去除卵丘颗粒细胞，通过显微操作将精子直接注射到卵母细胞质内，使卵母细胞受精（图 7-39），其余步骤同常规 IVF。随着分子遗传学技术的快速发展及影像学技术的进步，极大地推动了各种辅助生殖衍生技术的进步及临床应用。

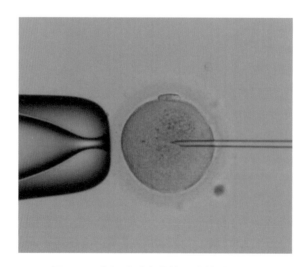

图 7-39　卵细胞质内单精子注射（ICSI）

（2）胚胎植入前遗传学检测（PGT）：PGT 是辅助生育技术的一部分，为最早期的产前诊断，是遗传学融入生殖医学形成的优生学。通过对早期胚胎部分细胞的遗传学分析，将无目前可明确遗传病的胚胎植入宫腔，从而有效地降低出生缺陷。PGT 技术步骤是从体外受精第 3 日的胚胎或第 5 日的囊胚取 1 ~ 2 个卵裂球或部分滋养层细胞进行遗传学检测，检出带致病基因和异常核型的胚胎，移植正常基因和核型的胚胎以得到健康的下一代。

如今，PGT 已广泛应用于临床，主要解决有严重遗传性疾病风险和染色体异常夫妇的生育问题，使得产前诊断提前到胚胎期。目前随着细胞和分子生物学技术的迅速发展，PGT 可被用来检测单基因疾病、染色体异常、人类白细胞抗原分型以及癌症易感基因等，PGT 主要分为针对单基因遗传病的单基因植入前遗传学检测（preimplantation genetic testing for monogenic disorder，PGT-M）、针对染色体整倍性的胚胎植入前非整倍体遗传学检测（preimplantation genetic testing for aneuploidy，PGT-A）和针对染色体结构重排的基因检测（preimplantation genetic testing for chromosomal structural rearrangement，PGT-SR），已被用于上百种基因突变和染色体畸变的遗传诊断，阻断了部分严重的遗传学疾病的发生。

（3）卵母细胞体外成熟（IVM）：IVM 技术不需要控制性促排卵，并可以预防卵巢过度刺激综合征的发生。目前，IVM 的主要适应证有：①多囊卵巢综合征；②对促性腺激素不敏感患者；③捐赠卵；④有生育力保存要求的卵巢肿瘤或激素依赖肿瘤患者。

（4）辅助孵化（assisted hatching，AH）：辅助孵化是人为地用物理或化学的方法对胚胎透明带进行处理，帮助胚胎从透明带内孵出的技术，一定程度上能够增加着床的可能性。临床中多应用于行 IVF-ET 及 ICSI 助孕中卵母细胞透明带过厚、过硬或反复着床失败、高龄和冻融胚胎移植的患者，利用此项技术可有利于囊胚孵化，提高妊娠率。目前根据对透明带的不同处理，辅助孵化主要分为透明带打孔和透明带薄化。透明带打孔包括物理机械切割和激光打孔，透明带薄化又分化学法和激光薄化法。

（5）生育力保存技术：生育力保存是针对存在不孕不育风险或治疗某些疾病可能会影响生育功能且未来有生育需求的患者，通过采用手术、药物或辅助生殖技术等手段，暂时保存生殖功能以满足患者后期的生育要求。配子和胚胎或卵巢组织冷冻作为生育力保存的重要手段，对 ART 的发展起到了重要的促进作用，经过冷冻保存的卵母细胞、精子、胚胎、卵巢组织、睾丸组织等能够在液氮中稳定长期保存。

（6）胚胎质量无创评估：如何在临床实践中选择简单实用的胚胎质量评估的方法来提高患者妊娠率，同时减少多胎妊娠是临床关注的热点问题。随着生殖医学的不断发展，目前已出现了多种非侵入性胚胎评估的方法，主要包括：

1）形态学评估：自试管婴儿诞生以来，胚胎形态学评估是临床常规、可靠的胚胎评估技术。在原核、卵裂期以及囊胚期的胚胎进行形态学评估（原核的形态与数目、卵裂期胚胎中细胞的均一性、碎片的情况、囊胚期内细胞团与外滋养层的状态），但存在主观、耗时的局限；近年来人工智能的发展，利用计算机软件自动化提取胚胎图片中的特征，使得大数据结合人工智能对胚胎进行评估成为了可能，可以对胚胎进行自动化的评估和筛选，但是目前尚未有前瞻性的随机对照试验来验证其可靠性。迄今为止，形态学评估仍然是胚胎选择应用最广、最佳的方法。

2）根据胚胎发育过程的形态动力学变化对胚胎进行评估：目前已开发了一系列自动化记录胚胎发育动态变化的系统，主要是利用时差成像相机，对早期胚胎进行明场拍摄或暗场拍摄（能更好地观察细胞膜，但是分辨率较差），通过回顾性研究胚胎的发育动态，选择合适的胚胎进行移植。

3）根据胚胎耗氧量选择胚胎：从受精卵到桑葚胚阶段，胚胎的氧气消耗相对平稳；然而在第 5 天，囊胚氧气消耗会增加 2 倍，利用氧浓度传感器结合时差形态观测系统能够研究单个胚胎的耗氧量，时差摄像观测系统还能在培养期间连续检测胚胎呼吸速率的同时采集胚胎的图像，研究发现在能够形成妊娠的胚胎中，耗氧量大幅增加。

4）测定胚胎培养基中的生化指标选择胚胎：培养基中的一些底物被胚胎消耗，且有代谢产物的分泌。通过测定培养基中的生化水平，间接评估胚胎的发育潜能，目前还处于研究阶段。

5）根据胚胎所受的氧化应激水平进行评估：活性氧的增加会影响胚胎发育；研究表明，在第 5 天培养基中，能发育到囊胚期的胚胎平均一氧化氮代谢物水平较不能发育到囊胚期的胚胎明显升高。

6）结合卵母细胞以及受精卵的机械特性进行评估：有研究报道受精卵黏弹性能预测人类和小鼠受精后数小时内囊胚的形成潜能，其准确性大于 90%。研究发现在能形成囊胚的受精卵和不能形成囊胚受精卵的转录组之间存在显著差异，尤其是在卵母细胞成熟的重要基因表达方面。低质量的卵母细胞在受精后可能发生皮质颗粒释放不足和带状硬化，从而导致力学特性的改变，通过受精卵阶段的无创机械特性的测量可以较好地鉴定胚胎的发育潜能。

（7）胞浆置换及胚胎诊断在线粒体遗传病阻断中的应用：线粒体置换疗法（mitochondria replacement therapy，MRT）是有望解决线粒体疾病遗传的方法。已经提出几种 ART 技术，通过替换卵母细胞或胚胎的胞质以阻断线粒体疾病向下遗传。这些技术包括生发泡移植（GVT）、原核移植（pronuclear transfer，PNT）、中期纺锤体 - 染色体复合物移植（spindle transfer，ST）和极体移植（polar body transfer，PBT）。

2016 年，美国团队使用纺锤转移技术帮助一名患有 Leigh 病的妇女诞下一名男婴，这是国际上报道的首例人类 MRT 的临床应用。然而，MRT 技术也引发了一系列伦理学争论。MRT 的操作涉及母体的植入前遗传筛查、卵母细胞受精后的植入前遗传学诊断和体外受精 - 胚胎移植过程等，因此具有所有这些操作所涉及的风险；另外，对于卵母细胞及胚胎的遗传物质的操作可能会导致各种形式的损害，相关研究目前十分有限，因而该技术引起许多学者的担忧。还有人担心这项技术将触碰生殖系基因改变的红线，被用于"设计婴儿"。而后代的遗传物质分别来自三位"父母"，可能引发亲子关系混乱和一系列法律、社会问题。

（8）胚胎干细胞（embryonal stem cell，ESC）研究：胚胎干细胞是一种高度未分化细胞，具有发育全能性，能分化出所有组织和器官。研究和利用胚胎干细胞既是 ART 的范畴，也是当前生物工程领域的核心问题之一。在细胞治疗的临床应用中，间充质干细胞（mesenchymal stem cell，MSC）已成为最有效的细胞类型。多种退行性疾病和免疫相关疾病已经被报道对 MSC 移植有反应。有报道认为，MSC 通过抑制颗粒细胞凋亡和卵泡闭锁而促进卵巢功能的恢复，其机制是通过上调颗粒细胞中抗米勒管激素（AMH）和促卵泡激素受体的表达来促进卵巢功能的恢复，还有研究显示，通过 MSC 与卵巢组织共移植或与卵泡在体外共培养可以促进卵泡的生长。临床上，应用 MSC 成功修复受损子宫内膜并改善其功能，为宫腔粘连等疾病带来了新的治疗策略。

2006 年，日本学者成功获得由小鼠成体细胞转入转录因子等形成的诱导性多能干细胞（induced pluripotent stem cell，iPSC）。次年，人体细胞成功被诱导转化为 iPS 细胞。与胚胎干细胞相比，iPS 细胞可以产生基因型与移植受体完全相同的干细胞，规避排异反应的风险，在再生医学及组织工程方面有较为广阔的应用前景。

（四）辅助生殖技术常见并发症

1. 卵巢过度刺激综合征（ovarian hyperstimulation syndrome，OHSS） 在接受促排卵药物的患者中，约 20% 发生不同程度的卵巢过度刺激综合征，重症者占 1% ~ 4%。其原因与促排卵药物使多个卵泡发育、血清雌二醇过高有关，hCG 的应用会加重发病。主要病理改变为全身血管通透性增加。轻度仅表现为腹部胀满、卵巢增大；重度表现为腹部膨胀，大量腹水、胸腔积液，导致血液浓缩、重要脏器血栓形成、肝肾功能损害、电解质紊乱等严重并发症，严重者可导致死亡。治疗原则为扩容，增加胶体渗透压，防止血栓形成。

2. 医源性多胎妊娠 促排卵药物的应用及多个胚胎移植致使多胎妊娠发生率高达 20% ~ 30%。多胎增加母婴并发症，流产和早产发生率、围生儿患病率和死亡率均明显增加。通过控制移植胚胎数或单胚胎移植，多胎妊娠已明显降低。如发生多胎妊娠，可在孕早期或中期施行减胎术，杜绝三胎及以上妊娠。

3. 异位妊娠、多部位妊娠　胚胎在子宫腔以外的任何部位着床者，称为异位妊娠。多部位妊娠指的是胚胎在两个及两个以上不同部位着床者，以复合妊娠（宫内合并宫外妊娠）最常见。ART 后的异位妊娠发生率较自然妊娠明显增加，报道可达 4% ~ 10%；罕见的异位妊娠类型发生率也增加，输卵管间质部妊娠占所有异位妊娠的 1% ~ 6%，宫内外同时妊娠发生率达 1% ~ 3%，并有增加的趋势。

4. 其他并发症

（1）出血：经阴道超声引导取卵术（transvaginal ultrasound guided oocyte retrieval，TVOR）术后 8.5% 的病例有阴道出血，但出血量超过 100 ml 的发生率为 0.8%，腹腔内出血发生率为 0.06% ~ 0.5%。

（2）感染：主要有盆腔感染、腹膜炎和术后不明原因发热，盆腔感染发生率为 0.25% ~ 1.3%，其中，输卵管卵巢脓肿报道最多。继发感染高危因素有盆腔子宫内膜异位症、输卵管炎、盆腔粘连、盆腔手术史、取卵术中卵巢巧克力囊肿穿刺或积水穿刺、反复多次穿刺等。

（3）脏器损伤：主要是由于取卵过程中操作不当、穿刺针受力后弯曲改变方向以及盆腔粘连导致盆腔解剖位置变异等引起的直接或者间接损伤。包括膀胱损伤、输尿管损伤、肠管损伤等。

（4）卵巢扭转：取卵术后卵巢扭转的可能原因是在超促排卵过程中卵巢增大，卵巢的血流增加，取卵后卵巢部分卵泡内出血，造成卵巢的重心偏向一侧，且卵巢体积增大后超出骨盆腔平面，相对不固定，韧带相对松弛，当突然体位改变后容易导致卵巢扭转。对于在促排卵过程中卵巢体积大者，需要早期告知患者可能出现卵巢扭转的风险，注意体位改变，避免剧烈活动及过快的转身、翻身、起身等。

（杨　蕊　闫丽盈）

小　结

阴道微生态体系是存在于女性阴道的微生物群落、阴道解剖结构、局部免疫及机体内分泌调节相互作用的环境，阴道微生态系统的平衡状态对于维护女性的阴道和生殖健康至关重要。阴道菌群失调会导致致病性微生物的生长，从而导致各类阴道疾病，如细菌性阴道病、念珠菌性阴道炎、阴道滴虫病等。

子宫疾病包括急性和慢性子宫颈炎、子宫颈上皮内瘤变及子宫颈癌、子宫平滑肌肿瘤和子宫内膜病变。这些疾病在女性生殖健康中扮演着重要角色，影响广泛且复杂。

卵巢肿瘤有良性、交界性及恶性之分。卵巢癌是死亡率最高的妇科恶性肿瘤，严重威胁女性的健康。虽然可以通过经阴道超声和血清肿瘤标志物联合检查，但尚未找到卵巢癌早期筛查的有效方法。卵巢肿瘤的诊断依据是病理，恶性肿瘤的分期对治疗方案的制订、预后的评估判断有重要的指导意义。卵巢癌的主要治疗方法是手术联合化疗。

妊娠不足 28 周、胎儿体重不足 1000 g 而终止妊娠称为流产。妊娠满 28 周至不满 37 周的分娩终止称为早产。过期妊娠的孕妇胎盘可能存在胎盘功能减退，其供氧功能逐渐的减退，很容易造成胎儿缺氧窒息死亡，所以在确定患者为过期妊娠之后，要根据患者的实际情况终止妊娠。异位妊娠是妇科急腹症之一，临床表现主要为停经后不规则阴道流血，可伴有腹痛，腹腔内出血多时可有昏厥、休克等临床表现。剖宫产瘢痕部位妊娠是特殊类型的异位妊娠，近年来发病呈上升趋势。妊娠滋养细胞疾病包括葡萄胎、妊娠滋养细胞肿瘤、肿瘤样病变和异常（非葡萄胎）绒毛病变。妊娠期高血压疾病为妊娠与高血压并存的一组疾病，严重威胁母婴健康。妊娠合并糖尿病包括孕前糖尿病及妊娠合并糖尿病，血糖升高对孕妇和胎儿都会带来一定的风险和并发症。妊娠期肝内胆汁淤积症为妊娠中晚期特发性疾病，病因不明，临床表现以皮肤瘙痒、血清总胆汁酸升高为特征。妊娠合并心脏病属高危妊娠，是孕产妇四大死亡原因之一，在妊娠 32～34 周、分娩期及产褥期最初 3 日内，心脏负担最重，心脏病孕产妇极易发生心力衰竭。

不孕症是一组由多种病因导致的低生育力状态，女性卵母细胞、男性精子和男女生殖道解剖与功能的异常均可以导致不孕症的发生。不孕症的诊断应从夫妻双方同时寻找病因。辅助生殖技术在近年来迅猛发展，为诸多不孕夫妇提供了宝贵的生育机会。

整合思考题

1. 外阴鳞状细胞癌是否均为 HPV 感染相关？
2. 为什么滴虫性阴道炎的治疗需要全身用药而不是局部用药？
3. 宫颈炎的病因是什么？
4. 哪些人是宫颈炎症的高危人群？
5. 宫颈癌的主要致病因素有哪些？
6. HPV 感染如何影响子宫颈上皮细胞？
7. HPV 的传播途径有哪些？如何预防 HPV 感染？
8. 什么是子宫颈上皮内瘤变（CIN）？其分级标准是什么？
9. 除 HPV 病毒感染外，还有哪些因素会促进宫颈癌的发生？
10. 宫颈癌的病理分型有哪些？
11. 宫颈癌的转移途径有哪些？
12. 宫颈癌的临床分期有哪些标准？
13. 宫颈癌的诊断与治疗方法是什么？
14. 子宫肌瘤有哪些分类方式？
15. 子宫肌瘤有哪些病理变化？
16. 子宫肌瘤常见的变性类型有哪些？
17. 子宫肉瘤的病理类型及其特点是什么？
18. 形态学上归入"高级别子宫内膜癌"一定预后差吗？
19. 如何理解 NSMP 分子表型的子宫内膜癌？
20. 卵巢恶性肿瘤的分期有哪些？转移途径通常有哪些？
21. 卵巢肿瘤的临床表现通常有哪些？可能出现哪些并发症？
22. 卵巢恶性肿瘤患者如何进行生育力保存？
23. 异位妊娠的主要原因和治疗原则是什么？
24. 流产的主要表现是什么？难免流产如何处理？
25. 过期妊娠的危害是什么？
26. 列举常用的核实孕周的方法。
27. 先兆子痫患者治疗的目的和主要原则是什么？
28. 不同类型妊娠期高血压疾病患者终止妊娠的时机是什么？
29. 描述妊娠合并糖尿病的诊断标准。
30. 描述孕期血糖控制标准。

整合思考题

31. 妊娠合并糖尿病终止妊娠的方式有哪些? 分娩时机如何选择?

32. 妊娠期皮肤瘙痒是否应考虑 ICP 并行 ICP 相关检查?

33. 既往有肝胆基础疾病病史者,妊娠期出现总胆汁酸升高,该如何处理?

34. 妊娠期出现不明原因的肝酶升高伴皮肤瘙痒,ICP 相关检查阴性,是否可诊断为 ICP?

35. ICP 患者经过积极治疗后,胆汁酸降至正常,如何行后续治疗?

36. 简述女性不孕的原因及诊断思路。

37. 胚胎发育阻滞的可能影响因素有哪些?

第八章　生殖药理

导学目标

通过本章内容的学习，学生应能够：

※ **基本目标**

1. 概括常用雌激素、孕激素、雄激素、抗雌激素、抗孕激素、抗雄激素类药物的药理作用特点、作用机制及注意事项。
2. 运用避孕药的分类、药理作用进一步说明其临床应用。
3. 总结促性腺激素类药物的来源和分类。
4. 分析缩宫素兴奋子宫平滑肌的特点和机制。
5. 说明 5α- 还原酶抑制药、雄激素受体阻滞药和 α₁ 肾上腺素受体阻滞药的药理作用和临床应用特点。

※ **发展目标**

1. 结合性激素的分泌与调节，根据不同的临床需求选用适宜的性激素类药物。
2. 根据不同患者的需求和特点，选用适宜类型的避孕药。
3. 根据促性腺激素的生理学功能，解释促性腺激素类药物在临床使用中的原理及注意事项。
4. 比较缩宫素、麦角生物碱类和前列腺素类药物对子宫平滑肌兴奋作用和临床应用的异同点。
5. 分析和比较治疗性功能障碍药物的作用机制和特点。

生殖过程受下丘脑 - 垂体 - 性腺轴的调控，如下丘脑分泌促性腺激素释放激素（gonadotropin-releasing hormone，GnRH），促进腺垂体分泌促性腺激素，包括卵泡刺激素（follicle-stimulating hormone，FSH）和黄体生成素（luteinizing hormone，LH）/间质细胞刺激素（interstitial cell stimulating hormone，ICSH），两者进一步促进性激素的合成和分泌。性激素在受下丘脑和腺垂体调控的同时，也对下丘脑和腺垂体的分泌产生正、负反馈调节作用，以维持性激素水平的动态平衡和正常生殖功能。药物模拟或拮抗与生殖过程相关的激素作用，或直接作用于生殖器官如子宫、前列腺等，可用于治疗生殖系统疾病。

案例 8-1

女，49 岁。近 1 年月经周期 2 ～ 3 个月，经期 1 ～ 3 天，量少。近 3 个月无明显诱因出现心悸、潮热、多汗，就诊心内科未发现异常。既往体健。初潮 14 岁，月经 $\frac{5 \sim 7}{28 \sim 30}$

天，G1P1，自然分娩 1 次。查体：身高 162 cm，体重 58 kg，血压 120/78 mmHg，心率 88
次 / 分。专科查体：未及异常。辅助检查：尿 HCG 阴性。女性性激素提示围绝经期水平。
妇科超声：子宫附件未见异常。子宫内膜厚 0.4 cm。诊断：围绝经期综合征。治疗：雌孕
激素序贯治疗。用药后明显缓解，3 个月复诊，安全性检查。

案例 8-1 解析

  问题：

  1．该病例的推荐使用药物有哪些？

  2．在激素治疗过程中，应注意监测哪些指标？

第一节　性激素类药物及避孕药

一、雌激素类与抗雌激素类药物

（一）雌激素类药物

1．概述　雌激素具有广泛的生物学活性，能促使细胞合成 DNA、RNA 和相应组织内各种
不同的蛋白质，在生殖系统、心血管系统、中枢神经系统、骨骼等组织器官的生长、发育与功能
调节方面均具有重要意义。例如，在生殖系统，雌激素可促进子宫肌层和内膜增殖变厚；可与孕
激素共同调节月经周期形成；可促使子宫颈管腺体分泌黏液，以利于精子穿透和存活；可促进输
卵管肌层发育及收缩；可刺激阴道上皮细胞增生；小剂量雌激素在孕激素的配合下，可刺激促性
腺激素分泌，从而促进排卵；大剂量雌激素可通过负反馈机制减少促性腺激素释放，从而抑制排
卵。在心血管系统，雌激素可增加一氧化氮和前列腺素的合成，从而舒张血管，抑制血管平滑肌
细胞的异常增殖和迁移，并通过减轻心肌缺血再灌注损伤、抗心律失常等作用保护心脏功能。在
中枢神经系统，雌激素可促进神经细胞的生长、分化、存活与再生，促进神经胶质细胞发育及突
触形成；可促进乙酰胆碱、多巴胺、5- 羟色胺等神经递质的合成。在骨骼，雌激素对儿童可显著
增加骨骼的钙盐沉积，促进长骨骨骺愈合，对成人可增加骨量，改善骨质疏松。

2．常用药物

雌激素的分类和应用

雌二醇（estradiol）

【药理作用】

  合成的 17β- 雌二醇具有与人体内源性雌二醇相同的化学和生物学特性。可促进子宫内膜增
生、增强子宫平滑肌收缩、促使乳腺导管发育和增生、降低血中胆固醇水平、增加骨中钙盐沉
积，较大剂量可抑制腺垂体催乳素释放而减少泌乳。另外，还具有抗雄激素作用。

  主要通过胃肠道和皮肤途径给药。口服给药时，生物利用度低，微粒化口服制剂生物利用
度提高至 1% ～ 2%。在体内代谢为活性较弱的雌酮及雌三醇，并与葡糖醛酸和硫酸结合后灭活，
从尿中排泄，消除半衰期 10 ～ 16 h。经皮给药时，可避免口服给药途径的肝首过效应，生物利
用度约 10%，药物在表皮角质层有短暂贮存，自给药部位经毛细血管缓慢扩散进入血液循环。贴
片制剂在去除贴片后，血中雌二醇水平 24 h 即下降至用药前水平。

【临床应用】

  主要用于雌激素缺乏引起的各种症状，尤其是与绝经有关的潮热、盗汗、阴道干燥、泌尿系

统症状等。常与孕激素联合应用，以对抗单纯雌激素可能引起的子宫内膜癌。常用的联合疗法包括雌 - 孕激素序贯用药、雌 - 孕激素连续联合用药。绝经时间较短的妇女可用雌 - 孕激素序贯用药疗法，绝经较久的妇女可用雌 - 孕激素连续联合用药疗法，以减少序贯用药引起的子宫周期性出血。

【不良反应】

常见不良反应有恶心、呕吐、乳房胀痛、子宫内膜过度增生、静脉和动脉血栓形成、胆汁淤积型黄疸等。经皮途径给药较少发生不良反应，但贴片部位皮肤可发生瘙痒、潮红或皮疹等。

【注意事项】

（1）用药期间应定期（每 6 或 12 个月）评估是否调整或放弃治疗。

（2）若治疗后发生静脉血栓栓塞，须停药。

（3）若出现可能的血栓症状（如单腿胀痛、突然胸部疼痛和呼吸急促），应立即就医。

（4）经皮给药时，勿涂抹或贴在乳房、外阴或黏膜区域；患皮肤病和皮肤过敏者不宜使用；使用贴片制剂不宜在热水盆浴浸泡时间过长，避免直接搓揉贴片部位皮肤，贴片部位应经常更换，同一部位皮肤不宜连续贴 2 次；使用凝胶制剂宜在每日早晨或晚间沐浴后用药。

戊酸雌二醇（estradiol valerate）

【药理作用】

本品为内源性雌二醇酯化后的前体药物，在体内代谢分解成雌二醇和戊酸。通常口服或肌内注射给药。口服常用微粉化制剂以提高生物利用度，经胃肠道吸收后在肝代谢成雌二醇，约 3% 的雌二醇被吸收利用。肌内注射能沉积于注射局部，缓慢吸收，有长效作用。

【临床应用】

主要用于补充自然或人工绝经相关的雌激素不足，如女性性腺功能减退症、萎缩性阴道炎、性交困难、尿失禁、绝经期血管舒缩症状、原发性卵巢衰竭，预防原发性或继发性雌激素缺乏所造成的骨质丢失等。也用于晚期前列腺癌（乳腺癌、卵巢癌患者禁用），或与孕激素类药物合用，抑制排卵，用作避孕药。

【不良反应】

常见头痛、乳房胀痛、体重变化、子宫或阴道出血等。

【注意事项】

（1）禁用于妊娠和哺乳、未确诊的阴道出血、已知或可疑乳腺癌、受性激素影响的癌前病变或恶性肿瘤者。

（2）禁用于现有或既往有肝脏肿瘤病史、血栓栓塞病史者。

（3）禁用于重度肝病、重度高甘油三酯血症、静脉或动脉血栓高危因素者。

（4）对于已在用药者，若预计择期手术（尤其是腹部或下肢整形手术）后长期不活动，必须考虑术前中断激素替代疗法 4 ~ 6 周，并在患者完全恢复活动后再重新开始激素替代疗法。

替勃龙（tibolone）

【药理作用】

本品为一种合成激素（7- 甲基异炔诺酮），在体内代谢成三种化合物发挥作用，兼具弱雌激素、孕激素和雄激素活性，能缓解雌激素缺乏症状。其作用较雌二醇弱，与雌激素受体的亲和力约为雌二醇的 13%。其弱雌激素作用可使血浆雌二醇升高达生育年龄妇女卵泡早期水平。同时具有孕激素活性，故对子宫内膜刺激作用较轻微。

主要通过口服给药。口服后吸收迅速，约 30 min 可在血浆中检出，1.5 ~ 4 h 达峰值，消除半衰期约 45 h，无肠肝循环。主要通过粪便排出，单次给药排出率约 50%，持续给药排出率约

60%；也可通过尿液排出，排出率约 30%。

【临床应用】

主要用于妇女自然绝经或手术绝经引起的雌激素低下症状的雌激素替代疗法。

【不良反应】

不良反应发生率低。偶发眩晕、体重变化、水肿、阴道出血、头痛、皮脂分泌过多、面部毛发生长增加、肠胃不适、肝功能指标变化等。

关于乳腺癌风险，雌激素 - 孕激素联合治疗 > 单纯使用雌激素 ≈ 替勃龙。

关于静脉血栓风险，与未使用者相比，相对风险发生率增加 1.3 ~ 3 倍，更可能见于替代治疗的第 1 年。

【注意事项】

（1）不可用作避孕药。

（2）自然绝经妇女应在末次月经至少 12 个月后开始服用，手术绝经妇女可立即开始服用。

（3）若已使用其他激素替代疗法药物并拟改服替勃龙，宜先用孕激素撤退出血后再开始服用，以免因子宫内膜已增厚而引起出血。

（4）虽然对子宫内膜刺激作用微弱，不需给予孕激素，但仍需定期检测子宫内膜厚度，若超过 5 mm 或有异常出血时，仍需取内膜活检。此外，若服用高于规定剂量的药物时，可能引起更高比例的阴道出血，应定期加服孕激素。

（二）抗雌激素类药物

1. 概述　抗雌激素类药物根据作用机制不同，主要分为四类：芳香化酶抑制剂（aromatase inhibitor，AI）、选择性雌激素受体调节剂（selective estrogen receptor modulator，SERM）、选择性雌激素受体下调剂（elective estrogen receptor down-regulator，SERD）、兼具 SERM/SERD 作用的药物（称为 SERM/SERD hybrid，缩写为 SSH）。

芳香化酶抑制剂通过抑制芳香化酶活性而减少雌激素的生成。芳香化酶是细胞色素 P450 含血红蛋白酶复合物超家族的一个微粒体成员，是催化形成雌激素的限速酶，存在于卵巢、脑、脂肪、肌肉、骨骼等组织中，能将组织中的雄烯二酮、睾酮等雄激素前体物质经芳香化作用转化成雌激素，这是雌激素生物合成的最后一步。抑制芳香化酶可减少雌激素的生成，但并不会干扰其他甾体的合成过程。绝经后妇女的雌激素主要来源于雄激素前体物质在外周组织的芳香化，故特别适用于治疗绝经后的乳腺癌，但不能用于绝经前乳腺癌患者。芳香化酶抑制药根据结构不同又可以分为非甾体类和甾体类。非甾体类包括来曲唑、阿那曲唑等，甾体类包括依西美坦等。

选择性雌激素受体调节剂是一类能与雌激素受体（estrogen receptor，ER）结合的雌激素竞争性抑制剂，这类药物的显著特点是既有激动剂作用，也有拮抗剂作用，具体的作用取决于靶组织，对不同雌激素作用组织产生有选择性的激动活性或拮抗活性。因该类药物对雌激素的作用不同，故将其从"雌激素拮抗剂"重新定义为 SERM。临床常用药物有氯米芬（clomifene）、他莫昔芬（tamoxifen）、托瑞米芬（toremifene）、雷洛昔芬（raloxifene）等。

选择性雌激素受体下调剂也是雌激素与雌激素受体结合的一种竞争性拮抗剂，但与 SERM 不同，是"单纯"ER 拮抗剂，没有激动作用。代表药物为氟维司群（fulvestrant），用于治疗 ER 阳性的晚期乳腺癌患者，其作用机制在于更"纯粹"的抗雌激素活性以及能够降解 ER 蛋白。

兼具 SERM/SERD 作用的药物兼具 SERM 与 SERD 的一些特性。代表药物为苯草昔芬（bazedoxifene），在骨组织中充当激动剂，但在生殖系统中可通过诱导受体降解来有效抑制 ER。苯草昔芬已在欧洲获批用于治疗骨质疏松，在美国获批与雌激素联合用于治疗绝经后的症状。

2. 常用药物

来曲唑（letrozole）

【药理作用】

本品是一种高选择性非甾体类芳香化酶抑制剂。通过竞争性与细胞色素 P450 酶亚单位的血红素结合，抑制芳香化酶活性，能有效抑制雄激素向雌激素转化，导致雌激素的生物合成减少。

通常口服给药，生物利用度 99.9%，口服后约 1 h 达血药浓度峰值，服药 2 ～ 6 周达到血浆稳态浓度。在组织中分布迅速、广泛，稳态时的表观分布容积为 1.87 ± 0.47 L/kg。血浆蛋白结合率约 60%，其中约 55% 与清蛋白结合。主要消除途径是转变为无药理活性的葡糖醛酸化的甲醇代谢物（清除率为 2.1 L/h），主要排泄途径是以代谢产物形式从肾排泄，约 6% 以原型药排泄。终末相消除半衰期为 75 ～ 110 h。健康绝经后女性单次给药 0.1 mg、0.5 mg、2.5 mg 后，48 ～ 78 h 可达到最强效果，血浆雌酮和雌二醇的浓度可以分别从基线水平降低 75% ～ 78% 和 78%。绝经后晚期乳腺癌患者接受一日 0.1 ～ 5 mg 剂量治疗后，血浆雌酮和雌二醇水平可以分别从基线水平下降 75% ～ 95%。

【临床应用】

主要用于治疗雌激素受体（ER）、孕激素受体（PR）阳性的绝经后晚期乳腺癌。较第一代芳香化酶抑制剂氨鲁米特的体内活性强 150 ～ 250 倍，且选择性较高，不危及甲状腺功能，不影响肾上腺皮质激素合成。抑制雌激素的生物合成，不导致雄激素前体的聚集，对血浆黄体生成素（LH）和卵泡刺激素（FSH）水平亦无负面影响。对全身各系统及靶器官没有潜在毒性，耐受性好，药理作用强。常规剂量对雌激素的抑制水平高于阿那曲唑（anastrozole）等同类药物。

【不良反应】

发生率约 33%，多为轻度或中度。常见骨痛（4% ～ 10%）、恶心（2% ～ 9%）、潮热（0 ～ 9%）、体重增加（2% ～ 8%）、头痛（0 ～ 7%）等反应。

【注意事项】

（1）应用于绝经后的乳腺癌患者，绝经后妇女治疗前须检查患者的 LH、FSH 和（或）雌二醇水平，确定其绝经状态。

（2）与其他芳香化酶抑制剂或他莫昔芬联合用药疗效无提高。

（3）不得与其他含雌激素的药物同时使用。

（4）肝功能和（或）肾功能不全（肌酐清除率 ≥ 10 ml/min）者无须调整剂量，肌酐清除率 < 10 ml/min 者慎用。

（5）老年患者无须调整剂量。

（6）与食物同服可轻度降低吸收速率，但不影响吸收程度。

（7）禁用于妊娠和哺乳期妇女及儿童。

（8）禁用于对活性药物和（或）任意一种赋形剂过敏的患者。

氯米芬（clomifene）

【药理作用】

本品为选择性雌激素受体调节剂。为三苯乙烯衍生物，化学结构与己烯雌酚相似，有较弱的雌激素活性和中等程度的抗雌激素作用。在无雌激素的情况下，是一种雌激素激动剂，能增强颗粒细胞中卵泡刺激素（FSH）对黄体生成素（LH）受体的刺激作用。在子宫、宫颈和阴道中主要起抗雌激素作用。可竞争性地与下丘脑雌激素受体结合，阻止内源性雌激素的正常负反馈调节，促进促性腺激素释放激素（gonadotropin-releasing hormone，GnRH）和垂体前叶促性腺激素分泌，促使 LH 与 FSH 的分泌增加，刺激卵泡生长。卵泡成熟后，雌激素的释放量增加，通过正反馈作用而激发排卵前促性腺激素的释放达峰值，诱发排卵。对男性可促进男性性腺激素的分泌，提高血清睾酮浓度，增加精子数目及其活力，可能与 FSH 和 LH 升高有关。氯米芬没有明显的促肾上腺皮质、雄激素和抗雄激素作用，也不会干扰肾上腺或甲状腺功能。

通常口服给药。口服后经肠道吸收，进入肝血液循环。常用制剂为顺式异构体（也称珠氯米芬，约38%）和反式异构体（也称恩氯米芬，约62%）的复合物。其中顺式诱导排卵作用更强，达血浓度峰值时间较迟，消除较慢，给药后 2 h 顺式和反式的血浆浓度为 1∶1，24 h 后则为 6∶1，血浆半衰期 5～7 天。在肝内代谢，其代谢产物和原型药物缓慢通过胆汁进入肠道，然后自粪便排泄，部分经肠肝循环再吸收。5 日后排泄率超过50%，但最长给药后 6 周粪便中仍可检出。

【临床应用】

主要用于治疗：①无排卵的女性不孕症，适用于体内有一定雌激素水平者，如多囊卵巢综合征；②黄体功能不足，可促进性激素的分泌，从而改善黄体功能不全的症状；③测试卵巢功能，如氯米芬刺激试验可用以评估闭经患者下丘脑 - 垂体 - 卵巢轴的功能，鉴别下丘脑和垂体病变；④男性少弱精症的治疗等。

【不良反应】

不良反应的发生通常与剂量相关，停药后可逐渐消失。在规定用量范围内，不良反应少见。用量过大或用药时间过长，易发生严重不良反应。常见肿胀、胃痛、盆腔或下腹部痛（囊肿形成或卵巢纤维瘤增大、较明显的卵巢增大，一般发生在停药后数日），少见视觉异常等。长期或较高剂量可能发生卵巢过度刺激综合征。

【注意事项】

（1）下丘脑垂体功能障碍或多囊卵巢综合征，治疗后多胎妊娠发生率为8%，故慎用。

（2）制定治疗计划务必因人而异，对垂体促性腺激素敏感者选用氯米芬短疗程、小剂量治疗。

（3）禁用于原因不明的不规则阴道出血、子宫内膜异位症、子宫肌瘤、卵巢囊肿、肝功能损害、精神抑郁、血栓性静脉炎等。

（4）因雌激素不足致月经周期延长者，应先给予雌激素补充治疗，使子宫内膜发育良好，为受精卵创造适当的着床条件。氯米芬开始治疗前，雌激素治疗应及时停止。

（5）动物实验证明本品可致畸胎。每个疗程开始前须正确估计卵巢大小，用药期间应每日测量基础体温，必要时测定 FSH、LH、雌激素及血清孕酮水平等，以监测患者的排卵与受孕情况，一旦受孕立即停药。

（6）治疗过程中若发现卵巢增大或囊肿形成（下腹或盆腔内疼痛），必须立即停药，直至卵巢恢复到治疗前大小，并在下一次的疗程中减小用量。连续治疗不超过 6 个月。

他莫昔芬（tamoxifen）

【药理作用】

本品为一种化学合成非甾体类选择性雌激素受体调节药，结构类似雌激素，具有雌激素样作用，但强度仅为雌二醇的 1/2。与不同组织的雌激素受体结合后会引起雌激素调节基因的不同表达，从而产生有选择性的激动或拮抗活性。他莫昔芬对乳腺组织有抗雌激素作用，对子宫内膜和骨骼有雌激素刺激作用，是目前临床上最常用的肿瘤内分泌治疗药物。

通常口服给药。口服后快速吸收，血中药物浓度 4～7 h 达到峰值，连续给药 7 天后可稳定在高水平。血清蛋白结合率99%，消除半衰期约 7 天。主要代谢产物为 N- 去甲基他莫昔芬和 4- 羟他莫昔芬，药理学特性与他莫昔芬相似，也有治疗效果，其中 N- 去甲基他莫昔芬的清除半衰期约 14 天。主要以结合物形式排泄，约 4/5 从粪便排出，1/5 从尿中排出。

【临床应用】

主要用于治疗 ER 阳性的乳腺癌患者（绝经前、后均可使用），是乳腺癌激素治疗的一线药物。也可用于绝经前妇女的卵巢切除替代治疗或放射去势。治疗乳腺癌有效率约 30%，其中，雌激素受体阳性患者有效率约 49%，阴性患者有效率约 7%，且绝经后和 > 60 岁患者的疗效较绝经前和年轻患者更好。

【不良反应】

大多耐受性良好，一般较轻微，停药后可逐渐恢复。治疗初期，骨疼痛和肿瘤疼痛可能加剧，呈一过性，通常继续治疗可能逐渐减轻。较多见恶心、呕吐、潮热、体重增加。视网膜病变和角膜浑浊（长期大剂量使用）、肺栓塞（表现为气短）、血栓形成（表现为下肢肿痛）、卵巢囊肿（绝经前妇女）、子宫内膜增生、内膜息肉和内膜癌等较罕见，但需警惕。

【注意事项】

（1）所有考虑采用本品治疗的患者都应评估血栓栓塞增加风险。

（2）治疗期间应做定期的全血细胞计数检查。

（3）若有肿瘤骨转移，治疗初期需定期检查血钙。

（4）视力障碍、肝肾功能不全者慎用。

（5）眼底疾病、妊娠及哺乳期妇女禁用。

雷洛昔芬（raloxifene）

【药理作用】

本品为一种选择性雌激素受体调节剂，对雌激素作用的组织有选择性的激动或拮抗活性。雷洛昔芬对下丘脑、乳腺和子宫内膜上的雌激素受体无作用，但对骨骼和脂质代谢起部分激动作用。绝经后妇女因卵巢功能减退，使雌激素分泌减少，引起骨吸收增强，骨量丢失，导致骨质疏松症和骨折。雷洛昔芬与雌激素作用相似，使骨吸收降低，同时使钙平衡正向移动，尿钙丢失减少，可保持和增加骨矿量、降低椎体骨折率；能降低总胆固醇和低密度脂蛋白胆固醇，对高密度脂蛋白胆固醇和甘油三酯水平无明显影响。

通常口服给药。口服后约 60% 迅速吸收，绝对生物利用度约 2%，血浆蛋白结合率为 98% ~ 99%。在全身广泛分布，分布容积不依赖剂量。肝首过效应代谢为葡糖醛酸基结合，并通过肝肠循环维持血药浓度水平，血浆半衰期约 28 h。原型药及其葡糖苷酸代谢物绝大部分在 5 日内排泄，主要通过粪便，经尿排出的部分少于 6%。

【临床应用】

主要用于预防和治疗绝经后妇女的骨质疏松症，降低椎体骨折率。

【不良反应】

主要不良反应为轻度增加静脉血栓形成，可增加脑卒中及深静脉血栓风险。且开始治疗的 4 个月，静脉血栓栓塞性事件的危险性最大。与雌激素不同，不能缓解绝经期常见的血管舒缩症状，有较高的潮热发生率和下肢麻痹感。

【注意事项】

（1）不适用于男性。

（2）既往使用雌激素使甘油三酯升高者不宜使用，以免甘油三酯进一步升高。

（3）禁用于有静脉栓塞病史、有血栓倾向及长期卧床的患者。

（4）禁用于原因不明的子宫出血和子宫内膜癌患者。雷洛昔芬本身不引起子宫内膜增厚，若出现阴道出血，应查明原因。

（5）禁用于肝功能减退者和严重肾功能减退者（肌酐清除率 < 35 ml/min）。

（6）不推荐同时全身使用雌激素替代疗法，若有阴道萎缩症状，可局部使用。

（7）长期服用，建议同时补钙和维生素 D。

（8）老年人无需调整剂量。

氟维司群（fulvestrant）

【药理作用】

本品为一种选择性雌激素受体下调剂，可与 ER 竞争性结合，剂量依赖性地下调 ER。与 ER 的亲和力接近雌二醇，是他莫昔芬的 100 倍，但本身没有任何激动（雌激素样）作用。可阻断 ER，抑制其与雌激素的结合，并激发受体发生形态改变，降低 ER 浓度，从而抑制肿瘤细胞生长。

通常肌内注射给药。在体内广泛而快速分布，稳态时表观分布容积为 3～5 L/kg，并快速清除。血浆蛋白结合率为 99%，主要与极低密度脂蛋白（VLDL）、低密度脂蛋白（LDL）和高密度脂蛋白（HDL）结合。单次肌内注射后血药浓度约在 7 日后达峰值，并可维持至少 1 个月，谷浓度约为峰浓度的 1/3，半衰期约 40 日。每月一次肌内注射 250 mg，血药浓度在 3～6 次剂量后达稳态，多次剂量后可引起约 2 倍的蓄积作用，谷浓度与单次剂量的峰浓度相当。主要以氧化、芳香化、羟化等代谢物形式消除，代谢物大多数无活性或与母体活性相似，主要代谢酶为 CYP3A4。主要排泄途径是粪便（约 90%）和尿液（少于 1%）。肌内注射后终末半衰期由吸收速率控制，约 50 天。

【临床应用】

可用于绝经后（包括自然绝经和人工绝经）ER 阳性的局部晚期或转移性乳腺癌患者，特别是抗雌激素辅助治疗后或治疗中复发，或在抗雌激素治疗期间疾病进展的乳腺癌患者。本品是在他莫昔芬作用失败后可广泛应用的抗雌激素药物。作为内分泌疗法具有良好的依从性。

【不良反应】

常见恶心、呕吐、便秘、腹泻、腹痛等胃肠道反应，血管舒张（潮热）等血管反应。少见血栓栓塞、肌痛、眩晕、白细胞减少等，与剂量有关。

【注意事项】

（1）有胎儿毒性，服药前应排除怀孕可能，服药期间应采取有效避孕措施。

（2）含苯甲醇，禁用于儿童肌内注射，禁用于对辅料或活性成分过敏者。

（3）轻度肝、肾功能不全无须调整剂量，但禁用于严重肝功能损害者。

（4）给药途径为肌内注射，易出血体质、血小板减少或正接受抗凝治疗者慎用。

（5）需关注血栓栓塞和骨质疏松症风险。

二、孕激素类与抗孕激素类药物

（一）孕激素类药物

1. 概述　内源性孕激素为黄体酮（progesterone，又称孕酮），主要由卵巢黄体分泌，妊娠后逐渐改由胎盘分泌，睾丸和肾上腺皮质也能少量分泌。内源性孕激素具有多种生物学活性，能影响和调节生殖系统、神经系统、乳腺发育、代谢功能等。

在生殖系统中，孕激素主要发挥助孕、安胎作用。在月经周期后期，孕激素在雌激素作用的基础上，促进子宫内膜继续增厚、充血、腺体增生并产生分支，由增殖期转为分泌期，有利于受精卵的着床和胚胎发育；在妊娠期，能降低子宫对缩宫素的敏感性，抑制子宫平滑肌的收缩，有保胎作用。

对乳腺，孕激素可与雌激素共同促进乳腺腺泡的发育，为哺乳做准备。

在神经系统中，孕激素可通过下丘脑体温调节中枢影响散热过程，轻度升高体温。月经周期中期，排卵时基础体温较平时高约 0.5 ℃，持续至月经来临。孕激素具有中枢抑制和催眠作用，能增加呼吸中枢对 CO_2 的通气反应，降低 CO_2 分压。

在影响代谢方面，孕激素与醛固酮结构相似，通过竞争性拮抗醛固酮，增加 Na^+ 和 Cl^- 的排泄，产生利尿作用；可促进蛋白质分解，增加尿素氮排泄；可增加血中 LDL，对 HDL 无或仅有轻微影响。此外，孕激素还是肝药酶诱导剂，能促进药物代谢。

孕激素主要有 PR_A 和 PR_B 两种受体，PR_B 介导孕激素的刺激反应，而 PR_A 则抑制其效应。孕激素与受体结合后，可使受体磷酸化，募集辅助激活因子，或直接与通用转录因子相互作用，引起蛋白构象发生改变，从而发挥治疗效应。

天然孕激素在黄体中含量极低，口服后迅速从胃肠道吸收，在肝内很快失活，故以往不能口服。现有天然黄体酮口服制剂为微粒化的产品，生物利用度仍很低，仅 2%。临床应用的孕激素类药物多为人工合成品或其衍生物，孕激素衍生物按照化学结构可分为 17α- 羟孕酮类和 19- 去甲睾酮类两类。

17α- 羟孕酮类由孕酮衍生而来，活性与孕酮相似，如醋酸甲羟孕酮（medroxyprogesterone acetate，又称安宫黄体酮、甲羟孕酮）、甲地孕酮（megestrol）、氯地孕酮（chlormadinone）、地屈孕酮（dydrogesterone）、环丙孕酮（cyproterone）等。在此类孕激素的 17 位加上长酯链，使其治疗作用持续时间延长。其中，最接近天然孕激素的是地屈孕酮和屈螺酮，较接近天然孕激素的是甲羟孕酮。环丙孕酮是具有很强抗雄激素作用的孕激素。

19- 去甲睾酮类由炔孕酮（ethisterone，妊娠素）衍生而来，结构与睾酮相似，这类药物除有孕激素作用外，还具有轻微雄激素样作用，如炔诺酮（norethisterone，norlutin）、炔诺孕酮（norgestrel，18- 甲基炔诺酮、高诺酮）、左炔诺孕酮（levonorgestrel）、双醋炔诺酮（ethynodiol diacetate）等。

框 8-1　孕激素的应用

　　孕激素在临床主要用于先兆流产、雌激素替代治疗、功能性子宫出血、痛经、子宫内膜异位症、子宫内膜腺癌、避孕、前列腺肥大和前列腺癌等。天然黄体酮可用于习惯性流产和先兆流产的保胎治疗，19- 去甲睾酮类孕激素对人胚胎有危害，不能用于保胎；天然孕激素如微粒化黄体酮或地屈孕酮、屈螺酮与口服或经皮雌二醇联合应用于围绝经期雌激素替代治疗（MHT），与其他合成孕激素相比，可能具有较低的乳腺癌发病危险；黄体功能不足引起子宫内膜不规则成熟与脱落而导致子宫持续性出血时，应用孕激素类药物则可使子宫内膜同步转变为分泌期，停药后形成撤退性出血，起到"药物性刮宫"的作用，从而治疗功能性子宫出血；雌、孕激素复合避孕药可抑制子宫痉挛性收缩而治疗痛经；长期大剂量使用孕激素可使异位的子宫内膜萎缩退化，从而治疗子宫内膜异位症；大剂量孕激素可使子宫内膜癌细胞分泌耗竭而致瘤体萎缩退化，从而治疗子宫内膜癌；大剂量孕激素可抑制腺垂体 LH 分泌，从而抑制排卵，使宫颈黏液变稠而不利于精子穿透，可抑制子宫颈管腺体分泌黏液而减少精子进入子宫，也可抑制输卵管的节律性收缩和纤毛生长而调节受精卵的运行过程，故常单独或与雌激素联合用于避孕；孕激素可反馈性抑制垂体前叶分泌促黄体素，减少睾酮分泌，促进前列腺细胞的萎缩退化，从而治疗前列腺肥大和前列腺癌。

2. 常用药物

甲羟孕酮（medroxyprogesterone）

【药理作用】

甲羟孕酮与天然孕酮结构相似，有孕激素样作用及抗雌激素和抗促性腺激素作用。在一定剂量下，能同时在内分泌系统及细胞水平上发挥作用。能作用于子宫内膜，促进其增殖分泌。当血中醋酸甲羟孕酮水平超过 0.1 mg/ml 时，能通过对下丘脑的负反馈作用，抑制腺垂体促黄体生成激素释放，LH 和雌二醇均受到抑制，从而抑制排卵。具有抗癌作用，与抗雄激素作用有关。

通常口服或肌内注射给药。口服在胃肠道吸收，在肝内降解，1 ~ 2 天内以硫酸盐和葡糖醛酸盐形式从尿排泄。肌内注射后 2 ~ 3 天血药浓度达峰值，肌内注射 150 mg 后 6 ~ 9 个月，血中才无法检出药物。

【临床应用】

主要用于月经不调、功能失调性子宫出血、子宫内膜异位症等，还可用作避孕药，也可用于绝经妇女激素依赖性肿瘤的治疗等。

【不良反应】

大剂量（≥ 500 mg/d）可出现肾上腺皮质激素效应，或称类库欣综合征；长期应用可能出现肝功能异常；个别有不规则出血等。

【注意事项】

（1）不同适应证下剂量相差百倍，如治疗功能性闭经，每日口服 4 ~ 8 mg，连用 5 ~ 10 天；治疗子宫内膜癌、前列腺癌及肾癌，口服一次 100 mg，每日 3 次，或口服 500 mg，每日 1 ~ 2 次；治疗乳腺癌，推荐每日 500 ~ 1500 mg，甚至每日 2 g，分成 2 ~ 3 次用药。

（2）注射剂可显著降低骨密度，骨质流失随用药时间的延长而增多，且可能不完全可逆，建议患者摄取足够的钙和维生素 D。

（3）与肾上腺皮质激素合用可能促进血栓症。

（4）禁用于肝、肾功能不全；脑梗死、心肌梗死、血栓性静脉炎等血栓病史；因骨转移产生的高钙血症、月经过多、未明确诊断的尿道出血；有局灶性神经症状的偏头痛；妊娠期妇女和哺乳期妇女等。

地屈孕酮（dydrogesterone）

【药理作用】

本品为一种口服孕激素，无雌激素、雄激素及肾上腺皮质激素作用，对脂质代谢无影响，可使子宫内膜进入完全分泌期，防止由雌激素引起的子宫内膜增生和癌变。

口服后迅速吸收，原型药和主要代谢产物分别在 0.5 h 和 2.5 h 达到血药浓度峰值，平均最终半衰期分别为 5 ~ 7 h 和 14 ~ 17 h，63% 随尿排出，体内完全清除约 72 h。

【临床应用】

主要用于治疗内源性孕酮不足引起的疾病，如痛经、子宫内膜异位症、继发性闭经、月经周期不规则、功能失调性子宫出血、经前期综合征、孕激素缺乏所致先兆流产或习惯性流产、黄体不足所致不孕症等。

【不良反应】

常见月经紊乱、乳房敏感 / 疼痛、偏头痛 / 头痛、恶心。可能出现与雌激素 - 孕激素治疗相关性不良反应，如乳腺癌、子宫内膜增生、子宫内膜癌、性激素依赖性肿瘤（恶性 / 良性）、静脉血栓形成、心肌梗死、心血管意外等。

【注意事项】

（1）用药前后应全面体检，重点是妇科及乳房检查、肝肾功能检查，长期孕、雌激素联合用药，应每年定期全面体检。

（2）用于习惯性流产或先兆流产时，应确定胎儿是否存活。

（3）治疗开始的几个月，可能发生突破性出血和点滴出血，若发生在治疗一段时间，或治疗停止后继续存在，应做进一步诊断。

（4）与雌激素合用，若出现肝肾功能异常、血栓形成、血压升高、特别严重的头痛、偏头痛或可能导致脑缺血的症状，应停药。

（5）禁用于已知或疑似孕激素依赖性肿瘤、不明原因阴道出血、严重功能障碍或严重肝病史、肝肿瘤、杜宾-约翰逊综合征、Potor综合征、黄疸，妊娠期或应用性激素时产生（或加重）疾病（或症状）如严重瘙痒症、阻塞性黄疸、妊娠期疱疹、卟啉症和硬化症。

左炔诺孕酮（levonorgestrel）

【药理作用】

本品为消旋炔诺酮的光学活性部分，因炔诺酮的左旋体有活性，而右旋体无活性，故左炔诺孕酮的活性比炔诺孕酮强1倍，使用剂量仅需炔诺孕酮的50%。主要作用于下丘脑和垂体，使月经中期的卵泡刺激素和促黄体生成激素水平高峰降低或消失，卵巢不排卵。有明显的抗雌激素活性，可使子宫内膜变薄，分泌功能不良，不利于孕卵着床。

口服吸收迅速，经$0.5 \sim 2$ h血浓度达峰值，半衰期为$10 \sim 24$ h。血浆蛋白结合率为$93\% \sim 95\%$，生物利用度为100%。较多分布在肝、肾、卵巢及子宫，代谢物主要以葡糖醛酸盐和硫酸盐形式从尿和粪便中排泄。

【临床应用】

可单独或与雌激素合用，抑制排卵，用作避孕药，也用于月经不调、功能失调性子宫出血、子宫内膜异位症等。

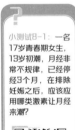

小测试8-1：一名17岁青春期女生，13岁初潮，月经非常不规律，已经停经3个月，在排除妊娠之后，应该应用哪类激素让月经来潮？

【不良反应】

不良反应与孕激素类似。常见月经不规则、点滴出血或子宫内膜突破性出血、闭经。偶有轻度恶心，呕吐，一般不需处理。

【注意事项】

（1）禁用于乳腺癌、生殖器官癌、肝功能异常或近期有肝病或黄疸史、静脉血栓病、脑血管意外、高血压、心血管病、糖尿病、高脂血症、精神抑郁、40岁以上妇女、妊娠期妇女。

（2）慎用于先天性心脏病或有感染性心内膜炎危险的瓣膜性心脏病、哮喘、癫痫、偏头痛、子宫肌瘤、既往月经不调、经常性闭经史。

（二）抗孕激素类药物

1. 概述　抗孕激素类药物可干扰孕酮的合成与代谢，主要包括：①孕酮受体阻滞药，如米非司酮（mifepristone）、孕三烯酮（gestrinone）等；②3β-羟甾脱氢酶抑制剂，如曲洛司坦（trilostane）、环氧司坦（epostane）等。

孕酮受体阻滞药主要通过拮抗孕激素受体而发挥作用。米非司酮主要用于紧急避孕、抗早孕或育龄妇女伴中毒症状的子宫肌瘤术前治疗。孕三烯酮为一种人工合成的三烯19-去甲甾类化合物，具有激素和抗激素的复杂特性，既具有较强的抗孕激素和抗雌激素活性，又具有较弱的雌激素和雄激素作用，主要用于治疗子宫内膜异位症或抗生育。

3β-羟甾脱氢酶2（3β-hydroxysteroid dehydrogenase 2，HSD3B2）是仅在肾上腺和性腺表达的一种微粒体（内质网）膜相关酶，能催化孕烯醇酮发生3位羟基脱氢和5位碳双键异构，从而转化生成孕酮，抑制该酶活性可减少孕酮生成。环氧司坦主要用于抗早孕，与前列腺素（PG）联用效果更好。

2. 常用药物

米非司酮（mifepristone）

【药理作用】

米非司酮是炔诺酮的衍生物，为孕激素受体阻滞药，能与孕酮受体及糖皮质激素受体结合，发挥抗着床、终止早孕、促进宫颈成熟等作用。不仅具有抗孕激素受体和抗皮质激素的活性，而且还具有较弱的雄激素样活性。其抗孕激素作用较强，对子宫内膜孕酮受体的亲和力比内源性孕酮强 5 倍，通过与孕酮竞争受体，使孕酮维持蜕膜发育的作用受到抑制，对受孕动物各期妊娠均有引产效应，可作为非手术性抗早孕药。同时具有软化和扩张子宫颈的作用，还能明显增加妊娠子宫对前列腺素的敏感性，与前列腺素类药物序贯用药，可提高完全流产率。

通常口服给药，口服后吸收迅速，血药浓度达峰时间 1 ~ 3 h，生物利用度约 70%，但有明显个体差异。血浆蛋白结合率约 98%，消除半衰期约 18 h。用于抗早孕时，一般口服后约 30 h 开始有阴道流血，可能持续 1 ~ 16 天不等。

【临床应用】

常与前列腺素序贯合并使用，用于终止停经 49 日内的正常宫内妊娠。也用于无避孕措施的性交后或避孕失败后预防妊娠的补救措施（又称紧急避孕）。

【不良反应】

可见轻度恶心、呕吐、眩晕、乏力、下腹痛、肛门坠胀感、子宫出血、皮疹、面部潮红和麻木等。

【注意事项】

（1）限用于正常宫内妊娠，禁用于怀疑异位妊娠、带宫内节育器妊娠、年龄超过 35 岁的吸烟妇女。必须在具有急诊、刮宫手术和输液、输血条件下使用。因本品须与前列腺素合并用药，故有前列腺素类药物禁忌证，如青光眼、哮喘、过敏体质时不宜使用。

（2）早孕反应严重、恶心、呕吐频繁者不宜用本品，以免加重反应。

（3）禁用于心、肝、肾疾病及肾上腺皮质功能不全者。

▌三、雄激素类与抗雄激素类药物

（一）雄激素类药物

1. 概述　雄激素为类固醇激素，天然雄激素是睾酮（testosterone，也称睾丸素），主要由男性睾丸的间质细胞在 LH 刺激下合成和分泌，肾上腺皮质、卵巢和胎盘等也能少量分泌。雄激素主要具有男性化、蛋白同化、生长刺激和心血管调节作用等。

在男性化作用方面，睾酮可促进男性生殖器官发育成熟，形成并维持男性第二性征，促进精子生成与成熟。大剂量睾酮可负反馈抑制垂体前叶分泌促性腺激素，对女性可减少卵巢雌激素的分泌，有直接抗雌激素的作用。

在蛋白同化作用方面，睾酮能明显促进蛋白质合成（同化作用），减少蛋白质的分解（异化作用），形成正氮平衡，使肌肉增长，体重增加，尿氮排泄减少，引起水、钠、钙、磷潴留，促进骨质形成。

睾酮能提高骨髓造血功能。骨髓造血功能低下时，大剂量睾酮可刺激肾分泌促红细胞生成素，也可直接刺激骨髓细胞造血功能，使红细胞生成增加。

睾酮具有免疫增强作用。可促进免疫球蛋白合成，增强机体免疫功能和巨噬细胞吞噬功能，具有一定抗感染能力，并具有糖皮质激素样抗炎作用。

睾酮具有心血管调节作用。可通过激活雄激素受体和偶联 K^+ 通道，对心血管系统进行良好的调节，主要表现为降低胆固醇，调节凝血和纤溶过程，舒张血管平滑肌，降低血管张力等。

基于上述生理作用，雄激素在临床的应用主要包括睾酮替代疗法、围绝经期综合征与功能性子宫出血、晚期乳腺癌、再生障碍性贫血及其他贫血、虚弱症等。

框 8-2　雄激素制剂

目前临床使用的雄激素制剂主要是人工合成的睾酮衍生物，这类制剂的作用比睾酮强，且作用持久，对肝的损害也明显减轻。常用品种有甲睾酮（methyltestosterone，甲基睾酮）、丙酸睾酮（testosterone propionate，丙酸睾丸素）、十一酸睾酮（testosterone undecanoate）、美睾酮（mesterolone）和氟甲睾酮（fluoxymesterone）等，其中，丙酸睾酮、十一酸睾酮等注射剂型作用强而持久，可持续作用数日至 1 个月。睾酮经 19 位去甲基结构改造，使雄激素活性减弱，而蛋白同化作用得以保留或加强，分化指数提高，这类药物又称为蛋白同化甾类（anabolic steroids）。其结构与雄激素相似，作用相近，适应证、禁忌证和不良反应等也类似，常用品种有苯丙酸诺龙（durabolin）、司坦唑醇（stanozolol）等，其中，司坦唑醇等仍是再生障碍性贫血等难治性贫血常用的主要药物，且疗效较好。

2. 常用药物

丙酸睾酮（testosterone propionate）

【药理作用】

丙酸睾酮的雄激素作用与蛋白同化作用之比为 1:1，作用与睾酮、甲睾酮相同。主要通过肌内注射给药，血浆蛋白结合率为 98%，消除半衰期为 10 ~ 20 min，大部分在肝内被代谢转化为活性较弱或无活性的产物，从尿中排出。

【临床应用】

主要用于原发性或继发性男性性腺功能减退症的治疗、绝经女性晚期乳腺癌的姑息治疗、男性青春期发育延迟的治疗等。

【不良反应】

大剂量可引起女性男性化、水肿、肝损害、黄疸、头晕等。

【注意事项】

（1）治疗乳腺癌时，治疗 3 个月内应有效果；若病情仍进展，应立即停药。

（2）应进行深部肌内注射，不能静脉注射。长期注射应注意更换注射部位并避开神经走行部位。

（3）儿童慎用，因长期应用可严重影响生长发育。

（4）肝、肾功能不全，前列腺癌患者及妊娠期妇女禁用。

十一酸睾酮（testosterone undecanoate）

【药理作用】

十一酸睾酮是睾酮的十一酸酯，作用同睾酮。通常口服或肌内注射给药。口服后以乳糜微粒形式在小肠淋巴管被吸收，经胸导管进入体循环，酯键裂解后释出睾酮和双氢睾酮，避免了肝首过效应和肝毒性。口服后血浆睾酮水平达峰时间约 4 h，维持时间 8 ~ 12 h。肌内注射有长效作用，单剂肌内注射后血浆睾酮水平达峰时间约 7 天，约 21 天后恢复到给药前水平。消除过程与天然睾酮相同，通过葡糖醛酸反应完成，经肾排泄。

【临床应用】

主要用于原发性或继发性男性性腺功能减退、男性青春期延迟、乳腺癌转移的姑息治疗、再生障碍性贫血的辅助治疗、部分中老年雄激素缺乏综合征等。

【不良反应】

常见多毛、痤疮、阴茎异常勃起及其他性刺激过度症状、精子减少、精液量减少和水钠潴留等。偶见胃肠不适或过敏反应。在青春期前男孩中可有性早熟、阴茎勃起增加、阴茎增大、骨骺早闭。

【注意事项】

（1）禁用于妊娠及哺乳期妇女、前列腺癌患者。

（2）应监测基线睾酮水平，用药期间应定期监测睾酮水平，并个体化调整剂量和用药间隔，大部分在 3 ~ 6 周注射 1 次。

（3）应定期监控肿瘤（乳腺癌、肾上腺癌、支气管肺癌和骨转移）患者的血清钙浓度，当发生高钙血症时必须停止激素治疗，待恢复正常钙水平后再继续治疗。

（4）用于青春期前男孩应定期监测骨骺成熟情况。

（5）若发生雄激素相关不良反应，应立即停药。待症状消失后，再从较低剂量开始用药。

苯丙酸诺龙（nandrolone phenylpropionate）

【药理作用】

苯丙酸诺龙的蛋白同化作用为丙酸睾酮的 12 倍，雄激素活性仅为其 1/2，分化指数为 8。有较强的逆转机体分解代谢或组织消耗、纠正负氮平衡的作用，能促进蛋白质合成、抑制蛋白质异生、促进钙磷沉积和骨组织生长。通常肌内注射给药，1 ~ 2 天血药浓度达峰值，维持时间为 1 ~ 2 周。

【临床应用】

主要用于伴蛋白质分解的消耗性疾病、女性晚期乳腺癌姑息性治疗。

【不良反应】

月经紊乱、闭经。女性成人和儿童使用本品均可出现女性男性化表现。长期使用可引起水钠潴留、血清胆固醇升高，并可能引起胆汁淤积性黄疸、肝功能损害。

【注意事项】

（1）禁用于高血压、妊娠期妇女及前列腺癌患者。

（2）利用蛋白同化作用治疗伴蛋白质分解的消耗性疾病时，应同时摄入充足的热量和蛋白质。也不宜作为一般营养品应用，因长期使用可能引起不良反应。

（3）儿童使用本品，用药期间生长加速，但同时也可使长骨的骨骺过早闭合而缩短生长期，并有促进性早熟及女童男性化作用，因而用于矮小儿童的治疗时尤应注意。

（二）抗雄激素类药物

1. 概述　抗雄激素类药物指能够对抗雄激素生理效应的药物，主要为雄激素受体阻滞药，可以与内源性雄激素竞争性结合靶器官上的受体，在胞质内通过与双氢睾酮受体结合，抑制双氢睾酮进入细胞核。抗雄激素类药物主要包括氟他胺、比卡鲁胺等，临床主要用于治疗男性严重性功能亢进、前列腺癌等。此外，17α-羟孕酮类化合物中的环丙孕酮也具有阻断雄激素受体作用，同时因其本身具有较强的孕激素样作用，可反馈抑制下丘脑 - 垂体系统，降低血浆中的 LH、FSH 水平，从而降低睾酮分泌水平，也可用于治疗前列腺癌，还可与雌激素合用治疗女性严重痤疮和特发性多毛症等。

2. 常用药物

氟他胺（flutamide）

【药理作用】

本品为非甾体类雄激素拮抗剂。氟他胺及其代谢产物 α- 羟基氟他胺可与雄激素竞争结合受体，形成复合物进入细胞核，再与核蛋白结合抑制雄激素依赖性前列腺癌细胞生长。此外，氟他胺还能抑制睾丸微粒体 17α- 羟化酶和 17,20- 裂合酶的活性，从而抑制雄激素的生物合成。

通常口服给药。口服后迅速全部吸收，大部分在体内进行生物转化，原型药及其主要活性代谢产物 α- 羟基氟他胺主要分布在前列腺及肾上腺，其他组织中含量较低。氟他胺及 α- 羟基氟他胺的血浆蛋白结合率均高于 85%。α- 羟基氟他胺的达峰时间约 2 h，消除半衰期 6 ~ 8 h。

【临床应用】

主要用于治疗前列腺癌。可单独使用或与促黄体素释放素（luteinizing hormone releasing hormone，LHRH）激动药合用。

【不良反应】

较常见男性乳房女性化，乳房触痛，有时伴有溢乳，若减少剂量或停药则可消失。少数患者可有恶心、呕吐、厌食、失眠等。罕见性欲减低、一过性肝功能异常及精子计数减少。

【注意事项】

（1）治疗期间应避孕。

（2）治疗期间应检查肝功能、血压、精子计数和前列腺特异性抗原（prostate specific antigen，PSA）水平。

（3）可引起体液潴留，心脏病患者慎用。

比卡鲁胺（bicalutamide）

【药理作用】

本品为非甾体类雄激素拮抗剂，无其他激素活性。与雄激素受体结合使其不产生有活性的激素表达，从而抑制雄激素，导致前列腺肿瘤萎缩。

通常口服给药，吸收良好。比卡鲁胺是一种 S 异构体和 R 异构体混合的消旋体，其中仅 R 异构体具有抗雄激素作用。比卡鲁胺的蛋白结合率为 96%，其中 R- 比卡鲁胺蛋白结合率为 99.6%。主要经氧化及葡糖醛酸化代谢，经肾及胆汁消除。R- 比卡鲁胺的血浆半衰期约为 1 周。

【临床应用】

与 LHRH 类似物或外科睾丸切除术联合应用于晚期前列腺癌的治疗。

【不良反应】

常见男性乳房女性化、乳房触痛、颜面潮红、瘙痒等，可随睾丸切除术减轻；少见恶心、呕吐、乏力、腹泻等；偶见肝功能异常（ALT 及 AST 升高、黄疸）；极少见肝衰竭。

【注意事项】

（1）主要在肝代谢，中、重度肝损伤可能减慢药物清除，导致蓄积，故慎用。若出现严重肝功能改变则应停药。

（2）能抑制肝药酶 CYP3A4 活性，与主要由 CYP3A4 代谢的药物联合应用时应谨慎。

四、避孕药

（一）概述

避孕药是指阻碍受孕的药物。根据用药者的性别不用，避孕药可分为女用或男用。女用避孕药较多，目前主要分为两类，即甾体激素类避孕药和杀精子药；男用避孕药较少，曾经使用棉酚，但现已极少使用。

甾体激素类避孕药是目前应用最广的避孕方法，常用药物包括雌激素衍生物、孕激素衍生物、睾酮衍生物或雌孕激素联合等多种药物类型，主要通过抑制排卵或使受精卵难以着床而达到避孕目的。甾体激素类避孕药的给药方式和给药途径多样，包括口服、注射、皮下埋植、宫内放置等。甾体激素类避孕药的主要不良反应包括类早孕反应（通常坚持用药 2 ～ 3 个月后症状可减轻或消失）、闭经、乳汁减少、子宫不规则出血、凝血功能亢进等。

框 8-3　杀精子药和男用避孕药

杀精子药通常是一类具有较强杀精功能的药物，多置入阴道内使用，药物可自行发生溶解并分散在子宫颈表面和阴道壁，发挥杀精作用，从而达到避孕的目的。常用的杀精子药物有壬苯醇醚、孟苯醇醚（menfegol）等，这种避孕方法副作用较小，极少产生全身性反应，但避孕失败率明显高于其他屏障避孕法。

男用避孕药主要使用的棉酚（gossypol）是棉花根、茎和种子中所含的一种黄色酚类物质。临床应用的制剂有乙酸棉酚、普通棉酚、甲酸棉酚等。棉酚可破坏睾丸的生精上皮，从而使精子数量减少，直至完全无精子生成。停药后可以逐渐恢复。如每天服用 20 mg 棉酚，连服 2 个月即可达到节育标准，避孕有效率可达 99% 以上。但棉酚可引起不可逆性精子生成障碍，这也限制了棉酚作为常规避孕药的使用。

选择避孕方式需要考虑诸多因素，如女性的依从性、年龄、既往用药史、病史和药物的可逆性等。以下将按照不同的给药方式，重点介绍女用避孕药中常用药物的特点。

（二）常用药物

1. 口服避孕药　口服避孕药主要可分为复方口服避孕药（combined oral contraceptive，COC）和单纯孕激素避孕药（progestogen-only pill，POP）两类。COC 同时含有雌激素和孕激素，目前常用的甾体激素类避孕药多属于此类。POP 仅包括孕激素，主要作为禁用雌激素或对雌激素不耐受患者的替代品。两类口服避孕药的避孕效果均较可靠，应用 COC 和 POP 的一般使用失效率（常规使用避孕方法后的避孕失败率）均约 5%，完美使用失效率（正确及不间断使用避孕方法后的失效率）分别为 0.1% 和 0.5%，POP 的避孕失败率稍高于 COC。

COC 中的雌激素主要作用为抑制 FSH 分泌，从而抑制卵巢活性和卵泡发育；维持内膜完整性，防止突破性出血；刺激肝合成性激素结合球蛋白（sex hormone binding globulin，SHBG），发挥抗雌激素作用。炔雌醇（乙炔雌二醇）是口服避孕药中最常见的雌激素成分，活性是雌二醇的10 ～ 39 倍。COC 中的孕激素的主要作用为抑制 LH 及 FSH 分泌，协同雌激素抑制下丘脑 - 垂体 - 卵巢轴（HPO 轴）从而抑制排卵；减少宫颈黏液分泌量并增加其黏稠度，防止精子穿透；降低输卵管收缩频率和振幅，抑制受精卵的输送；转变（保护）内膜，促使其逐渐萎缩，使受精卵着床

口服避孕药的应用进展

困难。现代避孕药中的孕激素具有孕激素受体选择性高、结合力强、雄激素作用小等特点，常用的有炔诺酮、甲地孕酮、炔诺孕酮、左炔诺孕酮、去氧孕烯、孕二烯酮、屈螺酮等。

2. 注射避孕药 注射避孕药通常为长效制剂，主要包括单纯孕激素类和雌孕激素联合类。

单纯孕激素类的常用药物有醋酸甲羟孕酮注射液，含醋酸甲羟孕酮 150 mg，每 3 个月深部肌内注射 1 次，其完美使用失效率和一般使用失效率均约 0.3%。适用于服用强效酶诱导剂（如苯妥英钠）的女性，但常出现不规则阴道出血或闭经等情况，也有骨密度减少或骨质疏松症（较少）风险，慎用于有骨质疏松风险的青少年或女性。

雌孕激素联合类的常用药物有复方己酸羟孕酮注射液、复方庚酸炔诺酮注射液等。复方己酸羟孕酮注射液含戊酸雌二醇 5 mg 和己酸羟孕酮 250 mg，深部肌内注射，注射 1 次可避孕 1 个月。复方庚酸炔诺酮注射液含戊酸雌二醇 5 mg 和庚酸炔诺酮 50 mg，肌内注射 1 次可避孕 1 个月。

3. 宫内缓释系统避孕药 宫内缓释系统（intrauterine system，IUS）是小型的 T 形塑料装置，通常含单纯孕激素类避孕药，以左炔诺孕酮为主。放置入子宫后，可缓慢长期释放激素，是一种长效、高效、可逆的避孕方式。如左炔诺孕酮宫内节育系统含左炔诺孕酮 52 mg，每 24 h 恒释约 20 μg，放置于宫腔内可维持 5 年有效。IUS 的完美使用失效率和一般使用失效率均约 0.1%，适用于服用强效酶诱导剂（如苯妥英钠）的女性。

4. 植入类避孕药 植入类避孕药是一类通常含单纯孕激素类避孕药的皮下植埋剂，植入上臂内侧皮下，可低量恒定缓慢长期释放激素，是一种长效、高效、可逆的避孕方式。常用药物包括左炔诺孕酮、依托孕烯。以依托孕烯植入剂为例，植入后作用可持续 3 年，完美使用失效率和一般使用失效率均 < 0.1%。

5. 外用 / 阴道用避孕药 外用 / 阴道用避孕药主要包括两类，一类为杀精子药，如孟苯醇醚（menfegol）、壬苯醇醚（nonoxinol）等，为非离子型表面活性剂，对精子细胞膜有破坏作用，能改变精子细胞渗透性，可杀死精子或使精子失去活力。另一类为含药阴道环，是小型的塑料环状装置，放置在阴道内，可低量恒定地缓慢释放孕激素，使用者可以自己放入和取出。如左炔诺孕酮避孕环，有效期为 3 ~ 12 个月；甲地孕酮缓释阴道避孕环（contraception vaginal ring，CVR）含甲地孕酮 250 mg，可使用 1 年。

（王晓晔　林芸竹）

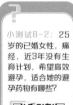

小测试 8-2：25 岁的已婚女性，痛经，近 3 年没有生育计划，希望高效避孕，适合她的避孕药物有哪些？

第二节 促性腺激素类药物

一、概述

促性腺激素（gonadotropin，Gn）是人脑垂体前叶的促性腺激素分泌细胞分泌的糖蛋白激素，常见的包括卵泡刺激素（FSH）、黄体生成素（LH）和人绒毛膜促性腺激素（hCG）。它们可调节下丘脑 - 垂体 - 性腺轴的关键生理功能，参与人体的性腺发育、精子发生和卵子成熟，以及维持、促进第二性征的发育等，也可作为药物用于临床疾病的治疗。

根据来源的不同，Gn 类药物可分为两大类：天然 Gn 和基因重组 Gn。天然 Gn 是指从人体生物样本中提取纯化而得到的 Gn，包括从绝经妇女尿液中提取的人绝经促性腺激素（human menopausal gonadotropin，hMG，主要含有 FSH 和 LH 两种激素，二者比例约为 1∶1）、尿源性人卵泡刺激素（uFSH），以及从孕妇尿中提取的人绒毛膜促性腺激素（uhCG）等。基因重组 Gn 是指通过基因工程技术将编码人类 Gn 的基因导入工程化细胞中，通过体外制备而得到的具有生化活性的 Gn 制剂，包括重组 FSH（rFSH）、重组促黄体生成素（rLH）和重组 hCG（rhCG）等。

二、常用药物

人绒毛膜促性腺激素（hCG）

【药理作用与作用机制】

hCG 对女性和男性均有作用。对女性能促进和维持黄体功能，使黄体合成孕激素；可促进卵泡生成和成熟，并可模拟生理性的 LH 高峰而促排卵。对男性能促进垂体功能不足者睾丸内雄激素的产生，促使睾丸下降和男性第二性征的发育。

【临床应用】

1. 青春期前隐睾症的诊断和治疗。

2. 垂体功能低下所致的男性不育。hCG 可与 hMG 合用，长期促性腺激素功能低下者，还应辅以睾酮治疗。

3. 垂体促性腺激素不足所致的女性无排卵性不孕症。常在抗雌激素氯米芬或溴隐亭治疗无效后，联合使用 hMG 以促进排卵。

4. 体外受精　用于获取多个卵母细胞，需与 hMG 联合应用。

5. 其他　hCG 还可用于女性黄体功能不全的治疗，以及功能性子宫出血、妊娠早期先兆流产、习惯性流产。

【不良反应】

用于促排卵时，常见不良反应为诱发卵巢囊肿或轻至中度的卵巢肿大，伴轻度胃胀、胃痛、盆腔痛；少见者为严重的卵巢过度刺激综合征。治疗隐睾症时偶可发生男性性早熟，表现为痤疮、阴茎和睾丸增大、阴毛生长增多、身高生长过快。其他较少见乳房肿大、头痛、易激动、精神抑郁、易疲劳，偶有注射局部疼痛、过敏性皮疹。

【注意事项】

本品可增加多胎率或新生儿发育不成熟、早产等，妊娠试验可出现假阳性，使用时应注意。出现卵巢过度刺激综合征及卵巢肿大、胸腔积液、腹水等并发症时应停药或征求医生意见。儿童用药应注意可能引起性早熟、骨骺早期闭锁。老年患者应考虑诱发与雄激素有关的肿痛的潜在可能性，并因生理功能低下，使用时应减量。前列腺肥大、哮喘、癫痫、心脏病、高血压、偏头痛、肾功能损害等患者及运动员慎用。

【禁忌证】

疑有垂体增生或肿瘤、前列腺癌或其他雄激素相关肿瘤者禁用。性早熟、诊断未明的阴道流血、子宫肌瘤、卵巢囊肿或卵巢肿大、血栓性静脉炎、对性腺刺激激素过敏者均禁用。

框 8-4　促性腺激素水平检测在临床中的应用价值

1. 早期妊娠检测　受精卵着床后胎盘开始分泌 hCG，其水平会在妊娠初期不断上升，因此尿液和血液中的 hCG 水平是早期妊娠检测的最主要手段。

2. 评估生殖系统功能　FSH 和 LH 水平检测可用于预测女性排卵、女性卵巢功能以及男性睾丸功能。异常的 FSH 和 LH 水平可能提示性腺功能减退、多囊卵巢综合征等问题。

3. 评估垂体功能　性激素不足的患者，如果 FSH 和 LH 水平较低，说明可能是垂体或下丘脑的问题导致的促性腺激素分泌不足；如果 LH 和 FSH 水平很高，则说明睾丸或卵巢对 LH 和 FSH 的刺激响应不足，因此可能是性腺本身出现问题。

4．辅助肿瘤诊断 垂体相关肿瘤可以影响垂体前叶促性腺激素的分泌；生殖系统肿瘤，如卵巢肿瘤或睾丸肿瘤，可能导致促性腺激素分泌异常，因此可为相关肿瘤的诊断提供一些线索。

（胡 炅）

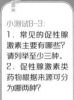

第三节 促性腺激素释放激素类药物及阻滞药

一、概述

促性腺激素释放激素（gonadotropin-releasing hormone，GnRH）于 19 世纪 70 年代首先由法国科学家 Roger Guillemin 和波兰科学家 Andrew Schally 从猪脑中分离出来，二人也因此获得 1977 年诺贝尔生理学或医学奖。GnRH 也称为促黄体激素释放激素（LHRH），是下丘脑分泌的肽类物质，主要功能是使垂体前叶释放 FSH 和 LH。天然的 GnRH 为十肽，可迅速被酶切激活，血浆半衰期很短。为了克服这一应用瓶颈，科研人员通过置换或者修饰 GnRH 中具有药理活性的氨基酸序列，合成出许多生物效应更高、半衰期更长的天然 GnRH 结构类似物，并应用于临床。依据它们对垂体 GnRH 受体的作用性质可分为 GnRH 激动药（GnRH agonist）及 GnRH 阻滞药（GnRH antagonist）。

二、常用药物

（一）GnRH 激动药

常用的 GnRH 激动药有戈舍瑞林（诺雷德）、曲普瑞林（达菲林）和亮丙瑞林（抑那通）。
【药理作用与作用机制】
注射给药后可与垂体内促性腺激素分泌细胞表面的 GnRH 受体结合，刺激垂体 Gn 的急剧释放，从而使卵巢激素分泌短暂升高，又称为"点火效应"（flare up），此效应大约持续 7 天。若持续使用 GnRH 激动药，则垂体细胞表面可结合的 GnRH 受体减少，因此对进一步 GnRH 激动药的刺激不敏感，产生所谓的"降调节作用"（down regulation），此为其临床应用的基础。用药约 2 周后垂体进入不应期，垂体释放 LH 和 FSH 明显减少，使卵巢内卵泡发育受抑制，性激素降低到去势水平，达到药物性垂体 - 卵巢去势，用于雌激素依赖性疾病的治疗。停药后垂体功能可完全恢复，具有正常月经周期的女性停药后卵巢功能的恢复约需 6 周。

【临床应用】
1．鉴别诊断男性或女性由于下丘脑或垂体功能低下引起的生育障碍。
2．治疗性腺萎缩性功能不足、乳溢性闭经、原发性和继发性闭经、绝经和早熟绝经、垂体肿瘤、垂体损伤和下丘脑功能障碍等。

3．治疗激素依赖性妇科疾病，如子宫内膜异位症、子宫肌瘤、子宫腺肌病等与女性雌激素相关的疾病。

4．用于内源性黄体生成素过高引起的排卵异常，用药后垂体释放 LH 明显减少，可提高诱发排卵效果。

5．用于小儿隐睾症及雄激素过多、垂体肿瘤等。

【不良反应】

本品主要不良反应为与雌激素水平低下相关的症状，如潮热、多汗、阴道干燥、性欲下降、情绪波动、睡眠质量差、易怒等围绝经期症状。有时会引起注射部位瘙痒、疼痛或肿胀及全身性或局部性过敏、腹部或胃部不适。较严重的副作用是骨质疏松，长期服用后引起的骨密度下降有时即使停药也不可逆。

【注意事项】

1．不宜同时使用直接影响垂体分泌促性腺激素的药物。

2．妊娠期女性、垂体腺瘤患者、垂体相关性闭经者、对此类药品过敏者禁用。

（二）GnRH 阻滞药

常用的 GnRH 阻滞药有西曲瑞克（思则凯）和加尼瑞克（欧加利）。

【药理作用及作用机制】

本品可以竞争性结合垂体中的 GnRH 受体，快速抑制内源性 GnRH 对垂体的兴奋作用，在数小时内直接阻断 LH 和 FSH 的分泌，从而迅速地降低性激素水平。不同于 GnRH 激动药，GnRH 阻滞药无"点火效应"，且在阻断 LH 的同时能更好地抑制 FSH 分泌。GnRH 阻滞药对垂体功能的抑制呈可逆性，在停药后垂体功能即可迅速恢复。

【临床应用】

1．用于前列腺癌的药物去势治疗。

2．用于辅助生殖过程的控制性卵巢刺激。本品能够抑制内源性 LH 峰的出现，具有保留垂体反应性、显著降低卵巢过度刺激综合征发生率的优点，提高体外受精 - 胚胎移植的成功率。

3．治疗子宫肌瘤、子宫内膜异位症、功能性子宫出血、多囊卵巢综合征等激素相关妇科疾病。

4．用于肿瘤化疗时对性腺（卵巢）的保护。

5．有研究发现阻断 GnRH 受体可抑制肿瘤细胞的增殖，已有临床试验用于乳腺癌、卵巢癌、子宫内膜癌的治疗。

【不良反应及注意事项】

偶有恶心和头痛发生。可能造成黄体功能不足，可适当进行黄体支持治疗。

（胡　炅）

小测试8-4：
1．促性腺激素释放激素相关药物根据作用机制可以分为哪两类？
2．GnRH激动药为何能够抑制垂体功能？

第四节　作用于子宫平滑肌的药物

一、子宫平滑肌兴奋药

（一）概述

子宫平滑肌兴奋药是指选择性兴奋子宫平滑肌的药物，包括缩宫素、垂体后叶激素、麦角生物碱类和前列腺素类。依据子宫的生理状态和用药剂量的不同，子宫平滑肌兴奋药可分别使子宫产生节律性收缩或强直性收缩。其中，对子宫的节律性收缩作用可用于催产和引产；对子宫的强直性收缩作用可用于产后止血或子宫复旧。该类药物使用不当易产生子宫破裂或胎儿窒息等严重后果，故临床应用时必须严格掌握适应证。

（二）常用药物

缩宫素（oxytocin）

缩宫素又名催产素（pitocin），是由垂体后叶素的前体裂解而成的神经垂体激素，同升压素（vasopressin）或抗利尿激素（antidiuretic hormone）一样，在下丘脑室旁核和视上核神经内分泌细胞中合成。当神经冲动到达时，缩宫素从神经末梢释放，通过血液循环到达靶器官而发挥作用。目前临床应用的缩宫素为人工合成品或从牛、猪的神经垂体中提取分离的制剂，其中含有缩宫素和微量的升压素，人工合成品则不含升压素。

【药理作用】

1. 兴奋子宫平滑肌　缩宫素能直接兴奋子宫平滑肌，增加子宫的收缩频率和收缩强度，其对子宫收缩强度的影响与缩宫素的给药剂量和子宫的生理状态有关。小剂量缩宫素（2～5 U）加强子宫（特别是妊娠末期子宫）底部的节律性收缩，对子宫颈产生松弛作用，其收缩性质和正常分娩相似，有利于胎儿娩出；大剂量缩宫素（5～10 U）使子宫产生持续强直性收缩，不利于胎儿娩出。子宫平滑肌对缩宫素的敏感性受性激素水平的影响，雌激素能提高子宫平滑肌对缩宫素的敏感性，而孕激素则降低其敏感性。妊娠早期孕激素水平较高，子宫平滑肌对缩宫素的敏感性较低而收缩较弱，可保证胎儿安全发育；妊娠后期雌激素水平较高，特别在临产时更高，此时子宫平滑肌对缩宫素更敏感，节律性收缩增强，有利于胎儿娩出，只需小剂量缩宫素即可达到引产或催产的目的。

缩宫素通过特异性受体发挥对子宫平滑肌的兴奋作用，随着妊娠周数的增加，子宫肌层缩宫素受体的密度也增加，临产时达高峰。缩宫素受体属于 G 蛋白偶联受体，缩宫素与受体结合后，偶联 $G_{q/11}$ 蛋白，激活磷脂酶 C_β（PLC_β）- 肌醇三磷酸（IP_3）-Ca^{2+} 通路，并使电压敏感性钙通道激活增加，细胞内 Ca^{2+} 水平上升，导致子宫平滑肌收缩强度增加，频率增快。此外，缩宫素也能促进子宫产生前列腺素，进一步加强子宫平滑肌的收缩。

2. 促进排乳　包绕乳腺小叶分支的肌上皮细胞对缩宫素高度敏感，因此，缩宫素在泌乳中起重要作用。缩宫素通过增强乳腺小叶周围的肌上皮细胞收缩，促进乳汁排出。

3. 其他作用　缩宫素结构与抗利尿激素相似，大剂量时能激活 V_2 受体，产生抗利尿作用；大剂量缩宫素也具有直接扩张血管的作用，使血压下降。此外，缩宫素也在情感和社会行为及关系中起重要作用。

【临床应用】

1. 催产和引产　对于临产后由于自发性宫缩乏力导致宫颈扩张和胎头下降停滞的产妇，如无产道障碍且胎位正常、头盆相称，可用小剂量缩宫素加强子宫节律性收缩，用于催产。通常缩宫素稀释后采用 10 mU/ min 的速度静脉滴注，其半衰期为 12～15 min，子宫反应达稳态的时间为 30 min。对于继续妊娠将对母胎带来较高风险，如死胎、过期妊娠或因母体患有严重疾病、胎膜早破、胎盘早剥者，可考虑采用缩宫素进行引产。

2. 产后出血　为减少产后出血，通常通过皮下或肌内注射较大剂量（5～10 U）缩宫素以维持子宫平滑肌的强直性收缩，从而对子宫肌层内血管起到压迫止血的作用。因缩宫素作用时间短，常需加用作用时间较长的麦角生物碱制剂维持疗效。

【不良反应】

缩宫素的人工合成品不良反应较少，生物制剂偶见过敏反应。当低渗溶液输注过多或过快时，大剂量缩宫素产生的抗利尿作用可能导致水中毒，患者出现抽搐、昏迷，甚至死亡。大剂量缩宫素可能引起低血压和反射性心动过速，深度麻醉时因抑制反射性心动过速而增强缩宫素的低血压反应。

【注意事项】

大剂量缩宫素可引起子宫强直性收缩，易导致子宫破裂或胎儿宫内窒息，故当缩宫素用于催产和引产时，应严格掌握剂量。此外，对于有产道异常、骨盆狭窄、胎位不正、头盆不称或前置胎盘的产妇，以及有 3 次以上妊娠或剖宫产史的产妇应禁用缩宫素，以免发生子宫破裂或胎儿宫内窒息。

框 8-5　垂体后叶激素

垂体后叶激素含缩宫素和抗利尿激素 / 加压素两种成分。二者化学结构相似，均为含有二硫键的九肽，只是第 3 和第 8 位氨基酸残基不同，因此二者的作用既有各自的特点，也有一定交叉。1955 年，美国生物化学家 Vincent du Vigneaud 因从垂体后叶浸出物中分离出两种激素——缩宫素和抗利尿激素——而获得当年的诺贝尔化学奖，他也成为人工合成缩宫素的第一人。垂体后叶激素含加压素较多，对子宫平滑肌作用的选择性较低，在临床上主要用于尿崩症和肺出血的治疗，而作为子宫平滑肌兴奋药已逐渐被缩宫素取代。

麦角生物碱

麦角（ergot）是寄生在黑麦或其他禾木科植物上的麦角菌（一种真菌）干燥菌核，因突出似角而得名。临床上使用的麦角生物碱是麦角酸的酰胺类衍生物，对子宫平滑肌起兴奋作用的主要有麦角新碱（ergometrine）、麦角胺（ergotamine）和麦角毒（ergotoxine，麦角隐亭碱、麦角柯宁碱和麦角克碱三种麦角毒系生物碱的混合物）。

【药理作用】

1. 兴奋子宫平滑肌　麦角生物碱兴奋子宫平滑肌的作用强、起效快、持续时间久。以麦角新碱的作用最为显著，麦角胺和麦角毒次之。麦角生物碱的作用强度取决于子宫的生理状态，妊娠子宫较未孕子宫敏感，临产前后更敏感。麦角生物碱剂量稍大即可引起子宫平滑肌强直性收缩，且对子宫体和子宫颈的作用无显著差异，因此不宜用于催产和引产。

2. 收缩血管　麦角胺对血管作用最强，可直接作用于动静脉血管，使其收缩。麦角胺亦能收缩脑血管，减小脑动脉搏动幅度，缓解偏头痛。

3. 其他作用　麦角生物碱对 α 肾上腺素受体、5-HT 受体和多巴胺受体有不同程度的激动或拮抗作用。大剂量麦角胺或麦角毒阻断 α 肾上腺素受体，使肾上腺素的升压作用发生翻转，并具有抑制中枢、降低血压的作用。

【临床应用】

1. 子宫出血　麦角新碱可有效治疗产后、刮宫或其他原因引起的子宫出血，通过其对子宫的强直性收缩作用，机械性压迫子宫肌层血管而止血。因其作用时间长，常与缩宫素合用以维持疗效。

2. 子宫复旧　麦角新碱通过收缩子宫平滑肌而加速子宫复旧，可预防因子宫复旧缓慢而导致的产后并发症。

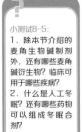

3. 偏头痛　麦角胺与咖啡因均有收缩脑血管、减少血管搏动幅度的作用，且咖啡因能促进麦角胺的吸收，两药合用产生协同效应，用于治疗偏头痛。

4. 人工冬眠　二氢麦角碱（dihydroergotoxine，麦角毒的氢化物）的中枢抑制和血管扩张作用较强，可与异丙嗪、哌替啶组成冬眠合剂，用于人工冬眠。

【不良反应】

麦角新碱注射给药可引起恶心、呕吐、血压升高等反应，偶见过敏反应，严重者出现呼吸困难、血压下降。麦角毒和麦角胺大剂量应用损伤血管内皮细胞，长期使用可导致肢端干性坏疽。

【注意事项】

禁用于催产及引产；孕妇、血管硬化及冠心病患者禁用；伴有妊娠毒血症的产妇应慎用；与血管收缩药同时使用，有出现严重高血压甚至脑血管破裂的危险，应慎用。

前列腺素类（prostaglandins，PGs）

前列腺素是人体的一类自身活性物质，现可人工合成，其应用涉及心血管系统、呼吸系统、消化系统和生殖系统。在临床，可作为子宫平滑肌兴奋药的PGs药物有地诺前列酮（dinoprostone，前列腺素 E_2，PGE_2）、地诺前列素（dinoprost，前列腺素 $F_{2\alpha}$，$PGF_{2\alpha}$）、米索前列醇、卡前列素氨丁三醇、卡前列甲酯等。

【药理作用】

PGs 对子宫平滑肌有显著收缩作用，以 PGE_2 和 $PGF_{2\alpha}$ 作用最为明显。PGs 作用不受激素水平影响，妊娠各期子宫对其均较敏感，分娩前子宫尤为敏感。对妊娠初期和中期子宫的收缩作用远比缩宫素强。PGs 在增强子宫平滑肌节律性收缩的同时，尚能使子宫颈松弛，其特性与生理性阵痛相似。

【临床应用】

由于 PGs 对妊娠各期子宫均有较强的兴奋作用，故既可用于终止早期或中期妊娠，也可用于足月或过期妊娠，以及葡萄胎或死胎的引产。对于宫缩无力导致的产后顽固性出血，PGs 可发挥止血作用。

【不良反应】

可引起恶心、呕吐、腹痛、腹泻等胃肠道平滑肌兴奋现象，不宜用于支气管哮喘和青光眼患者。

【注意事项】

用于引产时的注意事项与缩宫素相同。

二、子宫平滑肌抑制药

（一）概述

子宫平滑肌抑制药具有抑制子宫平滑肌的作用，使收缩力减弱，收缩节律减慢，临床上主要用于痛经和防治早产。包括选择性 β_2 受体激动药、钙通道阻滞药、硫酸镁、前列腺素合成酶抑制药和缩宫素受体阻滞药等。各类药物的作用机制如图 8-1 所示。

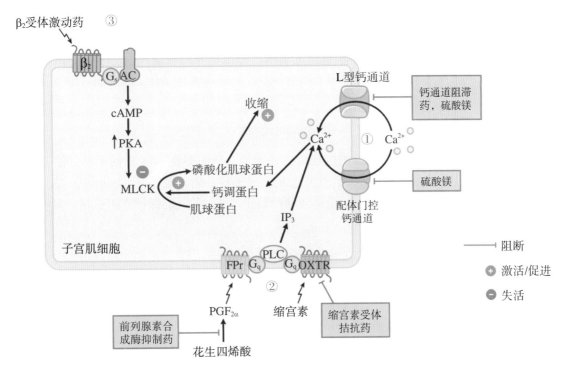

图 8-1　子宫平滑肌抑制药作用机制

①钙通道阻滞药和硫酸镁抑制钙内流；②前列腺素合成酶抑制药和缩宫素受体阻滞药阻断 G 蛋白偶联受体介导的 Gq 活化 -PLC-IP$_3$-Ca^{2+} 通路；③β$_2$ 受体激动药激活 Gs-AC-cAMP-PKA 通路，磷酸化 MLCK 使之失活

AC，腺苷酸环化酶；MLCK，肌球蛋白轻链激酶；FPr，PGF$_{2\alpha}$ 受体；OXTR，缩宫素受体；PLC，磷脂酶 C；PKA，蛋白激酶 A

（二）常用药物

选择性 β$_2$ 受体激动药

子宫平滑肌的 β$_2$ 肾上腺素受体占优势，激动时通过激活 Gs 蛋白增加细胞内 cAMP 水平，使子宫收缩的关键酶——肌球蛋白轻链激酶（myosin light chain kinase，MLCK）磷酸化而失活，从而松弛子宫平滑肌。具有明显子宫平滑肌抑制作用的 β$_2$ 肾上腺素受体激动药有利托君（ritodrine）、特布他林（terbutaline）、沙丁胺醇（salbutamol）、海索那林（hexoprenaline）。

【药理作用】

选择性 β$_2$ 受体激动药可特异性作用于子宫平滑肌使之松弛，对妊娠和非妊娠子宫均产生抑制作用，表现为子宫平滑肌收缩强度减弱，收缩频率减慢，子宫收缩时间缩短。

【临床应用】

用于防治早产。有早产先兆的女性使用本类药物后可延长妊娠时间，使之接近正常。

【不良反应】

本类药物因作用于 β$_1$ 受体而引起心血管系统不良反应，主要表现为心悸、血压升高、心律失常等。部分患者可见血红蛋白降低、血糖升高、游离脂肪酸升高、血钾降低。个别妇女可出现肺水肿，甚至危及生命。药物亦能通过胎盘屏障，对胎儿的心率和血糖产生影响，使用时应注意。

【注意事项】

本类药物禁忌证较多，如严重心血管疾病、糖尿病、支气管哮喘的患者均应禁用。使用时应严格掌握适应证，并密切观察。

硫酸镁（magnesium sulfate）

硫酸镁对钙通道具有拮抗作用，除用于抗惊厥、降压和导泻利胆外，对子宫平滑肌亦有明显抑制作用，使子宫平滑肌松弛。主要用于防治早产、妊娠高血压综合征和子痫，因不良反应较多，一般不作为首选。

钙通道阻滞药

钙通道阻滞药能阻滞去极化激活的电压敏感钙通道，从而抑制 MLCK 的激活，使子宫平滑肌松弛，对缩宫素所致的子宫兴奋作用产生明显的拮抗效应。硝苯地平（nifedipine）是最常用于防治早产的钙通道阻滞药，与选择性 β_2 受体激动药相比，其对胎儿的保护作用更好，对母体的不良反应更少。

前列腺素合成酶抑制药

基于 PGs 在子宫收缩中的作用，前列腺素合成酶抑制药（如吲哚美辛）已被用于防治早产。由于其能抑制血小板功能并诱导胎儿动脉导管过早关闭，因此足月或妊娠超过 32 周的孕妇禁用。短期治疗（< 72 h）影响胎儿血液循环的风险较小。

缩宫素受体阻滞药

阿托西班（atosiban）为新型缩宫素受体阻滞药，具有高度子宫特异性，可竞争性结合缩宫素受体，阻止细胞内 Ca^{2+} 水平增加，松弛子宫平滑肌。该药用于自发性早产的治疗，可作为选择性 β_2 受体激动药的替代药物。常见不良反应有血管扩张、恶心、呕吐、高血糖等。

（胡壮丽）

第五节　抗前列腺增生药

一、概述

良性前列腺增生（benign prostatic hyperplasia，BPH）简称前列腺增生，是老年男性的常见疾病，因压迫尿道而导致排尿困难、尿频、尿急、夜尿增加等。其患病率随年龄的增长而增加，通常于 40 岁后发生增生相关的病理改变，50 岁左右出现症状。BPH 的病因尚未完全阐明，目前认为与男性体内的雄激素睾酮有关。睾酮在前列腺基质细胞中经 5α- 还原酶（5α-reductase）Ⅱ 的作用转化为双氢睾酮（dihydrotestosterone，DHT），DHT 与雄激素受体结合后促进细胞增生而引起前列腺肥大。此外，α_1 肾上腺素受体介导的前列腺和膀胱颈部平滑肌张力增加进一步加重上述尿道阻塞症状。其他影响前列腺增生的因素还有年龄、遗传、饮食、局部炎症、肥胖、糖尿病和代谢综合征等。

二、常用药物

治疗 BPH 的药物主要用于缓解尿道阻塞症状，常用药物有 5α- 还原酶抑制药、雄激素受体

阻滞药和 α_1 肾上腺素受体阻滞药等。

（一）5α- 还原酶抑制药

临床常用的 5α- 还原酶抑制药主要有非那雄胺（finasteride）、度他雄胺（dutasteride）和依立雄胺（epristeride）等。

【药理作用】

本品抑制 5α- 还原酶活性，使睾酮向 DHT 的转化减少，血中和前列腺组织中的 DHT 浓度降低，前列腺体积减小，尿流率增加。其中，非那雄胺为竞争性 5α- 还原酶抑制药，依立雄胺为非竞争性 5α- 还原酶抑制药。

【临床应用】

1. 良性前列腺增生 改善与前列腺增生相关的尿路症状，包括排尿困难、尿频、尿急、尿不尽等。因起效缓慢，常需数月才起效，通常与 α_1 肾上腺素受体阻滞药联合应用。

2. 雄激素性脱发（男性型脱发） 非那雄胺已被批准用于男性型脱发。

【不良反应】

常见勃起功能障碍、射精量减少、性欲下降以及男性乳房发育等。

【注意事项】

应注意直立性低血压的发生，特别是与 α_1 肾上腺素受体阻滞药联合应用时直立性低血压更为常见。妇女及儿童应禁用。

（二）雄激素受体阻滞药

氟他胺（flutamide）为雄激素受体阻滞药的原型药，此外还有比卡鲁胺（bicalutamide）、普适泰（prostat）以及第二代药物恩扎卢胺（enzalutamide）等。

【药理作用】

本品竞争性抑制睾酮和双氢睾酮与雄激素受体的结合，拮抗雄激素对前列腺的促增生作用。

【临床应用】

主要用于前列腺增生和前列腺癌的患者，在治疗脱发、多毛症、多囊卵巢综合征和痤疮等方面也有一定的应用。

【不良反应】

该类药物选择性不高，不良反应较多。常见的有潮热、腹泻、性欲减退、阳痿、男性乳房发育等，其他不良反应有食欲减退、恶心、呕吐、肝毒性等。

【注意事项】

氟他胺有导致肝衰竭的风险，尽管发生率不高，仍应引起注意，当出现黄疸或丙氨酸转氨酶增加至正常上限的 2 倍时，应及时停药。

（三）α_1 肾上腺素受体阻滞药

临床常用药物有喹唑啉类衍生物特拉唑嗪（terazosin）、多沙唑嗪（doxazosin）、阿夫唑嗪（alfuzosin）和苯磺酰胺类坦洛新（tamsulosin）等。

【药理作用】

α_1 肾上腺素受体通常分布于平滑肌组织，包括血管平滑肌、胃肠道括约肌和尿道平滑肌等。该类药物通过拮抗 α_1 受体，使膀胱颈括约肌、前列腺包膜及尿道平滑肌松弛，降低尿道和膀胱阻力，能迅速增加尿流量，改善前列腺增生相关的尿路梗阻症状；同时拮抗血管平滑肌上的 α_1 受体，使血管舒张，外周阻力降低，血压下降。特拉唑嗪、多沙唑嗪和阿夫唑嗪对 α_1 受体亚型无选择性，坦洛新对 α_{1A} 和 α_{1D} 亚型的选择性较 α_{1B} 高。因前列腺包膜、尿道和膀胱颈部平滑肌

分布的 α_1 受体主要为 α_{1A}，故坦洛新对前列腺增生的作用更明显，而对血压的影响较小。

【临床应用】

特拉唑嗪用于治疗原发性高血压和良性前列腺增生，对症状较轻、前列腺增生体积较小的患者疗效较好，也可用于慢性前列腺炎、高脂血症、尿道炎、多汗症和少精症。多沙唑嗪用于治疗良性前列腺增生和原发性高血压，也可用于输尿管结石和创伤后应激障碍相关的梦魇。阿夫唑嗪对血压的影响较小，仅用于治疗良性前列腺增生，对梗阻症状较明显者疗效好。坦洛新临床常用于治疗良性前列腺增生，改善患者的排尿困难、夜尿增加和尿不尽等症状。

【不良反应】

不良反应多由 α_1 肾上腺素受体阻断后引起，最常见为直立性低血压，应避免大剂量用药；头痛、头晕、无力等也较常见；其他尚有胃肠道症状、皮疹、鼻塞等。部分患者大剂量应用坦洛新可能出现异常射精，有长 QT 综合征风险的患者应避免使用阿夫唑嗪。

（胡壮丽）

第六节 治疗性功能障碍的药物

性功能障碍（sexual dysfunction）是指性活动中的某一环节发生障碍，从而影响正常性功能的现象。男性可表现为性欲障碍、勃起功能障碍、早泄、不射精和逆行射精等。女性可表现为性欲障碍、性唤起障碍、性高潮障碍等。本节主要介绍治疗男性勃起功能障碍和女性性欲减退的药物。

一、抗勃起功能障碍药

（一）概述

勃起功能障碍（erectile dysfunction，ED）是指男性阴茎不能持续达到和维持足够的勃起并获得满意的性生活，又称阳痿（impotence）。ED 是男性最常见的性功能障碍之一，并随年龄增加而升高，根据病因可分为器质性、心理性和混合性三种，大多数为混合性 ED。

正常的阴茎勃起功能取决于多种因素，包括视觉、心理、激素和神经等，这些因素通过刺激阴茎海绵体神经元和小动脉血管内皮中的一氧化氮合酶生成一氧化氮（nitric oxide，NO）而发挥作用。NO 扩散到邻近的平滑肌细胞，与鸟苷酸环化酶结合并激活鸟苷酸环化酶，使鸟苷三磷酸（guanosine triphosphate，GTP）转变为环鸟苷酸（cyclic guanosine monophosphate，cGMP），进一步激活依赖 cGMP 的蛋白激酶 G（protein kinase G，PKG）。通过磷酸化收缩蛋白和离子通道降低细胞内 Ca^{2+} 浓度，导致血管平滑肌松弛，血流进入阴茎海绵体，使海绵体内压升高，阴茎硬性勃起。药物通过作用于以上环节治疗 ED。

（二）常用药物

目前临床用于治疗 ED 的药物主要为磷酸二酯酶 5（phosphodiesterase 5，PDE5）抑制药，其他药物有雄激素、阿扑吗啡、育亨宾等。

PDE5 抑制药

西地那非（sildenafil）是第一个被批准用于勃起功能障碍的 PDE5 抑制药，其他同类药物还有他达拉非（tadalafil）和伐地那非（vardenafil）。

【药理作用和作用机制】

西地那非的分子结构与 cGMP 相似，可竞争性结合 PDE5 降解 cGMP 的催化位点，延缓 cGMP 的降解而增加 cGMP 浓度，促使阴茎海绵体血管平滑肌松弛而使阴茎勃起（图 8-2）。该作用需在性刺激状态下起效，当无性刺激时，本品在常用剂量下无效。

"伟哥"的发现

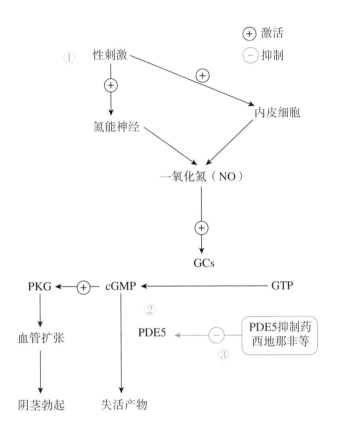

图 8-2　PDE5 抑制药的作用机制

①性刺激促进氮能神经和血管内皮释放 NO，激活 GCs，使 GTP 转变为 cGMP，进一步激活 PKG，导致血管扩张，阴茎勃起。② PDE5 降解 cGMP，使之失活。③ PDE5 抑制药西地那非等抑制 PDE5 对 cGMP 的降解，使阴茎勃起。GCs，鸟苷酸环化酶；PKG，蛋白激酶 G

【临床应用】

1. 勃起功能障碍　本品按需治疗均可显著改善 ED 患者的勃起功能，对 ED 患者的总体有效率为 80% 左右。患者应从最低推荐剂量开始，尤其是 65 岁以上的患者。

2. 肺动脉高压　西地那非用于治疗肺动脉高压，可改善患者的运动耐量，延缓疾病进展。

3. 其他　西地那非偶可用于治疗继发性雷诺现象、女性性唤起障碍，以及作为治疗高原性低氧血症的辅助药物。

【不良反应】

常见的不良反应有头晕、头痛、背痛、面部潮红、鼻塞、消化不良，以及视觉异常如蓝视症、绿视症、视物模糊等。

【注意事项】

本品可能引起阴茎异常勃起（勃起时间超过 4 h），导致海绵体平滑肌和海绵体窦上皮缺血性

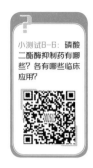

小测试8-6：磷酸二酯酶抑制药有哪些？各有哪些临床应用？

损伤，应用时应注意。因可能出现危及生命的低血压，应禁止与硝酸酯类药物合用。

雄激素

目前用于 ED 治疗的雄激素主要为十一酸睾酮（testosterone undecanoate），为睾酮的酯化物，可减少在肝的代谢而提高循环中的睾酮浓度。对各种原因所致的原发性或继发性男性性腺功能低下及睾酮水平较低的 ED 患者，口服补充雄激素可提高性欲，改善勃起功能。既可用于对 PDE5 抑制药无反应的患者，也可与 PDE5 抑制药合用增强勃起功能。

阿扑吗啡（apomorphine）

阿扑吗啡又名去水吗啡，为多巴胺受体激动药，通过激动下丘脑室旁核的多巴胺受体而发挥中枢作用，使阴茎海绵体血管扩张，血流量增加而勃起。对轻中度 ED 患者安全有效，也用于帕金森病的治疗，改善严重的"开 - 关"现象。主要不良反应为恶心、呕吐，长期用药会引起 QT 间期延长，甚至产生幻觉、运动障碍、行为异常等精神症状。

育亨宾（yohimbine）

育亨宾是从育亨宾树皮中提取得到的一种吲哚烷基胺生物碱，为竞争性 α_2 受体阻滞药，能选择性阻断突触前膜的 α_2 受体，使阴茎海绵体神经末梢释放去甲肾上腺素增加，血管扩张，利于阴茎充血勃起。在 PDE5 抑制药应用之前曾被广泛用于治疗 ED，也可用于糖尿病患者的神经病变。

二、治疗女性性欲减退的药物

（一）概述

在女性性功能障碍的各种表现中，性欲减退症（hypoactive sexual desire disorder，HSDD）最常见。HSDD 的特征为持续存在（至少 6 个月）的对性幻想和对性活动欲望的缺乏或丧失，给患者带来明显的痛苦和困扰。由于导致性欲减退的原因多样，其治疗需综合考虑，包括针对原发病因的治疗、一般干预、心理干预和药物治疗等。尽管 HSDD 的确切生理原因尚不明确，但有研究认为 HSDD 可能受神经递质功能和激素水平的影响，如多巴胺（dopamine，DA）和去甲肾上腺素（norepinephrine，NE）水平降低、5- 羟色胺（5-hydroxytryptamine，5-HT）水平增加促进 HSDD 的发展。

（二）常用药物

氟班色林（flibanserin）最初是作为抗抑郁药开发，后发现其在调节性功能中发挥积极作用，是第一个被 FDA 批准用于治疗绝经前妇女原发性 HSDD 的药物。该药激动 $5HT_{1A}$ 受体、拮抗 $5HT_{2A}$ 受体，这一特性使前额叶皮质细胞内的 NE 和 DA 水平升高，5-HT 水平降低，提高性欲。氟班色林最常见的不良反应有头晕、嗜睡、恶心、疲劳、失眠和口干，其他少见的不良反应包括焦虑、便秘、腹痛、镇静、眩晕等，与酒精同服会导致严重低血压和晕厥，因此用药期间应避免饮酒。布美兰肽（bremelanotide）为黑皮质素 4 受体激动药，可激活脑内参与正常性欲或性欲唤醒反应的内源性黑皮质素通路，是第二个被 FDA 批准用于治疗绝经前妇女 HSDD 的药物，不良反应有恶心和血压升高，有心血管疾病高患病风险的女性慎用。以上两种药物尚未在国内获批使用。对绝经后妇女的 HSDD 可采用激素治疗，如低剂量雌激素阴道局部给药或短期睾酮治疗，可提高性生活满意度。

（胡壮丽）

小　结

　　性激素类药物主要包括雌激素和抗雌激素、孕激素和抗孕激素、雄激素和抗雄激素类药物。其中，激素类药物分为天然和人工合成类，抗激素类药物主要从受体和合成代谢过程阻断激素的功能。避孕药目前女用较多，主要分为甾体激素类避孕药和杀精子药两类，给药途径有口服、注射、皮下埋植、宫内放置等，发挥短效、长效、探亲、事后紧急避孕等不同作用。

　　促性腺激素主要包括卵泡刺激素、黄体生成素和人绒毛膜促性腺激素，促性腺激素类药物常用于治疗不孕、不育症等。GnRH 是下丘脑分泌的肽类物质，主要调控垂体前叶释放卵泡刺激素和黄体生成素，对生殖系统起关键作用，根据作用性质分为 GnRH 激动药和 GnRH 阻滞药。

　　子宫平滑肌兴奋药依据子宫生理状态和用药剂量不同，可使子宫产生节律性收缩或强直性收缩。子宫节律性收缩可用于催产和引产，子宫强直性收缩可用于产后止血和子宫复旧。子宫平滑肌抑制药通过选择性激动 β_2 受体、阻滞钙通道、抑制前列腺素合成酶等机制使子宫平滑肌松弛，主要用于防治早产。根据 BPH 产生的机制，临床常用的治疗药物有 5α- 还原酶抑制药、雄激素受体阻滞药和 α_1 肾上腺素受体阻滞药。对于性功能障碍的治疗，男性勃起功能障碍可以通过抑制磷酸二酯酶 5、补充雄激素、激动多巴胺受体和阻滞 α_2 受体来实现，女性性欲减退的药物目前主要以调节神经递质功能和激素水平为主。

整合思考题

　　1. 描述性激素类药物的分类。

　　2. 简述常用避孕药的分类。

　　3. 女，30 岁。月经周期正常，但长期备孕未果前来就诊。你作为医生，将如何判断是否存在排卵问题？以及如何使用 Gn 类药物进行治疗？

　　4. 如何理解缩宫素、麦角生物碱和前列腺素类药物在产科中的不同应用？

　　5. 临床常用的抗前列腺增生药物如何发挥作用？

　　6. 一男性患者因阴茎勃起反应慢，不能持续维持勃起而影响性生活，此时可考虑用哪些药物治疗？这些药物如何发挥作用？

整合思考题参考答案

第九章　生育力保存与避孕

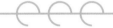 导学目标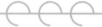

通过本章内容的学习，学生应能够：

※ **基本目标**

1. 概述人类精子库的基本知识及自精保存技术的基本原理、冷冻保护剂和冷冻方法。
2. 总结女性生育力保存技术。
3. 列举常用的避孕方法及避孕失败补救措施的种类。

※ **发展目标**

1. 描述男性肿瘤患者生育力保存的具体实施。
2. 说出女性生育力保存的技术风险及伦理问题。
3. 区分不同类避孕措施的适用情况。
4. 概括不同避孕措施的避孕机制。
5. 举例说明避孕失败补救措施可能存在的并发症。

随着人类生育难题日益凸显，生育力保存发挥的作用越来越明显。为保护保存男性、女性产生遗传学后代，甚至是性腺分泌性激素的能力，药物、手术或实验室技术可发挥作用对其进行生育力保存。对生殖细胞、性腺组织或胚胎的超低温冷冻保存是较常用的生育力保存技术，而这一方法的实施还需依靠多个部门协同合作。

避孕则是通过一定的措施避免受孕。主要使用避孕药具和手术方法，达到暂时或永久阻止受孕的目的。为规避女性意外妊娠流产产生的风险，采取合适的避孕措施尤为重要。若避孕失败，则需采取人工流产等相关的补救措施。

第一节　男性生育力保存

○) **案例 9-1**

小王是一名品学兼优的大一男生，对未来充满美好的期许，但入学不久，小王经常出现咽喉炎和口腔炎，不明原因地发热、面色苍白、有出血倾向，而且伴有膝关节和肘关节疼痛。小王到某医科大学附属医院检查后确诊为白血病，接诊的主治医师告诉小王，白血病预后良好，但需要经过化疗和骨髓移植，这有可能会影响小王以后的生育能力，所以建议小王到人类精子库进行男性生育力保存，也就是把自己精子冷冻起来，做个"生殖保险"，这样白血病的治疗和以后生育问题就都有了保障。

　　问题：

　　1. 什么是人类精子库？人类精子库的基本任务、部门设置以及男性生育力保存的主要手段和措施是什么？

　　2. 自精保存技术的基本原理、冷冻保护剂的作用和种类、冷冻方法的种类和优缺点是什么？

　　3. 什么是生育力保存？男性生育力保存的适应证和禁忌证有哪些？

案例 9-1 解析

　　全世界男性精液质量呈大约每年 1% 的速率下降，主要与不良生活习惯、压力、环境污染、辐射等因素有关，从而降低男性的生育能力。男性生育力保存是应对男性不育的重要策略，目的是男性在进行影响生育的诊断或治疗前保存生育力，为未来生育提供可用的精子。因此，开展男性生育力保存，有利于社会发展和国计民生。

一、人类精子库

（一）概念

　　人类精子库（human sperm bank）是指利用超低温冷冻保存等技术，采集、检测、保存和外供人类精子用于治疗部分男性不育症，预防遗传病，提供生殖保险，并进行相关科学研究的医疗机构。

　　人类精子库从概念提出到临床应用经历了一个漫长的历史过程。文献记载 Spallanani 在 1776 年最早研究了冰雪对人类精子的影响；Montegazza 在 1866 年发现人类精子经过 –15 ℃冷冻后仍有部分存活，据此，他首次提出人类精子库的概念，并设想利用低温冻贮士兵的精液，以便为将来战场上牺牲士兵的遗孀进行人工授精。1960 年，美国建立了世界上首家人类精子库，随后很多国家也相继建立了人类精子库。我国第一家人类精子库是由原湖南医学院（现中南大学湘雅医学院）卢光琇教授牵头于 1981 年建立，截至 2024 年，我国共有 29 家获批的人类精子库在运行。

（二）人类精子库的基本任务

　　1. 对供精者进行严格的医学和医学遗传学筛查，并建立完整的资料库。

　　2. 对供精者的精液进行冷冻保存，用于治疗男性不育症，并提供生殖保险等服务。

　　3. 向持有国家卫健委供精人工授精或体外受精 - 胚胎移植（*in vitro* fertilization and embryo transfer，IVF-ET）批准证书的机构提供合格的冷冻精液和相关服务。

　　4. 建立一整套监管机制，以确保每位供精者的精液标本最多只能使 5 名妇女受孕。

　　5. 人类精子库除上述基本任务外，还可开展精子库及相应的生殖医学方面的研究，如供精者的研究、冷藏技术的研究和人类精子库计算机管理系统的研究等。

（三）工作部门设置

　　根据人类精子库的任务，下设 4 个工作部门：精液采集部门、精液冷冻部门、精液供给部门和档案管理部门。此外，一般人类精子库还设有质量管理部门或者有工作人员兼质量管理工作。

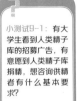

小测试9-1：有大学生看到人类精子库的招募广告，有意愿到人类精子库捐精，想咨询供精者有什么基本要求？

（四）供精

1．供精者基本条件

（1）必须原籍为中国公民。

（2）必须达到供精者健康检查标准。

（3）对所供精液的用途、权利和义务完全知情并签署供精知情同意书。

（4）理解赠精是一种自愿的人道主义行为。

2．供精者筛查程序及健康检查标准　所有供精志愿者在签署知情同意书后，均要进行初步筛查，符合条件后，还需接受进一步的检查，达到健康检查标准后，方可供精。

（1）供精者的初筛：供精者的年龄必须在 22 ～ 45 周岁，能真实地提供本人及其家族成员的一般病史和遗传病史，回答医师提出的其他相关问题，按要求提供精液标本以供检查。

1）病史筛查

①病史：供精者需告知既往病史、个人生活史和性传播疾病史。

②家系调查：供精者不应有遗传病史和遗传病家族史。

2）体格检查

①一般体格检查：供精者必须身体健康，无畸形体征，心、肺、肝、脾等检查均无异常，同时应注意四肢有无多次静脉注射的痕迹。

②生殖系统检查：供精者生殖系统发育良好，无畸形，无生殖系统溃疡、尿道分泌物和生殖系统疣等疾患。

（2）实验室检查

1）染色体检查：供精者常规 G 显带染色体核型分析结果必须为正常，染色体异常者不可供精。

2）性传播疾病的检查：供精者乙肝病毒、丙肝病毒、梅毒螺旋体、淋病奈瑟菌、人类免疫缺陷病毒、衣原体、支原体、巨细胞病毒、风疹病毒、单纯疱疹病毒和弓形体等检查为阴性；精液应进行常规细菌培养，以排除致病菌感染。

3）精液常规分析及供精的质量要求：对供精者精液要做常规检查。取精前要禁欲 3 ～ 7 天。供精者精液质量要求高于世界卫生组织《人类精液及精子 - 宫颈黏液相互作用实验室检验手册》（1999 年第四版）精液变量参考值的标准：精液液化时间少于 60 min，精液量大于 2 ml，浓度大于 6.0×10^7/ml，存活率大于 60%，其中前向运动精子大于 60%，精子正常形态率大于 30%。

4）ABO 血型及 Rh 血型检查

5）冷冻复苏率检查：应进行精子冷冻实验，冷冻复苏后前向运动精子不低于 60%。

（3）供精者的随访和管理：人类精子库在供精过程中会对供精者进行随访和管理。

框 9-1　人类精子库供精者筛查

供精是人类精子库的主要任务，人类精子库采集、检测、保存和外供人类精子用于治疗部分男性不育症及预防遗传病，供精者是经过严格筛选的，目前按照《人类精子库基本标准和技术规范》规定需排除染色体病、13 种单基因遗传病和 14 种多基因遗传病。临床上有些携带致病基因的不育夫妇需要使用经遗传学筛选、不携带同样致病基因的精液以生育健康后代。这种情况下就要求人类精子库增加《人类精子库基本标准和技术规范》外的筛选项目，如特定基因检测、供精者单个系统遗传病检测、中国人群常见遗传病携带者筛查、全外显子组测序（whole exome sequencing，WES）和全基因组测序（whole genome sequencing，WGS）等。

二、男性生育力保存技术及实施

（一）概念

生育力保存（fertility preservation）是指利用手术、药物或实验室措施对处于不孕或不育风险的成人或儿童提供帮助，保证其产生遗传学后代的能力。这些不孕或不育风险主要包括医疗过程中使用的或环境中存在的生殖腺毒性药物或物质，以及累及生殖器官的疾病。

（二）男性生育力保存的主要技术方法

男性生育力保存的主要方法有：利用精子冷冻保存技术进行自身精子冷冻保存（自精保存），放疗过程中性腺防护，还有睾丸组织移植、干细胞技术以及应用促性腺激素释放激素类似物等进行性腺保护。其中，自精保存技术最成熟，其余多处于试验阶段。

1. 自精保存技术

（1）精子冷冻保存技术的基本原理：精子含水量只有 50% 左右，低于一般细胞，且精子脂质双分子层不饱和脂肪酸膜具有高流动性，所以精子耐受冷冻的能力较强，但冷冻后仍会有部分精子损伤。冷冻复苏后运动能力下降是精子冷冻损伤最显著的特征，其原因可能是精子质膜受损。精子质膜是最容易受到冷冻损伤的细胞结构，冻融过程会损伤精子质膜正常流动性和结构完整性，超微结构表现为冻融后精子顶体出现肿胀、顶体内膜和外膜出现分离、顶体外膜出现波浪状改变、精子核局部出现凹陷和线粒体出现基质密度降低等。损伤后精子顶体区和顶体后区细胞膜流动性明显下降，直接影响精子的受精能力，线粒体损伤后会影响精子活动能力。冷冻后精子获能和顶体反应较新鲜精子提前，冻融还会损伤精子 DNA 的完整性。

精子冷冻过程中的损伤主要是由于冷冻过程中出现相变现象。相变是指化合物从一种相态转变成另一种相态，在转变的临界点附近，温度的微小变化就会导致相变突然产生（如在 0 ℃时，水从液态转换成固态的冰）。Sawada 最早证明相变会损伤精子质膜，甚至导致精子死亡。关于冻融过程中的损伤机制，目前公认的是 1972 年 Mazur 提出的两因素假说：细胞内冰晶形成造成机械性损伤，也称物理损伤；以及细胞暴露于高渗溶液造成质膜损伤，也称化学损伤。如果冷却速度过快，细胞来不及充分脱水，从而导致细胞内形成冰晶，则会产生机械性损伤，从而破坏质膜和细胞器，甚至导致细胞死亡。冰晶一般在 –60 ～ 0 ℃ 形成，在 –25 ～ –15 ℃ 阶段冰晶形成最多。冰晶越大，对细胞的损伤越大，这种现象称为快速冷冻损伤。相反，如果冷却速度缓慢，会导致在细胞外形成冰晶，胞外渗透压升高，细胞脱水，形成细胞内高渗环境，损伤细胞，造成不可逆的化学损伤，或者导致细胞严重脱水皱缩，甚至死亡，这种现象称为慢速冷冻损伤。提高冻融后精子的存活率主要取决于能否使精子细胞内形成的冰晶最小化，可通过应用合适的冷冻保护剂及冻融过程中适宜的降温速度。此外，液相和固相之间还有玻璃化状态，指在超低温条件下仍维持原始的分子分布状态，形成无结晶的玻璃样坚固的固体，玻璃化转变也称为假性第二相转变，因为没有形成晶体，所以可以减少冷冻损伤。

（2）冷冻保护剂：冷冻保护剂在保护精子避免冻融损伤中起着关键作用。目前约有 56 种化合物有冷冻保护作用，根据其在冷冻过程中调节水流动的方式分为两类：渗透型冷冻保护剂，如甘油（丙三醇，glycerol）、乙二醇、二甲基亚砜（dimethyl sulfoxide，DMSO）、丙二醇和葡萄糖等；非渗透型冷冻保护剂，如蔗糖、棉子糖、海藻糖和甘氨酸等。

1）渗透型冷冻保护剂（penetrating cryoprotectant）：渗透型冷冻保护剂一般是低温下易溶于水的小分子非离子化合物，可以通过细胞膜进入细胞内，降低高浓度溶质对细胞内重要分子，尤其是蛋白质分子的毒性作用，并且承担绝大部分重量摩尔渗透压浓度，从而保护细胞，并可降低形成玻璃化状态所需的降温速度。

2）非渗透型冷冻保护剂（nonpenetrating cryoprotectant）：非渗透型冷冻保护剂不能穿透细胞膜，但可以提高细胞外液渗透压，从而使细胞内水分进入细胞外液，降低细胞内冰晶形成。

3）复方冷冻保护剂：为了提高冷冻保护剂的效能，人们研究出联合使用多种类型冷冻保护剂成分的复方冷冻保护剂，如最早为人所熟知的甘油-蛋黄-柠檬酸冷冻保护剂。

（3）冷冻方法：冷冻方法一般可分为传统冷冻方法和新兴冷冻方法。传统冷冻方法可分为快速冷冻和慢速冷冻，此外，一些新的冷冻方法不断出现，如玻璃化冷冻。

1）快速冷冻：快速冷冻是将标本先在液氮蒸气上悬吊 5 ～ 30 min，然后迅速浸入液氮中，快速跨过冰晶形成的危险温度区（–80 ～ –5 ℃），最大限度地减少冰晶形成，从而减少对精子的损伤。

2）慢速冷冻：慢速冷冻是使用程序降温仪，有很多降温程序，采用何种程序主要取决于经验。

3）玻璃化冷冻：玻璃化冷冻是指溶液在降温过程中直接变为玻璃态，这时分子间的关系和液态相似，是一种非晶体的状态，可以避免冰晶对精子的损伤。主要有两种措施可达到玻璃化状态：提高精子细胞内渗透型冷冻保护剂的浓度或提高冷冻降温速度。

虽然玻璃化冷冻方法理论上能避免冰晶对精子的损伤，但该技术在应用实践中尚存在一些问题需要进一步研究解决：①安全性问题，因为玻璃化冷冻要求的降温速度高达 20 000 ℃/min，所以一般需要采用开放式冷冻载体，这样精液就与液氮直接接触，从而存在潜在的微生物污染以及精液之间相互污染的问题；②冷冻体积问题，由于玻璃化冷冻要求的降温速度高，所以需要冷冻的精液体积受到限制，否则降温速度达不到玻璃化要求且各部分降温速度不一致，从而形成冰晶；③复苏后渗透性损伤问题，精子质膜对于水的通透性高于冷冻保护剂，所以解冻复苏过程中，大量水容易快速进入精子内产生渗透性损伤，甚至导致渗透性休克，渗透性损伤可以通过使用非渗透性冷冻保护剂来防止。

（4）精子复苏：冻存精子解冻复苏的基本原则是快速冷冻、快速复温，慢速冷冻、慢速复温。冷冻时，快速降温会使精子内产生小冰晶，如果复苏过程缓慢，冰晶融化过程中有可能伴有再次形成冰晶，即重结晶，从而造成对精子的二次损伤；慢速降温会使精子细胞充分脱水，如果复苏过程过快，则精子外融化的水分子来不及回渗，导致精子细胞内溶质浓度过高，从而产生化学性损伤。

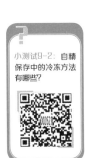

小测试9-2：自精保存中的冷冻方法有哪些？

常用的复苏方法为水浴复温和室温复温。水浴复温适用于快冻法，于 37 ℃水浴中复温；室温复温适用于慢冻法，将标本取出后置于 22 ℃室温环境中复温。

（5）复苏后精子筛选：除了复苏后直接评估精子活力外，目前复苏后精子筛选技术还有以下几种。①己酮可可碱或茶碱处理，它们能提高细胞内 cAMP 浓度，通过 cAMP 旁路引起精子尾部蛋白磷酸化，活精子就会运动，从而筛选精子；②精子尾部弹性试验，活精子的尾部有弹性，弯曲后能恢复原位，而死精子尾部僵硬；③激光，约 1.48 μm 激光照射精子尾部，活精子尾部卷曲而死精子不能，依此判断精子存活情况。

睾丸组织移植和干细胞技术

2．放疗过程中的性腺保护 在放疗过程中，采取措施保护睾丸，需要在综合考虑放疗区域和解剖关系基础上，进行专业评估和处理。

3．睾丸组织移植和干细胞技术 目前尚处于实验室研究阶段。

4．通过促性腺激素释放激素类似物等进行性腺保护 是一种探索性男性生育力保存方法。

（三）适应证

1．接受辅助生殖技术治疗时，有合理的医疗需求，如取精困难或有少、弱精子症者。

2．出于"生殖保险"目的需保存精子以备将来生育者；或男性在接受致畸剂量的射线、药品、有毒物质或绝育手术之前，以及夫妻长期两地分居，需保存精子准备将来生育等情况下要求保存精液。

（四）禁忌证

1．处于急性感染期的性传播疾病、泌尿生殖道炎症，如淋病、梅毒、生殖器疱疹、软下疳、非淋菌性尿道炎、性病性淋巴肉芽肿和尖锐湿疣等治愈未超过 6 个月者。

2．严重精神疾病患病期间，如精神分裂症、躁狂抑郁型精神病以及其他重型精神病。

3．不宜生育的严重遗传性疾病，包括由于遗传因素造成患者全部或部分丧失自主生活能力，子代再现风险高的疾病。

4．医学上认为不宜生育的其他疾病，包括一些重要脏器的疾病。

5．此外，HBV 等病毒携带者，虽非禁忌证，但应单独存放，以避免交叉感染。

（五）男性肿瘤患者生育力保存的实施

放疗、化疗和手术等治疗会影响男性肿瘤患者生育力，甚至导致无精子症，因此男性肿瘤患者在接受治疗前建议进行生育力保存。男性肿瘤患者的生育力保存涉及治疗前、治疗中和治疗后的全过程，诊疗体系最完备，故可供其他原因进行男性生育力保存者参考。

1．肿瘤治疗前男性生育力保存

（1）精液冷冻的质量与数量要求：精液质量是影响精液冷冻数量的重要因素，主要与患者的健康情况、肿瘤类型和禁欲时间等因素有关。肿瘤患者精液质量以及抗冻融能力明显不如健康男性。不同肿瘤对男性生育力的影响也不一样，研究表明前列腺癌冷冻前活动精子数最多，而淋巴细胞型白血病最少。由于肿瘤患者往往需要尽快治疗，因此留给生育力保存的时间非常有限，此种情况下患者的禁欲时间一般少于常规的 2 ~ 7 天，所以可能影响精液质量和数量。

关于精液质量的要求，多数文献提示使用夫精进行人工授精助孕治疗的前向运动精子总数（processed total motile sperm count，PTMC）要 500 万 ~ 1000 万，一般精子冷冻复苏率是 50%，因此多数实验室认为冷冻前 PTMC 应该大于 1000 万，这样复苏后才会达到 500 万以上，能够满足一次人工授精的需要。但肿瘤患者的冷冻复苏率低于正常男性，所以冷冻前 PTMC 标准还需相应提高。如果 PTMC 低于上述标准，则建议分成小份进行冷冻，采用卵母细胞胞浆内单精子注射技术进行助孕。

关于精液冻存数量的要求，原则上应满足患者整个生育期的需求。研究表明宫腔内人工授精（intrauterine insemination，IUI）成功率一般为 8% ~ 15%，大约 6 个 IUI 周期可获得一次成功妊娠，因此建议精液冷冻管数要满足 6 个周期人工授精的需要量，此外还有 1 ~ 2 管用于做 IVF-ET。WHO 建议应储存可进行 10 次以上授精的足量正常精液样本，以确保有好的机会建立妊娠。

（2）肿瘤患者留取精液的方式：肿瘤患者通过自慰方法留取精液进行自精保存是最简单、最安全的方法。但肿瘤患者往往伴有勃起功能障碍，从而造成自慰取精困难，此种情况下可以进行勃起功能障碍的常规治疗后尝试自慰取精。

无法利用常规自慰方式取得精液的成年肿瘤患者可以采用阴茎振动刺激（penile vibratory stimulation，PVS）或者电刺激取精（electro-ejaculation，EEJ）等方式。因为 PVS 创伤性小且不需要麻醉，所以一般建议先尝试 PVS。

无精子症患者可以通过门诊手术获取精子，主要有睾丸穿刺取精术（testicular sperm aspiration，TESA）、睾丸切开取精术（testicular sperm extraction，TESE）、经皮附睾穿刺精子抽吸术（percutaneous epididymal sperm aspiration，PESA）和显微外科附睾精子抽吸术（microsurgical epididymal sperm aspiration，MESA）等，最近还出现通过显微外科手术行睾丸取精（microsurgical testicular sperm extraction，micro-TESE）的技术。睾丸肿瘤患者接受肿瘤切除根治术，在满足病理科诊断

需求后，可以从剩余的睾丸组织中寻找精子进行冷冻保存。

（3）冷冻前精液检查：冷冻前排查传染病对患者及其配偶都非常重要。与供精者不同，针对生育力保存肿瘤患者的检查不是强制性的。

2. 肿瘤治疗过程中的男性生育力保存　肿瘤患者在治疗期间，其精子染色体或 DNA 等遗传物质会受到损伤，动物实验也证实晚期生精细胞有发生突变的风险并能传递给下一代。因此对于能够进行性生活的肿瘤患者，建议持续采用女性避孕或者男性避孕措施（避孕套）。由于正确使用一种避孕措施，每百名女性中仍有几个人怀孕，因此很多专家建议肿瘤治疗阶段采用两种避孕措施。

3. 肿瘤治疗结束后男性生育力保存　进行生育力保存的肿瘤患者只有 5% ~ 10% 使用其冷冻精液。精液冷冻技术成熟，临床上有使用冷冻 40 年的精液仍能生育健康后代的报道，所以除非患者确实生育力恢复正常或者肯定不再生育，否则都应该继续冻存精子。

（六）青春期前男性肿瘤患者的生育力保存

青春期前睾丸内只有精原细胞而没有成熟精子，因为减数分裂是男性青春期后才启动的，因此此种情况下可以通过外科手术获取睾丸组织进行组织或细胞悬液冷冻。

框 9-2　稀少精子或单精子冷冻技术

如供精者的精液质量很高，常规冷冻技术就可以满足需要，但自精保存患者，尤其是肿瘤患者精液质量较差，有些患者只有两位数甚至个位数精子，这就要求不断发展稀少精子或单精子冷冻技术。这些技术目前主要有卵透明带内微量精子冷冻法（empty zonapellucida）、微滴法（microdroplets）、显微注射针冷冻法（intracytoplasmic sperm injection pipette）、球形团藻微量精子冷冻（volvox globator spheres）、藻酸盐微囊冷冻法（alginate beads）、冷冻环玻璃化冷冻（cryoloop）、琼脂糖微球法（agarose microspheres）、麦管微量精子冷冻（straws）和改良微量精子冷冻法等。这些技术都有各自的优缺点。卵透明带内微量精子冷冻法有以下优点：避免寻找活动精子时耗费大量时间，向透明带内加入或取出冷冻保护剂时不会丢失精子。同时也有以下不足：生物污染的风险，如果利用仓鼠卵等，不同物种之间有潜在病毒感染风险；有遗传风险，冷冻载体卵母细胞内可能存在未去除干净的遗传物质，可随着精子进入待受精的卵母细胞内；在冷冻保存过程中，精子与卵母细胞膜蛋白结合，可能会诱发顶体反应，从而导致冷冻复苏率和受精率降低；显微操作过程中实验者技术熟练程度以及在卵母细胞膜上打孔的大小都会影响精子的冷冻保存效果等。截至目前，上述技术的有效性和安全性尚无循证医学证据，需要进行更深入的研究。

（洪　锴　唐文豪）

第二节　女性生育力保存

案例 9-2

2 岁的小女孩欢欢是大家眼中的"病娃娃"，她不仅眼睛灰白无神，而且 O 型腿、桶状胸、学习新事物的能力差。医生说欢欢患有严重性黏多糖贮积症 I 型，体内缺乏一种专门水解黏多糖的酶，不仅智力和骨骼发育受影响，未来还可能发生多脏器衰竭。医生建议通过造血干细胞移植，使欢欢重新获得合成黏多糖水解酶的能力。然而，移植前的预处理会用生殖毒性化疗药和盆腔放疗，这些手段均会影响卵巢功能，痊愈的欢欢未来可能失去生育能力。儿童医院的医生建议其父母在移植预处理前，带欢欢去生殖科进行生育力保存咨询。

问题：

1. 结合欢欢的年龄、性别，可以采取何种生育力保存方案？

2. 因为黏多糖贮积症Ⅰ型是一种常染色体隐性遗传病，成年后的欢欢如果想生育，建议进行哪些遗传相关诊疗？

女性生育力是指女性产生卵母细胞、排卵并孕育胎儿的能力。据统计，女性的生育力自 15 岁开始，历时 30 年，高峰年龄在 25 岁，生育力随年龄增长自然下降。35 岁生育力下降 50%，38 岁减少到 25%，40 岁以上不足高峰年龄的 5%，随着绝经的到来，女性生育能力终止。

由于年轻女性的生育意愿逐渐下降，生育年龄延后，环境因素以及遗传、手术或放化疗等医源性因素，导致女性的实际生育能力通常低于其生理潜能。目前女性生育力保存相关技术主要涉及卵母细胞冷冻保存、胚胎冷冻保存、卵巢组织冷冻保存等（图 9-1）。

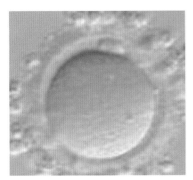
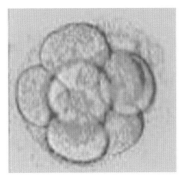
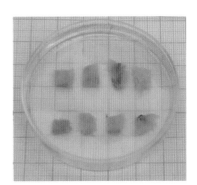

卵母细胞冷冻　　　　　　　　胚胎冷冻　　　　　　　　卵巢组织冷冻

图 9-1　女性生育力保存技术

一、技术机制

（一）冷冻保存

1. 冷冻保存机制　生育力冷冻保存（cryopreservation）主要指通过低温冷冻技术对生殖细胞或性腺组织进行保存并实现复苏后恢复活性，以供未来恢复生育力使用。在低温条件下，活细胞的代谢能力显著下降，可使细胞和组织得以长期保存。理论上当温度降低到 –140 ℃以下时，细胞内的酶活性被抑制，代谢活动停止，生物样本可得到永久保存。常用的储存方式——液氮保存的温度低至 –196 ℃，能够实现对生殖细胞或性腺组织的长期保存。

2. 冷冻损伤机制　无保护的直接冷冻对大多数生物体来说是致命的，在冷冻过程中，细胞内的水和细胞外的溶液会随着温度的降低形成小冰晶，对细胞造成损伤。

如同本章第一节所述的精子冷冻原理，降温过程中冰晶一般先在胞外形成，其生长速率与降温速率直接相关：降温速率较慢时，胞外冰晶缓慢生长，胞外渗透压逐步升高，胞内水分渗出，进而导致胞内溶质浓度升高，细胞内液冰点降低，避免了胞内冰晶形成造成的损害。然而，随着胞外冰晶的不断形成，引起细胞外渗透压升高，导致细胞脱水的溶液效应，胞内溶质过度积累也会使胞内的蛋白质、DNA 等失活，进而引起细胞死亡，此即溶质损伤。降温速率较快时，胞内水分无法及时渗出，导致胞内冰晶的形成，冰晶对细胞膜、细胞核、细胞器、细胞骨架等造成机械损伤，导致细胞死亡，这个过程被称为冰晶损伤。同时，随着冷冻保存研究的不断深入，研究者发现冻存损伤并不仅限于溶质损伤和冰晶损伤。低温本身就可诱导细胞产生应激反应，例如氧自由基释放、电解质功能紊乱、凋亡通路激活等，这些细胞的低温应激反应最终也会导致细胞坏死或者凋亡。

与细胞的冷冻降温过程相对应，细胞在复苏过程中也会受损，复温速率过慢会造成胞外冰晶的重结晶，可能进一步导致细胞的渗透压失衡和机械损伤；而复温速率过快则可能导致细胞过度吸水而渗透性休克，甚至溶胀死亡；此外，温度的急剧变化也可导致细胞应激反应，自由基的生成可能导致氧化应激，进一步损伤细胞结构和 DNA。

冷冻损伤是一个复杂的过程，涉及物理和化学因素的相互作用，对生物组织和细胞造成多方面的影响。控制这些因素是提高冷冻保存成功率的关键。因此，在冷冻过程中，如何避免冰晶形成是冷冻复苏成功的关键因素。

3. 冷冻保护剂　为了减少冰晶的形成和渗透性损伤，在细胞冷冻过程中常常加入一些溶质进行保护，即冷冻保护剂（cryoprotectant，CPA）。传统的冷冻保护剂，如二甲基亚砜具有突出的氢键形成能力，这些氢键比水分子之间形成的氢键更强。随着二甲基亚砜比例的增加，二甲基亚砜 - 水氢键的比例相应增加，导致水分子的移动性显著降低。水分子扩散速度的减缓延迟了冰核的形成和生长，从而降低了结冰点并促进无冰玻璃化状态的形成，即所谓的玻璃化。玻璃化允许水在没有形成冰晶的情况下达到低温，有效降低冷冻过程中细胞的损伤及渗透应激风险，从而改善冻存的结果，使细胞、组织的长期保存成为可能，甚至有望实现器官的长期保存。冷冻保护剂根据作用机制的不同分为渗透性冷冻保护剂和非渗透性冷冻保护剂，其特点参见本章第一节。

在临床上，冷冻保护剂的选择标准应该是细胞存活率高，便于洗脱和平衡，对细胞、组织和操作人员无毒或低毒。所以在选择冷冻保护剂时，应该根据各自特点，联合应用多种类型的渗透性保护剂和非渗透性保护剂，以期达到安全、有效的冷冻复苏效果。

4. 冷冻方法　经过三十多年的发展，根据不同类型的冷冻剂、冷冻速率和冷冻程序出现了不同的冷冻方法。

（1）慢速程序化冷冻法：慢速程序化冷冻法是发展相对较早的技术，主要是利用冷冻保护剂将生殖细胞或组织进行缓慢冷冻（降温速率控制在 $0.2 \sim 0.8$ ℃/min），温度以可控的速率逐渐降低，以此减少细胞内冰晶的形成。慢速程序化冷冻法通常将细胞或组织放置在含有低浓度冷冻保护剂的冻存管中，置于程序降温仪中进行程序化降温冷冻。冷冻保护剂处理后，细胞内渗透压增高，细胞内液冰点下降，需要采用人为诱导结晶（植冰，seeding）以减少冷冻损伤。植冰是程序化冷冻的关键步骤，一般认为 –7 ℃ 为最佳植冰温度。之后按照冷冻程序缓慢降温至 –40 ℃ 之后再迅速降低至 –140 ℃ 左右，后储存至液氮罐中保存。在冻存过程中，选择合适的冷冻保护剂、适当的冷冻速率，可以尽量避免由渗透性损伤和冰晶造成的细胞或组织损伤。

慢速程序化冷冻存在一些缺点，如需高精密的降温仪器，过程较为复杂且耗时较长，冷冻和复苏时经历两次冰晶形成，增加了细胞损伤的风险。此外，慢速程序化冷冻法过程中细胞外液结冰及过度脱水导致的外渗透压高的溶液效应，以及复苏时细胞外冰晶融化造成渗透压低的渗透性休克的问题仍需考虑。

（2）玻璃化冷冻法：玻璃化冷冻法的原理是高浓度冷冻保护剂经过快速降温后会形成一种稳定的玻璃化固态。玻璃态是一种物理现象，极高浓度的溶液在极快速的温度变化下（2 500 ～ 30 000 ℃/min）由液态直接转化为无冰晶结构的极其黏稠的玻璃状态。实现细胞或组织的玻璃化冷冻需要高浓度的冷冻保护剂、较小的液体体积、极快的冷却速率和较短的暴露时间。在玻璃化冷冻过程中，由于冷冻保护剂浓度较高，渗透性抗冻保护剂在短时间内达到细胞内、外的浓度平衡，将细胞内大部分水置换出来，同时也改变了胞内过冷状态，避免了细胞外冰晶引起的理化损伤和细胞内形成的冰晶对细胞的机械性损伤。玻璃化冷冻液中常用的渗透性保护剂有甘油、二甲基亚砜、乙二醇和丙二醇，非渗透性保护剂有蔗糖和海藻糖。

与慢速程序化冷冻法相比，玻璃化冷冻法减少了对仪器设备的依赖程度，临床操作简单快捷，有较好的卵母细胞和胚胎冷冻效果，已逐渐取代慢速程序化冷冻法，成为临床上使用最广泛的冷冻方法（慢速程序化冷冻法与玻璃化冷冻法的详细区别参见表 9-1）。但是，玻璃化冷冻也存在缺点，即玻璃化冷冻需要高浓度的冷冻保护剂，对生殖细胞和组织的毒性是玻璃化冷冻过程中的主要问题。

表 9-1 慢速程序化冷冻法与玻璃化冷冻法的比较

	慢速程序化冷冻法	玻璃化冷冻法
耗时	＞ 3 小时	快速，＜ 10 分钟
成本	所需设备昂贵	不需要使用特殊的设备
样本体积（μl）	100 ～ 250	1 ～ 2
冷冻保护剂浓度	低	高
冷冻损伤风险	高	低
解冻后存活率	高	高
冷冻保护剂毒性风险	低	高
系统状态	封闭	开放
潜在病原微生物感染风险	低	高
操作	复杂	简单

（3）仿生控冰冻存法：慢速程序化冷冻法与玻璃化冷冻法中，使用大量传统的冷冻保护剂如二甲基亚砜等，其能与水形成含氢键的有机小分子并置换出部分胞内水分子，通过与水分子形成氢键，从而抑制冰晶的形成，使细胞得以成功冻存。然而，该类小分子已被证实会破坏蛋白质结构、细胞间连接等，并且具有表观遗传毒性，因此急需安全无毒的冷冻保护材料的创新。

抗冻蛋白是在极寒地区生物体内发现的一类高效冰晶成核与生长控制剂，可以保护生物不受冰冻损伤。在自然界中，已经在许多耐寒生物的血清中发现了抗冻蛋白和抗冻糖蛋白，例如极地鱼类和沙漠昆虫，它们可以避免冰冻伤害，在 0 ℃以下生存。抗冻蛋白最重要的特性之一是能够通过"吸附 - 抑制"机制控制冰晶的生长 / 再结晶，可以控制细胞因冰晶而导致的细胞外溶液渗透压增加所引起的水分流出速率加大，因此又称为"控冰蛋白"。控冰蛋白通过调控低温下冰晶的大小与形状，使其在生物体耐受范围内既允许冰晶形成，但又避免对生物产生损伤的大冰晶形成。因此，控冰蛋白可以保护细胞免受大冰晶的直接机械伤害，以及细胞膜上因渗透压迅速增加的机械压力。

对控冰蛋白作用机制的理解，为创制仿生控冰材料提供了指导。根据材料类型的不同，仿生控冰材料可以分为小分子类、聚合物类和纳米材料类。这些材料能影响冰晶的大小和形状，通过控制冰晶的形貌，可以减少对细胞的机械损伤。在复苏过程中，仿生控冰材料能阻止或减缓冰晶之间的重结晶过程，这对减少细胞和组织的二次冰晶损伤尤为重要。某些仿生控冰材料能与细胞膜相互作用，增加细胞对低温的耐受性，从而保护细胞免受冰晶形成和生长的损害。这些材料通常不会穿透细胞膜，因此可以在细胞内零残留的情况下提供保护。

仿生控冰材料的使用可以大大降低二甲基亚砜等具有细胞毒性的试剂用量，提高解冻复苏率，减少冻存引起的分子及细胞损伤，是一类极有发展前景的冻存材料（图9-2）。

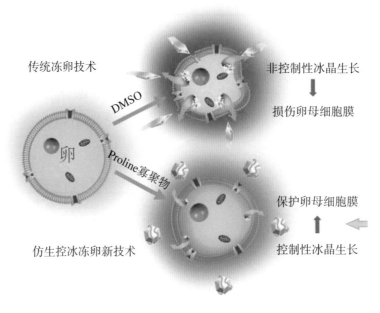

图 9-2　传统冻卵技术与仿生控冰冻卵新技术机制

DMSO：二甲基亚砜；Proline：脯氨酸

框 9-3　生殖细胞和性腺组织的冻干保存法

　　当前的哺乳动物生殖细胞和组织存储策略主要依赖于超低温条件，在液氮中冷冻保存。然而，这种传统方法存在诸多挑战，包括冷冻保护剂的潜在毒性、冷冻过程中的冰晶形成、储存期间可能发生的温度波动，以及解冻/复苏过程中再结晶的风险。此外，不同物种、不同组织和细胞类型、细胞器以及DNA对这些压力因素的敏感性和反应差异显著，这些均限制了冷冻保存技术的广泛应用和发展。为突破这些限制，科研人员一直在探索安全、可靠的备选存储解决方案，其中，室温下长期存储生殖细胞和性腺组织的方法显示出巨大的潜力。

　　冷冻干燥是一种将物质先冷冻，然后在低压环境下将其中的水分通过升华去除的方法。大量研究表明，非还原性海藻糖在干燥时可以稳定关键细胞成分，包括膜、蛋白质和DNA，许多物种的精子细胞已经通过这种方法保存，小鼠、猪等非冷冻温度下存储的冻干精子已成功获得活产。使用冻干精子只能采用ICSI，因为精子在复水后不具有运动能力。最近，部分冷冻/干燥的人类精子成功复水并用于ICSI，产生了正常的囊胚。关于雌性配子，已有研究表明，冻干的猪卵母细胞核移到去核卵母细胞后能恢复减数分裂，存储在非冷冻温度下干燥的生发泡期卵母细胞保持了完整的核膜和DNA，冻干猫卵巢组织也能维持一定的结构完整性和细胞活性。这些成功案例提示，海藻糖处理后生殖细胞和性腺组织处于玻璃化状态，可以维持并恢复其正常结构和功能，并有可能在室温实现长期保存。冻干卵母细胞、胚胎以及组织技术仍处于探索阶段，面临许多挑战，但其潜在应用前景值得进一步研究和开发。

（二）解冻复苏

解冻复苏（thawing and recovery）是指将冻存在液氮中的生殖细胞或性腺组织（如卵母细胞、精子、胚胎或卵巢组织）从极低温环境中的状态恢复到适宜温度的生理状态。解冻复苏是与冷冻保存相反的过程，当恢复到常温时，组织细胞的形态结构恢复正常，生化反应即可恢复。

先将冷冻样本从液氮中取出，开始升温，这一步需谨慎控制，以避免温度变化过快导致细胞结构损伤。然后将样本置于保护剂浓度逐渐降低的溶液中，逐步去除在冷冻过程中添加的冷冻保护剂。在去除保护剂的同时，细胞内、外的渗透平衡逐步恢复。这一过程中，细胞可能会膨胀或收缩，因此需要精细的控制以防止细胞肿胀破裂。解冻后的细胞或组织需要适应新的环境，包括将其置于营养丰富的培养液中，以支持细胞的恢复和生长。解冻后，需要对生殖细胞或组织的活力和功能进行评估。对于卵母细胞，需评估其受精能力；对于胚胎，需评估其发育潜力；对于卵巢组织，需评估其激素分泌和卵泡发育能力。解冻复苏成功的关键在于最大限度地减少冷冻和解冻过程中的细胞和组织结构损伤，保持细胞的生物活性和功能。这一领域研究技术的不断进步，提高了解冻后生殖细胞和组织的存活率和功能恢复。

框 9-4 新型解冻复苏技术——激光复温

激光复温是一种先进的技术，用于冷冻保存过程后的解冻复苏阶段。使用激光快速均匀地加热冷冻样本，以减少或防止在传统缓慢加热过程中的冰晶重结晶。由于激光可以快速且精确地加热，能够更有效地控制冰晶融化，从而减少细胞和组织在复温过程中的损伤。这种技术特别适用于卵母细胞、胚胎、精子和其他敏感的生物样本复温，可以提高这些样本在冷冻后的存活率，保持功能。最近，利用金纳米颗粒进行激光复温的方法已被有效用于复苏玻璃化冷冻的斑马鱼胚胎以及小鼠的卵母细胞和胚胎。尽管激光复温有许多优势，但也需要精确的控制和优化，以确保均匀加热且不对细胞造成热损伤。这项技术仍在不断发展中，研究人员正在努力改进激光复温的效率和安全性，探索其在不同类型的生物样本中的应用潜力。

二、技术分类及适应证

（一）卵母细胞冷冻保存技术

1986 年，国际首次报道利用慢速程序化冷冻的卵母细胞复苏后进行辅助生殖治疗实现双胎妊娠。1999 年，澳大利亚 Monash 团队实现了首例玻璃化冷冻卵母细胞的成功分娩，而自 2005 年起，卵母细胞冷冻玻璃化保存技术逐步进入临床领域，此期处于探索阶段。直到 2012 年，美国生殖医学协会提出卵母细胞玻璃化冷冻保存技术正式进入临床应用阶段，成为辅助生殖常规技术。

1. **成熟卵母细胞冷冻保存技术** 成熟卵母细胞冷冻保存是指针对已排出第一极体、处于第二次减数分裂中期（metaphase Ⅱ，M Ⅱ）的卵母细胞实施的冷冻保存，通常来源于患者接受控制性超促排卵治疗后获得的成熟卵母细胞。

适应证：适用于月经来潮后的女性。具体指征包括：①因肿瘤放化疗、卵巢早衰、盆腔疾病、手术等原因可能会丧失卵巢功能者，对需要放化疗而有生育需求的青少年肿瘤患者尤为重要；②体外受精 - 胚胎移植（IVF-ET）中出现过剩卵母细胞，在保证新鲜周期使用的前提下，将这部分过剩的卵母细胞冷冻保存；③应急性冻卵：进入体外受精 - 胚胎移植周期的患者，取卵日因男方无法到达医院或取精失败未获得可用精子，同时拒绝采用捐赠者精子。

2. 未成熟卵母细胞冷冻保存技术　未成熟卵母细胞的冷冻保存是生育力保存技术中的一项重要进展，将未成熟卵母细胞从卵巢中取出，通过冷冻技术保存下来。这些卵母细胞还没有完成成熟过程，因此需要在冷冻解冻后进行体外成熟以获得成熟卵母细胞进行体外受精 - 胚胎移植。未成熟卵母细胞的采集方案根据患者类型不同而有所差别，常见的未成熟卵母细胞获取方式有直接经阴道超声引导获取和从手术过程中在体卵巢或切除卵巢组织上采集。

相较于成熟卵母细胞，冻存未成熟卵母细胞的优势有多方面。未成熟卵母细胞未形成最终的纺锤体结构，体积较小且周围有核膜包绕，其染色质特定的存在状态使其对低温不敏感，在冷冻过程中易脱水，可以减少多倍体或非整倍体形成的概率，减少冻融过程中染色体的损伤。未成熟卵母细胞有两种：生发泡（germinal vesicle，GV）期卵母细胞、第一次减数分裂中期（metaphase Ⅰ，M Ⅰ）卵母细胞。其中，GV 期卵母细胞的典型特征是含有一个巨大的生发泡，卵母细胞结构中有两层大的膜，即细胞膜和生发泡膜。在进行冷冻及复苏过程中，两层膜对渗透压的变化有较强的缓冲作用，很大程度上降低了 GV 期卵母细胞胞浆膜崩解率，更能耐受低温及冷冻保护剂的影响。此外，患者可不进行控制性超促排卵治疗，且可在治疗过程中的任意时间取卵，避免或者减少了患者治疗周期中促性腺激素的使用量，有效避免卵巢过度刺激综合征（ovarian hyperstimulation syndrome，OHSS）等并发症的发生。

尽管技术在不断进步，但未成熟卵解冻后成熟率低、受精率低、胚胎发育差仍然是限制临床成功率的主要问题，难以在临床推广应用。这一领域的研究仍在继续，旨在提高未成熟卵母细胞的冷冻保存和冷冻后体外成熟的成功率，为更多女性提供生育保护的可能性。

适应证：①对于需要接受放化疗而无法及时进行促排卵的患者、切除卵巢组织的未婚患者和激素敏感性肿瘤患者等，行未成熟卵母细胞冷冻具有很大优势；②多囊卵巢综合征（polycystic ovary syndrome，PCOS）患者冻存未成熟卵母细胞，可避免多次取卵，提高成功率；③未成熟卵母细胞冷冻保存可建立卵子库，使卵母细胞捐赠更加便利，同时有效避免了胚胎冷冻保存中的道德、宗教、伦理、法律等一系列社会问题。

3. 体外成熟卵母细胞冷冻保存技术　体外成熟（in vitro maturation，IVM）卵母细胞冷冻保存技术，是指模拟体内卵母细胞的成熟环境，使得从卵巢采集的未成熟卵母细胞在体外培养成熟至 M Ⅱ 期，然后进行成熟卵母细胞冷冻保存，该技术有别于体内成熟卵母细胞冷冻保存以及未成熟卵母细胞冷冻保存技术。未成熟卵母细胞获取方式同上。

IVM 冻卵技术可以与卵巢组织冷冻保存相结合，为肿瘤患者提供生育力保存，以增加受孕机会。针对临床开展卵母细胞捐赠面临的卵母细胞来源困难的问题，IVM 冻卵技术将来源于手术患者卵巢组织中的未成熟卵母细胞进行培养冻存，为需要接受赠卵治疗的患者提供潜在的卵母细胞来源，在女性生育力保存和卵子库建设中具有潜在的应用前景。

IVM 冻卵技术同样具有较大的局限性，如同未成熟卵冻存一样，面临着 IVM 培养体系不成熟、卵母细胞成熟率仍不理想等问题。另外，IVM 技术产生后代的安全性问题尚不明确，仍然需要大规模的研究以证实 IVM 技术的子代安全性问题。

适应证：①不能延误治疗的肿瘤患者；②有卵巢过度刺激综合征（OHSS）风险的患者；③卵巢反应不良和反复胚胎质量不良的患者；④寻求紧急生育力保存的女性；⑤不能接受控制性卵巢刺激的青春期前女性，可以在月经周期的任何时期进行未成熟卵母细胞采集以进行随后的 IVM。

框 9-5 世界首个"OP-IVM 卵子库"

针对 PCOS 患者，有科学家在临床建立了卵巢打孔前（ovarian drilling）穿刺取卵（puncture for oocyte retrieval）-IVM（OP-IVM）技术体系，增加了自然妊娠率和辅助生殖妊娠率。

通常针对 PCOS 不孕患者会采取卵巢打孔手术来帮助其实现自然妊娠，但术中使用的电针灼烧卵巢方法会造成大量卵泡死亡而浪费。为了避免卵母细胞损失，研究者将手术方法与实验室技术相结合创建了 OP-IVM 技术体系，在术前将未成熟卵取出，置于体外培养环境中促进其发育并获得成熟卵，进一步冷冻保存入库，为患者储备生育力。临床注册研究报告显示：该技术不仅为患者带来 32% 的自然妊娠率，而且利用卵子库又为患者显著增加了 14% 的辅助生殖助孕成功率。在此技术支撑下，在中国建成世界首个"OP-IVM 卵子库"，为生育力低下患者保存或恢复生育力，生出健康婴儿。OP-IVM 技术是一项非常值得推广的生育力保存前沿技术，将有助于全世界生育力低下患者的生育治疗。

（二）胚胎冷冻保存技术

目前，胚胎冷冻保存是一种技术上相对成熟且成功率较高的生育力保存方法，不仅可以推动单胚胎移植，减少多胎妊娠率，也可以增加患者每次促排卵的累积妊娠率，降低 OHSS 风险，并且也可以进行胚胎着床前遗传学检测。1972 年，Whittingham 首次利用慢速程序化冷冻法成功冷冻了小鼠卵裂期胚胎。随后，哺乳动物胚胎冷冻技术取得了迅速的发展。1983 年，Trounson 等报告了用二甲基亚砜作为冷冻保护剂冷冻人类胚胎解冻移植后的第一例活产。1998 年，Mukaida 等将玻璃化冷冻技术成功用于人类卵裂期胚胎冷冻并成功妊娠活产，随后玻璃化冷冻技术应用于卵母细胞、合子期胚胎及囊胚的冷冻保存。此后，胚胎学家、临床医生及基础研究者一直致力于优化胚胎冷冻程序，在不同种类和不同浓度的冷冻保护剂、降温速率和冷冻设备等方面对冷冻程序加以优化，使人类卵裂期和囊胚期胚胎冷冻技术得到不断发展和完善。

1. 合子期胚胎冷冻保存技术 合子期是指受精后的第一天，此时胚胎为单细胞状态。由于合子期胚胎仅为单细胞，因此冷冻和解冻过程对其损伤较小，有研究使用合子期胚胎进行玻璃化冷冻，获得 89% 的解冻存活率，移植后获得 36.9% 的妊娠率，说明人类的合子期胚胎可以通过玻璃化冷冻进行生育力保存。在患者合子数量极少（通常为 1 ~ 4 个）或基于以往经验预计胚胎体外发育可能较差的情况下，会考虑在合子期进行冷冻保存。当胚胎在合子期冷冻保存时，随后的冻融胚胎移植通常在解冻后的 1 天（或 2 天）即进入卵裂期。目前在临床上仅适用于那些需要立即进行胚胎移植但又希望减少多胎妊娠风险的特殊患者。

2. 卵裂期胚胎冷冻保存技术 卵裂期通常是指受精后的第 2 ~ 3 天，此时胚胎处于 2 ~ 8 细胞阶段。胚胎级别描述详见《人类卵裂期胚胎及囊胚形态学评价中国专家共识》。卵裂期胚胎冷冻后的存活率相对较高，但由于具有多个细胞，其冷冻和解冻过程中的风险稍高于合子期。适用于无法立即进行胚胎移植或选择进行遗传检测的患者。对于拥有优质卵裂期胚胎的患者，结合自身条件可以优先考虑移植优质卵裂期胚胎，降低早产和生出大于胎龄儿（large for gestational age，LGA）的风险。对于具有 LGA 高危因素的患者，如糖尿病、PCOS、超重和肥胖等，可以优先考虑卵裂期胚胎移植以减少 LGA 的发生。

3. 囊胚冷冻保存技术 囊胚期是指受精后的第 5 ~ 7 天，此时胚胎已发育成为囊胚，拥有更复杂的多细胞结构。

囊胚腔液在冷冻时形成的冰晶可损伤胚胎发育潜能，因此囊胚冷冻前行人工皱缩操作，目的是通过胚胎自身的皱缩压力充分排出囊胚腔液。囊胚在实施人工皱缩 10 ~ 15 min 后即可冷冻，不宜时间过长，预防囊胚再扩张。人工皱缩通常使用机械挤压、穿刺或激光法使囊胚腔皱缩，激光法因其简便性而得到广泛应用。人工皱缩能否改善妊娠结局尚存争议，随机对照研究表明人工皱缩不影响囊胚种植率，但对囊胚复苏率有所改善。尽管目前尚无人工皱缩导致不利结局的临床证据，但仍需进一步观察其远期安全性。

囊胚冻存移植更能改善患者子宫内膜和胚胎发育的同步性，适用于胚胎发育评估更为准确的患者，以及那些希望通过囊胚移植提高妊娠成功率的患者。由于囊胚强大的着床能力，对于高龄、不孕年限长、多次流产等自身条件差的患者，应优先考虑囊胚移植保证妊娠率。对于拥有优质囊胚的患者，应优先选择单囊胚移植，减少多胎妊娠带来的并发症。对于拥有卵裂期胚胎 ≥ 4 个的患者，考虑到冷冻保存大量的胚胎会增加患者的治疗费用和时间，可以进行全部胚胎或部分胚胎继续培养，发育到囊胚后进行冷冻保存，后期再结合患者自身条件和胚胎质量选择合适的解冻移植方式。但对于取卵较少或第 3 天形成的可利用胚胎较少的患者，囊胚培养可能将增加无胚胎可移植的风险。囊胚期胚胎冷冻后的存活率较高，但由于其复杂的结构，冷冻和解冻过程中的风险也相对较高。

（三）卵巢组织冷冻保存技术

随着医疗技术的进步，儿童、青少年及不超过 25 岁的成年恶性肿瘤患者的 5 年生存率已超过 80%。然而，化疗、放疗及根治性手术对卵巢功能的影响深远，常导致闭经和卵巢早衰，甚至会丧失生育能力。因此，近年来，肿瘤患者对保存其生育能力的需求迅速增加。目前，卵母细胞和胚胎的低温保存是女性生育力保存的常见临床方法，但这些方法无法恢复患者的生殖内分泌功能，且不适用于青春期及青春期前女性。卵巢组织冷冻技术作为一种新兴技术，在过去二十多年中已成为保护女性生育力和维持生殖内分泌功能的有效途径。2018 年，这一技术被美国生殖医学协会认定为临床技术，而非实验性技术。目前，卵巢组织冷冻技术主要用于可能因医疗措施导致生殖功能衰竭的年轻恶性肿瘤患者，如乳腺癌、淋巴瘤或需要接受骨髓移植的血液系统疾病患者。对于需要迅速开始放化疗且没有足够时间进行促排卵治疗的女性，以及青春期前和青春期的女孩来说，这是首选的生育力保存方式。

卵巢组织冷冻可以是皮质片，也可以是完整组织，通常多采用皮质片保存的方式，原因在于原始卵泡位于卵巢皮质最外层的 1 ~ 2 mm，且比较容易剥离。皮质中原始卵泡中的卵母细胞体积小，代谢率低，无透明带及周围皮质颗粒，许多细胞器尚未形成，细胞质内冷敏感的类脂物质少，因此原始卵泡对冷冻保护剂的耐受性要高于生长卵泡。皮质的冷冻还具有如下优点：①不会延误肿瘤治疗的时机；②不受月经周期的影响；③恢复生育力的同时恢复内分泌功能。

通过腹腔镜能够较方便地取出卵巢组织，一般取出一侧卵巢的一半或取出 5 ~ 10 片、约 5 mm³ 的卵巢皮质。在冷冻开始前需要对卵巢组织行无菌机械切割，并去除髓质和外周结缔组织，仅保留皮质。皮质大小的选择原则是为了使移植后卵巢功能状态维持更长的时间，所以应该在保证卵泡存活率的前提下，尽量增加皮质块的大小。但在大皮质块冻存的过程中，冷冻保护剂处理时间过短，冷冻保护剂不能充分渗入；处理时间过长，会导致其边缘区域在高浓度保护剂中暴露时间过长，对细胞产生毒性损伤。所以，目前通常将组织块切成大小约 5 mm × 5 mm、厚度不超过 2 mm 的皮质片。

卵巢组织冻存的具体适应证如下。

（1）肿瘤患者：是最常见的适应证之一。许多肿瘤治疗方法，如化疗和放疗，可能会损害卵巢功能，导致早期卵巢衰竭或不孕。对于需要接受这些治疗的妇女，尤其是年轻女性和儿童肿瘤患者，卵巢组织冷冻保存提供了一个保留其生育能力的机会。

（2）自身免疫性疾病患者：某些自身免疫疾病的治疗可能使用对卵巢功能有害的药物。在这种情况下，卵巢组织冷冻保存可以用作保存生育力的措施。

（3）遗传性疾病患者：患有特定遗传疾病的女性，这些疾病可能影响她们的生育能力，也可进行卵巢组织冷冻保存。

（4）早期卵巢衰竭高风险人群：对于有早期卵巢衰竭家族史的女性，或者有其他早期卵巢衰竭风险因素的女性，卵巢组织冷冻保存可以作为一种生育力保存储备策略。

卵巢组织冻存相关问题

框 9-6 完整卵巢冻存技术

对于肿瘤患者来说，在化疗或放疗前将卵巢取出进行冷冻保存免于放化疗损伤，待治疗结束后选择适当的时机再将卵巢自体原位移植，恢复卵巢内分泌和生殖功能，无疑是一个理想的选择，但完整卵巢冻存后移植还处于研究初始阶段。2002 年，Wang 等将大鼠的完整卵巢冷冻解冻后再移植，其中 57% 的卵巢在移植后存活超过 2 个月且能排卵，妊娠 1 次。2014 年，Maffei 等使用定向冷冻技术成功冻存绵羊的完整卵巢，显著改善了卵巢结构和功能完整性的各项指标。但是距离人类完成卵巢冻存的成功突破还有很长的路。

完整卵巢作为冻存对象，体积大、结构复杂，卵巢组织含有卵巢细胞、间质、血管、神经等组织成分，卵母细胞和颗粒细胞不直接在毛细血管周围，需要冻存保护剂通过卵巢间质渗透进入，因此人类完整卵巢器官冻存的主要技术难度在于冻存保护剂的渗透分布不均，冻存保护剂引起的毒性损伤、冰晶损伤以及缺血再灌注损伤，同时面临以下手术挑战：带血管蒂的整个卵巢取材手术、冻融后实施功能性血管再吻合手术等。这些都需要更多的动物实验和人类卵巢体外研究，以寻找更优化的冻存方案。

小测试9-3：美国好莱坞女星安吉丽娜·朱莉因其家族遗传性肿瘤病史和她自身携带 BRCA1 基因突变，在三十多岁时为预防卵巢癌进行了卵巢切除手术。假设她此时已婚未育，可在卵巢切除前采取何种方式保存生育力？

三、技术风险及伦理问题

（一）技术风险

1. 冷冻保护剂的毒性 冷冻保护剂的细胞毒性可能导致细胞结构与功能的损伤。在选择和应用冷冻保护剂时，理想状况是实现对细胞结构与功能的最大程度的保护，同时确保保护剂的细胞毒性处于较低水平。生殖细胞与性腺组织在不同的发育阶段具有不同的细胞膜通透性和对冷冻保护剂的敏感性，需针对发育阶段选择适宜的冷冻保护剂。

2. 冷冻造成细胞损伤 冷冻过程可能因为细胞内部冰晶的形成导致细胞损伤。

对卵母细胞而言，作为人体内体积最大的细胞，在冷冻过程中尤其容易受到损伤。其损伤主要表现在影响细胞膜的完整性、透明带变硬、细胞骨架破坏，以及染色体异常等。纺锤体是成熟卵母细胞的重要结构，由微管组成、进行解聚和再聚合，对温度、pH、渗透压的变化非常敏感，在冷冻过程中容易受到损伤，进而导致结构异常、染色体丢失或非整倍体发生。

对于卵裂期胚胎而言，尽管解冻复苏率已实现显著提升，但其发育率、妊娠率以及着床率仍未达到令人满意的水准。特别是在卵裂期胚胎冷冻保存及其后续发育过程中，存在着多项挑战。因此，亟需对早期胚胎的冷冻保存、解冻后的胚胎发育以及冷冻机制进行更为深入的研究，这将有助于进一步提高胚胎解冻后的复苏率、发育率以及临床妊娠率。此外，对冻后胚胎的损伤分子机制及其对后代安全性的影响也需进行细致评估。

目前已有研究证实囊胚玻璃化冷冻是一种安全的胚胎保存方法，可获得较高的胚胎存活率、妊娠率和着床率，新生儿缺陷发生率与新鲜周期结果相似。研究显示，采用玻璃化冷冻囊胚复苏后分娩的新生儿出生缺陷率为 1.4%，与新鲜囊胚移植结果相似，尚未发现有遗传表型异常者。因为玻璃化冷冻技术出现较晚，所以对子代围生期和新生儿结局的影响还有待进一步研究。

3. 液氮造成的交叉污染　在生殖细胞和性腺组织的冷冻过程中，冷冻载体的分类可根据其是否与液氮直接接触进行区分，归为开放式载体和封闭式载体两种。开放式载体在玻璃化冷冻技术应用中，允许样本直接暴露于液氮中，这一做法虽然加快了冷冻速度，但同时也增加了由于直接接触液氮而可能带来的液氮介导的传染性疾病风险。

4. 卵巢移植安全性风险　冷冻保存的卵巢组织通过原位或异位移植能得到成熟卵泡。然而，对于因肿瘤治疗而冻存的患者，存在再引入肿瘤细胞的潜在风险。尽管移植冻融的卵巢组织基本上是安全的，但必须在卵巢移植前多学科会诊确证肿瘤细胞复发和播散风险。

5. 其他　在常规的卵母细胞采集过程中，通常采用促排卵药物以增加卵母细胞的获得量。然而，这种做法可能诱发 OHSS 并对女性的卵巢功能产生影响，极端情况下甚至可能危及生命。此外，作为一种侵入性手术，卵母细胞的采集过程不能完全避免对内脏器官的潜在损伤，存在引起盆腔出血和伤口感染的风险。

至于卵母细胞冷冻的最佳年龄段尚未明确，但为了保证卵母细胞及胚胎的质量，建议进行冷冻保存的女性年龄应在 20 ~ 35 岁。在年轻女性中，如果过早进行卵母细胞冷冻，可能会不必要地承担与药物刺激和卵巢采集相关的风险，尤其是在自然生育概率较高的情况下。相反，高龄女性（超过 38 岁）进行卵母细胞冷冻时，可能面临获得的卵母细胞数量有限和非整倍体风险增加的问题，这会显著降低妊娠的可能性。

（二）伦理问题

1. 卵母细胞冷冻保存的伦理问题　卵母细胞冷冻技术为女性提供了推迟生育的技术方面的可行性，但是也引发了对生育年龄延长可能带来的社会及生物学影响的担忧。冷冻卵母细胞的未来使用、保存、捐献或销毁等问题，涉及所有权和伦理责任。技术商业化带来的成本问题可能造成资源的不平等获取，同时，长期冷冻的健康和遗传效应未知，引发对后代健康的忧虑。卵母细胞冷冻普及后，可能导致高龄妊娠增多，涉及母体和后代的健康风险。此外，国际上对该技术的法律和伦理规定存在差异，可能产生跨境伦理、法律问题。

2. 胚胎冷冻保存的伦理问题　胚胎冷冻保存技术的伦理议题包括胚胎的地位和权利、使用和处置选择、长期保存的生物学和遗传影响等。此技术改变了传统的生育模式，可能带来社会和家庭结构的变化。胚胎捐赠和商业化活动引发了伦理争议，涉及所有权、同意和隐私等问题。国际上对此技术的法律和政策存在差异，需要在保护胚胎权利和促进科学研究间寻求平衡。这些问题需要医疗、伦理、法律和公众的共同参与和审慎处理。

3. 卵巢组织冷冻保存的伦理问题　卵巢组织冷冻保存技术关系到女性的生育自主权，为延迟生育提供可能性。此技术的应用涉及卵巢组织的未来用途、社会接受度和法律规定等方面的伦理考量。这可能影响传统的生育模式和女性的生育年龄，需同时在个体选择、生育权利和公共利益之间找到平衡。不同地区对此技术的法律和伦理规定各不相同，需要综合考虑和处理。

4. 儿童生育力保存的伦理问题　儿童通常被认为没有完全的决策能力，因此需要父母或法定监护人做出生育力保存的决定。这引发了关于儿童同意、最佳利益和家长决策权利的伦理问题。儿童在成年后可能会对父母做出的生育力保存决定持不同意见。这涉及未来自主权的问题，即今天为儿童做出的决定可能会影响他们成年后的选择和生活。生育力保存程序可能对儿童的心理和社会发展产生影响，特别是如果他们对自己的生育能力有所意识，则需要考虑这种干预对儿童心理健康的潜在影响。

（严　杰）

第三节 避 孕

⟩ 案例 9-3

女，34 岁。平素月经规律，$\frac{6 \sim 7}{28 \sim 30}$ 天，现停经 6⁺ 周。患者平素体健，无烟酒等不良嗜好，既往经阴道分娩 2 子。自测尿妊娠试验显示阳性，于是来医院行妇产科超声检查，提示宫内早孕，6⁺ 周，可见原始心管搏动。患者因处于事业上升期，且已有 2 个孩子需要照顾，近期暂无生育计划，要求行流产。

案例 9-3 解析

问题：

1. 如果患者要求行药物流产，可予以何种药物？

2. 患者表示之前一直口服短效口服避孕药物避孕，但是有时候工作忙会忘记服药。其可采取其他何种长期避孕措施？

避孕（contraception）是指避免受孕的预防措施，包括采取避孕药具和手术方法达到暂时或永久阻止受孕的目的。为规避女性意外妊娠流产产生的风险，做好避孕方法的知情选择显得尤为重要。避孕主要为控制生殖生育过程中的以下环节：①精子与卵子的产生；②精子在女性生殖器官内生存、获能；③精子与卵子的结合；④受精卵的着床。理想的避孕方法应当安全、有效、简便、经济，男女双方均能接受。目前较常用的有药物避孕、女性宫内节育器、安全套等。

一、药物避孕

针对使用的对象不同，避孕药物可分为女用避孕药和男用避孕药。其中，女用避孕药主要为甾体激素类药物，主要通过改变女性体内激素水平调控生殖生育过程来达到避孕的目的。男用避孕药主要通过干扰精子的存活来发挥作用。

（一）女用避孕药物

女用避孕药物主要为甾体激素类药物。激素避孕是一种高效的避孕方法。其主要避孕作用成分为雌激素和孕激素。甾体激素避孕药最早在 20 世纪 50 年代出现，是人类生育史的一次革命性的发明。

1. 作用原理 通过雌、孕激素的生理作用影响女性生殖器官的活动，最主要的原理是通过负反馈抑制下丘脑释放 GnRH，使垂体分泌的 FSH 与 LH 维持在较低水平以抑制排卵。此外还可通过改变宫颈黏液性状、子宫内膜、输卵管功能来发挥作用。

2. 药物种类 主要包括口服药物、避孕针、缓释避孕药等。

（1）口服避孕药物：口服药物主要为复方口服避孕药（combination oral contraception，COC）。主要包括复方短效口服避孕药（compound short-acting oral contraceptive）与复方长效口服避孕药（compound long-acting oral contraceptive）。复方短效口服避孕药含有低剂量的雌、孕激素，是最常用的口服避孕药物。大部分的复方短效口服避孕药需要从月经周期的特定时间起每日服药 1 片，一盒为 1 个周期。据此，复方短效口服避孕药分为单相片及三相片。单相片在整个周期中雌、孕激素含量是固定的，三相片中每一相的雌、孕激素根据妇女生理周期而制定不同的剂量。

激素类避孕药物的发明与改进

正常用药的情况下，避孕的成功率可超过99%。复方长效口服避孕药因激素含量大，类早孕反应、月经失调等副作用较多，现已较少应用。

此外，口服避孕药物还包括纯孕激素避孕药（progestin-only pill，POP）、紧急避孕药（emergency contraceptive pill，ECP）及探亲避孕药（vacation pill）。纯孕激素避孕药用作常规避孕药物时主要用于哺乳期妇女。对于紧急避孕药，目前中国市场上主要为左炔诺孕酮制剂及米非司酮。左炔诺孕酮制剂可以延缓或停止卵细胞的释放，从而达到避孕效果；米非司酮可通过抑制子宫内膜增殖，干扰受精卵着床来紧急避孕。任何发生无保护性行为的女性均可使用，通常需要在发生无保护性行为后72小时内服用。探亲避孕药也因其激素量大、副作用多，已较少应用。

（2）避孕针：主要包括纯孕激素避孕针（progestin-only injectable）及雌孕激素复合避孕针（combined injectable contraceptive，CIC）。通过抑制排卵发挥作用。与口服药物不同，常用的避孕针多为纯孕激素避孕针，主要包括2种，一种含醋酸甲羟孕酮（DMPA），每隔3个月注射1针；另一种含庚炔诺酮（NET-EN），每隔2个月注射1针。而雌孕激素复合避孕针与COC类似，主要含有雌激素与孕激素。在月经来潮的第5天和第12天各注射1针，以后每个月在月经来潮的第10~12天注射1针。由于复合制剂激素剂量大，副作用大，一般应用较少。

（3）缓释避孕药：主要包括皮下埋植剂、避孕贴片和避孕环。

皮下埋植剂内含孕激素的硅胶棒，每日释放少量激素。主要通过抑制排卵及增加宫颈黏液黏稠度来避孕。目前国际上较常用的有三种：Jadelle含有左炔诺孕酮，埋植一次可用5年；Implanon NXT含有依托孕烯（ETG），一次可用3年，因其内含有硫酸钡，X线下可看到；Levoplant为我国研发、经WHO认可的含有左炔诺孕酮的埋植剂，一次可用3年。与其他单孕激素避孕药类似，适用于几乎所有的健康的育龄妇女，特别是哺乳期妇女。

避孕贴片将雌、孕激素放在特殊贴片内，粘贴在皮肤上，每日释放一定剂量的避孕药，通过皮肤吸收。通过抑制排卵达到避孕目的。避孕环主要为雌孕激素复合阴道避孕环及孕激素阴道避孕环。其为以硅胶或柔韧塑料为载体、内含激素的阴道环，每日释放小剂量的激素，通过阴道壁吸收进入血液循环而避孕。

此外，部分宫内节育器也可用作紧急避孕装置或缓释避孕药（详见本节"宫内节育器"部分）。

3. 适用人群 凡是健康的育龄妇女，无论是否婚育，都可以在专业人士指导下选择合适的激素类避孕药物使用。

4. 禁忌证 缺血性心脏病、心脑血管疾病、深静脉血栓及高风险者；年龄超过35岁且吸烟，增加心血管发病的可能，不建议使用；严重的肝病（如肝硬化或肝癌）或肾病；糖尿病病史20年，因糖尿病导致其他系统病变或其他内分泌疾病；部分恶性肿瘤或癌前病变；偏头痛反复发作且年龄超过35岁；服用抗癫痫药物或抗结核药物；哺乳期患者避孕不宜使用复方激素类避孕药。

5. 药物副作用及相关处理

（1）类早孕反应：服药初期部分妇女可出现食欲缺乏、恶心、呕吐、乏力、头晕等类似妊娠早期的反应。随着用药时间延长，症状可自行缓解。

（2）阴道不规则流血：多发生在漏服避孕药后，少数未漏服情况下也会发生。

（3）月经改变：主要发生于月经不规则妇女，大部分妇女用药后月经规律，极少数有出现闭经的可能。对原有月经不规则妇女，使用避孕药需谨慎。

（4）体重及皮肤变化：早期研制的避孕药物中雄激素活性强，个别女性服药后会出现增加食欲、增强代谢的情况，从而导致体重增加，面部出现色素沉着。现随着避孕药物的不断研发改进，雄激素活性降低，相关副作用明显减少。

（5）长期影响：长期应用激素类避孕药可能会影响代谢、心血管、凝血功能等，但因为现在所用药物激素剂量较低，如果无用药禁忌证，大部分影响较小，停药均可有所缓解。

（6）其他：个别妇女服药后出现头痛、乳房胀痛、情绪改变、性欲改变等。

（二）男用避孕药物

目前男性避孕药主要通过体外杀灭精子来发挥作用。口服的男性避孕药已经过多年的研究，许多已进入临床试验，但现在仍没有 WHO 认可的男性口服避孕药物。

1. 杀精剂　壬苯醇醚为最常用的体外杀精剂，有强烈杀精作用，能破坏精子细胞膜，使精子失去活性，阻止其接触卵子。其他杀精剂包括苯扎氯铵、氯己定、孟苯醇醚、辛苯聚醇、多库酯钠。目前临床常用避孕栓剂、片剂、泡沫剂、乳剂、胶冻剂及避孕薄膜。正确使用外用杀精剂，有效率达 84% 以上。使用不当，失败率高达 20% 以上，不建议作为避孕首选药，且频繁使用体外杀精剂会增加感染的风险。

2. 其他　棉酚曾作为男性避孕药被开发，但是研究中发现棉酚的避孕效果不是完全可逆，而且部分受试者副作用明显。在 1986 年，WHO 宣布棉酚不能用作避孕药物。另外，激素类男性避孕药与男性外用避孕凝胶等男用避孕药也正在研究中。

二、其他避孕技术

（一）工具避孕

工具避孕法主要利用工具阻止精子进入宫腔，或通过改变宫腔内环境干扰受精卵着床以达到避孕目的。常用的避孕工具有宫内节育器及安全套。

1. 宫内节育器　宫内节育器（intrauterine device，IUD）是我国生育期妇女常用的一种安全、有效、简便、可逆的避孕工具。由于初期使用的装置多是环状的，通常称为节育环。第一代宫内节育器由惰性材料如金属、硅胶、塑料等制成，由于脱落率高及带器妊娠率高，现已停产。现在常用的多为第二代宫内节育器，又称活性宫内节育器，分为含铜节育器或含药节育器两种。

（1）作用机制：主要通过炎性反应、毒性作用及雌孕激素的生理作用干扰精子、卵子或胚胎的发生与生理活动，干扰胚胎着床。

（2）种类

1）含铜宫内节育器（copper-bearing intrauterine device）：含铜宫内节育器一般是将铜套管或铜丝包绕在塑料框架上组成。从形态上分为 T 形、V 形、宫形等多种形态（图 9-3）。含铜节育器根据含铜表面积的差异，分为很多种，如 TCu-220（T 形，含铜表面积 220 mm²）、TCu-380A、VCu-200 等。其中，TCu-380A 在国际上较为常用，放置时间可达 12 年。大部分的 IUD 尾部都有尾丝从宫颈脱出于阴道。避孕的有效率可达 99%。近年部分含铜节育器含有药物吲哚美辛，可抑制前列腺素合成，减少前列腺素对子宫的收缩作用，从而减少放置宫内节育器后产生的出血反应。此外，带铜宫内节育器也可用于紧急避孕。若采取此方式为紧急避孕措施，通常需在无保护性生活后 5 日之内放入。

2）左炔诺孕酮宫内节育器（levonorgestrel intrauterine device，LNG-IUD）：又称左炔诺孕酮宫内节育系统（levonorgestrel-releasing intrauterine system，LNG-IUS），多为 T 形塑料装置，每天稳定释放少量左炔诺孕酮。国内较常见的 LNG-IUD 为曼月乐（Mirena），放置时间为 5 年。主要作用是使子宫内膜变化而不利于受精卵着床，宫颈黏液变稠而不利于精子穿透，一部分妇女的排卵受到抑制，有

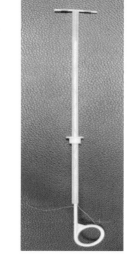

图 9-3　含铜 T 形宫内节育器

效率达99%以上。

（3）适用人群：凡生育期妇女无禁忌证、要求放置宫内节育器者均可。

（4）禁忌证：产后48小时至4周内；产褥期感染或流产后感染或可疑感染；妊娠或可疑妊娠；严重的全身性疾病或部分恶性疾病；性传播疾病易感人群；生殖器畸形或子宫过大；宫颈口松弛、重度裂伤或严重的子宫脱垂；月经失调、阴道不规则流血且原因未明；铜过敏者不可使用含铜节育器；患有下肢深静脉血栓或肺栓塞患者不建议使用LNG-IUD。

（5）副作用及并发症：主要包括异常子宫出血、闭经或经量减少、疼挛、腹痛以及皮肤、体重改变等放置避孕装置后的正常现象，通常无需特殊处理。此外还有可能发生子宫穿孔、节育器下移或脱出及带器妊娠等情况，一般需处理避孕装置并行相关检查进行评估治疗。

2. 安全套

（1）男用安全套（male condom）：又被称作阴茎套，为男用避孕工具。其为筒状薄型乳胶制品，部分为聚氨酯、聚异戊二烯制品。通过形成屏障阻止精子进入阴道而达到避孕目的，除了对乳胶制品过敏的男性外，几乎所有男性均可使用。

（2）女用安全套（female condom）：女用安全套是由乳胶、聚氨酯等材料制成的薄膜状用具。两端分别具有一个环，封闭端的环有助于放置安全套，开放端的环将安全套固定在阴道外。作用与阴茎套类似，通过形成屏障，阻止精子接触阴道来阻止妊娠。目前我国较少使用女用避孕套。

性传播感染（sexually transmitted infection，STI）是由通过性接触传播的细菌、病毒和寄生虫引起的感染性疾病，如梅毒、滴虫病、获得性免疫缺陷综合征等。这些通过性接触传播的生物可以在阴道液和精液中，在生殖器和周围区域的皮肤上，以及在口腔、咽喉和直肠中发现。大多数STI不会引起症状或引起症状而不被注意。一些性传播疾病如不治疗，可引起女性盆腔炎、慢性盆腔痛、不孕、宫颈病变等。部分STI可引起男性不育、肛管直肠肿瘤和前列腺癌。而安全套除了可用于避孕，还可以发挥阻挡精液、阴茎或阴道中的病原体以防止伴侣感染的作用。

（二）自然避孕

自然避孕又称安全期避孕或周期觉知法（fertility awareness method），是根据女性生殖生理知识推测排卵日期，判断易受孕期进行禁欲而达到避孕目的。包括日历节律法、基础体温法、宫颈黏液观察法。

1. 日历节律法（calendar-based method）　适用于月经周期规律的女性，避免在月经周期的第8～19天进行无保护的性行为。

2. 基础体温法（basal body temperature，BBT）　是指女性在排卵后，静息体温略有升高（图9-4）。从体温升高后第3天到下次月经来潮，怀孕的可能较小。但基础体温的曲线变化与排卵时间的关系并不恒定。

3. 宫颈黏液观察法（cervical secretion）　为根据宫颈黏液性状判断排卵日期的方法。接近排卵时，宫颈黏液分泌量增加且变得稀薄、透明、有弹性，部分女性可能自觉黏液增多、阴道湿润。专业人员可在镜下观察宫颈黏液涂片来判断排卵期或是否接近排卵期，排卵期体内雌激素水平达到高峰，涂片出现典型的羊齿状结晶。这种结晶在月经周期第6～7日开始出现，到排卵期最为清晰而典型。排卵后受孕激素影响，结晶逐步模糊，至月经周期第22日左右完全消失。

自然避孕法因为需要了解相应的生理知识，加之避孕有效率远低于宫内节育器及避孕药物，因此不推荐作为常规避孕方法。但女性仍可通过此种方法观察自己的身体，了解生殖系统的运行。

（三）绝育手术

主要分为女性绝育术和男性绝育术，通过阻断输送卵子和精子的管道来达到避孕绝育的效果。

1. 女性绝育术　又称输卵管绝育术（tubal sterilization）、输卵管结扎术（tubal ligation）。输

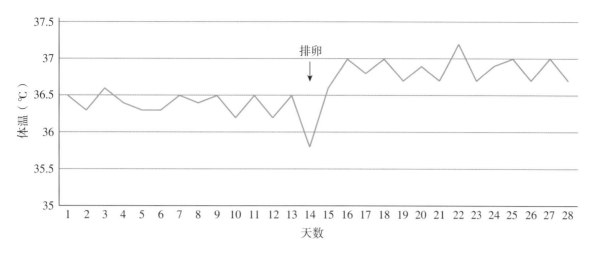

图 9-4　月经周期体温变化示意图

卵管是卵子与精子结合受精并将受精卵运输到子宫的通道。任何原因导致输卵管的不通均可导致不孕。通过输卵管结扎或者堵塞的方法阻断精子与卵子的相遇及结合，从而达到避孕绝育的效果（图 9-5）。在适当的咨询和知情同意的情况下，任何妇女都可以进行女性绝育手术。但需排除妊娠、严重的妊娠并发症及身体各系统严重疾病等并情况，手术方式主要有经腹手术和腹腔镜手术。主要通过弹簧夹或硅胶环置于输卵管峡部，以阻断输卵管通道；或电凝、切断双侧输卵管。

输卵管复通术（sterilization reversal）又称输卵管吻合术，指输卵管绝育术后，由于各种原因要求恢复生育功能而行的输卵管手术。手术将结扎或堵塞部位的输卵管切除，再将两断端修整后重新接通。但复通后成功率仅为 30% ~ 50%，与结扎手术的方式、部位相关。随着辅助生殖技术的广泛应用，此类手术病例较少。

2. 男性绝育术　又称作输精管结扎术（vasectomy），通过阻断输精管，使精液中不含精子，从而达到避孕绝育的效果（图 9-5）。但在术后 3 个月内并不完全有效，术后 3 个月内需要使用其他避孕方式。在适当的咨询和知情同意的情况下，任何男性都可以进行输精管结扎术。患有活动性性传播疾病或生殖系统及生殖系统周围器官炎症者不建议手术。目前较常用的方法为钳穿法输精管结扎术，该方法是用固定钳经皮固定输精管，而后分离阴囊壁，提出、分离输精管进行结扎。

输精管复通术是既往行输精管结扎术要求恢复生育要求而行的手术。将输精管的断端重新连接。肉眼下进行的复通手术复通率只有 50% 左右，高清显微镜下进行的手术的复通率可达 95%。

（四）其他避孕方法

主要包括体外射精与哺乳期避孕法。

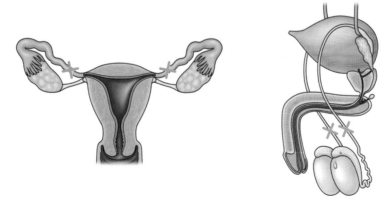

图 9-5　女性、男性绝育术

1. 体外射精 体外射精（coitus interruptus）指男性在射精前，将阴茎从伴侣的阴道中撤出，在阴道外射精。所有男性均可使用，避孕失败率高达20%。在男性射精前，可能已有少量精液进入女性阴道内，且体外射精时机很难准确把握，从而可能会有少量精液射到女性阴道内，因此不建议将体外射精作为常规的避孕方式。

2. 哺乳期闭经法 哺乳期闭经法（lactational amenorrhea method，LAM）是指妇女哺乳时婴儿吸吮乳头，刺激通过神经传入下丘脑，刺激垂体分泌催乳素，抑制促性腺激素的释放，从而抑制排卵，产生避孕作用。一般产后6个月内以纯母乳喂养的妇女可用此方法。若月经恢复、长期非母乳喂养或产后超过6个月，则建议用其他避孕方法。

（五）避孕失败补救措施

避孕失败后的补救措施可分为两种，一种是在发现避孕失败后短时间内采取的补救措施，为紧急避孕，主要措施为服用紧急避孕药物或放置宫内节育器；另一种则是在妊娠发生后以药物或手术的方法终止妊娠，称为人工流产。人工流产会对妇女的生殖健康造成一定的影响，因此应当做好避孕工作，避免或减少意外妊娠。终止早期妊娠的人工流产方法包括手术流产和药物流产。药物流产较适用于妊娠小于49日、有流产术高危因素的健康妇女。妊娠超过49日的早孕妇女可考虑手术流产。流产前均需行相关的检查检验。

1. 手术流产 手术流产（surgical abortion）是指采用手术方法终止妊娠，主要包括负压吸引术（vacuum aspiration）和钳刮术（dilatation and curettage）。负压吸引术主要利用负压吸引的原理，通过与负压吸引器相连的吸管进入宫腔吸出早期妊娠物，如胚囊与蜕膜组织。钳刮术是指孕10～14周时因胎儿骨骼形成，已经不适合应用负压吸引术，需将胎儿用卵圆钳钳夹取出，并结合负压吸引的手术方式。

（1）适应证：①妊娠在10周内要求终止妊娠而无禁忌证者适用于负压吸引术，10～14周则适用于钳刮术；②因患某种疾病或遗传性疾病不宜继续妊娠者。

（2）禁忌证：①各种疾病的急性期阶段，如急性心肌梗死、急性肝炎等；②生殖器官炎症，如阴道炎、急慢性盆腔炎、性传播疾病等；③全身健康情况不良不能耐受手术者；④术前相隔4小时两次体温均在37.5℃以上者。

2. 药物流产 药物流产（medical abortion，medical termination）是使用药物终止早孕的一种措施。目前临床通常将米非司酮和米索前列醇配伍使用。米非司酮是一种类固醇类的抗孕激素药，具有抗孕激素及抗糖皮质激素作用。米索前列醇是前列腺素类似物，具有软化宫颈、增强子宫张力和宫内压的作用。使用药物后体内的孕激素作用下降，引起流产，再通过药物使子宫收缩，迫使妊娠组织排出体外。

（1）适应证：①早期妊娠小于49日可门诊行药物流产，超过49日应酌情考虑，必要时可住院流产；②人工流产术高危因素者，如严重骨盆畸形；③因患某种疾病或遗传性疾病不宜继续妊娠者。

（2）禁忌证：①有使用米非司酮禁忌证，如内分泌疾病（肾上腺疾病、甲状腺疾病等）、肝肾功能异常、恶性肿瘤、高血压或深静脉血栓等；②有使用前列腺素药物禁忌证，如心血管疾病、青光眼、哮喘、癫痫等；③带器妊娠；④可疑异位妊娠者；⑤其他：过敏体质、长期服用抗前列腺素药等。

（3）用药方法：米非司酮分顿服法和分服法。顿服法为一次性口服米非司酮，分服法为分2日服用米非司酮。两种方法均于服药的第3日早上口服米索前列醇。

（4）注意事项：用药前注意鉴别异位妊娠、葡萄胎等疾病，防止用药后发生不良后果；药物流产须在医护人员监护下使用，严密观察妊娠物排出及副作用的发生情况；用药后可能会出现出血时间长、出血多的副作用，极少数人可因大量出血而需急诊刮宫终止妊娠。

3. 人工流产并发症

(1) 出血：妊娠月份较大时流产，因子宫较大，子宫收缩欠佳，可能出现出血量多。

(2) 子宫穿孔：是人工流产术的严重并发症。手术时突然感觉不到宫壁抵抗，或器械进入深度超过所测得深度，提示子宫穿孔。

(3) 人工流产综合反应：指手术时疼痛刺激，使受术者在术中或术毕出现恶心呕吐、头晕、胸闷、憋喘、大汗淋漓、面色苍白、四肢厥冷、心律不齐等，严重者还可能出现昏厥、抽搐、血压下降、休克等一系列迷走神经兴奋症状。主要是神经、精神综合作用的结果。

(4) 漏吸或空吸：负压吸引时未吸出胚胎及绒毛而导致继续妊娠或胚胎停止发育，称为漏吸。漏吸常因子宫畸形、位置异常或操作不熟练引起。误诊宫内妊娠行人工流产术，称为空吸。

(5) 吸宫不全：指人工流产术后部分妊娠物残留，是人工流产术常见的并发症。多出现手术后阴道长时间流血、血量多。hCG 检测和超声检查有助于诊断。

(6) 感染：可发生急性子宫内膜炎、急性盆腔炎等。

(7) 其他：羊水栓塞、宫颈粘连、宫腔粘连、慢性盆腔炎、继发性不孕、妊娠后流产、子宫内膜异位症等。

(赵 涵)

小 结

人类生育力保存是主要通过相应的技术方法保存男性、女性的生殖细胞、性腺或胚胎等以保存保护其产生遗传学后代的能力。最常用的保存技术主要是超低温冷冻保存，但是保存过程中也可能会对精子、卵母细胞、睾丸组织、卵巢组织产生一定的损伤。对于需要进行生育力保存的人，需要对其进行评估判断，符合标准后才可进行生育力保存。但生育力保存也引发了复杂的伦理和社会问题，需要各界专家、医疗机构、立法机关和社会公众的共同关注和审慎处理。此外，其他一些前沿技术如干细胞移植等技术都处于试验阶段。

避孕方式主要包括药物避孕、工具避孕、绝育手术等。避孕药物主要含雌、孕激素。工具避孕主要包括宫内节育器与安全套。安全套还具有预防性传播疾病的作用。对于无生育要求的夫妻，也可采取结扎手术的方法进行绝育避孕。避孕失败的补救措施为流产，主要包括药物及手术，需要根据孕周及患者自身情况、意愿采取合适的流产方式。

整合思考题

1. 男性肿瘤患者生育力保存的具体建议有哪些？
2. 生育力冷冻保存中，为什么可能出现冷冻损伤？
3. 为什么卵裂期胚胎比卵母细胞更耐受冷冻？
4. 宫内节育器的种类有哪些？作用机制是什么？
5. 手术流产可能会出现何种并发症？

L9-7o

整合思考题参考答案

主要参考文献

[1] 王庭槐. 生理学 [M]. 9 版. 北京：人民卫生出版社, 2018.

[2] 郭应禄, 周利群, 金杰, 等. 泌尿外科学 [M]. 北京：北京大学医学出版社, 2019.

[3] 徐丛剑, 华克勤. 实用妇产科学 [M]. 4 版. 北京：人民卫生出版社, 2018.

[4] 黄荷凤. 实用人类辅助生殖技术 [M]. 北京：人民卫生出版社, 2018.

[5] 苏佳灿, 许金廉, 黄标通. 医学起源与发展简史 [M]. 上海：上海大学出版社, 2020.

[6] 李和, 李继承. 组织学与胚胎学 [M]. 3 版. 北京：人民卫生出版社, 2015.

[7] 李和, 黄辰. 生殖系统 [M]. 北京：人民卫生出版社, 2015.

[8] 崔慧先, 李瑞锡. 局部解剖学 [M]. 9 版. 北京：人民卫生出版社, 2018.

[9] 谢幸, 孔北华, 段涛. 妇产科学 [M]. 9 版. 北京：人民卫生出版社, 2018.

[10] 刘学政, 李和, 田新霞. 人体形态学 [M]. 2 版. 北京：人民卫生出版社, 2022.

[11] 王建六, 廖利民, 任东林. 盆底医学 [M]. 北京：北京大学医学出版社, 2021.

[12] 丁文龙, 刘学政. 系统解剖学 [M]. 9 版. 北京：人民卫生出版社, 2018.

[13] 杨增明, 孙青原, 夏国良. 生殖生物学 [M]. 2 版. 北京：科学出版社, 2019.

[14] 乔杰. 生殖内分泌学 [M]. 北京：科学出版社, 2019.

[15] 朱明辉. 生殖生理学 [M]. 成都：四川大学出版社, 2020.

[16] 李大金. 生殖免疫学 [M]. 上海：复旦大学出版社, 2008.

[17] 孙颖浩. 吴阶平泌尿外科学 [M]. 北京：人民卫生出版社, 2019.

[18] 刘平, 乔杰. 生殖医学实验室技术 [M]. 北京：北京大学医学出版社, 2013.

[19] 国家药典委员会. 中华人民共和国药典临床用药须知化学药和生物制品卷 [M]. 北京：中国医药科技出版社, 2022.

[20] 陈新谦, 金有豫, 汤光. 新编药物学 [M]. 18 版. 北京：人民卫生出版社, 2018.

[21] 陈忠, 杜俊蓉. 药理学 [M]. 9 版. 北京：人民卫生出版社, 2022.

[22] 乔杰, 李蓉, 杨蕊. 不孕症 [M]. 北京：人民卫生出版社, 2022.

[23] 黄荷凤, 陈子江. 生殖医学 [M]. 北京：人民卫生出版社, 2021.

[24] 自然流产诊治中国专家共识编写组. 自然流产诊治中国专家共识 [J]. 中国实用妇科与产科杂志, 2020, 36 (11):1082-1090.

[25] Gartner L P. Textbook of histology [M]. 5th ed. Philadelphia：Elsevier, 2021.

[26] Gellman M D. Encyclopedia of behavioral medicine [M]. 2nd ed. New York：Springer, 2020.

[27] Sadler T W. Langman's medical embryology [M]. 14th ed. New York：Wolters Kluwer, 2018.

[28] Moore Keith L, Persaud T V N, Torchia M G. Before we are born：essentials of embryology and birth defects [M]. 10th edition. Philadelphia：Elsevier, 2020.

[29] Brunton L L, Knollmann B C. Goodman & Gilman's pharmacological basis of therapeutics

［M］．14th ed．New York：McGraw-Hill，2023．

［30］Lentz G M，Lobo R A，Gershenson D M，et al．Comprehensive gynecology ［M］．6th ed．Philadelphia：Elsevier，2012．

中英文专业词汇索引